胡 敏 主编

新编
营养师
手册

第三版

XINBIAN
YINGYANGSHI
SHOUCE

U0255783

 化学工业出版社

·北京·

本书共分七章，包括营养学基础、各类食物的营养价值、各类食物的食品卫生、人群营养、公共营养、营养强化与保健食品、临床营养等。深入浅出地论述了人体需要的基础营养素，人在不同生活和工作条件下需要的营养素；营养素不足或过量对健康的不良影响；各种疾病的临床营养以及食品的污染及防治等；同时将新版膳食指南、膳食平衡宝塔及各类简编食物成分表收录其中。本书是营养师日常工作的参考手册、工具书，也可作为广大居民的营养知识普及读本。

图书在版编目（CIP）数据

新编营养师手册/胡敏主编．—3版．—北京：
化学工业出版社，2015.11（2025.1 重印）
ISBN 978-7-122-24741-4

Ⅰ.①新…　Ⅱ.①胡…　Ⅲ.①营养学-手册
Ⅳ.①R151-62

中国版本图书馆 CIP 数据核字（2015）第 172339 号

责任编辑：邱飞婵　　　　　　　　　　装帧设计：史利平
责任校对：边　涛

出版发行：化学工业出版社
　　　　　（北京市东城区青年湖南街 13 号　邮政编码 100011）
印　　刷：北京云浩印刷有限责任公司
装　　订：三河市振勇印装有限公司
787mm×1092mm　1/32　印张 17¼　字数 443 千字
2025 年 1 月北京第 3 版第 14 次印刷

购书咨询：010-64518888
售后服务：010-64518899
网　　址：http://www.cip.com.cn
凡购买本书，如有缺损质量问题，本社销售中心负责调换。

定　　价：38.00 元　　　　　　　　　　版权所有　违者必究

编写人员名单

主　编　　胡　敏

副主编　　刘海江

编　者　　（以姓氏笔画为序）

帅水云　　冯　花　　冯建高　　朱　媛

朱建华　　刘海江　　李　强　　宋琛晖

张　敏　　张中伟　　张志辉　　张爱武

金　巧　　林　甲　　胡　敏　　姚伟荣

钱荣琼　　徐群英　　凌　斌　　梅　琼

廖金云

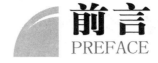

前言
PREFACE

　　营养学是研究食物营养与人体健康关系的一门学科，与国计民生关系密切，在增进人民体质、预防疾病、保护和提高健康水平等方面起着重要作用。营养师是普及营养知识、指导居民合理膳食的重要力量。当今社会需要大量合格的营养师，更需要优秀的营养师。提高营养师的知识水平、普及营养知识，是我们面临的重要任务。编写本书的目的是让更多的营养师深入理解营养、食品与人体健康、疾病的关系，全面系统地掌握营养学和食品卫生学的基本理论和基本技能，并能结合实际工作中的问题和需求，进一步提高自己，为改善人民营养水平、保证食品的安全卫生、增进人民体质做出贡献。

　　本书共分七章，包括营养学基础、各类食物的营养价值、各类食物的食品卫生、人群营养、公共营养、营养强化与保健食品、临床营养等。深入浅出地论述了人体需要的基础营养素，人在不同生活和工作条件下需要的营养素；营养素不足或过量对健康的不良影响；各种疾病的临床营养以及食品的污染及防治等。在前两版的基础上，本版特别对营养学基础、各类食物的营养价值部分进行了着重的叙述。此版还丰富了临床营养部分内容，对营养强化与保健食品部分进行了精练。

　　该书不仅是营养师的参考手册、工具书，也是广大居民的营养知识参考读本。限于编者水平，书中疏漏及不当之处在所难免，敬请广大读者批评指正。

编者

2015 年 7 月

第一版前言

当今人们追求的是健康，只有拥有健康才会有完美人生，才能有家庭的幸福、事业的成功和社会的和谐发展。

个体的生长、发育、成长和繁衍，需要的物质基础是营养素；人的生活、工作需要消耗营养素，所以必须不断地补充营养素。营养素的不足或过量都可能对健康造成不良影响，适宜的营养素种类和数量，各种营养素之间适宜的比例是健康长寿的基础。

多年来，我国的经济有了长足的发展，物质供给极大地丰富，特别是食物、食品供给，应有尽有、琳琅满目。那么，我国的营养状况、健康状况是否随着物质供给的改善有同样的改善呢？2002年全国营养调查资料表明，"营养缺乏病在不断减少，而营养过剩引起的慢性非传染性疾病不断增加"。造成这种状况的原因是，营养知识没有在人群中普及，不知道如何是"吃好"，如何是吃得合理、吃得科学。在居民日常生活习惯中有优良传统，也有陋习；有饮食文化的精髓，也有糟粕；有传统饮食习惯的误区，也有新出现、新遇到的问题，都需要科学的营养学知识来正确指引和发扬光大。

国家对居民的营养状况、健康状况更为关注，卫生部将制定"营养改善条例"，为国民的营养改善提供法律保障。全国人民将更加关注健康，关注营养。人民需要营养知识，而营养师是普及营养知识，指导居民合理膳食的重要力量。社会需要大量合格的营养师，更需要优秀的营养师。2007年4月，中华人民共和国劳动和社会保障部制定的"公共营养师"国家职业标准，将营养师的职业定义为"从事公众膳食营养状况的评价与指导、营养与食品知识传播，促进国民健康的专业人员"。提高营养师的知识水平，普及营养知识是我们面临的重要任务。

本书对营养学作了系统、全面的介绍，深入浅出地讲解了营养学基础、各类食物 的营养价值、人群营养、营养缺乏病的营养治疗等，内容与中华人民共和国劳动和社会保障部制定的"公共营养师"国家职业标准的要求一致，是营养师的参考手册、工具书，也是广大居民的营养知识普及读本。能为普及营养知识，改善我国广大居民的营养状况，提高人民群众的健康水平做些贡献是我们的心愿，也是我们的荣幸。

营养学知识博大浩瀚，并且发展迅速，由于编撰时间仓促，编者的学术造诣有限，缺点、错误在所难免。殷切希望营养学界前辈、同仁、读者不吝赐教，以使本书进一步完善。

编者

2007 年 11 月

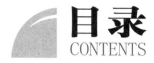

目录
CONTENTS

第三章　各类食物的食品卫生　　124

第五章 公共营养 **245**

第六章 营养强化与保健食品 **272**

第七章 临床营养 335

附录 501

参考文献 527

第一章

营养学基础

　　个体的成长，需要物质基础；健康人体的一切生命活动需要物质的支持，而这些物质基础就是营养素，营养素是人体正常生长发育、健康成长的物质基础。营养素的不足或过量都可能对健康造成不良影响，适宜的营养素种类和数量以及适宜的各种营养素之间的比例都是维持生命、保持健康和生命健康繁衍必需的物质基础。

　　营养学主要研究食物中的营养素及其生物活性物质对人体健康的生理作用以及有益的营养影响。营养学是一门实践性很强的专业学科，对有关营养的全面了解是学习营养学的基础。正确掌握营养学的基本知识、基本理论是学习的起点。"营养"的定义是，"机体通过摄取食物，经过体内消化、吸收和代谢，利用食物中对身体有益的物质作为构建机体组织器官、满足生理功能和体力活动需要的过程。""营养素"是指，人类在生命活动过程中需要不断地从外界环境中摄取食物，从中获得生命活动所需的营养物质，这些营养物质在营养学上称为营养素。

　　人体所需的营养素有糖类（碳水化合

物）、脂类、蛋白质、矿物质、维生素、水，共六大类。碳水化合物、脂类、蛋白质在人体内代谢时可以产生能量，称为产能营养素。人们也把碳水化合物、脂类、蛋白质、水称为宏量营养素，把矿物质、维生素称为微量营养素。

第一节 人体构成及食物的消化吸收

从原子水平上看，人体内所含元素主要为氢、氧、碳、氮、钙、磷。从分子水平上，人体由蛋白质、脂类、碳水化合物、水、矿物质等构成。从细胞水平上，人体由细胞、细胞外液、细胞外固体组成。从组织水平上，人体由组织、器官、系统组成。从整体水平上，人体在各个水平上的构成是一个动态的过程。

营养素具有维持机体正常生长、发育、生殖及健康的作用，主要由食物提供。如上所述，营养素可分为六大类，即碳水化合物、脂类、蛋白质、维生素、矿物质和水。在天然食物中，除水以外，营养素大都以大分子或结合的形式存在，并不能被人体直接吸收而同化，故必须先进行消化。天然食物在消化道中分解成可同化的形式而构成了消化过程。伴随消化过程中出现的化学变化需借助于消化道中酶的参与才得以完成。这些酶把淀粉分解成单糖；把三酰甘油（甘油三酯）分解成单酰甘油（甘油一酯）、甘油和脂肪酸；把蛋白质分解成氨基酸等可同化的形式。在消化过程中，维生素和矿物质也转变成为更有利于吸收的形式。

一、人体中主要消化液

（一）唾液

唾液由唾液腺分泌，pH 约 6.8，其成分中含有 99.5％的水。唾液中的消化酶包括舌脂肪酶、唾液淀粉酶。唾液淀粉酶可使淀粉和糖原水解，但它在 pH 4 以下时迅速失活。

（二）胃液

胃的分泌物称之为胃液，它是一种透明、淡黄色液体，含

HCl 为 0.2%～0.5%。pH 约 1.0，胃液中 97%～99% 是水，其余为黏蛋白、矿物质、消化酶（胃蛋白酶和凝乳酶）及胃脂肪酶。

（三）胆汁

肝胆汁的组分不同于胆囊胆汁。胆盐能显著降低油与水相之间的表面张力，在肠道中这种特性可使脂肪乳化，增加脂肪酸及水不溶性脂肪酸盐的溶解性。肠道中胆盐的存在对消化作用的完成、脂肪的吸收以及脂溶性维生素 A、维生素 D、维生素 E、维生素 K 的吸收都具有重要作用。当脂肪消化不良时，其他食物也很难消化，因为脂肪可覆盖在食物颗粒的表面，这样使其他酶很难作用于它们。在这些条件下，肠道细菌引起腐败，产生气体。除了乳化作用外，胆汁的另一作用是中和来自于胃的酸性食糜，使其适合于肠道的消化。

（四）胰液

胰液是一种非黏稠性的水性液体，水含量类似于唾液，pH 为 7.5～8.0 或更高一些。胰液中主要的无机离子有 Na^+、K^+、HCO_3^- 及 Cl^-，另有少量的 Ca^{2+}、Zn^{2+}、HPO_4^{2-} 和 SO_4^{2-}。此外，在胰液中可发现几乎能分解所有食物的酶类，主要有胰蛋白酶、糜蛋白酶、弹性蛋白酶、羧基肽酶、胰淀粉酶、胰脂肪酶、胆固醇酯酶、核糖核酸酶、脱氧核糖核酸酶及磷脂酶 A_2 等。

（五）肠液

肠液中的消化酶包括氨基肽酶、麦芽糖酶、α 糊精酶、乳糖酶、蔗糖酶、海藻糖酶、磷酸酶、多核苷酸酶、核苷酶及磷脂酶。

二、碳水化合物的消化、吸收与代谢

碳水化合物是指具有多羟基醛或多羟基酮结构的一大类化合物，又称为糖类。碳水化合物在自然界分布极广，是构成动物体或植物体的主要成分。绿色植物进行光合作用，利用水、空气、阳光和二氧化碳合成糖类。而动物不能制造糖类，故必须从植物体摄入并加以利用。有史以来，碳水化合物是人类膳食中能量的主要组成成分。

（一）碳水化合物的消化

碳水化合物必须经过消化分解成单糖分子后才能被人体吸收。碳水化合物的消化从口腔开始，唾液中含有的 α-淀粉酶可催化淀粉分子中的 α-1,4-糖苷键断裂，从而形成葡萄糖、麦芽糖、麦芽三糖、糊精等淀粉水解产物。且咀嚼使食物分散，增加其溶解性及食物和酶作用的表面积。但食物在口腔内停留的时间很短，唾液淀粉酶在 pH4.0 或以下时又迅速失活，当食糜进入胃后，胃酸逐渐渗入食糜从而使消化终止，故唾液淀粉酶对碳水化合物的消化作用在人体中无多大意义。食糜由胃进入十二指肠后，酸度被胰液及胆汁中和，同时胰液中存在着活性很强的胰 α-淀粉酶，可将未分解的淀粉水解成 α-糊精、麦芽三糖、麦芽糖及少量葡萄糖。但胰淀粉酶不能催化 α-1,6-糖苷键的水解。小肠黏膜细胞刷状缘上存在着 α-糊精酶，它可将糊精分子中的 α-1,6-糖苷键及 α-1,4-糖苷键水解，使 α-糊精水解成葡萄糖。刷状缘上还有麦芽糖酶，可将麦芽三糖及麦芽糖完全水解。食物中的蔗糖可在蔗糖酶催化下水解为葡萄糖和果糖，乳糖则在乳糖酶作用下分解为葡萄糖和半乳糖。由此，食物中人体可利用的碳水化合物进入小肠后绝大部分被分解成单糖，有利于吸收。

（二）碳水化合物的吸收

碳水化合物的消化产物主要以己糖（葡萄糖、果糖、甘露糖、半乳糖）和戊糖（核糖）的形式从小肠吸收进入门静脉。糖的吸收机制还不清楚。戊糖靠被动扩散吸收。己糖，尤其是葡萄糖和半乳糖的分子较戊糖大，但其吸收速率为戊糖的 5～10 倍，显然其吸收不是简单的扩散。体外试验发现，葡萄糖的吸收能对抗浓度差并消耗能量，所以称之为主动吸收。除了主动运转以外，糖还可通过载体以促进扩散方式吸收。目前已至少发现一种不依赖 Na^+ 的葡萄糖载体，它在转运葡萄糖过程中不需要 Na^+ 的参与，也不消耗能量。

（三）碳水化合物的代谢

人体各组织细胞都能有效地进行糖的分解代谢。糖分解代谢的重要生理功能之一就是提供人体各组织细胞生命活动中所需的能量，并且糖也是体内首先被利用的供能物质。糖的分解代谢既可在有氧条件下进行，也可在无氧条件下进行酵解，这对于某些组织的功能活动是十分重要的，如成熟红细胞不能进行糖的有氧分解，必须以酵解的方式提供能量。而脂肪及蛋白质都不能在无氧情况下供能。每克糖在体内通过生物氧化所供给的能量为16.7kJ（4kcal）。除了有氧分解和无氧酵解外，糖还可循磷酸戊糖途径进行分解。

三、脂类的消化、吸收与代谢

脂类是脂肪和类脂以及它们的许多衍生物的总称。脂类的共同物理性质是不溶或微溶于水而溶于非极性溶剂，如乙醚、氯仿、丙酮中。脂肪即是三酰甘油或称甘油三酯；类脂是一些物理性质与脂肪类似的物质，其中包括磷脂、糖脂、类固醇及类固醇酯。脂类是机体中重要的能源物质，是构成生物膜的必需成分。在营养上，脂类中的必需脂肪酸是食物中不可缺少的成分，一些脂溶性维生素也必须同脂类一起才能被吸收。

（一）脂类的消化

膳食中的脂类主要为脂肪，此外还含有少量磷脂、胆固醇等。由舌背面分泌的舌脂肪酶在口腔中即可对脂肪进行水解，并且可在胃中继续进行。舌脂肪酶对中短链脂肪构成的三酰甘油表现出较大的活性，而乳中的脂肪则是此酶的理想作用物。食糜在胃中停留 2～4h 后，经舌脂肪酶及胃脂肪酶的共同作用，大约有 30％ 的三酰甘油可被消化。脂类进入小肠后，经胆盐的作用乳化并分散成细小的微团后才能被消化酶所消化。胆盐是较强的乳化剂，它能降低油与水相之间的界面张力，使脂肪及胆固醇酯等疏水脂质乳化成细小微团，这样便增加了消化酶与脂类物质的接触面以利于消化。胰腺受脂类物质刺激后，分泌出无活性的胰脂肪酶原、磷脂酶 A2 原及胆固醇脂酶原等。这些酶原在小肠内被激活后分别作用于各自的底物。各种消化产物可与胆盐乳化成更小的混合微团，这种微团体积更小、极性更大，易于穿过肠黏膜细胞表面的水屏障，为肠黏膜细胞所吸收。

（二）脂类物质的吸收

脂类消化产物主要以简单扩散的形式在十二指肠下段及空肠上段被吸收。中、短链脂肪酸及甘油极易被小肠黏膜细胞所吸收。中、短链脂肪酸构成的三酰甘油，经胆盐乳化后也可以完整的形式被吸收，在肠黏膜细胞内脂肪酶的作用下，水解成脂肪酸及甘油，通过门静脉进入血循环。长链脂肪酸（$C_{12} \sim C_{26}$）及2-单酰甘油被吸收进入肠黏膜细胞后，在细胞内活化，并在光面内质网转酰酶的作用下重新合成三酰甘油，然后与载脂蛋白、磷脂、胆固醇等生成乳糜微粒，经淋巴从胸导管进入血循环。小肠中的游离胆固醇可与胆汁酸盐、磷脂及脂肪水解产物单酰甘油、脂肪酸等结合形成混合微团，为小肠黏膜所吸收。在肠黏膜细胞内，大部分游离胆固醇又与长链脂肪酸结合成胆固醇酯，后者的大部分掺入乳糜微粒，小量参与组成极低密度脂蛋白，经淋巴进入血循环。

（三）脂类的代谢

脂类在体内分解代谢的功能亦以供给能量为主。在肝脏中甘油首先磷酸化生成磷酸甘油，后者再氧化成磷酸甘油醛参与糖的代谢途径。脂肪酸循β-氧化逐步断裂生成乙酰辅酶A。乙酰辅酶A的去路有：

① 通过三羧酸循环彻底氧化成CO_2和水，并释放出大量能量。

② 用以合成胆固醇及其他固醇类物质。

③ 在肝脏中形成乙酰乙酸，继而形成酮体。酮体是一种水溶性的组织能源，在肝外组织中它可进入三羧酸循环而被彻底氧化供能，这对脑组织有重要意义，脑组织在正常情况下主要依赖血糖供能，但在饥饿时则主要依赖酮体供能。

四、蛋白质的消化、吸收与代谢

蛋白质是生命的物质基础，而食物蛋白质在维持机体的生长、发育、更新、修补及合成重要含氮化合物中是必不可少的。食物蛋白质的这种功能不仅重要，而且不能用碳水化合物或脂肪所代替。但蛋白质是具有高度种属特异性的大分子化合物，未经消化不易吸收。有时某些抗原、毒素蛋白质可少量通过黏膜细胞而进入体内产生过敏、毒性反应。一般说来，食物蛋白质需水解为氨基酸及小肽后才能被机体吸收、利用。

（一）蛋白质的消化

1. 胃中的消化

唾液中不含水解蛋白质的酶，故食物蛋白的消化自胃中开始。胃主细胞分泌的胃蛋白酶原是人胃液中仅有的蛋白质水解酶的酶原。在正常胃液中（pH 1～1.5），胃蛋白酶原经 H^+ 激活，生成胃蛋白酶，胃蛋白酶本身也可催化这种转变。胃蛋白酶的分子质量为 33kD，最适 pH 为 1.5～2.5，主要作用于蛋白质多肽链分子内部的肽键，故称之为内肽酶。但内肽酶对蛋白质肽键作用的特异性较差，主要水解芳香族氨基酸、蛋氨酸、亮氨酸、色氨酸等氨基酸的氨基与其他氨基酸的羧基形成的肽键。蛋白质经胃蛋白酶作用后，主要分解为多肽及少量氨基酸。胃蛋白酶对乳中的酪蛋白有凝乳作用，但使乳中酪蛋白与钙离子结合成不溶解的变性酪蛋白钙，延长酪蛋白在胃中的停留时间，有利于充分消化。蛋白质虽然在胃中可被胃蛋白酶所作用，但食物在胃中停留的时间较短，且胃中蛋白水解酶种类单一，因此蛋白质在胃中的消化很不完全。

2. 小肠中的消化

食糜自胃进入小肠后，蛋白质的不完全水解产物再经胰液及肠液中的蛋白酶以及小肠黏膜细胞的消化作用，进一步水解成为氨基酸。因此，小肠是蛋白质消化的主要部位。胰液中有关蛋白质消化的酶有：胰蛋白酶原、糜蛋白酶原、弹性蛋白酶原以及羧基肽酶原 A 和羧基肽酶原 B。胰液中的各种蛋白水解酶最初均以酶原形式存在，同时，胰液中还存在着各种胰蛋白酶抑制剂，这些对保护胰组织免受蛋白酶的自身消化作用具有重要意义。胰蛋白酶、糜蛋白酶及弹性蛋白酶也都是内肽酶，对不同氨基酸组成的肽键也有一定的专一性。而羧基肽酶原 A 和羧基肽酶原 B 自肽链的 C 端开始作用，故称作外肽酶，每次水解一分子氨基酸残基，但对不同氨基酸组成的肽键也有一定的专一性。

总之，蛋白质的消化作用由多种外肽酶及内肽酶参与，前者自肽链的两端水解蛋白质，每次释放一分子氨基酸，后者则自肽链的内部开始水解，生成较小的多肽或寡肽，并为外肽酶提供更多的作用点。由于各种蛋白水解酶对肽链作用的专一性不同，通过它们的协同作用，蛋白质的消化效率很高，一般正常成人，食物蛋白质的 95% 可被完全水解。

（二）氨基酸的吸收

氨基酸的吸收主要在小肠中进行。关于吸收机制，目前尚未完全清楚，一般认为其主要是一个耗能的主动吸收过程。

1. 氨基酸吸收载体

实验证明，肠黏膜细胞膜上具有运输氨基酸的载体蛋白质，也可分为需 Na^+ 和不需 Na^+ 两大类，并有维生素 B_6 参与氨基酸的转运。需 Na^+ 的载体，能与氨基酸及 Na^+ 形成三联体，将氨基酸及 Na^+ 转入细胞，Na^+ 则借 Na^+ 泵排出细胞外，并消耗 ATP。此过程与葡萄糖的吸收载体系统类似。

2. γ-谷氨酰基循环对氨基酸的转运作用

除了上述氨基酸的吸收机制外，近些年 Meister 提出氨基酸吸收及向细胞内的转运过程是通过谷胱甘肽起作用的，将此称为"γ-谷氨酸循环"，又叫 Meister-循环。可简单地将此循环看成两个阶段，即首先是谷胱甘肽对氨基酸的转运，其次是谷胱甘肽的再合成。

3. 肽的吸收

肠黏膜细胞上还存在着吸收二肽或三肽转运体系。此种转运也是一个耗能的主动吸收过程，吸收作用在小肠近端较强，故肽吸收进入细胞甚至先于游离氨基酸。不同二肽的吸收具有相互竞争作用。

（三）氨基酸的代谢

氨基酸在机体内主要用作蛋白质的合成。其中有些氨基酸在人体内不能合成或合成速度不足以满足需要，必须由食物提供，这些氨基酸称为必需氨基酸。其他则称为非必需氨基酸。除了合成蛋白质外，氨基酸还是体内各种含氮物质的来源，如嘌呤、嘧啶等。此外，氨基酸经脱氨基作用后所留下的碳架还可用于供给能量或形成葡萄糖、酮体。

第二节 热 能

一、概述

人体维持恒定的 37℃ 体温需要消耗热能，人体的各种活动，包括心跳、呼吸、走路、工作等，都需要热能。

目前，我国法定的热能计量单位是焦耳（J），营养学常用的是千焦耳（kJ）；以前常用卡（cal）和千卡（kcal）；它们之间的换算关系是 1cal＝4.184J，1J＝0.239cal。

每克蛋白质、脂肪、碳水化合物在体内氧化时产生的能量称为能量系数。蛋白质的能量系数为 16.74kJ（4kcal）/g；脂肪的能量系数为 37.56kJ（9kcal）/g；碳水化合物的能量系数为 16.81kJ（4kcal）/g。

食物中的生热营养素不可能全部被消化吸收，消化率也各不相同；消化吸收后，在体内也不一定完全彻底被氧化分解产生热能，特别是蛋白质。每克蛋白质、脂肪、碳水化合物在体外能量计中充分氧化燃烧分别产生能量 23.64kJ、39.54kJ、17.15kJ，它们在体内的消化率分别是 92％、95％、98％。蛋白质的最终代谢产物还有尿素、尿酸、肌酐，这些含氮物质在体外还可以产生 5.44kJ 的能量。

1g 碳水化合物可产生 16.81kJ（4.0kcal）；1g 脂肪可产生

37.56kJ（9.0kcal）；1g 蛋白质可产生 16.74kJ（4.0kcal）；1g 乙醇可产生 29.3kJ（7.0kcal）的能量。

酒精吸收快，但是在体内氧化产生的热能只能以热的形式向外释放，不能用于机体作功，是"空热"。

二、人体的热能消耗

热平衡是产热和散热的平衡，膳食摄取的营养要与人体的各种散热、劳动、活动需要的能量平衡。摄入量大于消耗就可能导致肥胖；摄入量小于消耗则可能导致消瘦。

（一）基础代谢

基础代谢是指维持生命的最低热能消耗，即人体在安静和恒温条件下（一般为 18～25℃），禁食 12h，静卧，放松，而又清醒时的热能消耗。为了确定基础代谢的热能消耗（BEE），必须首先测定基础代谢率（BMR）。基础代谢率就是指人体处于基础代谢状态下，每小时每平方米体表面积的能量消耗。中国人正常基础代谢率平均值见表 1-1。

表 1-1　中国人正常基础代谢率平均值

单位：kJ(kcal)/（m² · h）

年龄/岁	11～15	16～17	18～19	20～30	31～40	41～50	＞51
男	195.5 (46.7)	193.4 (46.2)	166.2 (39.7)	158.7 (37.9)	157.8 (37.7)	154.1 (36.8)	149.1 (35.6)
女	181.7 (43.4)	172.5 (41.2)	154.1 (36.8)	146.5 (35.1)	146.4 (35.0)	142.4 (34.0)	138.6 (33.1)

1. 用体表面积计算

$$体表面积（m^2）=0.00659×身高（cm）+$$
$$0.012×体重（kg）-0.1603 \qquad (1-1)$$

2. 直接公式计算

男：　$BEE=66.47+13.75×体重（kg）+$
　　　　$5.00×身高（cm）-6.76×年龄（y）\qquad (1-2)$

女：　$BEE=655.10+9.56×体重（kg）+$

$$1.85 \times 身高(cm) - 4.68 \times 年龄(y) \qquad (1-3)$$

或成人按每千克体重 4.184kJ（1kcal）/h 估算。

3. 影响基础代谢的因素

（1）体格　体表面积大者，散发热能多，肌肉发达者基础代谢水平高。男性高于女性 5%～10%。

（2）不同生理、病理状况　儿童和孕妇的基础代谢相对较高（10%～28%）。儿童年龄越小基础代谢越高。生病发热时基础代谢增加，热能消耗增加。

（3）环境条件　寒冷、过多摄食、精神紧张都可以使基础代谢水平增高。

（4）兴奋神经的食物、药物　刺激中枢神经，兴奋性增加，基础代谢增加。

（5）内分泌　甲状腺素、肾上腺素能使基础代谢率增加。

（二）体力活动

一般情况下，各种体力活动，即运动的生热效应（TEE）所消耗的热能占人体总热能消耗的 15%～30%，或更多。人体热能消耗变化最大的部分是人体的体力活动的热能消耗，是保持能量平衡的最重要部分。

中国成人活动水平分级见表 1-2。

表 1-2　中国成人活动水平分级

活动分级	工 作 内 容	体力活动水平（PAL）	
		男	女
轻	办公室工作、修理钟表、售货员、酒店服务员、化学实验操作、讲课等	1.55	1.56
中	机动车驾驶、电工安装、车床操作、金工切割等	1.78	1.64
重	非机械化农业劳动、炼钢、舞蹈、体育运动、装卸、采矿等	2.10	1.82

（三）食物生热效应

在摄食过程中，机体对食物中的营养素进行消化、吸收、代谢和转化时需要消耗的能量称为食物生热效应，即食物特殊动力作用（TEF）。在此过程中同时伴随着体温升高和散热增加。

不同成分的食物的生热效应不等。脂肪的食物生热效应约消耗本身产生热能的 $4\%\sim5\%$，碳水化合物为 $5\%\sim6\%$，而蛋白质则为 30%，混合食物为 10%。

（1）食物特殊动力作用的机制

① 食物消化、肠蠕动、消化腺分泌等。

② 食物多余的热能转化为 ATP 时要消耗能量。

③ 供能营养素在体内合成代谢需要消耗能量。

（2）造成差异的主要原因

① 各种营养素转变成为 ATP 储存的量不同，其余的转变成为热量释放。

② 食物中的脂肪转化为人体的脂肪要消耗的能量，比葡萄糖转化为糖原或脂肪消耗的能量要低。食物中的蛋白质转化为人体蛋白质、脂肪消耗的能量最多。它们的排序为：蛋白质的生热效应＞碳水化合物的生热效应＞脂肪的生热效应。

（3）影响食物特殊动力作用的因素

① 食物的成分（蛋白质、脂肪、碳水化合物的比例）。

② 进食量（成正比）。

③ 进食频率（成正比）。

④ 进食速度（成正比）。

（四）生长发育蓄积能量

婴儿、幼儿、儿童、青少年等时期需要积累能量供生长发育需要；孕妇、乳母也需要额外的能量。

三、人体一日热能需要量的确定

（一）计算法

此法简便易行，应用广泛，但相对粗糙。

1. 计算热能消耗

热能的消耗包括基础代谢、体力活动和食物特殊动力作用，在这三者中只要记录好每天的各项活动情况，就可计算出一天的热能消耗。

2. 膳食调查

健康人在食物供应充足、体重不发生明显变化时，热能摄入量基本可反映出其热能的需要量。详细记录一段时间内食物摄入的数量、种类，可以计算出平均每日的热能需要量。

举例：一位 25 岁男性青年，从事轻体力劳动，身高 1.74m，体重 65kg，试计算其一日热能的需要量。

按照式（1-1），体表面积 $=0.00659\times174(\text{cm})+$

$$0.012\times65(\text{kg})-0.1603$$

$$=1.76636\ (\text{m}^2)$$

按照性别、年龄，查表 1-1：

一天的基础代谢 $=1.76636(\text{m}^2)\times37.9[\text{kcal}/(\text{m}^2\cdot\text{h})]\times24(\text{h})$

$$=1606.68\ (\text{kcal})$$

按照轻体力劳动，查表 1-2：

一天的能量代谢 $=1606.68(\text{kcal})\times1.55=2490.36(\text{kcal})$

以式（1-2）、式（1-3）计算或以成人按每千克体重每小时 4.184kJ（1kcal）估算，结果基本相似。

（二）测量法

此法较准确，但操作复杂，设备价格昂贵，常用于特殊作业人群或研究工作。

1. 直接测热法

人体释放出来的能量可以反映机体的热能代谢情况。人置身于特殊测量室，特殊测量室吸收所释放出来的所有热量，便可计算出消耗的能量，进而求得机体的能量需要。

2. 间接测热法

营养素经体内彻底氧化后，产生 CO_2 和 H_2O 并释放出热能供机体的需要，因此只要测定氧气的消耗量，便可知道释放的热量（实际上只要测定呼出气即可。空气的含氧浓度基本恒定，在呼、吸之间能摄取的氧量恒定，混合膳食的呼吸商是0.85，只要收集该时间的呼出气，就可以知道热量）。

四、热能供给

健康的成人应该保持人体的热量平衡。基础代谢和食物生热效应不会有大的变化，而体力劳动强度是最大的影响因素。

能量的摄入与健康的关系很大，热能是三大产热营养素供给的综合反应。蛋白质-热能营养不良是典型的能量与营养素缺乏的表现。

热能供给量不足可导致消瘦、易疲劳、体力下降、工作效率下降、抵抗力下降、早衰、蛋白质-热能营养不良等。热能供给量过多可导致肥胖、高血压病、心脏病、糖尿病等。

每人每天的热能摄入量与人体的生长发育阶段以及性别和劳动强度有关，要分别制定。其中碳水化合物占 $60\%\sim65\%$，脂肪占 $20\%\sim25\%$，蛋白质占 $10\%\sim15\%$ 为好。中国成人膳食能量推荐摄入量见表 1-3。

表 1-3　中国成人膳食能量推荐摄入量　　　　单位：kcal

活动分级	男	女	活动分级	男	女
轻体力劳动	2400	2100	孕妇		+200
中体力劳动	2700	2300	乳母		+500
重体力劳动	3200	2700			

注：1kcal＝4.184kJ。

<hr>

第三节　蛋　白　质

一、概述

蛋白质是生命和机体的重要物质基础，生命现象总是与蛋白质同时存在。机体所有组织都有蛋白质，蛋白质都参与其组成。蛋白质具有多种多样的结构，从而有各种各样的生物学功能，酶、激素、血红蛋白、肌纤凝蛋白、抗体等都是由蛋白质构成。蛋白质是构成细胞的主要物质。成人体内约含有 16.3% 的蛋白质。蛋白质含有的特殊元素是氮，食物蛋白质的含氮量平均是16.2%，通常采用测定氮的方法计算蛋白质的量。

二、蛋白质的组成

1. 氨基酸

蛋白质由氨基酸组成，绝大多数的蛋白质由 20 种氨基酸组成。将氨基酸连接起来的键称为肽键（—CO—NH—）。根据肽键的多少可分为二肽、三肽等，谷胱甘肽是由谷氨酸、胱氨酸、甘氨酸构成的三肽，具有自己的生理活性。通常将 10 个以下氨基酸组成的肽叫寡肽，11 个以上氨基酸组成的肽称为多肽。

2. 必需氨基酸

人体不能合成或合成速度不够快，必须由食物供给的氨基酸，称为必需氨基酸。能在体内合成的则称为非必需氨基酸。已知人体的必需氨基酸有 9 种，包括异亮氨酸、亮氨酸、赖氨酸、蛋氨酸、苯丙氨酸、苏氨酸、色氨酸、缬氨酸、组氨酸。

3. 条件必需氨基酸（半必需氨基酸）

半胱氨酸和酪氨酸在体内可分别由蛋氨酸和苯丙氨酸转变而成。当食物能提供足够的蛋氨酸和苯丙氨酸时，可不需摄入半胱氨酸和酪氨酸，常将蛋氨酸和半胱氨酸、苯丙氨酸和酪氨酸合并计算。

4. 非必需氨基酸

非必需氨基酸即人体可以自身合成，不一定需要从食物中直接供给的氨基酸。

三、氨基酸模式

1. 氨基酸模式

蛋白质中各种必需氨基酸的构成比例称为氨基酸模式。食物蛋白质氨基酸模式与人体蛋白质氨基酸模式接近，必需氨基酸在体内的利用率就高，这种食物的蛋白质营养价值就高。

动物蛋白质以及大豆蛋白质的氨基酸模式与人体蛋白质氨基酸模式较接近，它们的必需氨基酸在体内的利用率较高，被称为优质蛋白质。其中鸡蛋蛋白质的氨基酸模式与人体蛋白质氨基酸模式最接近，称为参考蛋白质。

2. 限制氨基酸

食物蛋白质中一种或几种必需氨基酸含量相对较低，导致其他必需氨基酸在体内不能被充分利用，使蛋白质营养价值降低，由于这些氨基酸的不足，限制了其他氨基酸的利用，这种氨基酸称为限制氨基酸，含量最低的氨基酸称第一限制氨基酸。植物性食物的蛋白质中，赖氨酸、蛋氨酸含量相对较低，所以营养价值也相对较低。

为了提高植物性蛋白质的营养价值，往往将两种或两种以上的食物混合食用，从而达到以多补少、提高膳食蛋白质营养价值的目的。这种不同食物间相互补充其必需氨基酸不足的作用叫蛋白质互补作用。如肉类和大豆蛋白可弥补米、面蛋白质中赖氨酸的不足。

四、消化、吸收、代谢

食物蛋白质未经消化不能吸收，蛋白质水解成氨基酸才能被吸收。胃内消化蛋白质的酶是胃蛋白酶。小肠是蛋白质消化的主要部位。蛋白质在小肠内消化主要依赖于胰腺分泌的各种蛋白酶，包括胰蛋白酶、糜蛋白酶等。蛋白质被水解为可被吸收的氨基酸。

氨基酸在体内主要是用来合成蛋白质。氨基酸分解代谢，合成尿素后，经肾脏随尿排出。

氮平衡是指氮的摄入量和排出量的关系。氮的摄入量和排出量的关系可用式（1-4）表示。

$$B = I - (U + F + S) \qquad (1-4)$$

式中，B代表氮平衡；I代表摄入氮；U代表尿氮；F代表粪氮；S代表皮肤等氮损失。

蛋白质不能在机体内蓄积储存，过多的蛋白质只能以尿素排出。当摄取的氮多于排出的氮时，认为是正氮平衡，生长期的新生儿、婴儿、幼儿、青少年等应该是正氮平衡；当摄取少于排出时，则认为是负氮平衡，老年人、消耗性疾病患者属于负氮平衡。正常成人应该是氮平衡的。

五、生理功能

（1）蛋白质是人体组织的构成成分　人体的任何组织和器官都是以蛋白质作为重要物质组成的（包括坚硬骨骼、牙齿、指甲和液态的血液等）。因此，人体的生长需要蛋白质，新陈代谢需要蛋白质。人体每天有 3% 的蛋白质在代谢更新。损伤后的修复等都需要蛋白质。

（2）蛋白质是构成人体的重要物质　如酶、激素、血红蛋白、肌纤凝蛋白、抗体等，对水盐代谢、酸碱平衡、胶体渗透压等都起到重要的作用。视觉的形成、血液的凝固、人体的运动等都与蛋白质有关。

（3）供给热能　每 1g 食物蛋白质能提供 16.74kJ（4.0kcal）的能量，人体每天所需能量的 10%～15% 由蛋白质提供。

六、食物蛋白质营养学评价

食物蛋白质评价要从蛋白质的"量"和"质"方面全面评价。完整的评价是各项指标的综合。

1. 蛋白质含量

蛋白质含量是一个基础指标，因为没有数量，也无从谈起质量。

常见食物的蛋白质含量：谷类含 40g/500g，豆类 150g/500g，蔬菜 5～10g/500g，肉类 80g/500g；蛋类 60g/500g，鱼类 50～60g/500g。

2. 蛋白质的消化率

蛋白质的消化率是指食物蛋白质可被消化酶分解的程度。蛋白质的消化率越高，被机体吸收利用的可能性越大，其营养价值也越大。

蛋白质消化率＝食物中被消化吸收氮的数量/食物中含氮总量
＝食物中含氮总量－（粪中排出氮量－

肠道代谢废物氮)/食物中含氮总量　　　　（1-5）

肠道代谢废物氮（又称粪内源氮）是指肠道黏膜细胞和死亡的肠道微生物所含的氮，一般以 0.9～1.2g/d 计。如果不计肠道代谢废物氮，则成为"表观消化率"，常用"表观消化率"。

常见食物的蛋白质消化率：奶类为 97%～98%，肉类为 92%～94%，蛋类为 98%，米饭 82%，面包 79%，马铃薯 74%，玉米窝窝头 66%。

3. 蛋白质利用率

常用的蛋白质利用率包括生物价和蛋白质净利用率。

（1）蛋白质生物价（BV）　生物价是指食物蛋白质在体内被吸收后，在体内储留的氮量与吸收的氮量之间的比值，即表示蛋白质被吸收后，在体内被利用的程度。生物价是表示蛋白质在机体真正被利用情况的最常用指标。

蛋白质生物价＝氮在体内的储留量/氮在体内的吸收量　　（1-6）

氮的吸收量＝食物中含氮总量－（粪中排出氮量－

肠道代谢废物氮）　　　　（1-7）

氮在体内的储留量＝氮的吸收量－（尿中排出氮量－

尿内源氮）　　　　（1-8）

尿内源氮来源于尿道黏膜细胞上皮的脱落和尿内微生物所含的氮。

蛋白质的生物价受多种因素影响。实验条件不同，实验结果可以有很大的出入。如饲料中蛋白质的含量不同可以很大程度地影响实验结果。动物生长发育情况也有很大影响。常见食物的蛋白质生物价：鸡蛋为 94%，牛奶为 90%，鱼 83%，牛肉 76%，猪肉 76%，大米 77%，玉米 60%，花生 59%，高粱 56%。

（2）蛋白质净利用率（NPU）　蛋白质净利用率是指摄入蛋白质在体内被利用的情况，即在一定条件下，体内储留蛋白质在摄入蛋白质中所占的比例。

蛋白质净利用率＝氮储留/氮摄入　　　　（1-9）

事实上蛋白质净利用率＝生物价×消化率　　　　(1-10)

结合以上三者可以较全面地评价蛋白质的营养，从以下食物的计算中可以了解各种食物的蛋白质营养状况。

80g/500g(肉的蛋白质含量)×(92％～94％)

(肉类的消化率)×76％(肉的生物价)

＝56.5g/500g；

60g/500g(蛋类的蛋白质含量)×

98％(蛋类的消化率)×94％(鸡蛋的生物价)

＝55.3g/500g；

40g/500g(谷类的蛋白质含量)×

82％(米饭的消化率)×77％(大米的生物价)

＝25.3g/500g；

显然蛋类食物的蛋白质营养价值最好。

4. 蛋白质的功效比值

用以测定生长发育中幼小动物每摄入 1g 蛋白质所增长的体重 (g) 来表示蛋白质在体内被利用的程度。一般可将初断奶的大鼠用含有 9％蛋白质的饲料喂养 28 天，然后计算相当于动物每摄入 1g 蛋白质所增加的体重。增加较多者，蛋白质营养价值较高。

蛋白质功效比值＝动物体重增加量(g)/

摄入食物蛋白质质量(g)　　　　(1-11)

5. 氨基酸评分

被测食物中某种必需氨基酸的实际含量与参考蛋白质中该种氨基酸的含量之比，是该种氨基酸的评分。被测食物中各种必需氨基酸与参考蛋白质模式的一系列比值就是该种蛋白质的氨基酸评分。氨基酸评分反映蛋白质构成和利用率的关系，能够发现限制氨基酸、第一限制氨基酸。

氨基酸评分＝被测蛋白质每克氮(或蛋白质)中氨基酸量(mg)/

理想模式或参考蛋白质中每克氮(或蛋白质)

中氨基酸量(mg)　　　　(1-12)

经消化率修正的氨基酸评分＝氨基酸评分×真消化率 （1-13）

七、供给量、来源

含蛋白质较多，蛋白质质量较好的食物为肉类、鱼类，其蛋白质含量为 10.0%～30.0%，奶类为 1.5%～3.8%，蛋类 11.0%～14.0%，干豆类 20.0%～49.8%，植物性食物中含蛋白质较高的是硬果类（花生、核桃、莲子等），含蛋白质约为 15.0%～26.0%，其他植物性食物含有 6.0%～19.0% 的蛋白质。蛋白质的供给，除粮食中的蛋白质以外，还应考虑有一定比例的动物性蛋白和豆类蛋白，动物性蛋白如能争取达到占蛋白质总量的 20.0%～30.0%，对蛋白质的利用与效果将会有更大的好处。

第四节 脂　　类

一、概述

脂类是一大类具有重要生物学作用的化合物，它们均能溶于有机溶剂而不溶于水。脂类是三酰甘油（脂肪）、磷脂和固醇类的总称。食物脂类中 95% 是三酰甘油，5% 是其他脂类。在人体内储存的脂类中 99% 是三酰甘油。

脂肪受营养状况的影响很大，称为"动脂"，正常人按体重计含脂肪约为 10%～20%，主要存在于腹腔、皮下等脂肪组织。类脂包括磷脂和固醇类，占总脂量的 5%，是细胞的基本成分，不受营养状况和体力活动的影响，称为"定脂"。

二、分类和特点

1. 三酰甘油

三酰甘油也称脂肪或中性脂肪。人体内的三酰甘油主要分布在腹腔、皮下以及肌肉纤维之间。三酰甘油是由甘油和脂肪酸组成。

（1）脂肪酸　按照性质可以分为长链脂肪酸（14 碳以上），

中链脂肪酸（5～12碳），短链脂肪酸（5碳以下）。按照其含有的不饱和键的数量分为饱和脂肪酸，单不饱和脂肪酸，多不饱和脂肪酸。食物中的脂肪酸多数为以18碳为主。脂肪酸的碳链越长，饱和程度越高，其熔点也越高。动物脂肪中多含饱和脂肪酸，常为固态；植物脂肪多为液态。

（2）必需脂肪酸（EFA） 某些多不饱和脂肪酸是人体生长发育与正常生理活动所必需的，人体不能自身合成，必须依靠食物供给。一般认为，亚油酸（C18：2）、亚麻酸（C18：3）是必需脂肪酸。

2. 磷脂

除三酰甘油外，磷脂在体内是最多的脂类。磷脂是三酰甘油中一个或两个脂肪酸被含有磷酸的其他基团取代而生成的产物。其中最重要的是卵磷脂，它具有亲脂性和亲水性。

3. 固醇类

固醇类物质是一种重要的甾醇化合物，其重要的物质是胆固醇。胆固醇可在体内合成，主要在肝脏和小肠内合成，合成的数量取决于人体的需要和食物中的含量。研究表明，人体内的胆固醇水平升高主要是内源性的。

三、消化、吸收、代谢

1. 脂肪

脂肪必须分解为单酸甘油和脂肪酸才能被人体吸收。

脂肪与胆汁结合乳化成为乳糜微粒，经胰脂酶水解，成为单酸甘油、脂肪酸，吸收进入肠黏膜细胞，在细胞内重新合成三酰甘油，与蛋白质结合，形成脂蛋白（脂蛋白-乳糜微粒、低密度脂蛋白）转运。

乳糜微粒：甘油单酯和长链脂肪酸在小肠黏膜细胞中重新合成三酰甘油，加上磷脂、胆固醇和蛋白质形成乳糜微粒，从淋巴管到全身，最后到肝脏。

极低密度脂蛋白（VLDL）（前β-脂蛋白）：由食物中的脂肪和内源性脂肪、蛋白质等构成，反映血浆中三酰甘油的浓度。

低密度脂蛋白（LDL）：随血流，三酰甘油不断供给机体需要，三酰甘油减少，同时聚集了血中的胆固醇，形成胆固醇多而三酰甘油少的低密度脂蛋白。低密度脂蛋白可以向机体提供各种脂类的需要，反映胆固醇的血浆浓度。低密度脂蛋白过多可以引起动脉粥样硬化等疾病。

高密度脂蛋白（HDL）（α-脂蛋白）：其主要功能是将体内的胆固醇、磷脂运回到肝脏进行代谢，因此起到有益的保护作用。

2. 胆固醇

胆固醇可以直接吸收；胆固醇酯需要先水解为胆固醇和脂肪酸再分别吸收。

3. 磷脂

磷脂的消化和吸收与三酰甘油相似。

四、生理功能

1. 脂肪

（1）参加能量代谢，氧化产能［37.56kJ（9.0kcal）］。

（2）储存于脂肪组织或细胞内脂肪。

（3）构成细胞成分。

（4）合成其他机体必需的化合物。

2. 三酰甘油

（1）体内三酰甘油的生理功能

① 体内的能量贮存形式。当摄入的能量过多时均可以转化为脂肪的形式贮存起来。当机体需要时脂肪细胞的酯酶立即分解三酰甘油，释放出甘油、脂肪酸，以供机体的需要。因为氧的比率较碳水化合物低，脂肪在代谢过程中需要更多的氧，同时可以产生更多的能量。

脂肪细胞贮存和供应能量的特点为：a. 可以不断地贮存脂肪，没有上限。因此只要能量摄入过多，不断地累积脂肪，就会导致越来越胖。b. 机体不能利用脂肪分解的二碳化合物合成葡萄糖，因此，脑、神经系统、血细胞不能由脂肪供能，饥饿时只能动用蛋白质来供能。

② 维持体温。皮下脂肪具有保温作用，炎热时节对散热有不良影响。

③ 保护作用。有支撑和垫的作用，以保护体内的重要脏器。

④ 更有效地利用碳水化合物，节约蛋白质。充足的脂肪能促进碳水化合物的能量代谢，保护蛋白质不作为能量热消耗，脂肪的这种功能称为节约蛋白质作用。

⑤ 机体的重要组成成分。生物膜是双层脂质膜。磷脂、胆固醇等也是构成细胞的重要组成成分。

⑥ 促进脂溶性维生素的消化、吸收和转运。

⑦ 内分泌作用。脂肪组织所分泌的因子有瘦素、肿瘤坏死因子、雌激素、胰岛素样生长因子等。

（2）食物中三酰甘油的功能

① 增加饱腹感，食物中脂肪含量越多，胃排空的时间越长。

② 改善食物的感官性状。

③ 提供脂溶性维生素。

（3）必需脂肪酸的功能

① 磷脂的重要组成部分，参与生物膜的合成。

② 亚油酸（花生四烯酸）是合成前列腺素的前体。

③ 与胆固醇的代谢有关。胆固醇与脂肪酸酯化成酯参加运输，在低密度脂蛋白（LDL）、高密度脂蛋白（HDL）中，胆固醇和亚油酸形成亚油酸胆固醇酯，然后转运和代谢。

④ 必需脂肪酸对 X 线引起的皮肤损伤有保护作用。

⑤ 动物精子形成与必需脂肪酸有关；长期缺乏可导致不孕、不授乳以及生长、发育受阻。

3. 胆固醇

胆固醇是形成维生素 D、类固醇激素（性激素如睾酮、肾上腺素如皮质醇）、胆汁盐、细胞膜等不可缺少的物质。

4. 磷脂

磷脂是细胞膜的构成物质，还参与机体的脂肪运输。磷脂缺乏会造成细胞膜受损，出现毛细血管的脆性增加和通透性增加，使皮肤对水的通透性增加，水盐代谢紊乱，产生皮疹。

五、供给量、来源

膳食中的脂肪来源于动物的脂肪组织和肉类以及植物的种子。动物性脂肪含有饱和脂肪酸和单不饱和脂肪酸，而多不饱和脂肪酸含量较少；植物油主要含有不饱和脂肪酸。水产品含有相对较多的多不饱和脂肪酸，特别是海产品。

脂肪摄入过多可导致肥胖、心血管疾病、高血压病等疾病，应加以适当控制，我国建议在总热能的 20%～25%。

磷脂含量较多的食物有蛋黄、肝脏、大豆、花生等，生长时期的婴幼儿需要量较大。

胆固醇含量较高的食物是动物脑、内脏、蛋黄等，老年人应该控制其摄入量。

常见食物中脂类的含量具体见表 1-4。

表 1-4　常见食物中脂类的含量（每 100g）

种类	脂肪 /g	饱和脂肪酸 /g	单不饱和脂肪酸 /g	多不饱和脂肪酸 /g	胆固醇 /mg
猪油	99	42.3	45.1	8.4	85
牛油	99	51.1	41.7	6.2	89
豆油	100	14.8	20.9	62.8	0
棉籽油	100	27.9	16.5	55.6	0
菜籽油	100	4.5	74.0	21.5	0
猪肉(瘦)	20.8	7.3	10.2	2.9	77
猪肉(肥)	90.8	37.9	45.1	7.9	107
猪肝	4.5	2.1	1.1	0.7	368
猪肾	4.8	2.1	1.3	1.4	405
羊脑	11.4	4.6	4.7	0.9	2099
鸡蛋黄	30.0	7.7	13.0	4.4	1705
鲫鱼	1.1	0.3	0.6	0.2	93

第五节 碳水化合物

一、概述

碳水化合物又称糖类或醣，是一大类由碳、氢、氧组成的化合物，是构成动物和植物的主要成分，也是人类能量的主要来源。每日膳食中最重要的碳水化合物是淀粉。多糖类物质包括能在人的消化道消化、吸收的淀粉和不能被消化、吸收的纤维素和果胶。

二、分类和特点

营养学上一般将碳水化合物分为四类：单糖、双糖、寡糖和多糖。作为食物中的碳水化合物，可以分成两类，即能够被人类机体消化吸收的碳水化合物和不能或很难被人类机体消化、吸收、利用的碳水化合物（纤维素）。

（一）单糖

单糖是最为简单的糖，每个分子含有 3～7 个碳原子，包括丙糖、丁糖、戊糖、己糖。

（1）己糖　包括葡萄糖（右旋）、果糖（左旋）和半乳糖、甘露糖。

① 葡萄糖。最早在葡萄中发现，天然形式的较少，是构成食物中众多糖类的基本单位。淀粉全部是由葡萄糖构成，人体只能代谢利用 D 型葡萄糖，不能利用 L 型。人们把 L 型葡萄糖作为甜味剂应用。

② 果糖。主要存在于水果和蜂蜜中。在肝脏转化为葡萄糖。精子细胞主要利用果糖。

③ 半乳糖。在人体内转化为葡萄糖，母乳中的乳糖是母体合成的。

（2）己糖的衍生物　山梨醇是一种多元醇或糖醇，存在于水果中，食入山梨醇后转变为果糖，90％以上被吸收，但是吸收的速度比葡萄糖慢很多，对血糖的影响少很多。山梨醇可用于糖尿病患者。大量应用可能导致腹泻。甘露醇和卫矛醇是甘露糖和半乳糖氢化而获得的醇类，用作食品改进剂。肌醇存在于天然食物中（谷物的胚芽），它与六个磷酸盐分子结合形成植酸，植酸可影响肠道钙的吸收。肌醇在动物饲养中被认为是动物维生素（对人的作用未明确）。

（3）戊糖 作为能量的来源，不重要。它是 D-核糖和 D-2-脱氧核糖的基本组成。人体可以合成，不是必需的营养物。

阿拉伯糖和木糖广泛存在于植物中。

（二）双糖

双糖是由两分子单糖缩合而成。

（1）蔗糖（甜菜糖） 由一分子葡萄糖和一分子果糖组成，水解的溶液称为转化糖，用于食品加工。

（2）乳糖 哺乳动物乳汁中的主要糖类，由一分子葡萄糖和一分子半乳糖组成，对幼年动物和婴儿有一定作用。

（3）麦芽糖 由两个葡萄糖以 1-4 键连接构成，常来自大麦淀粉。

（4）海藻糖 由两个葡萄糖以 1-1 键连接构成，常来自真菌和细菌中，人体只能吸收一小部分。

（三）寡糖

寡糖是由 3～10 个单糖构成的一类小分子多糖。寡糖中的化学键不能被人体的消化酶分解，通常不易消化，当大量摄入时可能造成胀气、肠道不适等。虽然在小肠内不能被消化吸收，但可刺激结肠有益菌繁殖，抑制有害菌生长，因此又被称为"益生元"。

（1）蜜三糖（棉籽糖） 由葡萄糖、果糖、半乳糖构成。见于蜜糖。

（2）水苏四糖 存在于豆类的四糖，摄入豆类后，因为它不易消化，在结肠被细菌发酵，产气。

（3）低聚果糖 由一个葡萄糖和多个果糖结合而成，存在于水果、蔬菜中，尤以洋葱、芦笋中含量较高。

（4）异麦芽低聚糖　在天然食物中含量极少，主要存在于某些发酵食品，如酒、酱油中。

（四）多糖

多糖由 10 个或 10 个以上葡萄糖分子组成。

（1）糖原　是动物体内的多糖贮存形式，也称动物淀粉，由 3000～60000 个葡萄糖分子以 α-1,4 键连接构成，并有侧链。糖原能溶解于水，在体内酶的作用下能迅速分解出葡萄糖，快速供给能量。存在于肝脏的称为肝糖原，存在于肌肉中的称为肌糖原。糖原可维持正常的血糖浓度，在动物的肝脏和贝壳类软体动物中含量较多。

（2）淀粉

① 可吸收淀粉。由葡萄糖分子作为单位组成，有直链淀粉和支链淀粉。淀粉是最常见的多糖，贮存在植物种子、根茎中，由成千上万个葡萄糖分子以 α-1,4 键连接而成。人类的消化酶能够分解 α-1,4 键的淀粉，因此淀粉是碳水化合物的来源。

新鲜的植物种子和根茎中所含的淀粉不溶于水，加热后能促进溶解，并成为相对稳定的液体，冷却后，成糊状。加热和水的存在使淀粉颗粒膨胀，使包裹它们的细胞膜开裂，这样消化液容易对它起作用。故淀粉类食物要加热至沸点才容易消化。

糊精：淀粉经分解成为葡萄糖单位数目较少的分子。

② 抗性淀粉。抗性淀粉是指健康者小肠中不吸收的淀粉及其降解产物。抗性淀粉本身仍然是淀粉，其化学结构不同于纤维，但其性质类似于溶解性纤维。一般将其分为四类，即 RS1、RS2、RS3、RS4。

RS1：物理包埋淀粉，指那些因细胞壁的屏障作用或蛋白质的隔离作用而不能被淀粉酶接近的淀粉。如部分研磨的谷物和豆类中，一些淀粉被裹在细胞壁里，在水中不能充分膨胀和分散，不能被淀粉酶接近，因此不能被消化。但是在深加工后，往往变得可以消化。

RS2：抗性淀粉颗粒，指那些天然具有抗消化性的淀粉。主要存在于生的马铃薯、香蕉和高直链玉米淀粉中。其抗酶解的原因是具有致密的结构和部分结晶结构，其抗性随着糊化完成而消失。根据 X 线衍射图像的类型，RS2 可分为以下三类。

A 类，这类淀粉即使未经加热处理也能消化，但在小肠中只能部分被消化，主要包括小麦、玉米等禾谷类淀粉；B 类，这类淀粉即使经加热处理也难以消化，包括未成熟的香蕉、芋类和高直链玉米淀粉；C 类，衍射的类型介于 A 类和 B 类之间，主要是豆类淀粉。

RS3：回生淀粉，指糊化后在冷却或储存过程中结晶而难以被淀粉酶分解的淀粉，也称为老化淀粉。它是抗性淀粉的重要成分，通过食品加工引起淀粉化学结构、聚合度和晶体构象方面等的变化而形成。这类淀粉即使经加热处理，也难以被淀粉酶类消化，因此可作为食品添加剂使用。

RS4：化学改性淀粉，主要指经过物理或化学变性后，由于淀粉分子结构的改变以及一些化学官能团的引入而产生的抗酶解淀粉部分，如羧甲基淀粉、交联淀粉等。同时，也指种植过程中基因改造引起的淀粉分子结构变化，如基因改造或化学方法引起的分子结构变化而产生的抗酶解淀粉部分。

抗性淀粉的功能：

a. 抗性淀粉类似膳食纤维的作用。抗性淀粉对人体产生作用，主要是通过影响其他物质的吸收代谢以及在结肠内发酵产生的次生产物而发挥其生理功能。

b. 对肠道疾病的防治作用。抗性淀粉不被消化，进入结肠，作为结肠菌群的营养源。这些微生物通过发酵，将碳水化合物代谢后生成丁酸等短链脂肪酸，从而降低结肠及粪便 pH。丁酸具有促进结肠健康，减少胺类致癌物的产生；抑制肿瘤细胞；减少肠黏膜细胞的增生等作用，进而降低患结肠癌的危险。肠道的大肠杆菌还能合成泛酸、烟酸、维生素 B_2 等人体不可缺少的生命物质，增加人体所需营养。未降解的抗性淀粉还可增加粪便通量，加速有毒物质排出，防治便秘和痔及肛门直肠疾病。抗性淀粉能在回肠中经肠内微生物发酵而降低 pH，促进矿物质等微量营养素的吸收，促进钙、镁等的溶解，形成可溶性钙镁，经扩散易被人体上皮细胞吸收。此外，抗性淀粉还能降低血清胆固醇，防治心血管疾病，控制体重，改变结肠微生物群落，促进肠道有益微生物繁殖，促进矿物质吸收。

c. 降脂减肥作用。抗性淀粉能降低胆固醇含量，促进胆汁分泌与循环，可预防胆结石的形成。抗消化淀粉还能减少脂质吸收与脂肪酸合成，有效降低血中及肝脏内脂质含量，预防脂肪肝形成，因此它可作为减肥保健食品添加剂。抗性淀粉所产生的热量约为糖类的一半，进而达到控制体重的目的。抗性淀粉可抵抗酶的分解，在体内释放葡萄糖缓慢，具有防治糖尿病的性能，对 2 型糖尿病患者，可延缓餐后血糖上升，有效控制糖尿病病情。

（3）纤维

① 纤维素。它的结构与淀粉相似，但是是以 1-4β 键连接成的直链聚合物，不能被人类淀粉酶分解，因为人体淀粉酶只对 1-4α 键有分解作用。

② 半纤维素。半纤维素是多糖和纤维素紧密结合的产物，可用碱性溶液将其分离，存在于植物组织中，最大的一类有：戊聚糖类、木聚糖类、阿拉伯木糖类；另一类为己糖的聚糖化合物：半乳聚糖；还有酸性半纤维素，它含有半乳糖醛酸或葡萄糖醛酸，这种物质在小肠不能被消化。

③ 木质素。是植物木质化过程中形成的非碳水化合物，由苯丙烷单体聚合而成。主要存在于蔬菜的木质化部分和种子，如草莓籽、老化的胡萝卜、花茎甘蓝等。

④ 果胶。它不是纤维状而是无定形物质，存在于水果（柑橘、苹果）和蔬菜中，果胶分解后生成甲醇和果胶酸（腐烂、过熟、果酒的甲醇由此而来）。

⑤ 树胶和海藻酸盐类。

三、消化、吸收、代谢

膳食中的碳水化合物主要是淀粉，α-淀粉酶是消化碳水化合物的主要酶。唾液中含有 α-淀粉酶，食物在口腔中即开始被消化。碳水化合物的消化主要在小肠进行，来自胰液的 α-淀粉酶以及小肠黏膜上皮细胞刷状缘上含有的丰富的 α-淀粉酶、麦芽糖酶等，把膳食中的碳水化合物水解为葡萄糖、乳糖、果糖。

碳水化合物在体内首先分解为丙酮酸，在无氧情况下，丙酮酸还原为乳酸，这个过程称为碳水化合物的无氧氧化。在有氧的情况下，丙酮酸进入线粒体，氧化脱羧后进入三羧酸循环，最终被彻底氧化成二氧化碳及水，这个过程称为碳水化合物的有氧氧化。

当碳水化合物的摄入量大于需要量时，碳水化合物可转化为脂肪酸、脂肪、胆固醇，还可以转化为各种非必需氨基酸。

四、生理功能

1. 热能来源

碳水化合物是人体最重要的热能来源，每克碳水化合物在人体内可以产生 4kcal 热能。特别是葡萄糖能够很快氧化，供给能量满足机体的需要。60％以上的热能应该来源于碳水化合物。

糖原能贮存和提供能量。糖原是肌肉和肝脏贮存碳水化合物的形式，当机体需要时能及时地转化为葡萄糖供机体使用，红细胞和大脑、神经组织只能利用葡萄糖。

2. 机体的组成成分

黏蛋白、糖蛋白、糖脂、核糖等都是人体所必需的，是生命必需的。

3. 节约蛋白质作用

当机体的碳水化合物供给量不足时，只能通过转化蛋白质来供给热能的需要。

蛋白质和碳水化合物一起被摄入时，机体内贮留的氮比单独摄入蛋白质时的量要多。

4. 抗生酮作用

当机体的碳水化合物供给量不足时，脂肪酸氧化，产生酮体，过多的酮体则可引起酮血症、酸中毒。因此碳水化合物有抗生酮作用。人体每天至少需要 50～100g 碳水化合物。

5. 提供膳食纤维

膳食纤维的生理功能如下。

（1）增强肠道蠕动，增加粪便体积，有利于粪便排出。

（2）有利于控制体重和减肥　由于膳食纤维易于吸水、膨胀，增大体积，产生饱腹感，从而减少食物摄入。

（3）降低血糖和血固醇　可溶性纤维素可以减少小肠对糖的吸收，血糖不会进食后很快上升，因此可以减少胰岛素的释放。此外，还具有抑制淀粉酶的作用，延缓糖类吸收，降低空腹血糖和餐后血糖水平。

① 果胶和木质素等能部分阻断胆固醇和胆汁酸（吸附胆汁酸）的肝肠循环，增加鹅脱氧胆酸的合成，促进肠道中胆固醇和胆汁酸随粪便排出，从而降低胆汁酸在血中的浓度以及在胆汁中的饱和度，减少肝脏的胆固醇合成，预防冠心病和胆石症的发生。

② 减少胆固醇合成。较高的血糖可以刺激胰腺分泌胰岛素，胰岛素有促进胆固醇合成的作用。

（4）预防结肠癌　流行病学调查，欧美国家每人每天从食物中摄入的纤维素是非洲人（居住在农村）的 1/6，每年结肠癌发病率是非洲人的 14 倍。肠蠕动加快，毒素不易形成，阻断其长时间与肠壁接触，减少结肠癌的发生。

（5）降低龋齿和牙周病的发病率。

（6）膳食纤维可以与金属离子结合或吸附而被排出。长期过多的摄入膳食纤维，可使钙、镁、铁等吸收减少，排出增加。还可以影响胡萝卜素、烟酸、叶酸、维生素 B_6、维生素 B_{12} 的吸收和利用。

五、供给量、来源

碳水化合物是最易摄入的能量，膳食中碳水化合物的主要存在形式是淀粉。膳食中淀粉的来源主要是粮谷类和薯类食物。粮谷类一般含碳水化合物 60%～80%，薯类含量为 15%～29%，豆类为 40%～60%。

碳水化合物适宜摄入量（AI）为总能量的 55%～65%。碳水化合物的来源包括复合碳水化合物淀粉、不消化的抗性淀粉、非淀粉多糖和低聚糖等；限制纯能量食物如糖的摄入量，精制糖占总能量的 10% 以下。

膳食纤维的适宜摄入量：低能量膳食 7531kJ（1800kcal），为 25g/d；中等能量膳食 10042kJ（2400kcal）为 30g/d；高能量膳食 11715kJ（2800kcal）为 35g/d。

第六节 矿 物 质

一、概述

人体组织中几乎含有自然界存在的各种元素。矿物质占人体重量的 5% 左右。

按矿物质在体内的含量可以分为常量（宏量）元素和微量元素（以占人体重量的 0.01% 为界限）。钙、磷、钠、钾、氯、镁、硫为常见的常量（宏量）元素；微量元素中以铁的含量为最高，还有锌、碘、铜、钴、氟、钼、锰、硒、铬等。

矿物质在机体内不能生成、不能转化，但是可以从各种途径排出人体，如粪、尿、汗、毛发、指甲、皮肤、肠、黏膜的脱落细胞，因此每天需要一定的摄入量。矿物质在体内随着年龄的变化而变化，且其在体内的分布极不均匀。

各种食物中都含有数量不同的矿物质，从食物中摄取矿物质是我们获得矿物质的主要途径。根据中国人的膳食习惯、生活方式以及人体的生长特点、生长时期，容易出现钙、铁、锌缺乏病。

矿物质的主要生理功能有：构成人体组织的重要成分，如骨骼、牙齿中的钙、磷、镁；（与蛋白质等一起）维持细胞内外的通透性、控制水分、维持渗透压以及酸碱平衡，维持神经肌肉的兴奋性（K、Na、Ca）；构成酶的辅基、激素、维生素（钴）、蛋白质和核酸的成分，参与酶系的激活。

二、钙

钙在人体含量较多，占体重的 $1.5\%\sim2.0\%$，成人有 1200g 钙，其中绝大多数（99％）集中在骨骼和牙齿。人体内的钙主要以羟基磷灰石结晶 $3Ca_3(PO_4)_2 \cdot (OH)_2$ 的形式出现，少量为无定形钙 $Ca_3(PO_4)_2$，无定形钙是羟基磷灰石的前体。其余 0.5% 的钙和枸橼酸螯合或和蛋白质结合，另外 0.5% 为离子状态存在于软组织、细胞外液和血液中，称为混钙溶池，它与骨骼钙维持动态平衡，对机体许多生理功能都起到直接作用。当钙摄入过少、消耗过多时，人体以损失骨骼的钙含量来维持混钙溶池和血钙的平衡。

1. 生理功能

（1）人体内最丰富的矿物质　以羟基磷灰石结晶形式存在于骨骼和牙齿。成人每年更新 $2\%\sim4\%$，幼儿骨骼需要每 $1\sim2$ 年更新一次，$40\sim50$ 岁以后每年骨骼的钙含量减少 0.7%。

（2）肌肉纤维、心肌和骨骼肌的收缩都需要钙离子的参与　神经传递，神经冲动传导到神经接头，释放神经递质时需要钙离子的激发。细胞膜上的钙结合部位能影响细胞膜的通透性和稳定性。

（3）促进体内某些酶的活性以及激素的分泌。

（4）血液的凝固　凝血酶原在钙离子的催化下转变为凝血酶，后者将纤维蛋白原转化为纤维蛋白，使血液凝固。酸碱平衡等也都需要钙。

2. 吸收、代谢与排泄

（1）小肠的上部是吸收钙的主要部位。婴幼儿时期钙的吸收率为 50%，儿童期为 40%，成人为 20%，老年人为 15%，不被人体吸收的钙在粪便中排出。影响钙吸收的因素有：

① 机体缺钙时，如长期低钙摄入、生长期、骨折愈合期。

② 维生素 D 能帮助钙的吸收。

③ 蛋白质分解出来的氨基酸（特别是赖氨酸、精氨酸）与钙形成可溶性钙有利于钙的吸收。

④ 脂肪消化不良时，未被吸收的脂肪酸与钙形成钙皂，影响钙的吸收。

⑤ 乳糖可以与钙螯合，形成低分子量可溶性络合物而有利于钙的吸收。

⑥ 酸性物质可增加钙的溶解度，促进钙吸收（而止酸剂可减少钙吸收）。

⑦ 草酸和植酸可以与钙形成不溶性钙盐，减少钙吸收，如蕹菜、菠菜、竹笋等含草酸较高。

（2）体内钙大部分通过肠黏膜上皮细胞的脱落、消化液分泌而排入肠道，有部分重吸收。正常膳食时有 20% 的钙从尿中排出，一般每天排出 100～200mg 钙；补液、酸中毒、高蛋白质饮食、高镁膳食、甲状腺素、肾上腺皮质激素、甲状旁腺素、维生素 D 以及长期卧床等都对钙的排泄有影响。

乳母通过乳汁每日排出 150～300mg 钙。在妊娠期间有 30g 的钙由母亲转输给胎儿。

（3）体内的钙代谢受体内的钙量以及内分泌系统的调控。

3. 缺乏与过量

我国居民钙摄入量普遍偏低，因此钙缺乏病是常见的营养性疾病。主要表现为骨骼的病变，在儿童表现为佝偻病；成年人则表现为骨质疏松症。

钙为毒性最小的一类元素，但过量摄入钙也可能产生不良影响。高钙尿是肾结石的一个重要危险因素。此外，当钙与碱同时大量服用时可出现十分罕见的高钙血症，表现为肌张力松弛、便秘、多尿、恶心、昏迷，甚至死亡，临床上称"乳碱综合征"。

症状表现可能有很大差异，其严重程度取决于钙和碱摄入量的多少和持续时间。

4. 供给量和食物来源

钙的摄入量与蛋白质的摄入量有关，认为每摄入100g蛋白质需要1g钙。高温作业需要较多的钙；阳光不足地区，钙吸收不良，需要较多的钙摄入。

成人钙离子的需要量为800mg/d。随着不同的生长时期，钙的摄入量也不相同。钙的可耐受最高摄入量（UL）是2000mg/d。

奶和奶制品含钙量高且吸收率高，是钙的良好来源。其他食物如虾皮、海带、豆类、芝麻等钙含量也较高。常见食物的钙含量见表1-5。

表1-5　常见食物的钙含量　　　　　单位：mg/100g

食物名称	钙含量	食物名称	钙含量
人奶	34	牛奶	120
虾皮	2000	猪瘦肉	11
海带	1177	大豆	367
白芝麻	620	黑芝麻	780
腐竹	280	青菜	93～163

三、磷

磷是机体重要的元素，正常人体内含磷量为600～700g。体内的磷85%～90%以羟磷灰石形式存在于骨骼和牙齿中，其余10%～15%与蛋白质、脂肪、糖类及其他有机物结合，分布在细胞膜、骨骼肌、皮肤、神经组织及体液中。

1. 生理功能

（1）构成骨骼和牙齿的重要成分　在骨的形成过程中每2g钙需要1g磷，形成无机磷酸盐。

（2）参与能量代谢　高能磷酸化合物如三磷酸腺苷及磷酸肌

酸等为能量载体，在细胞内能量的转换、代谢中，以及作为能源物质在生命活动中起重要作用。

（3）组成生命的重要物质　磷是组成环腺苷酸、环鸟苷酸、肌醇三磷酸、核酸、磷蛋白、多种酶等的成分。

（4）调节酸碱平衡。

2. 吸收与代谢

磷的吸收部位在小肠，代谢过程与钙相似，主要排泄途径是经肾脏。

3. 缺乏与过量

一般情况下，机体不会由于膳食原因出现磷缺乏或磷过量。在一定特殊情况下，如早产儿仅喂以母乳，因母乳含磷量较低，可现出佝偻病样骨骼异常。

4. 食物来源

磷在食物中分布广泛，无论动物性食物或植物性食物，都含有丰富的磷。

四、镁

正常成年人体内含镁 $20 \sim 28g$，其中 $60\% \sim 65\%$ 存在于骨骼，27% 分布于肌肉、心、肝、胰等组织。镁主要分布在细胞内，细胞外液的镁不超过 1%。

1. 生理功能

（1）激活多种酶的活性　镁作为多种酶的激活剂，参与体内300 多种酶促反应。

（2）对钾、钙离子通道的作用　镁可封闭不同钾离子通道的外向性电流，阻止钾的外流；另外，镁作为钙阻断剂，具有抑制钙离子通道的作用，当镁浓度降低时，钙进入细胞增多。

（3）促进骨骼生长和神经肌肉的兴奋性。

（4）促进胃肠道功能。

（5）对激素的调节作用。

2. 吸收与代谢

人体摄入的镁 $30\% \sim 50\%$ 在小肠吸收。正常人肠及肾的吸收与排泄机制，可调节镁在机体内稳态平衡。

3. 缺乏与过量

由于饥饿、蛋白质-热能营养不良及长期肠外营养等因素可引起镁的摄入不足，胃肠道感染、肾病及慢性酒精中毒等也可造成机体镁的不足。镁缺乏可引起神经肌肉兴奋性亢进。一般情况下不易发生镁中毒。

4. 食物来源

绿叶蔬菜、大麦、黑米、荞麦、苋菜、口蘑、木耳、香菇等食物含镁量较丰富。

五、钾

正常成人体内钾含量约 50mmol/kg，主要存在于细胞内，约占总量的 98%，其他存在于细胞外。

1. 生理功能

（1）参与碳水化合物、蛋白质的代谢　葡萄糖和氨基酸经过细胞膜进入细胞合成糖原和蛋白质时，必须有适量的钾离子参与。

（2）维持细胞内正常渗透压　由于钾主要存在于细胞内，因此钾在细胞内渗透压的维持中起主要作用。

（3）维持神经肌肉的应激性和正常功能　细胞内的钾离子和细胞外的钠离子联合作用，可激活 Na^+-K^+-ATP 酶，产生能量，维持细胞内外钾钠离子浓差梯度，发生膜电位，使膜有电信号能力，膜去极化时在轴突发生动作电位，激活肌肉纤维收缩并引起突触释放神经递质。

（4）维持心肌的正常功能　心肌细胞内外的钾浓度对心肌的自律性、传导性和兴奋性有密切相关。

（5）维持细胞内外正常的酸碱平衡　当细胞失钾时，细胞外液中钠离子与氢离子可进入细胞内，引起细胞内酸中毒和细胞外碱中毒，反之，细胞外钾离子内移，可引起细胞内碱中毒与细胞外酸中毒。

2. 吸收与代谢

摄入的钾大部分由小肠吸收，吸收率约为90％。肾是维持钾平衡的主要调节器官，约90％的钾经肾脏排出。

3. 缺乏与过量

当体内缺钾时，会造成全身无力、疲乏、心跳减弱、头昏眼花，严重缺钾还会导致呼吸肌麻痹致死亡。此外，低钾会使胃肠蠕动减慢，导致肠麻痹，加重厌食，出现恶心、呕吐、腹胀等症状。

钾离子紊乱是临床上最常见的电解质紊乱之一，且常与其他电解质紊乱同时存在。血钾高于5.5mmol/L称为高钾血症，＞7.0mmol/L则为严重高钾血症。高钾血症有急性与慢性两类，急性发生者为急症，应及时抢救，否则可能导致心搏骤停。临床表现主要为心血管系统和神经肌肉系统症状，其严重性取决于血钾升高的程度和速度，有无其他血浆电解质和水代谢紊乱合并存在。

4. 食物来源

大部分食物都含有钾，但蔬菜和水果是钾最好的来源。

六、钠

钠是人体肌肉组织和神经组织的重要成分之一。钠主要以盐的形式广泛分布于陆地和海洋中。

1. 生理功能

（1）调节体内水分与渗透压　钠主要存在于细胞外液，是细胞外液中的主要阳离子，约占阳离子总量的90％，与对应的阴离子构成渗透压。钠对细胞外液渗透压调节与维持体内水量的恒定，是极其重要的。此外，钠在细胞内液中同样构成渗透压，维持细胞内水分的稳定。钠、钾含量的平衡，是维持细胞内外水分恒定的根本条件。

（2）维持酸碱平衡　钠在肾小管重吸收时与H^+交换，清除体内酸性代谢产物（如CO_2），保持体液的酸碱平衡。钠离子总量影响着缓冲系统中碳酸氢盐的比例，因而对体液的酸碱平衡也有重要作用。

（3）钠泵的作用　钾离子的主动运转，由 Na^+-K^+-ATP 酶驱动，使钠离子主动从细胞内排出，以维持细胞内外液渗透压平衡。钠与 ATP 的生成和利用、肌肉运动、心血管功能、能量代谢都有关系，钠不足均可影响其作用。此外，糖代谢、氧的利用也需有钠的参与。

（4）增强神经肌肉兴奋性　钠、钾、钙、镁等离子的浓度平衡，对于维护神经肌肉的应激性都是必需的，满足需要的钠可增强神经肌肉的兴奋性。

2. 吸收与代谢

钠主要在小肠上段吸收，进入人体的钠部分通过血液输送到胃液、肠液、胆汁以及汗液中。每日从粪便中排出的钠不足 10mg，在正常情况下，钠主要从肾脏排出。钠还可以从汗中排出，不同环境温湿度下，不同个体汗中钠的浓度变化较大。

3. 缺乏与过量

人体内钠在一般情况下不易缺乏。但在某些情况下，如禁食、少食，膳食钠限制过严而摄入量非常低时，或在高温、重体力劳动、过量出汗、胃肠疾病、反复呕吐、腹泻（泻剂应用）使钠过量排出丢失时，可发生钠缺乏。钠缺乏早期症状不明显，有的可表现为倦怠、淡漠、无神、甚至起立时昏倒。失钠达 0.55/kg 体重以上时，可出现恶心、呕吐、血压下降、痛性肌肉痉挛，尿中无氯化物检出。当失钠达 0.75～1.2g/kg 体重时，可出现恶心、呕吐、视物模糊、心跳加速、脉搏细弱、血压下降、肌肉痉挛、疼痛反射消失，甚至淡漠、木僵、昏迷、外周循环衰竭、休克，终因急性肾功能衰竭而死亡。

钠摄入量过多、尿中 Na^+/K^+ 比值增高，是引发高血压的重要因素。研究表明，尿 Na^+/K^+ 比值与血压呈正相关，而尿钾与血压呈负相关。在高血压病家族人群较普遍存在对盐敏感的现象，而对盐不敏感的或较耐盐者，在无高血压病家族史者中较普遍。

正常情况下，钠摄入过多并不蓄积，但某些情况下，如误将食盐当作食糖加入婴儿奶粉中喂哺，则可引起中毒甚至死亡。急性钠中毒，可出现水肿、血压上升、血浆胆固醇升高、脂肪清除率降低、胃黏膜上皮细胞受损等。

4. 食物来源

钠普遍存在于各种食物中，一般动物性食物钠含量高于植物性食物，但人体钠的主要来源为食盐，加工、制备食物过程中加入的钠或含钠的复合物（如谷氨酸钠、碳酸氢钠等），以及酱油、盐渍或腌肉或烟熏食品、酱咸菜类、发酵豆制品、咸味休闲食品等。

七、铁

铁是人体必需微量元素中含量最多的一种，总量在 4～5g。铁可分为功能铁和贮存铁两类。功能铁主要存在于血红蛋白中，占 60%～75%；3% 在肌红蛋白；1% 为含铁酶类。贮存铁以铁蛋白和含铁血黄素形式贮存在肝、脾、骨髓中，占 25%。

1. 生理功能

铁是血红蛋白、肌红蛋白、细胞色素 a 和某些呼吸酶的辅酶的成分，参与二氧化碳、氧的转运、交换和组织呼吸过程。与红细胞的成熟有关，铁进入幼红细胞内，与卟啉结合形成血红素，与珠蛋白结合形成血红蛋白。

铁能催化胡萝卜素转化为维生素 A，参与嘌呤与胶原的合成、抗体的产生以及脂类从血液中的转移，药物在肝脏的解毒等。铁与抗感染以及与淋巴细胞的转化率有关。

参与细胞色素及某些呼吸酶的构成，对组织呼吸和能量代谢有着非常重要的意义。

2. 吸收与代谢

膳食中的铁在整个消化道内被吸收，主要在小肠。铁是主动转运到身体各部分并贮存在黏膜细胞内。

铁吸收的量与铁存在的状态有关，血红素铁（色素铁）和二价铁容易被吸收。动物性食物中铁的含量比植物性食物要高，吸收率也要高，可达20%～30%。肉类食物含有大量的血红素铁，并含有"肉因子"，能促进铁的吸收。非血红素铁主要存在于植物性食物、奶和奶制品中，需要消化、解离出三价的铁，再还原为二价铁后被人体吸收，其吸收率的大小与共同进食的食物中影响铁吸收的因素有关；植物性食物中含有的植酸、草酸和膳食纤维都可以抑制铁的吸收，平均铁的吸收率为2%～3%。混合性膳食中铁的吸收率为10%左右。血红素铁不受外来因素的干扰。

还原性物质、维生素 B_2、单糖、有机酸、胃酸等能够促进铁的吸收，体内缺铁时，铁的吸收量增加。能抑制铁吸收的因素有抗酸药物、植酸、草酸、膳食纤维等。

胎儿体内的铁可供其六个月的消耗。

3. 缺乏与过量

长期膳食中铁供给不足，可引起体内缺铁或导致缺铁性贫血，多见于婴幼儿、孕妇及乳母。我国7岁以下儿童贫血平均患病率高达57.6%，其中1～3岁的幼儿患病率最高。孕妇贫血率平均为30%左右，孕末期更高。主要因机体需要量增加且膳食铁摄入不足引起。因月经过多、痔、消化道溃疡、肠道寄生虫等疾病的出血，也是引起铁缺乏的重要原因。

缺铁性贫血的临床表现为食欲缺乏、烦躁、乏力、面色苍白、心悸、头晕、眼花、免疫功能降低、指甲脆薄、反甲等。

铁的过量积蓄可发生血色病。

4. 供给量和食物来源

铁在机体内可以反复利用或储存，男子每天丢失1mg，女子丢失1.5mg。铁的平均吸收率为10%左右。我国建议铁的日供给量为：成年男子12mg；成年女子18mg；孕妇、乳母28mg。

常见食物中铁的优质来源见表1-6。

表 1-6　常见食物中铁的优质来源　　　单位：mg/100g

食物名称	铁含量	食物名称	铁含量
黑木耳	97.4	猪肝	22.6
猪血	8.7	火鸡肝	20.7
鸭血	30.5	牛肉	3.0
黄鳝	2.5	花生仁	6.9
白芝麻	14.1	黑芝麻	22.7

八、碘

人体内含碘 20～50mg，甲状腺组织含碘最高，碘的含量为 0.5mg/kg，占体内总碘量的 70%～80%。碘在人体的功能也是通过甲状腺素的功能体现出来的。

1. 生理功能

碘在体内主要参与甲状腺素的合成，它的功能也在甲状腺素上表现出来。

（1）促进生物氧化，协调氧化磷酸化过程，调节能量转化。

（2）促进蛋白质合成，调节蛋白质合成和分解。

（3）促进糖和脂肪代谢。

（4）调节组织中水盐代谢。

（5）促进维生素的吸收和代谢。

（6）活化酶，包括细胞色素酶系和琥珀酸氧化酶系。

（7）促进神经系统的发育。

2. 吸收与代谢

食物中的碘必须被离子化才能吸收，进入胃肠道后 1h 内大部分被吸收，3h 全部被吸收。钙、铬、氟可以抑制碘的吸收。吸收的碘迅速运至血浆与蛋白质结合，并分布到全身各组织。

代谢中分解脱落的碘，部分被重新利用，其他从尿道（90%）或胆汁（10%）排出。乳汁中含有一定量的碘。

贮存的碘可供机体 2～3 个月的内分泌激素使用。正常情况下，碘的摄入与排出呈动态平衡。

3. 缺乏与过量

缺碘可导致智力低下、呆傻、白痴等智力残疾。缺碘可导致地方性甲状腺肿，俗称粗脖子病。严重缺碘可导致地方性克汀病，这主要是由于胎儿期及婴儿期严重缺碘，患者呆傻、矮小、聋哑、瘫痪，呈现特殊丑陋面容。孕妇缺碘可导致早产、流产、死产、先天畸形儿、先天聋哑儿等。缺碘不很严重时，虽未出现典型的克汀病的症状，但仍有智力低下或发育滞后，即所谓的亚克汀病。

碘过量可使甲状腺功能亢进症的发病危险性提高；可以使隐性甲状腺自身免疫疾病转变为显性疾病；长期碘过量可使甲状腺功能减退症和亚临床甲状腺功能减退症的患病危险性提高。

4. 供给量和食物来源

海产品含碘量高，特别是海带。

九、锌

人体含锌 $2\sim2.5g$，主要存在于肌肉、骨骼和皮肤。按单位重量计算，以视网膜、脉络膜、前列腺含锌为最高，其次为肌肉、皮肤、肝脏、肾脏、心脏、脑。血液中的锌含量为红细胞占 $75\%\sim88\%$，血浆为 $12\%\sim22\%$，白细胞为 3%。锌主要以金属酶、碳酸酐酶和碱性磷酸酶等的组分形式存在和发挥生理功能。

1. 生理功能

（1）锌是很多金属酶的组成成分和激活剂　六大酶系中近 200 多种酶的活性与锌有关。

（2）促进生长发育与组织再生　锌是调节 DNA 复制、转录和转译的 DNA 聚合酶所必需的，与蛋白质和核酸的合成，以及细胞的生长、分裂和分化等过程都有关系。对胎儿的生长发育也非常重要。对于促进性器官和性功能的正常发育都是必需的。锌可能是细胞凋亡的一种调节剂。

（3）促进食欲　锌参与唾液蛋白的合成，对味觉与食欲有激发作用。

（4）参与维生素 A 的代谢和生理作用　对促进视黄醇的合成和构型转化、参与维生素 A 的动员和稳定血浆维生素 A 浓度，以及维持暗适应都起到重要作用。对维持皮肤健康也是必需的。

（5）参与免疫功能　直接影响胸腺细胞的增殖，使胸腺正常发育，以维持细胞免疫功能的完整。

（6）维持生物膜的结构和功能　锌能维持细胞膜的稳定，影响其屏蔽功能、转运功能以及膜受体功能。

（7）对激素的作用　锌不仅对激素的产生、储存和分泌有作用，而且可以影响激素受体的效能和靶器官的反应。

2．吸收与代谢

锌主要在小肠吸收，肠道依赖金属运载蛋白吸收锌。体内缺锌时，其吸收率增加。肠道内锌浓度可直接影响锌吸收。影响膳食中锌吸收的因素很多，植酸、半纤维素、铜、钙、镉可以抑制锌的吸收，蛋白质、维生素 D 则可促进其吸收。

当体内锌处于平衡状态时，膳食中约 90％的锌由粪便排出，锌主要通过胆道-粪便排出，其次还有尿、汗、头发。毛发可用于测定锌，但应注意取样的部位以及毛发的长度等；也可以测定血锌。

3．缺乏与过量

锌缺乏病表现为生长迟缓、免疫力降低、伤口愈合慢、皮炎、性功能低下、食欲缺乏、味觉异常、食土癖、暗适应减慢等。男性的第二性征发育和女性生殖系统的发育演变延缓，女性月经初潮延迟或闭经，骨骼发育受影响，影响脑功能，使智商降低。也可出现嗜睡症、抑郁症和应激性症状。

体内的锌元素过量对人体有危害。补锌太多，成年后还易发展成冠心病、动脉粥样硬化等。另外，锌摄入量过多，会在体内蓄积引起中毒，出现恶心、吐泻、发热等症状，引起上腹疼痛、精神不振，甚至造成急性肾功能衰竭，严重的甚至突然死亡。

4．供给量和食物来源

我国锌的每日推荐供给量为：1～9 岁为 10mg，10 岁以上为

15mg，孕妇、乳母为 20mg，锌的无可见不良反应水平（NOAEL）为 30mg。

动物性食物中锌的生物利用率大于植物性食物，前者为 35%～40%，后者为 1%～20%。

锌的食物来源见表 1-7。

表 1-7　锌的食物来源　　单位：mg/100g

食物名称	锌含量	食物名称	锌含量
牡蛎	148.6	牛肉	4.05
山核桃	12.59	茶叶	5.4
白芝麻	4.21	黑芝麻	6.13

十、硒

硒在人体内的总量为 14～20g，广泛分布于所有的组织和器官，浓度以肝、胰、肾、脾、牙釉以及指甲为高，脂肪组织最低。

1. 生理功能

（1）抗氧化作用　硒是谷胱甘肽过氧化物酶（GSH-Px）的重要组成部分，有清除自由基（包括过氧化氢）的作用，与维生素 E 的抗氧化作用具有协同性。维生素 E 主要防止不饱和脂肪酸氧化，而硒（GSH-Px）主要作用于细胞内的过氧化物的分解，从而起到共同保护细胞及细胞膜的作用。

（2）与金属有很强的亲和力　硒能与汞、甲基汞、镉、铅结合，形成金属硒蛋白复合物而解毒，并排出体外。

（3）保护心血管、维护心肌的健康　克山病发生在低硒地区。

（4）促进生长、保护视力、抗肿瘤的作用　白内障患者和糖尿病失明者，补充硒后视力有明显改善。缺硒地区的肿瘤发生率明显较高，如胃癌。

2. 吸收与代谢

主要在小肠吸收，无机硒和有机硒都容易被人体吸收，吸收率在 50％以上。蛋氨酸硒的吸收率高于无机硒。溶解度大的硒吸收率大，植物中硒的生物利用率高于动物中的硒。维生素 A、维生素 E、维生素 C、维生素 B_2、蛋氨酸可促进其吸收。硒与蛋白质结合后转运到人体各器官和组织。

硒大部分从尿排出，粪便中的硒是未吸收的，汗液和肺部也有排出。

3. 缺乏与过量

硒缺乏已被证实是发生克山病的重要原因。临床主要症状为心脏扩大、心功能失代偿、心力衰竭或心源性休克、心律失常、心动过速或过缓等。生化检查可见血浆硒浓度下降，红细胞谷胱甘肽过氧化物酶活性下降。此外，缺硒与大骨节病也有关。

硒摄入过量可致中毒。主要表现为头发变干、变脆、易断裂及脱落。

4. 食物来源

动物肝脏和肾脏、海产品、大蒜、肉类等是硒的良好来源。

十一、铬

铬存在于人体内各部分，主要以三价铬的形式存在，六价铬的毒性很大。正常人体内总共含有 $6 \sim 10mg$ 的铬，而且在体内分布很广。

1. 生理功能

（1）加强胰岛素的作用　糖代谢中铬作为一个辅助因子，是葡萄糖耐量因子（GTF）的重要组成部分。GTF 能刺激葡萄糖的摄取，促进葡萄糖转化为脂肪等。

（2）预防动脉粥样硬化　铬能提高高密度脂蛋白，降低血清胆固醇。动物缺铬时，血清胆固醇较高，喂铬以后可使血清胆固醇降低。

（3）促进蛋白质代谢和生长发育　DNA 和 RNA 的结合部位有大量三价铬，在核酸的代谢或结构中发挥作用。缺铬动物生长发育停滞。营养不良的儿童补充铬后，观察其生长速率显著增加。

2. 吸收与代谢

无机铬化合物在人体的吸收率很低，其范围为 0.4%～3% 或更少。维生素 C 能促进铬的吸收。铬在粪便、尿中排出。

3. 缺乏与过量

铬缺乏病尚无独立的临床表现，而是出现血脂、胆固醇和血糖升高，使人易患心脑血管病和糖尿病，严重危害人类健康。

铬中毒是指六价铬污染环境而引起的人体中毒，如长期从事铬酸盐工业生产的工人，易患皮肤溃疡、接触性皮炎、皮肤癌；长期吸入铬酸盐粉尘者可诱发肺癌。铬中毒时还可出现口腔炎和齿龈炎等。对铬中毒的治疗目前尚无特效疗法，一般是对症处理。饮食营养要加强，增加富含维生素 C 的新鲜蔬菜和水果；也有人认为大量吃糖可增加尿中铬的排出。

4. 食物来源

膳食铬主要来源于谷类（346μg/kg）、肉类及鱼贝类（458μg/kg）。

十二、钼

人体钼总量约为 9mg，分布于全身各组织器官，其中肝、肾和皮肤含钼较高。

1. 生理功能

钼主要作为酶的辅助因子而发挥作用，是黄素依赖酶的组成成分。黄素依赖酶的主要作用有：①催化组织内嘌呤化合物的氧化代谢及尿酸的形成；②催化肝脏铁蛋白中铁的释放，促进铁与血浆中 β-球蛋白形成运铁蛋白并顺利转运至肝和骨髓及其他组织细胞。

2. 吸收与代谢

食物中的钼很容易被吸收，吸收率达 88%～93%。膳食中各种硫化物可干扰钼的吸收。人体吸收的钼大部分很快更新并以钼酸盐形式从尿中排出，尿钼的排泄是调节体内钼稳态的重要机制。也有部分钼随胆汁经肠道排出。

3. 缺乏与过量

钼缺乏时，体内能量代谢过程发生障碍，可致心肌缺氧、坏死。缺钼时，肝脏内的黄嘌呤氧化酶活力降低，尿酸排泄减少，可形成肾结石和尿道结石。钼还可加强氟的防龋作用，缺钼时可导致龋齿的发生。钼还参与铁的代谢，缺钼可导致缺铁，缺铁可致婴儿脑细胞数减少或功能低下，影响小儿智力发育，并可引起缺铁性贫血。

钼在自然界中分布较为分散，而且不均衡，某些地区土壤中钼含量过高，聚集到植物内，人食用后可发生中毒。过多的钼可使体内的黄嘌呤氧化酶的活性激增，结果发生痛风综合征、关节痛和畸形，肾脏受损使血中尿酸过多等。钼中毒还表现为生长发育迟缓、体重下降、毛发脱落、动脉粥样硬化等。

4. 食物来源

钼广泛存在于各种食物中，动物肝、肾含量最丰富，奶及奶制品、干豆和谷类也较丰富。

十三、氟

正常人体内含氟总量约为 2.6g，主要存在于骨骼和牙齿中，少量分布在毛发、指甲及其他组织。人体的氟含量与环境和膳食中氟的水平有关，高氟地区人群体内的氟含量高于一般地区人群。

1. 生理功能

（1）维持骨骼和牙齿结构稳定性　适量的氟有利于钙和磷的利用，促进骨的形成和增强骨质坚硬性，加速骨骼生长。

（2）防治龋齿　氟可与牙釉质中羟磷灰石作用，在牙齿表面形成一层坚硬且具有抗酸性腐蚀的氟磷灰石晶体保护层，减少酸性物质生成，起到防治龋齿的作用。

2. 吸收与代谢

从膳食摄入的氟有 $75\%\sim90\%$ 由胃肠道迅速吸收进入血液，以离子形式分布到全身。大部分骨骼组织中的氟离子迅速与骨盐羟基磷灰石晶体表面上的 OH^- 或 CO_3^{2-} 交换，形成氟磷灰石沉积在骨和牙齿钙化组织。氟与骨骼之间形成一种可逆性的螯合代谢池，根据生理需要可经离子交换或骨再建过程缓慢动员释放，因此氟在骨骼中沉积与年龄呈负相关。

3. 缺乏与过量

氟缺乏可能影响骨的形成，研究发现，氟的摄入不足可引起老年人骨质疏松发病率增加。

过量氟可引起中毒，急性中毒多见于特殊职业环境，慢性中毒多为高氟地区居民长期摄入含氟高的饮水而引起。氟中毒主要是对骨的危害，引起氟骨症。氟骨症的主要临床表现为腰腿及关节疼痛、脊柱畸形、骨软化或骨质疏松等。另外，氟斑牙也是氟中毒的主要危害，常见牙齿失去光泽，出现白垩色、黄色、棕褐色或黑色斑点，牙面凹陷剥落，牙齿变脆，易于碎落等。氟过量还会引起神经系统损伤，主要临床表现是记忆力减退、精神不振、失眠和易疲劳等。儿童摄入过的氟可能会出现智力发育障碍等情况。

4. 供给量和食物来源

中国营养学会推荐氟成人 AI 为 1.5mg/d，氟的 UL 为 3.0mg/d。

饮用水是氟的主要来源，饮用水中氟含量取决于地理环境中氟元素水平。食物中除茶叶、海鱼、海带、紫菜等少数食物中氟含量较高外，其他含氟量均较低。

十四、钴

钴可经消化道和呼吸道进入人体，一般成年人体内钴含量为 1.1～1.5mg。进入人体的钴最初贮存于肝和肾，然后贮存于骨、脾、胰、小肠以及其他组织。

1. 生理功能

钴作为维生素 B_{12} 的组成成分，其功能通过维生素 B_{12} 来体现，主要是促进红细胞的成熟。

钴可能有拮抗碘缺乏的作用，产生类似甲状腺的功能。

2. 吸收与代谢

钴主要在小肠中吸收，主要经肾脏排出，少量从粪便和汗液排出。

3. 缺乏与过量

缺钴可致红细胞的生长发育受干扰，发生巨幼细胞贫血（即恶性贫血）、急性白血病、骨髓疾病等。钴通过维生素 B_{12} 参与核糖核酸及造血系统有关物质的代谢，人体若缺钴及维生素 B_{12}，红细胞的生长和发育将发生障碍，不仅数量减少，而且体积大（巨）、不成熟（幼）、血红蛋白含量少，不合格的红细胞进入血液，即发生巨幼细胞贫血。白血病是造血系统的一种恶性肿瘤，近年来对其发病机制进行了大量的研究，结果显示其发病可能与体内多种微量元素缺乏有关。

调查和研究发现，人类或动物如果把钴过量地摄入体内，都是有害的。高钴同样会引起红细胞增多、皮肤过敏等不良反应，甚至中毒。

4. 食物来源

我国未制定钴的参考摄入量。活性钴在海产品中含量较高，动物性食物如肝、肾含量较高。

第七节 维 生 素

维生素是指人体维持机体正常生理功能及细胞内特异代谢反应所必需的一类物质（低分子有机化合物），而且是只能从食物中摄取的物质。

一、概述

维生素的种类繁多，自然界存在的常见维生素有十几种，目前通常按其溶解性来分为脂溶性维生素（FSV）和水溶性维生素（WSV）。水溶性维生素常以辅酶或酶基的形式参与各种酶系活动，其营养水平可以通过测定血、尿的水平来反映。脂溶性维生素包括维生素 A、维生素 D、维生素 E、维生素 K。水溶性维生素包括 B 族维生素和维生素 C。

脂溶性维生素在机体内不易代谢和排泄，容易出现中毒；水溶性维生素可被快速代谢和排泄，而不易出现中毒。

维生素缺乏按其原因可以分为原发性和继发性维生素缺乏；按缺乏的程度可以分为临床缺乏病和亚临床缺乏病。

二、维生素 A

维生素 A 类是指具有视黄醇生物活性的一大类物质，包括维生素 A 和维生素 A 原。

动物体内具有视黄醇生物活性的维生素 A 包括视黄醇、视黄醛、视黄酸。植物中不含有维生素 A，而在红、黄、绿色植物中含有"前维生素 A"，即类胡萝卜素，它在人体内可以转化为维生素 A，因此又称为维生素 A 原。其中 β-胡萝卜素的转化生物效价最高。β-胡萝卜素化学性质活泼，是一种黄色的脂溶性物质，是维生素 A 的前体。

1. 生理功能

（1）参与感光物质构成，维持夜间正常视力　视杆细胞的视紫红质是由 11-顺-视黄醛与视蛋白结合的复合物，当接受暗光时视紫红质的空间结构发生一系列变化，视杆细胞的膜电位发生变化，激发神经冲动，神经冲动传到中枢，产生视觉。在这个过程中要消耗维生素 A。

（2）维持上皮细胞组织结构健全，增强机体抗病能力　维生素 A 可以促进表皮细胞分化为分泌的黏液细胞，该细胞对维持上皮组织的健康起着重要作用。

（3）促进生长和骨骼发育　正常的骨生长是成骨细胞和破骨细胞之间的平衡，维生素 A 能促进未成熟的细胞转化为骨细胞，骨细胞增多，成骨细胞能使骨细胞分解，骨骼重新成型。

（4）抗癌作用　维生素 A 能促进上皮细胞正常分化。自由基、过氧化是致癌作用的机制之一，维生素 A 是抗氧化剂，具有清除体内自由基的功能，这也是维生素 A 的抗癌机制。

β-胡萝卜素的功能主要有以下几点。

（1）补充维生素 A 的不足　β-胡萝卜素是维生素 A 的前体，当体内维生素 A 不足时会自动转化，当体内不缺维生素 A 时自动停止转化，是安全的维生素 A 来源。

（2）抗氧化作用　β-胡萝卜素是抗氧化物，是氧的清除剂，具有抗过氧化物的作用，能保护并刺激免疫系统。

（3）营养色素　在食品工业中被广泛应用。

2. 吸收与代谢

食物中维生素 A 与脂肪酸结合，形成维生素 A 酯，维生素 A 酯在肠腔的水解酶作用下，水解为游离的视黄醇后进入肠壁。维生素 A 与视黄醇酯结合蛋白（RBP）、血浆中的前白蛋白（PA）结合，转运。

视黄醇可以被氧化成视黄醛、视黄酸，但是视黄酸不能被还原，视黄醛和视黄醇可以互相转变，而且可以在体内贮存。

β-胡萝卜素广泛存在于深绿色和黄色植物中。β-胡萝卜素吸收后转变为维生素 A，其转变为维生素 A 的比率平均是 6∶1，计算摄入量时要按此计算。

3. 缺乏与过量

维生素 A 缺乏最早出现的症状为暗适应能力下降。进一步发展可引起夜盲症、眼干燥症，甚至失明。

过量维生素 A 可引起急性中毒、慢性中毒及致畸。慢性中毒比急性中毒常见，症状为恶心、呕吐、头痛、肌肉失调、肝大、出血等。孕妇在妊娠早期每天大剂量摄入过量维生素 A，娩出畸形儿的相对危险度为 25.6。

大量摄入类胡萝卜素一般不会引起毒性作用，但可引起胡萝卜素血症，致使黄色素沉着在皮肤和皮下组织。停止摄入大量富含胡萝卜素的食物后，可在 2～6 周内逐渐退黄。

4. 供给量和食物来源

（1）维生素的计量单位　膳食中的维生素 A 可以用国际单位（IU）来计算，也可以用结晶视黄醇为单位来计算（一个国际单位的维生素 A 等于 $0.3\mu g$ 的维生素 A）。$1\mu g$ 的胡萝卜素相当于 1/6（0.167）μg 的维生素 A 或 $0.167\mu g$ 视黄醇当量（RE）。$1\mu g$ 维生素 A 或视黄醇当量＝$1\mu g$ 视黄醇＝$6\mu g$ 胡萝卜素。

膳食或食物中总视黄醇当量（μgRE）＝视黄醇（μg）＋β-胡萝卜素（μg）×0.167＋其他维生素 A 原（μg）×0.084 　　(1-14)

（2）供给量及来源　婴儿（初生至 12 个月）为 $200\mu gRE$。成人每日为 $800\mu gRE$。

动物性食物含有较多的维生素 A（表 1-8），植物性食物含有较多的胡萝卜素（表 1-9）。胡萝卜素主要存在于深绿色或红黄色的蔬菜和水果中。

表 1-8　部分富含维生素 A 的食物　　单位：$\mu gRE/100g$

食物名称	维生素 A	食物名称	维生素 A
羊肝	20972	鸭蛋黄	1980
鸡肝	10404	鸡蛋黄	525
猪肝	4972	蚌肉	283
牛奶	24	河蟹	389

表 1-9　部分富含胡萝卜素的食物　　单位：$\mu g/100g$

食物名称	胡萝卜素	食物名称	胡萝卜素
胡萝卜（黄）	4010	芹菜（叶）	2930
胡萝卜（红）	4130	菠菜	2920
西兰花	7210	芒果	8050
油菜（脱水）	3460	柑	890

三、维生素 D

维生素 D 是具有钙化醇活性的一大类物质，包括维生素 D_2、维生素 D_3（约有 10 种该类化合物）。维生素 D_3 是人体从食物中摄入或在体内合成（由胆固醇转变为 7-脱氢胆固醇储存在皮下，在紫外线作用下转化为维生素 D_3），又有"阳光维生素"之称。

维生素 D 的特殊点如下。

① 人类皮肤有足够阳光照射时，皮肤能合成足够的维生

素 D；

②仅存在于少数食物中。

1. 生理功能

（1）促进小肠对钙、磷的吸收 $1,25-(OH)_2-D_3$ 进入肠黏膜上皮，诱导基因表达，产生钙结合蛋白（CBP）。钙结合蛋白是参加钙运输的载体，它还能增加肠黏膜对钙的通透性，将钙主动转运通过黏膜细胞，进入血液循环。

（2）促进肾脏对钙、磷的重吸收。

（3）促进骨质钙化和骨质溶解 增加破骨细胞的活性，或促进各种细胞转化为破骨细胞，破骨细胞的活性加大可使溶骨和血液的钙浓度增加。维生素 D 能促进钙、磷的周转以及骨质更新，具有维持血液的钙、磷水平的作用。

（4）共同调节血钙平衡 在低血钙时，甲状旁腺激素释放增加，与降钙素等共同调节血钙水平。血中钙、磷降低时可以刺激 $1,25-(OH)_2-D_3$ 羟化增加。

2. 吸收与代谢

食物中的维生素 D 在十二指肠吸收，经过淋巴管到血流，与特殊的载体蛋白（α-球蛋白）结合转运到肝脏，在肝脏经维生素 D_3-25-羟化酶催化后经过第一次羟化（$25-OH-D_3$）后转运到肾脏进行第二次羟化，成为有生物活性的 $1,25-(OH)_2-D_3$ 后，再转运到各组织。肝、肾功能不全者由于影响其活化，而影响钙的代谢。

维生素 D_3 主要储存在脂肪组织中，其次为肝脏、大脑、肾、肺、骨骼和皮肤。维生素 D_3 的分解主要在肝脏，主要在胆汁中排出。

3. 缺乏与过量

维生素 D 缺乏可引起婴幼儿佝偻病，成年人骨质软化症、手足痉挛症，老年人骨质疏松症。

维生素 D 过多病主要表现为食欲缺乏、体重减轻、恶心、呕吐、腹泻、头痛、多尿、烦躁等症状，严重的维生素 D 中毒可导致死亡。

4. 供给量和食物来源

维生素 D 一般用国际单位（U）来表示，也有用重量单位来表示的。1U 维生素 D_3（胆钙化醇）相当于 $0.025\mu g$ 的维生素 D_3。

婴儿、儿童、乳母、孕妇、老年人的每日供给量为 400U（$10\mu g$ 维生素）。一般成人不分男女均为 200U（$5\mu g$）维生素。当骨科手术、骨折时因为钙的需要量增加，也应该较多地摄入维生素 D。

四、维生素 E

维生素 E 又称生育酚，是具有 α-生育酚生物活性的一类物质，可作为"抗不育维生素"。

维生素 E 易受氧、紫外线、碱、铁盐、铅盐的破坏，对酸、热稳定，长期反复加热和油脂酸败会导致维生素 E 失活。

1. 生理功能

（1）抗氧化　维生素 E 有很强的抗氧化性，具有保护多不饱和脂肪酸（PUFA）维持细胞膜的正常功能。维生素 E 可防止维生素 A、维生素 C 被氧化。

（2）促进蛋白质合成　表现为促进人体的新陈代谢，增强机体的耐力，维持骨骼肌、心肌、平滑肌、外周血管、中枢神经、视网膜的正常结构和功能。

（3）预防衰老　抗过氧化，清除自由基，减少脂褐质形成，提高免疫反应。

（4）与动物的生殖有关　动物缺乏维生素 E 时，其生殖器官受损伤导致不育。临床常用于先兆流产和习惯流产。

（5）调节血小板的黏附力和聚集作用，可以降低发生心脑血管疾病的危险性。

2. 吸收与代谢

维生素 E 主要在小肠上部吸收，吸收率一般为 70％。维生素 E 很少通过胎盘，故新生儿组织中储存较少，易缺乏。

3. 缺乏与过量

维生素 E 缺乏在人类较为少见，但可出现在低体重的早产儿。严重时表现为视网膜退行性改变、溶血性贫血、肌无力等症状。

在脂溶性维生素中，维生素 E 的毒性较小。大剂量维生素 E 有可能出现中毒症状，如肌无力、视物模糊、恶心、腹泻等。

4. 供给量和食物来源

维生素 E 的分布很广，一般情况下不会出现缺乏。随着年龄的增加，维生素 E 的需要量也增加。维生素 E 含量丰富的食品是植物油（大豆油、玉米油、棉籽油、红花油）、麦胚、硬果、种子等。

五、维生素 C

维生素 C 又称抗坏血酸，具有酸味，溶于水，结晶很稳定。水溶液易被大气中的氧氧化，微量重金属可以加速其氧化。

1. 生理功能

维生素 C 是机体重要的可逆性还原剂，以它的还原价来参加体内的各种生物化学反应；作为辅助因子使元素离子处于还原状态；保护体液中抗氧化剂的活性。

（1）构成胶原　维生素 C 在羟化中的作用是激活羟化酶，使胶原的赖氨酸和脯氨酸羟化胶原交链，合成、稳定原胶原，保护结缔组织。

（2）促进钙和铁的更好利用　使三价的铁还原为二价，以利于吸收，帮助铁转运；防止钙沉淀，有利于吸收。

（3）促进叶酸的利用　维生素 C 能促进无活性的叶酸转变为有活性的亚叶酸。

（4）参与酪氨酸的氧化　维生素 C 激活对羟基苯丙酮酸氧化酶，促进酪氨酸的氧化和代谢，进入三羧酸循环。

（5）促进胆固醇代谢　加快将胆固醇从血液中清除，促进胆固醇在肝脏转化为胆酸，在肝脏参与胆固醇的羟化作用。

（6）提高机体的免疫能力　刺激机体产生干扰素，增强抗病毒的能力；促进合成 IgG、IgM 等抗体的形成。

（7）抗肿瘤作用　减低多环芳烃致癌物与 DNA 结合；阻断亚硝胺的形成。

（8）抗氧化作用　清除自由基。

2. 吸收、转运与代谢

维生素 C 主要在小肠吸收，吸收率与摄入量有关。当摄入量不足 100mg 时，吸收率为 80%～90%；摄入 180mg，吸收 70%；摄入 1500mg，只吸收 50%；如摄入 12000mg，仅 16% 被吸收。

肾上腺的维生素 C 含量很高，其次为大脑、肝脏。过量的维生素 C 主要经尿排出，还可从粪便和汗液排出。尿中的维生素 C 大多转变为其他代谢产物，如草酸、苏氨酸等。长期大量摄入维生素 C，会使肾脏中草酸积累，很可能导致结石。

3. 缺乏与过量

维生素 C 缺乏可致胶原蛋白合成受阻，引起坏血病。早期表现为疲劳、倦怠，牙龈肿胀、出血，伤口愈合缓慢等，严重时可出现贫血、假性瘫痪，甚至内脏出血而危及生命。

长期服用大剂量维生素 C（每日 2～3g）可引起停药后坏血病，还可引起尿酸盐、半胱氨酸盐或草酸盐结石。此外，大量应用（每日用量 1g 以上）可引起腹泻、皮肤红而亮、头痛、尿频（每日用量 600mg 以上时）、恶心呕吐、胃痉挛等。

4. 供给量和食物来源

维生素 C 极易被氧化，在储存、加工、烹调时容易破坏、损失，在制定供给量时要考虑损失，故各国的供给量相差较大。在高温、寒冷、缺氧条件下工作或职业性接触毒物（铅、苯、汞等）和应急状态时，要增加维生素 C 的供给。成人推荐摄入量（RNI）为 100mg/d，可耐受最高摄入量（UL）为 1000mg/d。

维生素 C 主要来自植物性食物，新鲜水果、蔬菜、酸枣、枣、橘子等的含量较高。

六、维生素 B₁

维生素 B_1 又称硫胺素、抗脚气病维生素。

维生素 B_1 为白色结晶，易溶于水，微溶于乙醇。易受热和氧化而破坏，特别是在碱性的环境中，故在食物中加碱，容易使维生素 B_1 破坏；酸性环境中稳定。

1. 生理功能

硫胺素焦磷酸酯（TPP）是维生素 B_1 主要的辅酶形式，它参与两个重要的反应。

（1）参与能量代谢。碳水化合物彻底氧化，产生大量的能量。

（2）参与戊糖、脂肪和胆固醇合成。

维生素 B_1 在维持神经、肌肉、心肌的正常功能，维持正常食欲、胃肠蠕动和消化液分泌起着重要作用。

2. 吸收、转运与代谢

主要在十二指肠、空肠吸收，在低浓度时主要靠载体的主动转运。

维生素 B_1 以不同形式存在于各种组织细胞内，以肝脏、肾脏、心脏含量最高。维生素 B_1 很容易通过肾脏排出。

3. 缺乏与过量

维生素 B_1 缺乏初期症状有疲乏、淡漠、食欲差、恶心、忧郁、急躁、沮丧、腿麻木和心电图异常。典型缺乏病为脚气病。临床上主要分为干性脚气病、湿性脚气病、混合型脚气病和婴儿脚气病。

长期口服维生素 B_1 而未引起任何不良反应发生，它的毒性是非常低的。已知每日摄入 $50\sim500mg$ 维生素 B_1 的情况下，未见不良反应。维生素 B_1 无可见不良反应水平（NOAEL）及最低不良反应水平（LOAEL）未被确定。

4. 供给量和食物来源

维生素 B_1 的需要量与碳水化合物代谢有关，它在人体内不能大量贮存，需要每日给予补充，其需要量与年龄、体力劳动的强度、环境温度以及身体状况有关。$0.5mg$ 的维生素 B_1 能满足 $1000kcal$ 热量的需要。

动物内脏的维生素 B_1 含量较高，粮谷类、豆类、干果、坚果等的含量也较多。不良的加工方法都可影响摄取维生素 B_1，粮食霉变、过度碾磨、水洗过度等都会导致维生素 B_1 的损失，所以应尽量避免在食物加工中丢失。常见食物的维生素 B_1 含量见表 1-10。

表 1-10　常见食物的维生素 B_1 含量

名称	维生素 B_1 含量		名称	维生素 B_1 含量	
	/（mg/100g）	/（mg/1000kcal）		/（mg/100g）	/（mg/1000kcal）
稻米（糙）	0.34	0.96	面粉（标）	0.46	1.30
稻米（精）	0.13	0.37	面粉（精）	0.13	0.37
黄豆	0.75	1.92	豆腐	0.06	1.00
猪心	0.34	2.55	猪肝	0.40	3.05
猪肾	0.38	3.51	人乳	0.01	0.15

七、维生素 B_2

维生素 B_2 又称核黄素，其化学性质稳定，耐酸、耐碱、不易氧化，但在碱性和光照条件下不稳定。维生素 B_2 易溶于水，切碎的菜，长时间的水煮会破坏其维生素 B_2。光照牛奶 4h 可破坏 70％的维生素 B_2。

1. 生理功能

维生素 B_2 以黄素核苷酸和黄素腺嘌呤二核苷酸的形式作为多种黄素酶的重要辅基。在生物氧化过程中具有传递电子的作用。

2. 吸收与转运

食物中的维生素 B_2 必须在肠道被水解后释放出来才能吸收。维生素 B_2 的吸收依靠主动转运过程，主要在胃肠道吸收。

维生素 B_2 主要从尿中排出，粪便、汗也有排出。

3. 缺乏与过量

通常微度缺乏维生素 B_2 不会出现明显症状，但是严重缺乏

维生素 B_2 时会出现口腔-生殖综合征。长期缺乏还会导致儿童生长迟缓，轻中度缺铁性贫血。严重缺乏时常伴有其他 B 族维生素缺乏症状。

维生素 B_2 摄取过多，可能引起瘙痒、麻痹、流鼻血、灼热感、刺痛等。假如正在服用抗肿瘤药（如甲氨蝶呤），则过量的维生素 B_2 会减低这些抗肿瘤药的效用。

4. 供给量和食物来源

维生素 B_2 的供给量与能量代谢有密切关系。根据不同年龄组生理状况和劳动强度等情况而定，按 0.5mg 维生素 B_2 为 1000kcal 热量需要的标准。

动物的内脏（肝、肾、心）、蘑菇、鳝鱼和蛋、奶是维生素 B_2 的丰富来源，植物性食物也有。维生素 B_2 可以被光分解，在碱性溶液中加热也易破坏。

八、烟酸

烟酸又称尼克酸，包括烟酸和烟酰胺等。对酸、碱、光和热稳定，一般烹调很少被破坏。

1. 生理功能

烟酸是一系列以辅酶 Ⅰ（NAD）和辅酶 Ⅱ（NADP）为辅基的脱氢酶类的必要成分，几乎参与细胞内生物氧化的全部过程。

烟酸参加核糖聚合酶。烟酸还是葡萄糖耐量因子（GTF）的重要成分。

2. 吸收与代谢

烟酸和烟酰胺在胃肠道迅速吸收，在肠黏膜细胞内转化为辅酶形式，低浓度时以易化扩散方式吸收，高浓度时以被动扩散方式吸收，其代谢产物从尿中排出。

3. 缺乏与过量

烟酸缺乏可引起癞皮病。

目前尚未发现因食源性烟酸摄入过多而引起中毒的报告。所见烟酸的副作用多系临床大剂量使用烟酸治疗高脂血症患者所致，如头晕目眩、颜面潮红、皮肤瘙痒等。

4. 供给量和食物来源

烟酸的供给量与热量成正比。我国的供给量中，成人每日 1000kcal 热量，需要 5mg 烟酸。

烟酸在食物中分布较广，但多数食物中的含量不高。动物的肝脏、肾、瘦肉、花生、茶叶等中的含量较高，它们都是治疗和预防烟酸缺乏病的食物。

人体可以利用色氨酸合成烟酸，膳食中含有足够量的优质蛋白质（特别是色氨酸）和 B 族维生素。人体内平均 60mg 的色氨酸可以转化为 1mg 烟酸。

九、维生素 B$_6$

维生素 B$_6$ 又称吡哆素（包括吡哆醛、吡哆醇、吡哆胺），对热和酸稳定，容易被氧和紫外线破坏，吡哆醛对碱不稳定。

1. 生理功能

磷酸吡哆醛（PLP）是许多反应的辅酶。

（1）参与氨基酸代谢　脱羧酶、转氨酶、脱氨酶、脱硫转氨酶、犬尿酸酶中都以磷酸吡哆醛为重要辅酶。5-羟色胺的合成、γ-氨基丁酸的合成、牛磺酸等神经递质的合成都需要维生素 B$_6$ 的参与，缺乏时由于这些递质的减少，可能出现相应的症状。

（2）作用于 S-氨基-γ-酮戊酸的合成，是形成卟啉的中间体，维生素 B$_6$ 可以导致贫血。色氨酸转化为烟酸需要维生素 B$_6$。

（3）参与脂代谢和糖代谢、花生四烯酸生成以及肝糖原的分解。

2. 吸收与转运

维生素 B$_6$ 主要在空肠吸收。食物中的维生素 B$_6$ 必须经非特异性磷酸酶水解后才能被吸收，不易吸收；其在动物体内多以吡哆醛、吡哆胺的形式存在，较容易吸收。

肝脏和肌肉中的维生素 B_6 含量较高。肌肉中的维生素 B_6 占总量的 $80\% \sim 90\%$，血液中的含量仅有 $1\mu mol$。

维生素 B_6 以尿中的 4-吡哆醇（4-PA）形式排出。在人体内，维生素 B_6 几乎没有储存。

3. 缺乏与过量

缺乏维生素 B_6 时会出现食欲缺乏、失重、呕吐等症状。严重缺乏会出现脂溢性皮炎、小细胞性贫血、惊厥、关节炎、小儿痉挛、忧郁、头痛、掉发、易发炎、学习障碍、衰弱等症状。

维生素 B_6 毒性较低，以食物来源摄入大量维生素 B_6 不会引起不良反应。

4. 供给量和食物来源

维生素 B_6 参与蛋白质的代谢，其供给量与蛋白质摄入量有关。肠道的细菌可以合成维生素 B_6，一般不会缺乏。怀孕、乳母、高温作业等时应当增加供给量。我国成人的适宜摄入量（AI）为 $1.2mg/d$。

维生素 B_6 在食物中分布较广，动物性食物中含量较多，葵花子、肉类、鱼、蛋黄、肝脏、蔬菜等中的含量较多。谷物种子外皮含量较多。

十、叶酸

叶酸是含有蝶酰谷氨酸结构的一类化合物的统称。叶酸水溶液容易被光解破坏，在酸性溶液中对热不稳定，而在碱性和中性环境中很稳定。

1. 生理功能

叶酸在体内的活性形式是四氢叶酸。

（1）参与脱氧核糖核酸的合成与细胞分裂。

（2）参与嘌呤的合成。

（3）作用于氨基酸之间的相互转变，如组氨酸分解成为谷氨酸、丝氨酸转变为甘氨酸等。

2. 吸收与代谢

叶酸经过小肠黏膜上的酶水解，以单谷氨酸盐形式在小肠吸收。其在肠道的转运是载体介导的主动转运过程。

不同食物中叶酸的生物利用率相差很大，莴苣为 25%、豆类为 96%，平均为 40%～50%。

人体叶酸总量为 5～6mg，50% 在肝脏，80% 以四氢叶酸形式存在。成人平均每天代谢 60μg，主要通过胆汁和尿排出。

3. 缺乏与过量

叶酸缺乏可引起情感改变，补充叶酸即可消失。孕妇缺乏叶酸，可使先兆子痫、胎盘剥离的发生率增高，患有巨幼细胞贫血的孕妇易出现胎儿宫内发育迟缓、早产及新生儿低出生体重。妊娠早期缺乏叶酸，还易引起胎儿神经管畸形（如脊柱裂、无脑畸形等）。叶酸缺乏可引起高同型半胱氨酸血症，从而增加患心血管病的危险性。小肠疾病能干扰食物叶酸的吸收和经肝肠循环的再循环过程，故叶酸缺乏是小肠疾病常见的一种并发症。

叶酸是水溶性维生素，一般超出成人最低需要量 20 倍也不会引起中毒。

4. 供给量和食物来源

叶酸与核酸、血红蛋白的生物合成有关，需要量受其代谢速度的影响，代谢失调或怀孕期间叶酸的需要量相对增加。成人的推荐摄入量为 400μg/d。

叶酸在动物内脏（肝、肾）、水果、蔬菜中含量较丰富。肠道细菌能合成叶酸，一般不会出现叶酸缺乏病。肠道吸收不良、长期使用抗生素者可能发生继发缺乏病。

十一、维生素 B_{12}

维生素 B_{12} 又称氰钴胺素、钴胺素，是含三价钴的多环系物，对阳光、氧化剂、还原剂敏感，易破坏。

1. 生理功能

维生素 B_{12} 有促进生长、保持神经组织健康以及正常血液的功能，常以辅酶形式起作用。维生素 B_{12} 和叶酸共同参与 DNA 的合成。

2. 吸收与代谢

维生素 B_{12} 的吸收受胃壁上一些特殊细胞分泌的"内因子"影响。大部分分布在肝脏，其次为肌肉、皮肤和骨骼。维生素 B_{12} 可以从尿、胆汁中排出。

3. 缺乏与过量

维生素 B_{12} 缺乏多因吸收不良引起，膳食维生素 B_{12} 缺乏较少见，膳食缺乏见于素食者，由于不吃肉食而发生维生素 B_{12} 缺乏。老年人和胃切除患者胃酸过少可引起维生素 B_{12} 的吸收不良。缺乏症状主要有恶性贫血（红细胞不足）、月经不调、眼及皮肤发黄、皮肤出现局部（很小）红肿（不疼不痒）并伴随蜕皮、恶心、食欲缺乏、体重减轻等。

维生素 B_{12} 是人体内每天需要量最少的一种维生素，过量的维生素 B_{12} 会产生副作用，如出现哮喘、荨麻疹、湿疹、面部水肿、寒战等过敏反应，也可能诱发神经兴奋、心前区痛和心悸。维生素 B_{12} 摄入过多还可导致叶酸的缺乏。

4. 供给量和食物来源

自然界的维生素 B_{12} 都是由微生物产生的。维生素 B_{12} 广泛存在于动物性食物中，植物性食物中不含有维生素 B_{12}。人的肠道微生物可以合成维生素 B_{12}。维生素 B_{12} 成人的最低需要量为 $0.1\mu g/d$。

十二、胆碱

胆碱是卵磷脂的组成成分，也存在于神经鞘磷脂之中，是机体可变甲基的一个来源，可作用于合成甲基的产物，同时又是乙酰胆碱的前体。人体也能合成胆碱，所以不易造成缺乏病。

1. 生理功能

（1）促进脑发育和提高记忆能力。

（2）构成生物膜的重要组成成分。

（3）保证信息传递。

（4）调控细胞凋亡。

（5）促进脂肪代谢。

（6）促进体内转甲基代谢。

（7）降低血清胆固醇。

2. 吸收与代谢

胆碱是少数能穿过血脑屏障的物质之一。这个"屏障"保护脑部不受日常饮食的影响。但胆碱可通过此"屏障"进入脑细胞，制造帮助记忆的化学物质。

胆碱和肌醇（另一种 B 族维生素）一起合作来进行对脂肪与胆固醇的利用；胆碱似乎可以乳化胆固醇，避免胆固醇蓄积在动脉壁或胆囊中。

3. 缺乏与过量

由于机体内能合成相当数量的胆碱，故在人体没有观察到胆碱的特异性缺乏症状，长期摄入缺乏胆碱膳食的主要结果可包括肝、肾、胰腺病变、记忆紊乱和生长障碍。

4. 供给量和食物来源

胆碱是卵磷脂和鞘磷脂的重要组成部分，卵磷脂即是磷脂酰胆碱，广泛存在于动植物中。胆碱耐热，在加工和烹调过程中的损失很少，干燥环境下，即使很长时间贮存，食物中胆碱含量也几乎没有变化。富含胆碱的食物有蛋类、动物脑、心脏与肝脏、绿叶蔬菜、啤酒酵母、麦芽、大豆卵磷脂。

十三、生物素

生物素又称维生素 H、辅酶 R，是水溶性维生素，也属于 B 族维生素。它是合成维生素 C 的必要物质，是脂肪和蛋白质正常代谢不可或缺的物质，是一种维持人体自然生长、发育和正常人体机能健康必要的营养素。

1. 生理功能

（1）构成视杆细胞内感光物质。

（2）维持上皮组织结构的完整和健全。

（3）增强机体免疫反应和抵抗力。

（4）维持正常生长发育。

2. 吸收与代谢

生物素从胃和肠道吸收，血液中生物素的 80% 以游离形式存在，分布于全身各组织，在肝、肾中含量较多，大部分生物素以原形由尿液中排出，仅小部分代谢为生物素硫氧化物和双降生物素。

生物素与酶结合参与体内二氧化碳的固定和羧化过程，与体内的重要代谢过程，如丙酮酸羧化而转变成为草酰乙酸，乙酰辅酶 A 羧化成为丙二酰辅酶 A 等糖及脂肪代谢中的主要生化反应有关。

3. 缺乏与过量

生物素缺乏的体征：包括皮炎、湿疹、萎缩性舌炎、感觉过敏、肌肉痛、倦怠、厌食和轻度贫血、脱发。

生物素的毒性似乎很低，用大剂量的生物素治疗脂溢性皮炎未发现蛋白质代谢异常或遗传错误及其他代谢异常。动物实验也显示生物素很少毒性。

4. 供给量和食物来源

成人建议每天摄取 $25 \sim 300 \mu g$。生物素和维生素 A、维生素 B_2、维生素 B_6、烟酸（维生素食品）一起使用功效更佳。

食物来源主要是糙米、小麦、草莓、柚子、葡萄（葡萄食品）、啤酒、肝、蛋、瘦肉、乳品等。

生物素在人体内仅停留 3 ~ 6 小时，所以必须每天补充。好吃生鸡蛋和饮酒的人需要额外补充生物素。

第八节 水

水是人体中含量最多的成分。人体的含水总量因年龄、性别和体型有明显个体差异。年龄越小，水的含量越高。

各组织器官的含水量相差很大，以血液中为最多，脂肪组织中含量较少。

水是人体需要量最大、最重要的营养素。全身水分消耗10％就可能导致死亡。

一、水的代谢

体内水的来源包括饮水、食物中的水及内生水三大部分。

水排出量每日维持在 2500mL 左右。通常每人每日饮水约 1200mL，食物中含水约 1000mL。三大产能营养素代谢时，产生 CO_2 和 H_2O，这种水称为内生水，每天人体产生内生水约 300mL。

体内水的排出以经肾脏产生尿液为主，约占 60％，最低尿量为 300～500mL，少于此量，代谢产生的废物不能完全排除。肺、皮肤和粪便也排出水。皮肤以出汗的形式排出体内的水。经肺和粪便排出水的比例相对较小，但在特殊情况下，如高温、高原环境以及胃肠道炎症引起的呕吐腹泻时，可发生大量失水。

成人水代谢的平衡见表1-11。

表 1-11　成人水代谢的平衡

来　源	摄入量/mL	排出途径	排出量/mL
饮水或饮料	1200	肾脏(尿)	1500
食物	1000	皮肤(蒸发)	500
内生水	300	肺(呼气)	350
		大肠(粪便)	150
合计	2500	合计	2500

二、生理功能

（1）水构成细胞和体液的重要组成部分　成人体内水分含量

约占体重的 65％，无论是坚硬的骨骼、牙齿，还是血液中都含有不同量的水。

（2）水参与人体内物质代谢　水的溶解力很强，并有较大的电解力，可使水溶物质以溶解状态和电解质离子状态存在，生化反应都在其中进行。水能将从食物中吸收的各种营养素运送到身体各部位的细胞，同时将细胞代谢产生的废物运送到肾脏和肺，经尿液和呼吸排出体外。

（3）调节体温　水的比热值大，使体温不致显著升高。水的蒸发热量更大，高温时，身体可随水分经皮肤蒸发散热，以维持人体体温的恒定。

（4）润滑作用。

三、缺乏与过量

水摄入不足或水丢失过多，可引起体内失水亦称为脱水。根据水与电解质丧失比例不同，分三种类型。

（1）高渗性脱水　以水的丢失为主，电解质丢失相对较少。

（2）低渗性脱水　以电解质丢失为主，水的丢失较少。

（3）等渗性脱水　水和电解质按比例丢失，体液渗透压不变，临床上较为常见。

如果水摄入量超过肾脏排出的能力，可引起体内水过多或引起水中毒。多见于疾病，正常人极少见水中毒。水中毒时，可因脑细胞肿胀、脑组织水肿、颅内压增高而引起头痛、恶心、呕吐、记忆力减退，严重者可发生渐进性精神迟钝、恍惚、昏迷、惊厥等，更严重者可引起死亡。

四、需要量和来源

从水的代谢和平衡中可知，成人平均每天需要 2500mL 水。一般而言，婴幼儿每千克体重，每天需饮水 110mL；少年儿童每千克体重，每天需饮水 40mL；成人每千克体重，每天需饮水 35mL；所以，体重为 70kg 的成人，每天需要饮水约 $70 \times 35 = 2450\text{mL} \approx 2.5\text{L}$。

因为来源于食物中的水量和内生水的量是基本稳定的，通常每日饮水 1200mL。正常人每天至少需要喝 1500mL 水，大约 8 杯。

乳汁中 87% 是水，产后 6 个月内平均分泌乳汁 750mL/d，需要额外增加 1000mL/d。

第二章

各类食物的营养价值

第一节 概述

食物是人类获得热能和各种营养素的基本来源。食物按其来源和性质可分为三类：动物性食物、植物性食物和各类食物的制品。食物营养价值的高低，取决于食物中营养素的种类是否齐全、数量的多少、相互比例是否适宜以及是否容易消化吸收。不同食物因营养素的构成不同，其营养价值也各不相同，即使是同一种食物，由于品种、部位、产地和烹调加工方法等的不同，其营养价值也存在一定差异。可以从以下几方面来评定食物的营养价值。

1. 营养素的种类及含量

当评定食物中某营养素的营养价值时，应对其所含营养素的种类及含量进行分析确定。食物中所提供的营养素的种类和营养素的相对含量越接近于人体需要或组成，该食物的营养价值就越高。

2. 营养素的质量

食物中所含营养素的"质量"与"重

量"同样重要。如同等重量的蛋白质，因其所含必需氨基酸的种类、数量、比值不同，其在机体被消化、吸收、利用的程度不同。

3. 营养素在加工烹调储存过程中的变化

食物加热食用，一般会提高其蛋白质的消化吸收率。过度加工，一般会引起某些营养素损失，但某些食物如大豆通过加工制作可提高蛋白质的利用率。因此，加工处理食物时，应选用合理的加工烹调储存技术。专家推荐将营养质量指数（INQ）作为评价食物营养价值的指标。其含义是以食物中营养素能满足人体营养需要的程度（营养密度）对同一种食物能满足人体热能需要的程度（热能密度）之比值来评定食物的营养价值。

INQ＝［一定食物中某营养素含量/该营养素推荐摄入量(RNI)］/

（一定食物提供的能量/能量推荐摄入量）　　　　　(2-1)

INQ＝1，表示该食物营养素与热能的供给平衡；INQ＞1表示该食物营养素的供给量高于热能；INQ＜1表示该食物中该营养素的供给少于热能的供给，长期摄入会发生营养不平衡。一般认为，属于前两种的食物营养价值高，后一种营养价值低。

第二节　谷　　类

谷类有类似的结构，一般最外层是谷皮；谷皮内是糊粉层，再内为占谷粒绝大部分的胚乳和一端的胚芽。各层营养成分分布不同。谷皮主要由纤维素、半纤维素等组成，含较高的矿物质和脂肪。糊粉层含较多的磷和丰富的 B 族维生素及矿物质。胚乳含大量淀粉和一定的蛋白质。胚芽中富含脂肪、蛋白质、矿物质以及丰富的 B 族维生素和维生素 E。

谷类的蛋白质含量一般在 7.5％～15％，主要由谷蛋白、白蛋白、醇溶蛋白和球蛋白组成。谷类蛋白质必需氨基酸组成不平衡，普遍存在赖氨酸含量少，有些谷类中苏氨酸、色氨酸也不高。为提高谷类蛋白质的营养价值，常采用赖氨酸强化和蛋白质互补的方法。谷类的碳水化合物主要为淀粉，含量在 70% 以上，此外还含有少量的糊精、果糖和葡萄糖等。淀粉分为直链淀粉和支链淀粉。一般直链淀粉为 20%～25%，糯米几乎全为支链淀粉。直链淀粉使血糖升高的幅度较支链淀粉小。谷类的脂肪为 1%～4%。从米糠中可提取米糠油、谷维素和谷固醇。从玉米和小麦胚芽中可提取玉米油和麦胚油，其中 80% 为不饱和脂肪酸，亚油酸占 60%，具有良好的保健功能。谷类的矿物质为 1.5%～3%，主要是磷、钙，但多以植酸盐形式存在，消化吸收差。谷类是人体 B 族维生素的重要来源，如维生素 B_1、维生素 B_2、烟酸、泛酸和吡哆醇等。玉米和小米含少量胡萝卜素。过度加工的谷物其维生素大量损失。目前应对居民普遍食用的精白米面进行营养强化，以克服其缺陷。

一、大米

1. 营养特点

大米主要包括籼米、粳米，是我国南方人民的主食。大米是碳水化合物的主要来源。加工后的糙米中矿物质、B 族维生素（特别是维生素 B_1）以及膳食纤维含量都较精米中的高。大米也是提供 B 族维生素的主要来源。

2. 食用功效

大米是预防脚气病、消除口腔炎症的重要食物来源，并且具有补脾、和胃、清肺功效。制作大米粥时，千万不要放碱，因为碱能破坏大米中几乎全部的维生素 B_1。我国民间"捞饭"的形式也不可取，因为"捞饭"会损失掉大量维生素。不能长期食用精米。

二、小麦

1. 营养特点

小麦经加工制成面粉，面粉是我国北方人民的主食，其营养价值很高，含有丰富的碳水化合物、B 族维生素和矿物质。全麦面粉是用整粒小麦磨制的，它含有麸皮、胚乳和麦芽的全部营养；白面粉仅含胚乳，因此缺少部分 B 族维生素、钙和铁等营养元素。小麦的蛋白质含量比大米稍高。

2. 食用功效

长期进食全麦可以降低血液中的雌激素含量，从而达到预防乳腺癌的目的；对于更年期妇女，还能缓解更年期综合征。小麦在我国主要用来加工成白面粉，用来制作各种面食，如馒头、面包、饺子、面条、烙饼、蛋糕及油炸食品等。

三、小米

1. 营养特点

小米又称粟米，由于小米不需精制，保存了许多的维生素和矿物质，小米中的维生素 B_1 可达大米的几倍；小米中的矿物质含量也高于大米。小米的蛋白质营养价值并不理想，因为其赖氨酸含量过低而亮氨酸含量又过高，所以应注意搭配食用以提高其蛋白质的营养价值。

2. 食用功效

小米因富含维生素 B_1、维生素 B_2 等，具有防止消化不良及口角生疮的功能。中医认为小米味甘咸，有清热解渴、健胃除湿、和胃安眠等功效。它还具有滋阴养血的功能，可使产妇虚寒的体质得到调养，帮助恢复体力。小米常熬成粥食用。

四、糯米

1. 营养特点

糯米又叫江米，是家常食用的粮食之一，因其香糯黏滑，民间常将其制成各种风味小吃。糯米富含丰富的支链淀粉和 B 族维生素等。

2. 食用功效

糯米能温暖脾胃、补益中气，对脾胃虚寒、食欲不佳、腹胀腹泻有一定缓解作用。糯米有收涩作用，对尿频、自汗有较好的食疗效果。糯米性黏滞，难于消化，故不宜一次食用过多，老年人、小孩或患者更应慎用。

五、黑米

1. 营养特点

黑米是稻米中的珍贵品种，属于糯米类，含有丰富的营养，具有很好的滋补作用。黑米所含锰、锌、铜等矿物质大都比大米高 1～3 倍；更含有大米所缺乏的维生素 C、叶绿素、花青素、胡萝卜素及强心苷等特殊成分，因而黑米比普通大米更具营养。

2. 食用功效

多食用黑米具有开胃益中、健脾暖肝、明目活血、滑涩补精之功效，对于少年白发、妇女产后虚弱、病后体虚以及贫血、肾虚等均有很好的补养作用。黑米的米粒外部有一层坚韧的种皮包裹，不易煮烂，故食用黑米前，应将其先浸泡一段较长的时间。将黑米煮烂，其中的营养成分才能完全地释放出来。

六、燕麦

1. 营养特点

燕麦即莜麦，俗称油麦、玉麦，是一种低糖、高营养、高热能的食品。现代加工工艺将燕麦制成麦片，使其食用更加方便，口感也得到了很好的改善，燕麦片已成为深受人们喜爱的食品。燕麦富含 B 族维生素、矿物质以及膳食纤维等。

2. 食用功效

经常食用燕麦对糖类和脂肪类的代谢具有调节作用，可以有效地降低人体中的胆固醇，对心脑血管病起到一定的预防作用。经常食用燕麦对糖尿病也有非常好的功效。燕麦粥有通便的作用，这是因为它含有丰富的膳食纤维，而且维生素 B_1、维生素 B_{12} 含量也很丰富。燕麦一次不宜食用太多，否则会造成胃痉挛或胀气。

七、薏米

1. 营养特点

薏米，又名薏苡、薏仁、六谷米等。薏米具有容易消化吸收的特点。薏米含有多种维生素和矿物质，特别是硒元素和维生素 E。

2. 食用功效

经现代药理研究证明，薏米有防癌作用。其抗癌的有效成分中包括硒元素，能有效抑制癌细胞的增殖，可用于胃癌、子宫颈癌的辅助治疗。经常食用薏米食品有促进新陈代谢和减少胃肠负担的作用，对慢性肠炎、消化不良等症有较好的疗效。薏米还能增强肾功能，并有清热利尿作用，因此对水肿患者也有一定疗效。薏米适合一般人食用，尤其适于体弱、消化功能不良的人。便秘、尿多者及孕早期的妇女应忌食。

八、玉米

1. 营养特点

玉米，又名苞谷、棒子、玉蜀黍。玉米是粗粮中的佳品。玉米富含维生素 C、维生素 B_6 和膳食纤维，玉米胚芽中含有丰富的油脂和维生素 E 等营养成分。

2. 食用功效

玉米具有刺激胃肠蠕动、加速粪便排泄的特性，可防治便秘、肠炎、肠癌等。玉米富含维生素 C 等，有延寿、美容作用。玉米胚芽所含的营养物质能增强人体新陈代谢、调节神经系统功能，并有使皮肤细嫩光滑，抑制、延缓皱纹产生的作用。玉米有调中开胃及降血脂、降低血清胆固醇的功效。吃玉米时应把玉米粒的胚芽全部吃进，因为玉米的营养成分大都集中在此。

九、红薯

严格地说，红薯不属于谷类，但因红薯常与谷类当中的玉米、高粱等统称为粗粮，所以将其归在此章节介绍。

1. 营养特点

红薯，又称白薯、番薯、地瓜、山芋等，在植物学上的正式名称为甘薯。红薯味道甜美，营养丰富，又易于消化，可供给大量热能，所以有的地区把它作为主食。红薯富含膳食纤维、维生素 A 原等营养成分，还含有独特的生物类黄酮成分。

2. 食用功效

红薯含有独特的生物类黄酮成分，是一种与肾上腺所分泌的激素相似的类固醇，既防癌又益寿。它能有效抑制乳腺癌和结肠癌的发生。红薯对人体器官黏膜有特殊的保护作用，可抑制胆固醇的沉积，保持血管弹性，防止肝肾中的结缔组织萎缩，防止胶原病的发生。红薯还是一种理想的减肥食品，它的热量只有大米的三分之一，而且还富含纤维素和果胶。红薯含有"气化酶"，吃后有时会发生烧心、吐酸水、肚胀排气等现象，一次不宜食用过多。红薯在胃中产酸，所以胃溃疡及胃酸过多的患者不宜食用。红薯可以加工成粉条食用，但制作过程中往往会加入明矾，若过多食用会导致铝在体内蓄积，不利健康。

第三节 豆 类

豆类可分为大豆和其他豆类，大豆主要包括黄豆、黑豆、青豆，以含蛋白质、脂肪为主，其他豆类主要包括红豆、绿豆、豌豆、蚕豆等，以含蛋白质、碳水化合物为主。

一、大豆类

大豆主要包括黄豆、黑豆、青豆，营养价值大致相当。大豆中以黄豆最为常见，现以黄豆为例作一简要介绍。

1. 营养特点

黄豆含有 35%～40% 的蛋白质，是天然食物中含蛋白质最高的食品。其氨基酸组成接近人体需要，且富含谷类蛋白较为缺乏的赖氨酸，是谷类蛋白互补的天然理想食品。黄豆蛋白是优质蛋白。黄豆含脂肪 15%～20%，其中不饱和脂肪酸占 85%，以亚油酸为最多，达 50% 以上。其豆油中含 1.6% 的磷脂，并富含维生素 E。黄豆含碳水化合物 25%～30%，其中一半为可供利用的淀粉、阿拉伯糖、半乳聚糖和蔗糖，另一半为人体不能消化吸收的棉籽糖和水苏糖，可引起腹胀，但有保健作用。黄豆含有丰富的钙、维生素 B_1 和维生素 B_2。黄豆中含有一些特殊的物质，分别介绍如下。

（1）蛋白酶抑制剂　生豆粉中含有此种因子，其中以抗胰蛋白酶因子最为普遍。其对人胰蛋白酶活性有部分抑制作用，可影响机体对蛋白质的消化，对机体生长产生一定影响。加热可将其去除。

（2）豆腥味　主要是脂肪酶产生的。95℃以上加热10～15min 等方法可脱去部分豆腥味。

（3）胀气因子　可引起胀气，主要是大豆低聚糖的作用。大豆低聚糖是由半乳糖、葡萄糖、果糖组成的支链杂糖，是生产浓缩和分离大豆蛋白时的副产品。大豆低聚糖可不经消化直接进入大肠，可为双歧杆菌所利用并有促进双歧杆菌繁殖的作用，改善肠道菌群结构，具有通便等效果，对人体产生有利影响。

（4）植酸　影响钙、铁、锌等矿物质吸收。

（5）皂苷和异黄酮　是大豆苦涩味的来源，具有溶血作用。但其保健作用越来越受到人们的关注。此两类物质有抗氧化、降低血脂和血胆固醇的作用，近年来的研究发现了其更多的保健功能。大豆皂苷可抑制肿瘤细胞生长，可以使致癌物引起的细胞扩增转为正常。大豆皂苷可抑制血小板和血纤维蛋白的减少、抑制内毒素引起的纤维蛋白聚集以及抑制凝血酶引起的血纤维蛋白的形成，这些都说明大豆皂苷具有抗血栓的作用。此外，大豆皂苷还有抗病毒和调节免疫力的作用。大豆异黄酮也有抑癌作用和保护心血管的作用，而且与女性健康关系密切，可防治乳腺癌以及改善绝经后潮热症状和骨质疏松。

（6）植物红细胞凝集素　是一种能凝集人和动物红细胞的蛋白质，可影响动物生长。加热即被破坏。

2. 食用功效

综上所述，黄豆的营养价值很高，而且黄豆中的多种成分具有良好的保健功能，这使得黄豆成为营养领域的研究热点之一，黄豆宜加工制成豆制品后食用，这样可以破坏黄豆中绝大部分抗营养物质，还可以加工制成豆制品后提高蛋白质的消化率。

二、其他豆类

1. 红豆

（1）营养特点　红豆含有丰富的蛋白质、维生素 B_1、维生素 B_2 及多种矿物质，还含有丰富的膳食纤维及一定量的淀粉。

（2）食用功效　红豆具有清热解毒、健脾益胃、利尿消肿、通气除烦等功能，可治疗小便不利、脾虚水肿等症。将红豆煮汤食用，对水肿、小便困难等起食疗作用，还能辅助治疗肝硬化、肝腹水，补体虚；红豆与冬瓜同煮后的汤汁是消除全身水肿的食疗佳品。

2. 绿豆

（1）营养特点　绿豆又名青小豆，为豆科植物绿豆的种子，是我国传统的豆类食物。绿豆中的多种维生素以及钙、磷、铁等矿物质含量都高于粳米。其所含的蛋白质主要为球蛋白类，属完全蛋白质。

（2）食用功效　绿豆不仅营养丰富，而且还是夏日解暑佳品。绿豆汤是人人皆知的解暑饮料。绿豆的另一重要药用价值是解毒。经常在有毒环境下工作或接触有毒有害物质的人，应经常食用绿豆来帮助解毒。此外，绿豆还含有降血压及降血脂的成分，有资料表明，高脂血症患者每日进食 50g 绿豆，血清胆固醇下降率达 70%。

三、豆制品

常见的豆制品主要有豆腐、豆浆和豆芽等。早在两千多年前，中国人就会制作豆腐了。豆腐的制作方法是将大豆加水浸泡，然后磨浆，过滤，加水煮沸，再加蛋白沉淀剂（盐卤或石膏）使蛋白质凝固沉淀，最后加压去水而成。豆腐还可进一步压制成豆腐干、豆腐皮。大豆加工后，蛋白质消化率可明显提高。

黄豆的蛋白质消化率为 65.3%，而豆腐达 92.7%。豆芽是把豆类放在避光的环境下使之发芽。人们常用黄豆和绿豆发成豆芽食用。豆芽富含维生素 C 及游离氨基酸。

1. 豆腐

（1）营养特点　豆腐的蛋白质含量丰富，且属于优质蛋白质，故豆腐又有"植物肉"的美称。豆腐中的蛋白质是最容易被人体消化吸收的。豆腐含有丰富的维生素及矿物质，特别是其在制作过程中加入了石膏，使其钙的含量大大增加。而且，在制作豆腐的过程中，可以充分破坏其含有的抗营养成分。

（2）食用功效　经常吃豆腐可以改善机体蛋白质营养状况，促进机体代谢，增加免疫力。还可以预防高脂血症、高血压病、脑卒中、动脉硬化等病症。豆腐的含糖量很低，非常适合糖尿病患者及肥胖的人食用。豆腐不足之处是其所含的大豆蛋白中蛋氨酸的含量相对偏低，可以将其与谷类等混合食用，以发挥蛋白质互补作用，提高蛋白质利用率。

2. 豆浆

（1）营养特点　豆浆是我国人民喜爱的一种食品，享有"植物奶"的美誉。大豆在制成豆浆的过程中，细胞壁被破坏，汁液大量流出，使得豆浆中的蛋白质更容易被人体消化吸收。豆浆中的矿物质含量非常丰富，其钙含量约为牛奶中的一半，而铁含量却是牛奶的 12 倍。豆浆还含有丰富的维生素，特别是维生素 E。

（2）食用功效　豆浆是一种很好的代乳品。经常饮用豆浆可以预防高脂血症、高血压病、脑卒中、动脉硬化、血栓、脂肪肝等病症。豆浆中丰富的维生素，能够强化细胞、延缓机体衰老。但豆浆一定要经过充分加热后，方可饮用，因为这样才可以破坏其中的抗营养成分。而且在饮用豆浆时，尽量不要加入过多的糖分。

3. 豆芽

（1）营养特点　豆类发芽时在种子内部贮存的部分淀粉和蛋白质在酶的作用下分解，使豆类中的淀粉和蛋白质利用率大大提高。豆芽中所含的热量较低，水分和膳食纤维较高。在发芽过程中，由于酶的作用，更多的钙、磷、铁、锌等矿物质元素被释放出来，这又增加了豆芽中矿物质的利用率。发芽后，除维生素 C 大量增加外，B 族维生素也成倍地增加。

（2）食用功效　黄豆生芽后天冬氨酸急剧增加，天冬氨酸能减少体内乳酸堆积，起到消除疲劳的作用。豆芽中含有一种叫硝基磷酸酶的物质，这种物质能有效地抗癫痫和减少癫痫发作。豆芽中还含有一种干扰素诱生剂，能诱生干扰素，增加机体抗病毒、抗癌肿的能力。

绿豆芽有清热解毒，利尿除湿，解酒毒、热毒的作用。绿豆芽纤维较粗，不易消化，且性偏寒，所以脾胃虚寒之人不宜久食。

第四节　坚　果　类

坚果又称壳果，这类食物食用部分多为坚硬果核内的种仁子叶或胚乳，营养价值很高。一般将坚果类食物分成两个亚类：一是树坚果，主要包括杏仁、腰果、榛子、松子、核桃、栗子、开心果等；二是种子，主要包括花生、葵花子、南瓜子、西瓜子等。

一、芝麻

1. 营养特点

芝麻中含有丰富的营养，芝麻的油脂含量高达 61.7% 左右，以油酸、亚油酸、棕榈酸、甘油酯为主要成分；含蛋白质 21.9%，氨基酸种类与瘦肉相似；还含有芝麻素、麻油酚、卵磷脂、蔗糖、多缩戊糖及钙、磷、铁等物质和维生素 A、维生素 D、维生素 E 等。芝麻含钙量比蔬菜和豆类都高得多，仅次于虾皮。芝麻含铁量比猪肝高 1 倍。

2. 食用功效

芝麻有黑白两种，食用以白芝麻为好，补益药用则以黑芝麻为佳。日常生活中，人们吃的多是芝麻制品如芝麻酱和香油。芝麻中含有大约1％的芝麻木聚糖，具有强大的抗氧化、抑制胆固醇的形成，以及促进乙醛分解的作用，对于防止器官老化、动脉硬化、心肌梗死等更年期症状以及皮肤粗糙和皱纹出现等有明显效果。芝麻含钙量高，对骨骼、牙齿的发育都大有益处。芝麻含铁量高，经常食用不仅对调整偏食、厌食有积极的作用，还能治疗和预防缺铁性贫血。常吃芝麻还能增加皮肤弹性。黑芝麻还对脱发有一定疗效。

二、花生

1. 营养特点

花生又名落花生、地果、唐人豆。花生滋养补益，有助于延年益寿，所以民间又称"长生果"。花生含有大量的蛋白质和脂肪。花生含脂肪50％左右，特别是不饱和脂肪酸的含量很高，大部分为亚油酸。花生含有胆碱、维生素A、B族维生素、维生素E、维生素K、硒及钙等20多种微营养素。

2. 食用功效

花生中的硒元素和白藜芦醇可以防治肿瘤类疾病，同时也有预防治疗动脉粥样硬化、心脑血管疾病的作用。花生中的维生素K有止血作用。花生红衣的止血作用比花生更高出50倍，对多种出血性疾病都有良好的止血功效。将花生连同红衣与大枣配合使用，既可补虚，又能止血，对身体虚弱的出血患者、病后体虚、处于恢复期的手术患者以及孕产妇均有补养作用。但是，由于花生能增进血凝，促进血栓形成，故患血黏度高或有血栓的人不宜食用。此外，花生含有丰富的谷氨酸、不饱和脂肪酸、蛋氨酸及天冬氨酸，有增强记忆力的作用，儿童食之可促进脑细胞发育，对中、老年人有很强的滋补保健和延年益寿作用，尤其可防老年痴呆。

在花生的诸多吃法中以炖为最佳。这样既避免了营养素的破坏，又具有不温不火、口感潮润、易于消化等特点，老少皆宜。生炒熟或油炸后，性质热燥，不宜多食。花生霉变后含有大量致癌物质——黄曲霉毒素，所以霉变的花生不能吃。

三、瓜子

1. 营养特点

瓜子是人们生活中不可缺少的零食，深受欢迎，品种主要有葵花子、西瓜子、南瓜子等。瓜子的蛋白质含量较高，热量较低，不含胆固醇，还含有丰富的铁、锌、钙、钾、镁等矿物质。瓜子还是维生素 B_1 和维生素 E 的良好来源。

2. 食用功效

葵花子具有防止发生贫血，降低结肠癌的发病率的作用。葵花子中丰富的钾元素对保护心脏功能，预防高血压非常有益，葵花子中所含植物固醇和磷脂，能够抑制人体内胆固醇的合成，防止动脉硬化。现代研究发现，葵花子中含的维生素 B_3，有调节脑细胞代谢、改善其抑制功能的作用，可用于催眠。葵花子富含维生素 E 及精氨酸，对维护性功能和精子的质量有益，而且可以提高人体免疫功能。

西瓜子有利肺、润肠、止血、健胃、降压等医疗功效。西瓜子对咳嗽痰多和咯血等症有辅助疗效。西瓜子富含油脂，没有食欲或便秘者不妨食用一些西瓜子。西瓜子含有的不饱和脂肪酸有降低血压的功效，并有助于预防动脉硬化。但西瓜壳较硬，嗑得太多容易形成"瓜子牙"，对牙齿不利。

白瓜子即南瓜子，生吃、熟吃都可以，有杀虫和治疗前列腺疾病的食疗作用。南瓜子有很好的杀灭人体内寄生虫（如蛲虫、钩虫等）的作用，对血吸虫幼虫也具有很好的杀灭作用。研究发现，每天吃上 50g 左右的南瓜子，可有效地防治前列腺疾病。其所含的活性成分可消除前列腺炎初期的肿胀，同时还有预防前列腺癌的作用，适宜男性经常食用。南瓜子含有丰富的泛酸，这种物质可以缓解静止性心绞痛，并有降压的作用。

瓜子类的食品一次不要吃得太多，长时间不停地嗑瓜子会伤津液，导致口干舌燥，甚至引起口腔黏膜损伤、溃疡等，特别是咸瓜子不宜吃得太多。吃瓜子时，尽量用手剥壳，或使用剥壳器，瓜子类的食品也尽量不要给婴幼儿食用，以免掉进气管，引起窒息发生危险。

四、杏仁

1. 营养特点

杏仁的营养价值十分均衡，含蛋白质 23%～27%、粗脂肪 50%～60%、糖类 10%，还含有丰富的 B 族维生素、维生素 C、维生素 E 等。此外，杏仁中含有多种具有特殊生理作用的植物成分，如杏仁苷、类黄酮等。

2. 食用功效

杏仁有苦甜之分，甜杏仁可以作为休闲小吃，也可做凉菜；苦杏仁一般入药，并有低毒，不能多吃。杏仁是极其珍贵的药用物质，可润肺清火、排毒养颜，对因肺燥引起的咳嗽有很好的疗效。杏仁含丰富的维生素 B_{17}，维生素 B_{17} 是极有效的抗癌物质，且只对癌细胞有杀灭作用，而对正常的细胞和健康组织无毒性，它能在人体内降解成苯甲醛，具有很强的灭癌活性，可缓解癌症患者的痛苦。杏仁中的杏仁苷是抑制肿瘤生长的良药。未成熟的杏果中含类黄酮较多，类黄酮有预防心脏病和减少心肌梗死的作用。杏仁丰富的维生素 C 和多酚类成分，不但能够降低人体内胆固醇的含量，还能显著降低心脏病和很多慢性病的发病危险性。杏仁富含维生素 E，具有美容的功效。

五、栗子

1. 营养特点

栗子又名板栗，不仅含糖及淀粉高达 62%～70%，而且含有蛋白质、脂肪、B 族维生素等多种营养素，素有"干果之王"的美称。板栗含有丰富的不饱和脂肪酸和维生素、矿物质。

2. 食用功效

栗子能防治高血压病、冠心病、动脉硬化、骨质疏松等疾病，是抗衰老、延年益寿的滋补佳品。老年人尤其适合经常食用，但因为板栗所含的糖分比较高，故一次不宜食用太多，尤其是糖尿病患者。栗子可炒、煮、磨成粉直接食用或制作菜肴、甜点心、粥、汤、馅等，如栗子粥、板栗炖母鸡、板栗红烧肉等。

六、榛子

1. 营养特点

榛子又称山板栗、尖栗、棰子等。它果形似栗子，果仁肥白而圆，含油脂量很大，吃起来特别香美。榛子营养丰富，果仁中除含有蛋白质、脂肪、糖类外，胡萝卜素、维生素 B_1、维生素 B_2、维生素 E 含量丰富，钙、磷、铁含量也高于其他坚果。

2. 食用功效

由于榛子富含油脂，使其所含的脂溶性维生素更易为人体吸收，对体弱、病后虚弱、易饥饿的人都有很好的补养作用。榛子的维生素 E 含量高达 36％，能有效地延缓衰老、防治血管硬化、润泽肌肤。榛子中含有抗癌化学成分紫杉酚，它是红豆杉醇中的活跃成分，这种药可以治疗卵巢癌和乳腺癌以及其他一些癌症，可延长患者的生命期。

七、核桃

1. 营养特点

核桃营养价值很高，含有丰富的蛋白质、脂肪。脂肪中的主要成分是亚油酸甘油酯，食后不但不会使胆固醇升高，还能减少肠道对胆固醇的吸收。核桃中还含有丰富的锌元素、B 族维生素和维生素 E。

2. 食用功效

核桃食用后不但不会使胆固醇升高，还能减少肠道对胆固醇的吸收，因此可作为高血压病、动脉硬化患者的滋补品。核桃中的油脂可供给大脑基质的需要，其所含的微量元素锌和锰是脑垂体的重要成分，故常食用核桃有益于大脑的营养补充，是健脑益智的佳品。核桃还有防止细胞老化，延缓衰老的作用。核桃含有较多脂肪，所以不宜一次吃得太多。另有一种山核桃，又叫野核桃，其营养与核桃基本相同。

八、腰果

1. 营养特点

腰果营养丰富，含有丰富的蛋白质、脂肪、淀粉以及多种矿物质和维生素。腰果中的脂肪主要为亚麻酸和不饱和脂肪酸等。

2. 食用功效

腰果有很好的软化血管的作用，能保护脑血管和防治心血管疾病。经常食用腰果还可以起到润肠通便、润肤美容、延缓衰老、提高机体抗病能力以及增进性欲等作用。腰果还具有催乳的功效，有益于产后泌乳。

九、松子

1. 营养特点

松子营养价值很高，含有丰富的蛋白质、脂肪，钙、磷、锰等矿物质以及维生素 E 等。松子中维生素 E 含量高达 30%。

2. 食用功效

松子有很好的软化血管、延缓衰老的作用。松子中的营养成分对大脑和神经有很好的补益作用，是学生和脑力劳动者的健脑佳品，对老年痴呆也有很好的预防作用。经常食用松子可以润肠通便、强身健体，提高机体抗病能力。

十、开心果

1. 营养特点

开心果，又名无名子、阿月浑子。开心果以能使人开心，解除烦闷的功效而得名。开心果果仁含有丰富的油脂、维生素 E 等成分。

2. 食用功效

经常食用开心果能治疗神经衰弱、水肿、贫血、营养不良、慢性泻痢等病症，还可以强身健体，提高免疫力，并具有护肤美容的功效。但是，开心果等坚果含有很高的热量，并且含有较多的脂肪，凡是肥胖、血脂高的人都应少吃。

第五节 蔬菜及菌藻类

蔬菜的矿物质含量丰富，如钙、磷、铁、钾、钠、镁、铜等，对维持机体酸碱平衡起重要作用。但由于蔬菜中含有大量的草酸，其矿物质的吸收率并不高。新鲜蔬菜富含维生素 C、胡萝卜素、维生素 B_2 和叶酸等水溶性维生素。蔬菜一般可分为叶菜类、根茎类、瓜茄类、鲜豆类四大类。根茎类蔬菜主要有胡萝卜、白萝卜、莲藕、大蒜、竹笋等。瓜茄类蔬菜主要有南瓜、苦瓜、黄瓜、番茄、茄子、辣椒等。鲜豆类蔬菜主要有毛豆、扁豆等。叶菜类蔬菜，特别是深绿色蔬菜，如菠菜、韭菜、芹菜等营养价值较高。

由于蔬菜的品种十分繁多，故仅将其中比较有代表性的几种加以介绍。

一、萝卜

1. 营养特点

萝卜营养丰富，有很好的食用、医疗价值。萝卜含有能诱导人体自身产生干扰素的多种微量元素，还含有较多的 B 族维生素。

2. 食用功效

我国是萝卜的故乡，中国有"冬吃萝卜夏吃姜，一年四季保安康"的说法。经常食用萝卜可增强机体免疫力，并能抑制癌细胞的生长。萝卜中的 B 族维生素和钾、镁等矿物质可促进胃肠蠕动，有助于体内废物的排出。常吃萝卜还可降低血脂、软化血管、稳定血压，预防冠心病、动脉硬化、胆石症等疾病。萝卜种类繁多，生吃、熟吃均可。萝卜还是一味中药，其性凉味辛甘，可消积滞、化痰清热、下气宽中、解毒。服用人参、西洋参时最好不要同时吃萝卜，以免降低药效，起不到补益效果。

二、胡萝卜

1. 营养特点

胡萝卜中含有大量的类胡萝卜素，特别是β-胡萝卜素。此外，还含有丰富的B族维生素、维生素C以及多种矿物质。

2. 食用功效

胡萝卜中的β-胡萝卜素在体内转化为维生素A，具有促进机体正常生长发育、防止呼吸道感染、保持视力、治疗夜盲症和眼干燥症等功能。β-胡萝卜素能增强人体免疫力，有抗癌作用，并可减轻癌症患者的化疗反应，对多种脏器有保护作用。胡萝卜内含琥珀酸钾，有助于防止血管硬化，降低胆固醇，对防治高血压有一定效果。由于β-胡萝卜素是脂溶性物质，故胡萝卜应用油炒熟或和肉类一起炖煮后再食用，以利于其中β-胡萝卜素的吸收。

三、莲藕

1. 营养特点

莲藕微甜而脆，可生食也可熟食。莲藕含有丰富的维生素C、维生素K、膳食纤维以及铁元素。莲藕中还含有一定量的淀粉，故常制成藕粉食用。

2. 食用功效

莲藕含铁量较高，特别适合缺铁性贫血患者食用。莲藕中丰富的维生素K，具有收缩血管和止血的作用，对于淤血、吐血、衄血、尿血、便血的患者以及产妇极为适合。莲藕的含糖量不是很高，又含有大量的维生素C和食物纤维，故常将藕粉作为肝病、便秘、糖尿病等患者的补益食品。藕粉也可作为老幼妇孺、体弱多病者上好的食品和滋补佳珍。煮藕时忌用铁器，以免引起食物发黑。

四、百合

1. 营养特点

百合含有丰富的维生素C、膳食纤维以及硒、铜等微量元素。此外，百合中还含有多种生物碱。由于百合含淀粉较多，也可制成藕百合粉食用。

2. 食用功效

百合是著名的保健食品和常用中药。经常食用百合有润肺、清心、调中之效，可止咳、止血、开胃、安神。百合中的生物素、秋水碱等多种生物碱和营养物质有良好的营养滋补功效。百合中的硒、铜等微量元素能抗氧化、促进维生素 C 吸收，可显著抑制黄曲霉毒素的致突变作用，临床上常用于白血病、肺癌、鼻咽癌等肿瘤的辅助治疗，有助于增强体质，抑制肿瘤细胞的生长，缓解放疗反应。

五、洋葱

1. 营养特点

洋葱为百合科草本植物，又名葱头、圆葱。洋葱含有丰富的微量元素硒和前列腺素 A 等，它是蔬菜中唯一含前列腺素 A 的。洋葱中含有植物杀菌素如大蒜素等，因而有很强的杀菌能力。

2. 食用功效

洋葱所含的微量元素硒是一种很强的抗氧化剂，具有防癌抗衰老的功效。洋葱中含有的前列腺素 A 能扩张血管、降低血液黏度，因而具有降血压、增加冠状动脉血流量、预防血栓形成的作用。经常食用对高血压病、高脂血症和心脑血管疾病患者都有保健作用。传统的中国菜中较少用到洋葱，但在国外它是餐桌上的"常客"，而且被誉为"菜中皇后"。洋葱易产生挥发性气体，故不可过量食用。凡患有皮肤瘙痒性疾病和患有眼疾、眼部充血者也应少食。

六、菠菜

1. 营养特点

菠菜不仅含有大量的 β-胡萝卜素、维生素 E、硒和铁，也是维生素 B_6、叶酸、铁和钾的极佳来源。菠菜叶中含有铬和一种类胰岛素样物质，其作用与胰岛素非常相似，能使血糖保持稳定。

2. 食用功效

糖尿病患者，尤其是 2 型糖尿病患者，经常吃些菠菜有利于血糖保持稳定。丰富的维生素能够防止口角炎、夜盲症等多种维生素缺乏病的发生。菠菜中含有大量的抗氧化剂如维生素 E 和硒元素，具有抗衰老、促进细胞增殖作用，而且能激活大脑功能，增强青春活力，有助于防止大脑的老化，防治老年痴呆。菠菜最好不要直接烹调，因为它含有较多草酸，草酸会妨碍机体对钙、锌、铁的吸收。故吃菠菜时宜先用沸水漂烫，捞出再炒或凉拌。虽然菠菜含铁量很高，但其中能被吸收的铁并不多，不宜用来补铁补血，尤其是不宜给小孩多吃。

七、芹菜

1. 营养特点

芹菜是常用蔬菜之一，含有丰富的铁元素及膳食纤维，并且具有特殊的挥发性物质，使其别具芳香，深受人们喜爱。

2. 食用功效

芹菜是辅助治疗高血压病及其并发症的首选食品。芹菜对于缺铁性贫血、血管硬化、神经衰弱、糖尿病亦有辅助治疗作用。芹菜的叶、茎含有挥发性物质，能增强人的食欲。经常吃些芹菜，可以中和尿酸及体内的酸性物质，对预防痛风有较好效果。芹菜有降血压作用，故血压偏低者慎用。

八、竹笋

1. 营养特点

竹笋富含 B 族维生素及烟酸等营养素，具有低脂肪、低糖、多纤维的特点。

2. 食用功效

由于竹笋中的纤维可以吸附大量油脂，可以降低胃肠黏膜对脂肪的吸收和积蓄，故竹笋尤其适合肥胖患者食用。由于竹笋富含烟酸、纤维素等，能促进肠道蠕动、帮助消化、消除积食、防止便秘，故有一定的预防消化道肿瘤的功效。食用前应先用开水焯过，以去除笋中的草酸。竹笋中含有较多的草酸，会影响人体对钙的吸收，不适宜于儿童及有尿路结石者食用。有些人还可能对竹笋过敏。

九、茄子

1. 营养特点

茄子是餐桌上为数不多的紫色蔬菜。在茄子的紫皮中含有丰富的维生素 E 和维生素 P，这是其他蔬菜所不能比的。茄子中有丰富的维生素 C 和 B 族维生素。

2. 食用功效

茄子中丰富的维生素 P，可软化微细血管，防止小血管出血，对高血压病、动脉硬化、咯血、紫癜（皮下出血、淤血）及坏血病患者均有辅助治疗作用。茄子纤维中所含的维生素 C 和皂苷，具有降低胆固醇的功效。此外，茄子所含的 B 族维生素对痛经、慢性胃炎及肾炎水肿等也有一定的辅助治疗作用。老茄子，特别是秋后的老茄子有较多茄碱，对人体有害，不宜多吃。油炸茄子会造成维生素 P 大量损失，挂糊上浆后炸制能减少这种损失。

十、青椒

1. 营养特点

青椒别名很多，大椒、甜椒、灯笼椒、柿子椒、菜椒都是它的名字。其特点是果实较大，辣味较淡甚至根本不辣，作蔬菜食用而不作为调味料。青椒含有丰富的抗氧化维生素，即维生素 C 和 β-胡萝卜素，还含有多种微量元素。

2. 食用功效

青椒含有丰富的维生素 C、维生素 K，可以防治维生素 C 缺乏病（坏血病），对牙龈出血、贫血、血管脆弱等有辅助治疗作用。其特有的味道和所含的辣椒素有刺激唾液分泌的作用，能增进食欲，帮助消化，促进肠蠕动，防止便秘。辣味重的青椒容易引发痔、疮疖等炎症，故辣的青椒要少吃。

十一、菜花

1. 营养特点

菜花又叫花椰菜，有白、绿两种，绿色的又叫西兰花、青花菜。白、绿两种菜花营养、作用基本相同，绿色的较白色的胡萝卜素含量要高些。菜花是含有类黄酮最多的食物之一。类黄酮除了可以防止感染，还能够阻止胆固醇氧化，防止血小板凝结成块，从而减少心脏病与卒中的危险。菜花还含有丰富的维生素 K 和维生素 C。

2. 食用功效

长期食用菜花可以减少乳腺癌、直肠癌及胃癌等癌症的发病概率。多吃菜花还会使血管壁加强，不容易破裂。丰富的维生素 C 含量，使菜花可增强肝脏解毒能力，并能提高机体的免疫力，可防止感冒和坏血病的发生。菜花虽然营养丰富，但常有残留的农药，还容易生菜虫，所以在食用之前，可将菜花放在盐水中浸泡几分钟。

十二、番茄

1. 营养特点

番茄又称西红柿。番茄含有丰富的胡萝卜素、B 族维生素和维生素 C，尤其是维生素 P 的含量居蔬菜之冠。番茄又有"维生素宝库"的称号。番茄中的番茄红素具有独特的抗氧化能力，能清除自由基，保护细胞，使脱氧核糖核酸及基因免遭破坏，阻止癌变进程。

2. 食用功效

番茄含有丰富的维生素 C，有生津止渴、健胃消食、凉血平肝、清热解毒、降低血压之功效，对高血压病、冠心病有良好的辅助治疗作用。多吃番茄具有抗衰老作用，使皮肤保持白皙。番茄多汁，可以利尿，肾炎患者也宜食用。番茄能有效地减少前列腺癌、胰腺癌、直肠癌、喉癌、口腔癌、乳腺癌等癌症的发病危险。青色未熟的番茄不宜食用。

十三、苦瓜

1. 营养特点

苦瓜又叫癞瓜、凉瓜，具有特殊的苦味，受到大众的喜爱。苦瓜中含有铬和类似胰岛素的物质，有明显的降血糖作用。苦瓜中含有独特的维生素 B_{17} 和生理活性蛋白质，能提高人体免疫功能，防癌抗癌。苦瓜具有一种独特的苦味成分，即奎宁，能抑制过度兴奋的体温中枢，起到消暑解热作用。

2. 食用功效

经常食用苦瓜，能促进糖分分解，使过剩的糖分转化为热量，还能改善体内的脂肪平衡，是糖尿病患者理想的食疗食物。由于苦瓜的季节性很强，将苦瓜切片晒干，可用来泡制苦瓜茶，这样一年四季都可食用。还可以将苦瓜制成苦瓜酒。苦瓜是夏季消暑解热的首选蔬菜。

十四、南瓜

1. 营养特点

南瓜又称倭瓜、饭瓜。南瓜中含有丰富的微量元素钴和果胶，并且还含有丰富的 β-胡萝卜素和 B 族维生素。

2. 食用功效

南瓜的钴含量是其他任何蔬菜不可相比的，钴是胰岛细胞合成胰岛素所必需的微量元素，所以常吃南瓜有助于防治糖尿病。糖尿病患者可把南瓜制成南瓜粉，以便长期少量食用。果胶则可延缓肠道对糖和脂质吸收。吃南瓜可以预防高血压病以及肝脏和肾脏的一些病变。

十五、黄瓜

1. 营养特点

黄瓜含水分多，新鲜黄瓜约含水分 90%，既是蔬菜也是水果。黄瓜中含有丰富的钾、铁、磷等矿物质和维生素 C。鲜黄瓜内含有丙醇二酸，可抑制糖类物质转化为脂肪。黄瓜的苦味成分葫芦素，具有很强的抗癌作用。

2. 食用功效

黄瓜具有清热、解毒、利尿等功效。肥胖、高脂血症、高血压病患者，多吃黄瓜，有利于控制体重，缓解病情。吃黄瓜还可以利尿，有助于去掉体内过多的水分和清除血液中像尿酸那样的潜在的有害物质。黄瓜还可作美容剂，人们用黄瓜汁来清洁和保护皮肤。

十六、冬瓜

1. 营养特点

冬瓜除富含水分外，还具有较高的营养价值，冬瓜肉中含蛋白质、糖类、钙、磷、铁及多种维生素。特别是维生素 C 的含量较高，每百克含有 18mg，为番茄的 1.2 倍。

2. 食用功效

冬瓜有减肥利尿的作用。冬瓜不含脂肪，碳水化合物含量少，热值低，且冬瓜中含有丙醇二酸，对防止人体发胖、增进形体健美有重要作用。夏秋季经常吃些冬瓜，对于一般人群或是体重偏高的人群，都是有益的。

十七、丝瓜

1. 营养特点

丝瓜，又称天罗、蛮瓜、吊瓜、布瓜。丝瓜所含各类营养在蔬菜类食物中较高。蛋白质的含量就比黄瓜、冬瓜高出 1～2 倍，钙的含量也比其他瓜类高出 1～2 倍。

2. 食用功效

丝瓜具有很高的药用价值，全身都可入药。丝瓜具有清热、解毒、凉血止血、通经络、行血脉、美容抗癌等功效，并可治疗痰喘咳嗽、乳汁不通、热病烦渴、筋骨酸痛、便血等病症。丝瓜还含有皂苷类物质，具有一定的强心作用。

十八、瓠瓜

1. 营养特点

瓠瓜，别名葫芦、壶卢。瓠瓜富含水分、胶质、胡萝卜素等营养物质。

2. 食用功效

瓠瓜具有利水消肿、止渴除烦、通淋散结的功效。瓠瓜能增强机体免疫功能，能促进抗体的合成，提高机体抗病毒能力。瓠瓜还有降糖、防癌抗癌的作用。

十九、豆角

1. 营养特点

豆角又叫做豇豆，是夏天盛产的蔬菜。常见有白豆角和青豆角两种。其营养成分很好，含有丰富的 B 族维生素、维生素 C 和植物蛋白质。

2. 食用功效

豆角有健脾、和胃的作用，还能够补益肾脏，提高人的睡眠质量。此外，多吃豇豆还能治疗呕吐、打嗝等不适。小孩食积、气胀的时候，用生豇豆适量，细嚼后咽下，可起到一定的缓解作用。

二十、毛豆

1. 营养特点

毛豆含有丰富的蛋白质、矿物质、维生素及膳食纤维。其中的蛋白质不但含量高，且品质优，可以与肉、蛋中的蛋白质相媲美，易于被人体吸收利用。其脂肪含量明显高于其他种类的蔬菜，多以不饱和脂肪酸为主，如人体必需的亚油酸和亚麻酸。

2. 食用功效

毛豆对肥胖、高脂血症、动脉粥样硬化、冠心病等疾病有预防和辅助治疗的作用。毛豆中含有黄酮类化合物，特别是大豆异黄酮，被称为天然植物雌激素，在人体内具有雌激素作用，可以改善妇女更年期的不适，防治骨质疏松。毛豆还具有能清除血管壁上脂肪的作用，从而起到降血脂和预防动脉粥样硬化的作用。

二十一、四季豆

1. 营养特点

四季豆富含维生素 A、维生素 B_1、维生素 B_2、维生素 C，含有丰富的蛋白质、钙、磷、铁及烟酸等，种实较饱满的四季豆含有较多的蛋白质，尤其是氨基酸中的赖氨酸含量丰富。

2. 食用功效

四季豆有补血、明目、助排泄以及防治脚气病的作用。四季豆含苷类生物毒素，彻底加热可被破坏，但如果烹调加工方法不当、加热不彻底，毒素未被破坏，则会导致食物中毒。所以，四季豆一定要烧熟后食用。

二十二、山药

1. 营养特点

山药中含有多种微量元素和维生素，且含量较为丰富，但热量又相对较低。

2. 食用功效

山药可增强免疫功能，延缓细胞衰老。山药中的黏多糖物质与矿物质相结合，可以形成骨质，使软骨具有一定弹性。山药有很好的减肥健美功用。但山药有收涩的作用，大便燥结者不宜食用。

二十三、香菇

1. 营养特点

香菇又称香菌、冬菇，味道鲜美，香气沁人，营养丰富。香菇具有高蛋白、低脂肪、多糖、多氨基酸和多维生素的营养特点。此外，香菇还含有多种对人体有益的植物化学物，如香菇多糖、灵芝多糖等。

2. 食用功效

香菇有提高免疫力、降胆固醇、降血压的作用。正常人多吃香菇能起到防癌作用，癌症患者多吃香菇能抑制肿瘤细胞的生长。香菇食疗对腹壁脂肪较厚的患者，有一定的减肥效果。泡发香菇的水不要丢弃，很多营养物质都溶在水中。

二十四、黑木耳

1. 营养特点

黑木耳色泽黑褐，质地柔软，味道鲜美，营养丰富。黑木耳中铁的含量极为丰富，为猪肝的 7 倍多。黑木耳还富含维生素 K、果胶以及多种对人体有益的植物化学物，如木耳多糖等。

2. 食用功效

黑木耳是缺铁性贫血患者的首选食物。黑木耳能减少血液凝块，预防血栓等症的发生，有防治动脉粥样硬化和冠心病的作用，但有出血性疾病的人不宜食用。木耳中的胶质可把残留在人体消化系统内的灰尘、杂质吸附集中起来排出体外，从而起到清洗胃肠的作用，对胆结石、肾结石等内源性异物也有比较显著的化解功能。木耳还含有多种抗肿瘤活性物质，能增强机体免疫力，经常食用可防癌、抗癌，而且有养血驻颜、祛病延年的作用。

二十五、海带

1. 营养特点

海带富含碘、钙、磷、硒等多种人体必需的矿物质，含有丰富的胡萝卜素、维生素 B_1 以及纤维素等。海带的有效成分甘露醇是一种疗效显著的利尿药。海带含有较多的碱性成分，有助于体内酸碱平衡。海带中还含有丰富的岩藻多糖、昆布多糖、褐藻氨酸等多种植物化学物。

2. 食用功效

经常食用海带，能预防甲状腺肿大，治疗各种水肿。海带中的多种活性成分有降血脂、抑制动脉粥样硬化以及防癌、抗癌作用。在这些元素的综合作用下，还可使脂肪在人体内蓄积趋向于皮下和肌肉组织，而很少在心、脑、血管、肋膜上积存。海带中丰富的纤维素可以有效地防止直肠癌和便秘的发生。

二十六、紫菜

1. 营养特点

食用紫菜一般蛋白质含量为 $38\% \sim 43\%$，远远高于一般的蔬菜，且必需氨基酸含量多。紫菜的脂肪含量低，多在 1% 以下。紫菜含有丰富的碘、钙、铁等矿物质以及多种维生素。

2. 食用功效

紫菜不仅味道鲜美，而且可以用于治疗因缺碘而引起的甲状腺肿大。紫菜有增强记忆，辅助治疗水肿、贫血的作用，还可以促进儿童、青少年骨骼和牙齿的健康生长。

第六节　水　果　类

水果是人体矿物质和维生素的主要来源。水果中的碳水化合物主要以葡萄糖、蔗糖形式存在，极易被人体吸收。此外，水果中还含有各种芳香物质和色素，使其具有特殊的香味和颜色，赋予水果良好的感官性状。水果中的有机酸以苹果酸、枸橼酸和酒石酸为主，此外还有乳酸、琥珀酸等，有机酸因水果种类、品种和成熟度不同而异。有机酸促进食欲，有利于食物的消化作用。同时有机酸可使食物保持一定酸度，对维生素 C 的稳定性具有保护作用。水果中的维生素 C 含量一般较高，但维生素 C 极易与奶制品中的蛋白质凝结成块，不但影响消化吸收，还会使人出现腹胀、腹痛、腹泻等病症。故食用水果后，一般不要马上喝牛奶或吃乳制品。

由于水果的品种繁多，故也只将其中比较有代表性的几种加以介绍。

一、菠萝

1. 营养特点

菠萝是热带和亚热带地区的著名水果。菠萝含有丰富的糖分、多种维生素以及果胶等对人体健康有益的元素。菠萝含有一种叫"菠萝朊酶"的特殊物质，它能分解蛋白质，还有溶解阻塞于组织中的纤维蛋白和血凝块的作用，能改善局部的血液循环，消除炎症和水肿。

2. 食用功效

菠萝中所含糖、盐类和酶有利尿作用，适当食用对肾炎、高血压病患者有益。此外，菠萝具有健胃消食、补脾止泻、清胃解渴等功用。有的人会对菠萝过敏，最好在食用前把菠萝放在淡盐水中浸泡 20min，再用凉开水浸洗，除去咸味再食用。

二、芒果

1. 营养特点

芒果果肉含糖 14%～16%，含有丰富的 β-胡萝卜素、B 族维生素、维生素 C 及多种人体需要的矿物质和氨基酸。芒果是少数富含蛋白质的水果。芒果中还含有芒果苷、芒果酸等化合物，有明显的抗脂质过氧化和防癌、抗癌的作用。

2. 食用功效

经常食用芒果能延缓细胞衰老、提高脑功能，还有祛痰止咳的功效。由于芒果中的维生素 C 含量高于一般水果，有利于防治心血管疾病，对于眩晕症、梅尼埃病、高血压晕眩、恶心呕吐等均有益。芒果的 β-胡萝卜素含量特别高，有益于视力的改善，润泽皮肤，是女性的美容佳果，但多吃易饱。过敏体质者要慎吃芒果。一般人也不宜大量进食芒果，否则皮肤会发黄，并对肾脏造成损害。

三、桂圆

1. 营养特点

鲜桂圆果肉呈乳白色、半透明，味甜如蜜，干后果肉变为暗褐色、质柔韧，称龙眼肉，可食用，也可药用。桂圆含有糖、蛋白质和多种维生素、微量元素等营养成分。干品中蛋白质和碳水化合物及矿物质含量明显提高，但受加工影响，维生素 C 含量则下降。

2. 食用功效

桂圆含有大量有益人体健康的营养元素，所以特别适合体弱贫血、年老体衰、久病体虚的人经常食用；也是产后妇女理想的调补食品。其主要功能是滋补强体、补心安神、养血壮阳、益脾开胃、润肤美容。

四、荔枝

1. 营养特点

荔枝是水果中的佳品，含有丰富的糖分、蛋白质、多种维生素、脂肪、枸橼酸、果胶以及磷、铁等，是有益人体健康的水果。

2. 食用功效

常食荔枝能补脑健身，开胃益脾，有促进食欲之功效。荔枝含有丰富的维生素，可促进微细血管的血液循环，防止雀斑的发生，令皮肤更加光滑。除有上火症状的人外均可食用。尤其适合产妇、老年人、体质虚弱者、病后调养者食用。但不宜一次食用过多或连续多食，尤其是老年人、小孩和糖尿病患者。

五、橘子

1. 营养特点

俗称"桔子"。橘子常与柑子一起被统称为柑橘，颜色鲜艳，酸甜可口。橘子的营养丰富，富含维生素 C、β-胡萝卜素、果胶与枸橼酸。橘子还含有橘皮苷等活性物质，以及一种叫诺米灵的抗癌物质。

2. 食用功效

橘子性平，味甘酸，有生津止咳、和胃利尿和润肺化痰的作用。橘子中的橘皮苷可加强毛细血管的韧性，降血压，扩张冠状动脉，适宜于高血压病、冠心病患者食用。橘子中含有的枸橼酸可预防动脉硬化、解除疲劳，经常食用对健康有益。

六、橙子

1. 营养特点

橙子果肉酸甜适度，富有香气，营养与橘子相似。橙子含有多种维生素及枸橼酸、苹果酸、果胶等成分。橙皮胡萝卜素含量较多，还含有橙皮油。

2. 食用功效

经常食用橙子能增强机体抵抗力，增加毛细血管的弹性，降低血中胆固醇。饭后食用橙子或饮橙汁，还有解油腻、消积食、止渴、醒酒的作用。橙皮可作为健胃剂、芳香调味剂，而且有止咳化痰功效，对慢性支气管炎有效。

七、柚子

1. 营养特点

柚子味道酸甜，略带苦味，含有丰富的维生素 C、维生素 P、叶酸以及钾、铬等元素，几乎不含钠。

2. 食用功效

柚子含钾丰富，几乎不含钠，是心脑血管病及肾脏病患者最佳的食疗水果。但是高血压病患者不宜吃柚子，因为它能与降压药物发生叠加作用，使血压大幅下降，引起低血压。柚子还能降低血液中的胆固醇，预防感冒，缓解咽喉疼痛。新鲜的柚子肉中还含有作用类似于胰岛素的成分铬，能降低血糖。

八、苹果

1. 营养特点

苹果酸甜可口，营养丰富。苹果含水量为85%。苹果中含有丰富的碳水化合物、维生素和微量元素，尤其是胡萝卜素的含量较高。苹果含有丰富的水溶性膳食纤维果胶、苹果酸、枸橼酸等。

2. 食用功效

苹果中的苹果酸和枸橼酸能够提高胃液的分泌，促进消化。

苹果能够有效地防止高血脂、高血压、高血糖，并有预防大肠癌以及预防铅中毒的作用。苹果汁有很强大的杀灭传染性病毒的作用。多吃苹果可改善呼吸系统功能，保护肺部免受污染和烟尘的影响。苹果有着天然的怡人香气，具有明显的消除压抑感的作用。吃苹果时要细嚼慢咽，这样不仅有利于消化，更重要的是对减少人体疾病大有好处。准妈妈每天吃一个苹果可以减轻孕期反应。

九、梨

1. 营养特点

梨含有 85％ 左右的水分，含有丰富的果糖和葡萄糖，还含有一定量的矿物质、维生素以及苹果酸等。

2. 食用功效

梨具有降低血压、养阴清热的功效。煮熟的梨有助于肾脏排泄尿酸和预防痛风、风湿病和关节炎。在秋季气候干燥时，每天吃一两个梨可缓解秋燥。梨具有清心润肺的作用，对肺结核、气管炎和上呼吸道感染的患者所出现的咽干、痒痛、音哑、痰稠等症皆有效。梨还适宜于肝炎、肝硬化患者以及肾功能不佳者食用。梨性寒凉，故一次不要吃得过多。脾胃虚寒者、发热的人不宜吃生梨，但可将梨切块煮熟后食用。

十、葡萄

1. 营养特点

葡萄含糖量高达 10％～30％，以葡萄糖为主。葡萄中含有多种矿物质、维生素以及果酸等，还含有多种人体所需的氨基酸。葡萄皮和葡萄籽中含有丰富的抗氧化物质原花青素。

2. 食用功效

经常食用葡萄对神经衰弱、疲劳过度有益。葡萄中的大量果酸有助于消化，适当多吃些葡萄，能健脾和胃。把葡萄制成葡萄干后，糖和铁的含量会相对增高，是妇女、儿童和体弱贫血者的滋补佳品。葡萄还具有防癌、抗癌的作用。由于原花青素主要存在于葡萄皮和葡萄籽中，故可以多选用葡萄干这种食物，将葡萄皮与葡萄籽一起食入。

十一、香蕉

1. 营养特点

香蕉营养高、热量低，含有丰富的蛋白质、碳水化合物、钾、维生素 A 原、泛酸和维生素 C 等，同时含有较多的膳食纤维。

2. 食用功效

香蕉中的泛酸等成分，能减轻心理压力，解除忧郁。睡前吃香蕉，还有镇静的作用。香蕉可以预防脑卒中和高血压病，起到降压、保护血管的作用。香蕉能有效维护皮肤、毛发的健康，对手足皮肤皲裂十分有效，而且还能令皮肤光润细滑。香蕉还有润肠通便、润肺止咳、清热解毒、助消化和滋补的作用。香蕉不易保存，不宜放在冰箱内存放。胃酸过多者不宜吃，胃痛、消化不良、腹泻者也应少吃。

十二、猕猴桃

1. 营养特点

猕猴桃含有丰富的碳水化合物、膳食纤维、维生素和微量元素，尤其维生素 C、维生素 A 原、叶酸的含量较高。猕猴桃含有丰富的膳食纤维和抗氧化物质，如谷胱甘肽等，有利于抑制癌症基因的突变。猕猴桃富含精氨酸，能有效地改善血液流动，阻止血栓的形成。猕猴桃还含有大量的天然糖醇类物质肌醇和血清促进素，能有效地调节糖代谢，调节细胞内的激素和神经的传导效应，具有稳定情绪、镇静心情的作用。

2. 食用功效

经常食用猕猴桃能够起到清热降火、润燥通便、增强人体免疫力的作用，对降低冠心病、高血压病、心肌梗死、动脉硬化、糖尿病等的发病率有特别的功效。猕猴桃性质寒凉，脾胃功能较弱的人不宜食用过多。

十三、西瓜

1. 营养特点

西瓜除了含有水分之外，还富含人体所需的多种营养素，如各种氨基酸、有机酸和矿物质等。其所含糖类包括蔗糖、果糖和葡萄糖。西瓜还含有丰富的番茄红素，因为瓜瓤的红色就是由番茄红素所形成的。

2. 食用功效

西瓜中含有的糖类、钾、瓜氨酸等物质，具有治疗肾炎和降血压的作用。但是，糖尿病患者不宜多吃西瓜，因为其含糖量丰富，会迅速升高血糖，加重病情；体虚胃寒者吃多了会出现腹胀、腹泻和食欲下降症状；充血性心力衰竭者和慢性肾病患者食之过多，由于水分急剧增加，会加重心脏和肾脏的负担。

十四、桃

1. 营养特点

桃是一种营养价值很高的水果，含有蛋白质、脂肪、糖类、钙、磷、铁和多种维生素等成分。特别是桃的铁含量在水果中几乎是最高的。

2. 食用功效

桃含钾多，而含钠少，非常适合水肿患者食用。经常吃桃还能在一定程度上预防贫血。桃富含果胶，经常食用可预防便秘。

十五、大枣

1. 营养特点

大枣又名红枣。大枣营养丰富，既含糖类、氨基酸，又含有多种矿物质和维生素，还含有苹果酸、生物碱、芦丁等对人体有益的物质。大枣最突出的特点是维生素含量高，素有"天然维生素丸"的美称。

2. 食用功效

大枣具有抗变态反应、保肝、降低血清胆固醇、增加血清总蛋白和白蛋白，促进白细胞新陈代谢、抑制癌细胞增殖等作用。经常食枣能提高人的免疫功能，且能防病抗衰与养颜益寿。枣所含的芦丁，是一种使血管软化，从而使血压降低的物质，对高血压病有防治功效。大枣还可以抗过敏、宁心安神、益智健脑、增强食欲。大枣对中老年人骨质疏松、贫血有十分理想的食疗作用，其效果通常是药物不能比拟的。对病后体虚的人也有良好的滋补作用。过多食用大枣会引起胃酸过多和腹胀。龋齿疼痛者，亦不宜食用。腐烂的大枣不宜食用。

十六、草莓

1. 营养特点

草莓又叫红莓、地莓等，鲜美红嫩，果肉多汁，酸甜可口，香味浓郁，被人们誉为"果中皇后"。草莓富含维生素 A、维生素 C 以及鞣酸、膳食纤维等营养成分。

2. 食用功效

草莓对胃肠道和贫血均有一定的滋补调理作用，除可以预防坏血病外，对防治动脉硬化、冠心病也有较好的功效。草莓还具有防癌作用。但是，草莓中含有的草酸钙较多，尿路结石患者不宜吃得过多。

第七节 畜 肉 类

畜肉类蛋白质含量为 $10\% \sim 20\%$，其中肌浆中蛋白质占 $20\% \sim 30\%$，肌原纤维中 $40\% \sim 60\%$，间质蛋白 $10\% \sim 20\%$。畜肉蛋白中所含人体必需的氨基酸充足，在种类和比例上接近人体需要，利于消化吸收，是优质蛋白质。但间质蛋白主要是胶原蛋白和弹性蛋白，其中色氨酸、酪氨酸、蛋氨酸含量少，蛋白质利用率低。畜肉中含有能溶于水的含氮浸出物，使肉汤具有鲜味。脂肪在一般畜肉中的含量为 $10\% \sim 36\%$，而在肥肉中高达 90%，其在动物体内的分布，随肥瘦程度、部位有很大差异。畜肉类脂肪以饱和脂肪为主，熔点较高。其主要成分为三酰甘油，也含少量卵磷脂、胆固醇和游离脂肪酸。胆固醇含量在肥肉中为$109mg/100g$，在瘦肉中为$81mg/100g$，内脏约为$200mg/g$，脑中最高，约为$2571mg/100g$。畜肉的碳水化合物主要以糖原形式存在于肝脏和肌肉中。畜肉的矿物质含量约为$0.8\%\sim1.2\%$，其中钙含量为$7.9mg/g$，含铁、磷较高，铁以血红素形式存在，不受食物其他因素影响，生物利用率高，是膳食铁的良好来源。畜肉中B族维生素含量丰富，内脏如肝脏中富含维生素A以及维生素B_2。

畜肉属于红肉，含有一种恶臭乙醛，过多摄入不利健康。

一、猪肉

1. 营养特点

猪肉能为人体提供优质蛋白质和必需脂肪酸，可提供血红蛋白（有机铁）和促进铁吸收的半胱氨酸，能改善缺铁性贫血。

2. 食用功效

猪肉纤维较为细软，结缔组织较少，肌肉组织中含有较多的肌间脂肪，因此，经过烹调加工后肉味特别鲜美。猪肉经长时间炖煮后，脂肪会减少$30\%\sim50\%$，不饱和脂肪酸增加，而胆固醇含量会大大降低。肥胖和血脂较高者不宜多食，烧焦的肉不要吃。

二、羊肉

1. 营养特点

羊肉较猪肉肉质要细嫩，较猪肉和牛肉的脂肪、胆固醇含量都要少。

2. 食用功效

羊肉属大热之品，凡有发热、牙痛、口舌生疮等上火症状者都不宜食用。患有肝病、高血压病、急性肠炎或其他感染性疾病，还有发热期间都不宜食用。夏秋季节气候热燥，不宜吃羊肉。寒冬吃羊肉可益气补虚，促进血液循环，增强御寒能力。中医认为，羊肉有补肾壮阳的作用，适合男性食用。

三、牛肉

1. 营养特点

牛肉蛋白质含量高，脂肪含量低，味道鲜美。牛肉含有丰富的蛋白质，氨基酸组成比猪肉更接近人体需要，能提高机体抗病能力。

2. 食用功效

牛肉对处于生长发育的儿童以及术后、病后调养的人特别适宜。寒冬食牛肉，有暖胃作用，为寒冬补益佳品。牛肉不宜常吃，以每周一次为宜。牛肉不易熟烂，烹饪时放一个山楂、一块橘皮或一点茶叶可以使其易烂。清炖牛肉保存营养成分比较好。牛肉的肌肉纤维较粗糙不易消化，故老人、幼儿及消化力弱的人不宜多吃。

四、狗肉

1. 营养特点

狗肉蛋白质含量高，而且蛋白质质量极佳，尤以球蛋白比例大，对增强机体抗病力、细胞活力及器官功能有明显作用。

2. 食用功效

食用狗肉可增强体魄，提高消化能力，促进血液循环，改善性功能。狗肉还可用于老年人的虚弱症，如四肢厥冷、精神不振等。冬天常吃，可使老年人增强抗寒能力。中医认为狗肉有温肾助阳、壮力气、补血脉的功效。狗肉属热性食物，不宜夏季食用，而且一次不宜多吃。狗肉热性大、滋补强，食后会促进血压升高，有可能导致脑血管破裂出血，因此脑血管病患者不宜多吃狗肉。

第八节 禽 肉 类

禽肉的营养价值与畜肉相似，不同之处在于其脂肪含量少、熔点低（20～40℃），含有20％的亚油酸，易于消化吸收。禽肉蛋白质含量约为 20％，其氨基酸组成接近人体需要，含氮浸出物较多。

一、鸡肉

1. 营养特点

鸡肉蛋白质的含量比例较高，种类多，而且消化率高，很容易被人体吸收利用。鸡肉含有丰富的钙、铁、铜等元素及维生素A、B族维生素、维生素 E 等。鸡肉含有对人体生长发育有重要作用的磷脂类。

2. 食用功效

鸡肉的肉质细嫩，滋味鲜美，适合多种烹调方法，并富有营养，有滋补养身的作用。鸡肉对营养不良、畏寒怕冷、乏力疲劳、月经不调、贫血、虚弱等有很好的食疗作用。特别适合老人、患者、体弱者食用。鸡肉的营养高于鸡汤。痛风患者不宜喝鸡汤。

二、鸭肉

1. 营养特点

鸭肉的蛋白质含量高；脂肪含量适中，比鸡肉稍高，脂肪酸主要是不饱和脂肪酸和低碳饱和脂肪酸。鸭肉是肉类中 B 族维生素和维生素 E 含量较多的，钾、铁、铜、锌等矿物质的含量也很丰富。

2. 食用功效

鸭肉性微寒，味甘咸，具有滋阴养胃、清肺补血、利水消肿的功效。特别老鸭肉可用于血晕头痛、阴虚失眠、肺热咳嗽、肾炎水肿、小便不利、低热等病症。腹痛、腹泻、腰痛、外感风寒者不宜食用鸭肉，以免加重病情。

三、鸽子肉

1. 营养特点

鸽子又名白凤，肉味鲜美，营养丰富。鸽肉的蛋白质含量在15％以上，消化率可达 97％。此外，鸽肉所含的钙、铁、铜等元素及维生素 A、B 族维生素、维生素 E 等都比鸡、鱼、牛、羊肉含量高。乳鸽含有较多的支链氨基酸和精氨酸，可促进体内蛋白质的合成，加快创伤愈合。乳鸽的骨内含有丰富的软骨素，具有改善皮肤细胞活力、增强皮肤弹性以及改善血液循环等功效。

2. 食用功效

鸽肉营养丰富、易于消化，是成人、孕妇及儿童、体虚病弱者的理想营养食品。贫血患者食用后有助于恢复血气。术后患者可多食用乳鸽，以改善血液循环、加速创面愈合。鸽肉对脱发、白发等也有很好的疗效。食鸽以清蒸或煲汤最好，这样能使营养成分保存最为完好。

四、鹌鹑肉

1. 营养特点

鹌鹑肉味道鲜美，营养丰富，是典型的高蛋白、低脂肪、低胆固醇食物。

2. 食用功效

鹌鹑肉特别适合中老年人以及高血压病、肥胖症患者食用。鹌鹑可与补药之王人参相媲美，被誉为"动物人参"。鹌鹑肉可辅助治疗水肿、肥胖型高血压、糖尿病、贫血、肝硬化等多种疾病。

第九节 水产品类

水产品种类繁多，常见的主要有鱼类、虾蟹类等，其中以鱼类最为常见。鱼的种类很多，主要的食用淡水鱼包括鲤鱼、草鱼、鲫鱼、鳜鱼等，海水鱼包括黄鱼、带鱼等。鱼类蛋白质含量一般为 15%～25%，易于消化吸收，氨基酸组成中，色氨酸含量偏低。鱼类脂肪含量一般为 1%～3%，主要分布在皮下和内脏周围。鱼类脂肪多由不饱和脂肪酸组成，且含有丰富的二十碳五烯酸（EPA）和二十二碳六烯酸（DHA）。鱼类还是矿物质、维生素的良好来源。

一、鲤鱼

1. 营养特点

鲤鱼含有丰富的优质蛋白质，极易被人体吸收，利用率高达98%。鲤鱼肉含有丰富的叶酸、维生素 B_2 以及维生素 B_{12} 等多种维生素。

2. 食用功效

鲤鱼有滋补健胃、利水消肿、通乳、清热解毒、止咳下气的功效。对各种水肿、腹胀、少尿、黄疸、乳汁不通皆有功效。红豆炖鲤鱼，最适用于营养不良引起的水肿；也可作为肾病性水肿的辅助治疗食品。

二、鲫鱼

1. 营养特点

鲫鱼俗称鲫瓜子，肉味鲜美，肉质细嫩。鲫鱼含有丰富的优质蛋白质，易被人体吸收，还含有多种维生素和矿物质。鲫鱼含糖分较多，所以吃起来有点甜味。

2. 食用功效

经常食用鲫鱼，可以补充营养，增加免疫力。鲫鱼是肝肾疾病、心脑血管疾病患者良好的蛋白质来源。鲫鱼有健脾利湿、和中开胃、活血通络、温中下气之功效，对脾胃虚弱、水肿、溃疡、气管炎、哮喘、糖尿病患者有很好的滋补食疗作用。鲫鱼汤还有通乳催奶的作用。

三、草鱼

1. 营养特点

草鱼又称鲩鱼。其肉质细嫩，骨刺少，营养丰富。草鱼含有丰富的不饱和脂肪酸、优质蛋白质、维生素和硒、镁等矿物质。

2. 食用功效

草鱼对于身体瘦弱、食欲缺乏的人来说，有开胃、滋补的作用。草鱼含有丰富的硒元素，经常食用有抗衰老、养颜的功效，而且还有防癌抗癌的作用。

四、鳜鱼

1. 营养特点

鳜鱼，又名鲈桂、桂花鱼、季花鱼、石桂鱼等。其肉质细嫩，骨刺极少，蛋白质含量高且质优，脂肪含量低，而且富含抗氧化成分。

2. 食用功效

鳜鱼具有补气血、益脾胃功效，特别适合儿童、老人及体弱、脾胃消化功能不佳者食用。经常食用鳜鱼还有美容护肤的功效。

五、带鱼

1. 营养特点

带鱼肉肥刺少，味道鲜美。每 100g 带鱼含蛋白质 18.4g、脂肪 4.6g，还含有铁、钙、锌、镁以及维生素等多种营养成分。带鱼脂肪中以不饱和脂肪酸为主，且碳链较长。带鱼中还含有抗癌成分 6-硫代鸟嘌呤。

2. 食用功效

经常食用带鱼，可降低胆固醇，预防高血压、心肌梗死以及防癌抗癌。带鱼鳞是制造解热息痛片和抗肿瘤的药物原料。中医认为带鱼具和中开胃、暖胃补虚，还有润泽肌肤、美容的功效。

六、黄鱼

1. 营养特点

黄鱼有大小黄鱼之分，又名黄花鱼。大黄鱼又称大鲜、大黄花、桂花黄鱼。小黄鱼又称小鲜、小黄花、小黄瓜鱼。大小黄鱼和带鱼一起被称为我国三大海产。黄鱼含有丰富的蛋白质、硒、钙等矿物质和维生素等营养成分。

2. 食用功效

黄鱼中丰富的硒元素，能清除人体代谢产生的自由基，能延缓衰老，防癌抗癌。经常食用黄鱼对体质虚弱者和中老年人来说有很好的补益作用。中医认为，黄鱼有健脾升胃、安神止痢、益气填精之功效。黄鱼是发物，哮喘患者和过敏体质的人应慎食。

七、螃蟹

1. 营养特点

螃蟹又称河蟹。螃蟹含有多种维生素，其中维生素 A 高于其他陆生及水生动物，维生素 B_2 的含量是肉类的 $5\sim6$ 倍，比鱼类高出 $6\sim10$ 倍，比蛋类高出 $2\sim3$ 倍。维生素 B_1 及磷的含量比一般鱼类高出 $6\sim10$ 倍。螃蟹壳除含丰富的钙外，还含有蟹红素、蟹黄素等。蟹黄含有大量胆固醇。

2. 食用功效

螃蟹性寒，脾胃虚寒者应尽量少吃，以免引起腹痛、腹泻。吃时可蘸姜末醋汁，以去其寒气。患有高血压病、冠心病、动脉硬化者，尽量少吃蟹黄，以避免血胆固醇升高。千万不要吃死蟹。因为当螃蟹垂死或已死时，蟹体内的组氨酸会分解产生组胺。组胺为一种有毒的物质，随着死亡时间的延长，蟹体内积累的组胺越来越多，即使经过高温加热，也不易被破坏。

八、虾

1. 营养特点

虾营养价值很高，含有丰富的蛋白质、钙、磷、铁、碘和维生素 B_1、维生素 B_2、维生素 B_6 等营养成分。虾皮中含钙量很高，为 $991mg/g$。

2. 食用功效

虾高蛋白低脂肪，特别适合儿童及老年人食用。中医认为虾有补气健胃、壮阳补精、强身延寿之功能，主治神经衰弱、肾虚阳痿、脾胃虚弱、创口不愈等症。

九、鱿鱼

1. 营养特点

鱿鱼的蛋白质含量达 $16\%\sim20\%$，其脂肪含量极低，只有 1% 不到。但鱿鱼的脂肪里含有大量的长链不饱和脂肪酸如

EPA、DHA。鱿鱼肉中含有丰富的钙、磷、铁等矿物质以及维生素 B_1、牛磺酸等营养成分。

2. 食用功效

经常食用鱿鱼，可有效地减少血管壁内所堆积的胆固醇，预防血管硬化及胆结石的形成。同时经常食用鱿鱼还能补充脑力、预防老年痴呆等病症，故鱿鱼特别适合中、老年人食用。

十、海蜇

1. 营养特点

海蜇的营养极为丰富，含有丰富的蛋白质、钙、磷、铁、碘和维生素 B_1、维生素 B_2、维生素 B_6 等营养成分。其脂肪含量极低，每百克海蜇含脂肪 $0.1\sim0.5g$。

2. 食用功效

海蜇是一种高蛋白、低脂肪、低热量的营养食品。此外，海蜇还具有阻止伤口扩散和促进上皮形成、扩张血管、降低血压、消痰散气、润肠消积等功能。

十一、墨鱼

1. 营养特点

墨鱼亦称乌贼鱼、墨斗鱼、目鱼等。墨鱼味道极其鲜美，含有丰富的蛋白质、脂肪、钙、磷、铁及多种维生素等营养成分。

2. 食用功效

中医认为，墨鱼肉味咸、性平，有养血滋阴、益胃通气、去瘀止痛的功效。妇女食用有养血、明目、通经、安胎、利产、止血、催乳和崩漏等功效。墨鱼肉、脊骨（中药名为海螵蛸）均可入药。海螵蛸味咸、涩，性温。具有收敛止血、涩精止带、制酸止痛、收湿敛疮等作用，同时对胃酸过多、胃及十二指肠溃疡、小儿软骨症等也有一定疗效。墨鱼肉中含的多肽有抗病毒、抗射线作用。

十二、牡蛎

1. 营养特点

牡蛎俗称蚝，别名蛎黄、海蛎子。牡蛎肉肥爽滑，味道鲜美，营养丰富，含有丰富的蛋白质、脂肪、钙、磷、铁等营养成分，素有"海底牛奶"之美称。其含碘量远远高于牛奶和蛋黄。含锌量之高，也为食物之冠。牡蛎中还含有海洋生物特有的多种活性物质及多种氨基酸。

2. 食用功效

牡蛎肉具有降血压和滋阴养血、强身健体等功能。中医认为，"牡蛎味咸，性微寒，无毒，可解五脏，调中益气养血以解丹毒、醒酒止渴、活血充饥，常食还有润肤养颜养容功能"。

十三、甲鱼

1. 营养特点

甲鱼，又称为团鱼或者鳖。甲鱼富含动物胶、角蛋白、铜、维生素 D 等营养成分。

2. 食用功效

甲鱼能够增强身体的抗病能力及调节人体的内分泌功能，有提高母乳质量、增强婴儿免疫力等功效。甲鱼的腹板称为"龟板"，是名贵的中药，有滋阴降火之功效。可用于治疗头晕、目眩、虚热、盗汗等。龟板胶是大分子胶原蛋白质，含有皮肤所需要的各种氨基酸，有养颜护肤、美容健身之效。

十四、黄鳝

1. 营养特点

黄鳝学名鳝鱼，是最普遍的淡水食用鱼类之一。黄鳝含有丰富的蛋白质、脂肪等营养成分。黄鳝脂肪中含有极为丰富的卵磷脂。同时，黄鳝肉还含有 DHA 以及较丰富的 EPA。

2. 食用功效

黄鳝在补充营养、平衡营养、健体强筋、增强抗病力等方面具有特殊的营养价值。黄鳝性甘、温，无毒；入脾、肾，补脾益气，除积理血，对腹中冷气、肠鸣及湿痹气、湿热身痒、内外痔漏、妇人产后淋漓、血气不调等均具显著疗效或辅助疗效。

十五、泥鳅

1. 营养特点

泥鳅又名"鳅鱼"。泥鳅不但肉质鲜美，而且营养丰富，被人们誉为"水中人参"。泥鳅维生素 B_1 的含量比鲫鱼、黄鱼、虾类高，维生素 A、维生素 C 含量也较其他鱼类高。泥鳅蛋白质含量丰富，脂肪含量较少。

2. 食用功效

经常食用泥鳅，能增加机体抵抗力、延缓衰老。泥鳅身上的滑黏液，临床应用中称其为"泥鳅滑液"，具有特殊的药用价值，可用来治疗小便不通、疮疖痈肿等症。中医认为泥鳅味甘、性平，有调中益气、祛湿解毒、滋阴清热、通络、补益肾气等功效。

第十节　蛋　　类

常见的蛋类有鸡蛋、鸭蛋和鹌鹑蛋等。其中产量最大、食用最普遍、食品加工工业中使用最广泛的是鸡蛋。

一、鸡蛋

1. 营养特点

鸡蛋含有人体需要的几乎所有营养物质。蛋清和蛋黄分别约占总可食部的 2/3 和 1/3。蛋清中所含主要是蛋白质，不但有人体所需要的必需氨基酸，且氨基酸组成与人体组成模式接近，生物学价值达 95 以上。全蛋蛋白质几乎能被人体完全吸收利用，是食物中最理想的优质蛋白质。蛋清也是核黄素的良好来源。

蛋黄比蛋清含有更多的营养成分，钙、磷和铁等矿物质多集中于蛋黄中。蛋黄还含有较多的维生素 A、维生素 D、维生素 B_1 和维生素 B_2。蛋黄中含磷脂较多，还含有较多的胆固醇，每

100g 约含 1500mg。蛋类的铁含量较多，但因有卵黄高磷蛋白的干扰，其吸收率只有 3％。

2. 食用功效

鸡蛋适于每天食用，更是婴幼儿、孕产妇、患者的理想食品。每天食用鸡蛋，有强健体魄、抗衰老、美肤等作用。一般人每天以不超过 2 个为宜。冠心病患者以每天不超过 1 个为宜，对已有高胆固醇血症者，尤其是重度患者，应尽量少吃或不吃，或可采取吃蛋白而不吃蛋黄的方式。鸡蛋宜熟食，一般烹调方法对鸡蛋的营养价值影响很小，仅 B 族维生素有一些损失。煮熟后的鸡蛋，蛋白质变得软且松散，容易消化吸收，利用率较高。

二、鸭蛋

1. 营养特点

鸭蛋的营养价值与鸡蛋相似。鸭蛋中蛋白质的含量和鸡蛋一样，各种矿物质的总量超过鸡蛋很多，特别是身体中迫切需要的铁和钙在鸭蛋中更是丰富。鸭蛋含有较多的维生素 B_2，是补充 B 族维生素的理想食品之一。

2. 食用功效

鸭蛋性偏凉，特别适宜阴虚火旺者食用。鸭蛋亦有强健体魄、抗衰老、美肤等功效，最适宜作为食疗补品。鸭蛋的胆固醇含量也较高，有心血管病、肝肾疾病的人也应少吃。

三、鹌鹑蛋

1. 营养特点

鹌鹑蛋是一种很好的滋补品，其营养成分与鸡蛋很相似，但营养价值比鸡蛋更高一筹。由于鹌鹑蛋中各种营养元素的分子较小，所以比鸡蛋中的各种营养元素更易被吸收利用。

2. 食用功效

一般 3 个鹌鹑蛋的营养含量相当于 1 只鸡蛋。鹌鹑蛋还含有能降血压的芦丁等物质，因此，鹌鹑蛋是高血压病患者的理想滋补品，但是高脂血症患者需慎用。

奶类的营养成分齐全且组成比例适宜，容易被人体消化吸收，是儿童、体弱、年老者和患者的较理想食物。人们日常饮用的奶类主要有牛奶、羊奶及马奶等，其中以牛奶饮用量最大。

一、牛奶

牛奶是由蛋白质、乳糖、脂肪、矿物质、维生素、水等组成的复合乳胶体。牛奶呈乳白色，味道温和，稍有甜味，具有特有的香味与滋味。牛奶的相对密度（D_4^{20}）为 1.028～1.032，其大小与奶中的固体物质有关。牛奶的各种成分除脂肪外，含量均较稳定，因此脂肪含量和比重可作为评定鲜奶质量的指标。

牛奶中的蛋白质含量平均为 3%，由 79.6% 的酪蛋白、11.5% 的乳清蛋白和 3.3% 的乳球蛋白组成。其消化吸收率高（87%～89%），生物学价值为 85，必需氨基酸含量及构成与鸡蛋近似，属优质蛋白。牛奶中包括人体生长发育所需的全部氨基酸，是其他食物无法比拟的。此外，牛奶中的蛋白质与热量具最佳比例，能保证饮用者不至摄入"纯"热量。牛奶的脂肪含量约为 3%，使奶具特有的香味。乳脂是高度乳化的，呈较小的微粒分散于乳浆中，易被消化吸收。乳脂中油酸含量为 30%，其中亚油酸和亚麻酸分别占 5.3% 和 2.1%。奶中所含的碳水化合物为乳糖，其含量（3.4%）比人奶（7.4%）中的低。乳糖有调节胃酸、促进胃肠蠕动、有利于钙吸收和促进消化液分泌的作用；还可促进肠道乳酸菌的繁殖而抑制腐败菌的繁殖生长。用牛奶喂养婴儿时，除调整蛋白质含量和构成外，还应注意适当增加甜度。牛奶中矿物质含量为 0.6%～0.7%，富含钙、磷、钾。其中钙含量尤为丰富，另外，磷、钾、镁等多种矿物质的搭配也十分合理，容易消化吸收。牛奶中铁含量很低，仅为 0.003mg/dL，如以牛奶喂养婴儿，应注意铁的补充。牛奶中所含维生素较多的为 A （24μg/dL），但维生素 B_1 和维生素 C 很少，每 100mL 中分别含 0.03mg 和 1mg，奶中维生素含量随季节有一定变化。

经常饮用牛奶可减少高血压病的患病率，降低脑血管病的发生率。绝经期前后的中年妇女常喝牛奶可减缓骨质流失。睡前饮用牛奶能帮助睡眠。牛奶还是儿童、孕妇的良好食品。胃肠功能较弱的人不宜一次饮用大量牛奶，以免出现腹部不适。肾病患者也不宜一次饮用大量牛奶，以免加重肾脏负担。另外，最好不要空腹喝牛奶。

二、常见奶制品

鲜牛奶经过加工，可制成许多产品，主要包括消毒鲜奶、奶粉、酸奶和奶酪等。

1. 消毒鲜奶

消毒鲜奶是鲜牛奶经过过滤、加热杀菌后，分装出售的饮用奶。其营养价值与鲜牛奶差别不大。市场上销售的消毒牛奶常强化维生素 D、维生素 A 等营养成分。在购买成品奶时，应选择名牌产品，以保证奶的质量。购买后，尽早饮用。避免长时间暴露于阳光和灯光下，以防止产生异味及维生素 B_1、维生素 C、维生素 B_6 被破坏。牛奶冷藏温度以 7℃ 或更低些为宜。

2. 奶粉

奶粉根据食用要求可分为全脂奶粉、脱脂奶粉、调制奶粉。

（1）全脂奶粉　鲜奶消毒后，除去 70%～80% 的水分，采用喷雾干燥法，可制成雾状微粒奶粉。奶粉溶解性好，生产中对蛋白质的性质、奶的色香味及其他营养成分影响很小。

（2）脱脂奶粉　生产工艺同全脂奶粉，但原料奶经过脱脂的过程，由于脱脂使脂溶性维生素大量损失。此种奶粉主要适合于腹泻的婴儿及要求低脂膳食的患者。

（3）调制奶粉　又称人乳化奶粉，该奶粉是以牛奶为基础，按照人乳组成的模式和特点，加以调制而成。其各种营养成分的含量、种类、比例接近母乳。由于牛奶中蛋白质含量较人乳高 3

倍，且酪蛋白与乳清蛋白的构成比与人乳蛋白正好相反，可利用乳清蛋白改变其构成比，然后补充乳糖的不足，以适当比例强化维生素 A、维生素 D、维生素 B_1、维生素 C、叶酸和微量元素等，调制成近似母乳的婴儿奶粉。

3. 酸奶

酸奶是将鲜奶加热消毒后接种嗜酸乳酸菌，在 30℃ 左右环境中培养，经 4～6h 发酵制成。酸奶中的乳糖在发酵过程中大部分被分解为乳酸，乳酸能提高食欲，促进消化。乳酸菌在肠道繁殖，能产生抗菌物质，可抑制一些腐败菌的繁殖、调整肠道菌丛，防止腐败胺类对人体产生不利的影响。在发酵过程中，酸奶中的可溶性蛋白、氨基酸、游离脂肪酸、维生素 C、维生素 B_1 和维生素 B_2 等的含量提高，且更易被人体所吸收。经常饮用酸奶，能增强机体的免疫力，减少心血管病的发病率，还可以抑制由于缺钙引起的骨质疏松症。牛奶中的乳糖在酸奶中已被发酵成乳酸，适合"乳糖不耐症"的人饮用。酸奶在饭后 2h 内饮用，效果最佳，而空腹不宜饮用。酸奶不能加热，夏季饮用宜现买现喝。酸奶中的某些菌种及所含的酸性物质对牙齿有一定的危害，容易导致龋齿，所以饮后要及时用白开水漱口。酸奶在制作过程中会添加蔗糖作为发酵促进剂，所以糖尿病患者不能多饮。

4. 奶酪

奶酪是牛奶经浓缩、发酵而成的奶制品，基本上排除了牛奶中大量的水分，保留了其中营养价值极高的精华部分。每千克奶酪制品中浓缩了 10kg 牛奶的蛋白质、钙和磷等人体所需的营养物质，其独特的发酵工艺使其营养成分更易吸收。奶酪能增进人体抵抗疾病的能力，促进代谢，增强机体活力。奶酪中的乳酸菌及其代谢产物对人体有一定的保健作用，有利于维持人体肠道内正常菌群的稳定和平衡，防治便秘和腹泻。奶酪中的脂肪和热能都比较多，多吃容易发胖，但是其胆固醇含量却比较低。吃含有奶酪的食物能大大增加牙齿表层的含钙量，从而抑制龋齿的发生。

三、牛奶引发的病症

1. 变态反应

牛奶引起的变态反应（即牛奶过敏）的常见症状为：呼吸困难、皮肤过敏、呕吐、腹痛、腹泻等。过敏者可选用羊奶或者酸奶、炼乳等代替牛奶。食用这些替代品还会出现变态反应者应从膳食中去掉奶类或乳制品。

2. 乳糖不耐症

有的人喝牛奶后会产生腹胀、腹泻等症状，是因为这些人的肠道内缺乏乳糖酶，造成乳糖吸收不良，称为乳糖不耐症。临床上，该症分为三种类型：先天性乳糖不耐症，即出生时就缺乏乳糖酶；继发性乳糖不耐症，是由病毒、细菌、过敏原对小肠黏膜外细胞层造成的损伤，使乳糖酶被限制在里面不能释放出来；原发性乳糖酶不耐症，是由于乳糖酶活性显著下降而造成。牛奶是营养极为丰富的食品，不能因为不耐受而完全放弃食用。乳糖不耐症患者可采用少量多次饮用，循序渐进调整用量的方法来增加牛奶的饮用量；或者采用酸奶。

3. 牛奶性贫血

牛奶性贫血是婴幼儿因长期饮用牛奶而没有添加含铁的食物所引起。牛奶含铁极少，不能满足孩子自身需要，所以需在饮用牛奶的同时添加含铁丰富的副食，如强化铁的米粉、强化铁的奶粉、动物血、肝脏、瘦肉等。

第十二节 调味品及其他食品

本节将介绍的调味品包括酱油、醋和食用油，另外还简单介绍我国人民喜爱的酒以及茶叶等。

一、酱油

酱油可以分为风味、营养、固体酱油三大类。

（1）蛋白质与氨基酸 酱油的鲜味主要来自于含氮化合物，

含氮化合物的含量高低是酱油品质的重要标志。

（2）碳水化合物　酱油中含有少量还原糖以及少量糊精。

（3）维生素和矿物质　酱油里含有一定数量的 B 族维生素。其中烟酸经过发酵产生了植物性食品中不含有的维生素 B_{12}，这对素食者具有重要意义。酱油中的咸味来自氯化钠。

（4）有机酸和芳香物质　酱油中的香气成分主体为酯类物质。

二、醋类

醋是一种常用的调味品，按原料可分为粮食醋和水果醋，按生产工艺可以分为酿造醋、配制醋和调味醋，按颜色可分为黑醋和白醋。目前大多数食醋都属于以酿造醋为基础，后又经调味制成的复合调味酿造醋。与酱油相比，醋中的蛋白质、脂肪和碳水化合物的含量都不高，但含有较为丰富的钙和铁。

三、食用油脂

1. 油脂的组成特点与营养

油脂是甘油和不同脂肪酸组成的酯。植物油含不饱和脂肪酸多，熔点低，常温下呈液态，消化吸收率高。脂肪含量通常在 99％ 以上，此外还含有丰富的维生素 E。动物油以饱和脂肪为主，熔点较高，常温下呈固态，消化吸收率不如植物油高。含有少量维生素 A，所含有的维生素 E 不如植物油高。其他营养成分与植物油类似。

2. 油脂的合理利用

植物油是必需脂肪酸的重要来源。为了满足人体需要，在膳食中不应低于总脂肪来源的 50％，高脂血症患者要控制食用以饱和脂肪酸为主的动物油。植物油易发生酸败，不宜长时间存储，动物油存储也不宜过长。

3. 豆油、菜籽油、花生油、棉籽油、玉米油、葵花子油和猪脂的组成特点和营养价值

（1）豆油　其脂肪酸组成对健康比较有利。豆油比较容易酸

败，精炼豆油在储存过程中会出现色泽加深现象，这种现象比其他油脂要明显得多。

（2）菜籽油　其脂肪酸的组成受气候、品种等的影响较大，如一般寒带地区芥酸含量较低、亚油酸含量相对较高，气温较高的地区则相反。其中，含花生四烯酸 7％～14％，油酸 10％～35％，亚油酸 10％～20％，芥酸 25％～55％，亚麻酸 5％～15％。菜籽油中含有大量芥酸，一般认为这些物质对人体不利。这种说法虽然缺乏充足的科学依据，但很多科学家仍建议要谨慎对待。精炼菜籽油是一种性能良好的烹调煎炸油。

（3）花生油　其脂肪酸组成比较特别，含有 6％～7％的长碳链脂肪酸，因此花生油在冬季或者冰箱中一般呈固体或者半固体。它的熔点比一般植物油要高，把其中的磷脂去除后是不错的煎炸油。

（4）棉籽油　其与花生油的主要脂肪酸相似，与其他油不同的是含有环丙烯酸，一般认为对生物体有不利作用。货架寿命很短。

（5）玉米油　又称胚芽油，脂肪酸中饱和脂肪酸占 15％，不饱和脂肪酸占 85％，亚油酸含量高。其降低血清胆固醇的效能优于其他油脂。富含维生素 E，虽然不饱和程度高，但热稳定性较好。

（6）葵花子油　含有饱和脂肪酸 15％左右，不饱和脂肪酸占 85％，是为数不多的高亚油酸油脂之一。因此，有人将它与玉米油列为健康保健油脂。它为良好的食用油之一，但不宜于单独煎炸食品。

（7）芝麻油　主要脂肪酸与花生油和棉籽油相似，其中含有 1％左右的芝麻酚以及芝麻素等天然抗氧化剂。

（8）猪油　其中的饱和脂肪酸含量很高，具有独特的风味，一般无须精制。

四、酒类

1. 酒的分类

（1）按酿造方法分类　可分为发酵酒，蒸馏酒，配制酒。

（2）以酒精度分类　可分为低度酒，中度酒和高度酒

（3）按原料来源分类　可分为白酒，黄酒，果酒。

（4）按总糖含量分类　通常总糖含量以葡萄糖计，可分为干型，半干型，半甜型，甜型，浓甜型（如蜜酒）。

（5）按香型来分类　可分为茅香型，泸香型，汾香型，米香型，其他香型（如药香、芝麻香等）。

2. 酒中的营养成分与非营养成分

酒都含有不同数量的乙醇、糖和微量肽类或者氨基酸，它们都是酒的能量来源。糖是发酵酒类的主要营养成分。酒中的糖不仅具有营养作用，也影响和决定酒的口味。在啤酒和葡萄酒中还含有各种维生素，虽然含量较少，但影响着酒的色泽、香型、风味以及口感等各种品质特性。

3. 酒类的禁忌成分和副作用

（1）甲醇　具有明显的麻醉作用。

（2）甲醛　酒中也可能含有甲醛，白酒中含量较高，对人体有害。

（3）杂醇油　毒性比乙醇大。能抑制中枢神经，对人体有害。

五、茶叶

1. 茶叶的分类

茶叶的分类还没规范化。以茶叶加工过程中发酵程度的不同，可分为发酵茶、半发酵茶和不发酵茶；以茶叶的色泽不同而分为红茶、绿茶、青茶、黄茶、白茶和黑茶；以茶叶的商品形式而分为条、碎茶、包装茶、速溶茶和液体茶；也有以采制工艺和茶叶品质特点为主，结合其他条件划分为绿茶、红茶、乌龙茶、白茶、花茶和黑茶和再加工茶。

2. 茶叶中的营养与非营养成分

营养成分包括蛋白质、脂类、碳水化合物、多种维生素和矿物质；非营养成分比较多，主要包括多酚类、色素、茶氨酸、芳香物质以及皂苷类。

3．茶叶的保健作用

（1）预防肿瘤。

（2）预防心血管病。

（3）抑菌，消炎，解毒和抗过敏。

（4）其他作用。

4．茶叶的合理利用

茶叶含咖啡因，故容易失眠、患溃疡病者不宜饮茶；茶叶中含有茶碱和鞣酸，所以营养不良者也不适合多饮茶，缺铁性贫血患者特别不宜。茶叶苦寒，宜喝热茶，冷茶会伤脾胃，体形肥胖者宜多饮绿茶，体质弱小者宜多饮红茶和花茶。夏季饮绿茶，可清热、去火、降暑，秋冬季最好饮红茶。

第三章

各类食物的食品卫生

食品卫生学是指研究食品中可能存在的、危害人体健康的有害因素及其对机体的作用规律和机制，在此基础上提出具体、宏观的预防措施，以提高食品卫生质量，保护食用者安全的科学。

营养学是研究食物中的有益成分与健康的关系，食品卫生学则是研究食物中的有害成分与健康的关系。

第一节 食品污染及其预防

食品在生产、加工、储存、运输和销售的过程中有很多污染的机会，会受到多方面的污染。污染后有可能引起具有急性短期效应的食源性疾病或具有慢性长期效应的长期性危害。一般情况下，常见的主要食品卫生问题均由这些污染物所引起。食品污染的种类按其性质可分为以下三类：

（1）生物性污染　食品的生物性污染包括微生物、寄生虫和昆虫的污染，主要以微生物污染为主，危害较大，主要为细菌和细菌毒素、霉菌和霉菌毒素等。

（2）化学性污染　来源复杂，种类繁多。主要有：来自生产、生活和环境中的污染物，如农药、有害金属、多环芳烃化合物、N-亚硝基化合物、二噁英等。从生产加工、运输、储存和销售工具、容器、包装材料及涂料等溶入食品中的原料材质、单体及助剂等物质。在食品加工储存中产生的物质，如酒类中有害的醇类、醛类等。滥用食品添加剂等。

（3）物理性污染　来自混入食物的各种污染物，如灰尘、草籽；以及食品的掺杂使假。食品的放射性污染主要来自放射性物质的开采、冶炼、生产以及在生活中的应用与排放。特别是半衰期较长的放射性核素污染，在食品卫生上更加重要。

一、微生物污染及其预防

微生物污染食品后不仅可以降低食品卫生质量，而且还可以对人体健康产生危害。在食品中常见的微生物有以下几类（从食品卫生的角度，微生物对食品的污染可概括为）：可以直接引起致病如致病菌（能引起宿主致病的细菌）、人畜共患传染病病原菌、产毒霉菌和霉菌毒素；相对致病菌，在通常情况下不致病，只有在一定的特殊条件下才具有致病力的一些细菌；非致病性微生物，主要包括非致病菌、不产毒霉菌与常见酵母等。

1. 食品的细菌污染

食品的细菌以及由此引起的腐败变质是食品卫生中最常见的有害因素之一。

食品中的细菌，绝大多数是非致病菌。它们对食品的污染程度是间接估测食品腐败变质可能性及评价食品卫生质量的重要指标，同时也是研究食品腐败变质的原因、过程和控制措施的主要对象。此节讨论的主要是非致病菌。

由于非致病菌中多数属非腐败菌，从影响食品卫生的角度出发，应特别注意以下几属常见的食品细菌。

（1）常见的食品细菌：①假单胞菌属；②微球菌属；③芽孢杆菌属；④肠杆菌科各属；⑤弧菌属与黄杆菌属；⑥嗜盐杆菌属与嗜盐球菌属；⑦乳杆菌属。

（2）食品中的细菌菌相及其食品卫生学意义　将共存于食品中的细菌种类及其相对数量的构成称为食品的细菌菌相。其中相对数量较多的细菌称为优势菌。

食品的细菌菌相可因污染细菌来源、食品本身理化特性、所处环境条件和细菌之间的共存关系等因素的影响而表现不同。

由于食品细菌菌相及其优势菌种不同，食品腐败变质引起的变化也会出现相应的特征，因此检验食品细菌菌相又可对食品腐败变质及特征进行估计。

（3）评价食品卫生质量的细菌污染指标与食品卫生学意义　反映食品卫生质量的细菌污染指标，可分为两个方面：一为细菌总数，二是大肠杆菌。

食品中的细菌数量一般是以单位（g、mL、cm^2）食品中细菌的个数，并不考虑细菌的种类，常用菌落总数来表示。菌落总数是指在被检样品的单位质量（g）、容积（mL）或表面积（cm^2）内，所含能在规定的条件下（培养基及其pH值、培育温度与时间、计数方法等）培养所生成的细菌菌落总数，以菌落形成单位（colony forming unit，cfu）表示。菌落总数代表食品中细菌污染的数量。其卫生意义为：一是食品清洁状态的标志，利用它起到监督食品的清洁状态；二是预测食品的耐保藏期。

大肠菌群包括肠杆菌科的埃希菌属、枸橼酸杆菌属、肠杆菌属和克雷伯菌属。大肠菌群一般都是直接或间接来自人与温血动物粪便，需氧或兼性需氧，不形成芽孢，在35～37℃下能发酵乳糖产酸产气的革兰阴性杆菌。食品中如检出大肠菌群，其卫生学意义为：一是表示食品曾受到人与温血动物粪便的污染；作为肠道致病菌污染食品的指示菌。因为大肠菌群与肠道致病菌来源相同，且在一般条件下大肠菌群在外界生存时间与主要肠道致病菌是一致的。

保证食品中不存在大肠菌群实际上并不容易做到，重要的是其污染程度。食品中大肠菌群的数量采用相当于100g或100mL食品的最近似数来表示，简称为大肠菌群最近似数（MPN）。这是按一定方案进行检验所得结果的统计值。

2. 霉菌与霉菌毒素对食品的污染及其预防

（1）霉菌与霉菌毒素概述

① 霉菌与霉菌毒素的定义：霉菌是真菌的一部分。真菌是指有细胞壁，不含叶绿素，无根、茎、叶，以寄生或腐生方式生存，能进行有性或无性繁殖的一类生物，霉菌是菌丝体比较发达而又没有子实体的那一部分真菌。与食品卫生关系密切的霉菌大部分属于半知菌纲中曲霉菌属、青霉菌属和镰刀霉菌属。

霉菌毒素主要是指霉菌在其所污染的食品中产生的有毒的代谢产物。霉菌毒素通常具有耐高温、无抗原性、主要侵害实质器官的特性，而且多数霉菌毒素还具有致癌性。目前已知的霉菌毒素有 200 多种。与食品卫生关系密切、比较重要的有黄曲霉毒素、赭曲霉毒素、杂色曲霉素、烟曲霉震颤素、单端孢霉烯化合物、玉米赤霉烯酮、伏马菌素以及展青霉素、橘青霉素、黄绿青霉素等。

霉菌中毒不是传染性流行，有明显的地方性与季节性，甚至可具地方病的特征。

② 霉菌的发育和产毒条件：霉菌产毒需要一定的条件，影响霉菌产毒的条件主要是食品基质中的水分、环境中的温度和湿度及空气的流通情况。

a. 水分和湿度：霉菌的繁殖需要一定的水分活性。因此食品中的水分含量少（溶质浓度大），P 值越小，A_w 越小，即自由运动的水分子较少，能提供给微生物利用的水分少，不利于微生物的生长与繁殖，有利于防止食品的腐败变质。

b. 温度：大部分霉菌在 28～30℃ 都能生长。10℃ 以下和 30℃ 以上时生长明显减弱，在 0℃ 几乎不生长。但个别的可能耐受低温。一般霉菌产毒的温度略低于最适宜温度。

c. 基质：霉菌的营养来源主要是糖和少量氮、矿物质，因此极易在含糖的饼干、面包、粮食等类食品上生长。

③ 主要产毒霉菌：霉菌产毒只限于产毒霉菌，而产毒霉菌

中也只有一部分毒株产毒。目前已知具有产毒株的霉菌主要有：

a. 曲霉菌属：黄曲霉、赭曲霉、杂色曲霉、烟曲霉、构巢曲霉和寄生曲霉等。

b. 青霉菌属：岛青霉、橘青霉、黄绿青霉、扩张青霉、圆弧青霉、皱折青霉和荨麻青霉等。

c. 镰刀菌属：犁孢镰刀菌、拟枝孢镰刀菌、三线镰刀菌、雪腐镰刀菌、粉红镰刀菌、禾谷镰刀菌等。

d. 其他菌属：还有绿色木霉、漆斑菌属、黑色葡萄状穗霉等。

产毒霉菌所产生的霉菌毒素没有严格的专一性，即一种霉菌或毒株可产生几种不同的毒素，而一种毒素也可由几种霉菌产生。如黄曲霉毒素可由黄曲霉、寄生曲霉产生；而如岛青霉可产生黄天精、红天精、岛青霉毒素及环氯素等。

④ 霉菌污染食品的评定和食品卫生学意义

a. 霉菌污染食品的评定：主要从两个方面进行评定。一方面是霉菌污染度，即单位重量或容积的食品污染霉菌的量，一般以 cfu/g 计。我国已制定了一些食品中霉菌菌落总数的国家标准。另一方面是食品中霉菌菌相的构成。

b. 卫生学意义：霉菌污染食品可降低食品的食用价值，甚至不能食用。每年全世界平均至少有 2% 的粮食因为霉变而不能食用。

霉菌如在食品或饲料中产毒可引起人畜霉菌毒素中毒。

（2）黄曲霉毒素

① 黄曲霉毒素的化学结构和理化性质：黄曲霉毒素（AFT）是一类结构类似的化合物。目前已经分离鉴定出 20 多种，主要为 AFB 和 AFG 两大类。从结构上彼此十分相似，含 C、H、O 三种元素，都是二氢呋喃氧杂萘邻酮的衍生物，即结构中含有一个双呋喃环、一个氧杂萘邻酮（又叫香豆素）。其结构与毒性和致癌性有关，凡二呋喃环末端有双键者毒性较强，并有致癌性。在食品检测中以 AFB_1 为污染指标。

黄曲霉毒素在紫外线的照射下能发出特殊的荧光，因此一般根据荧光颜色、R_f 值、结构来进行鉴定和命名。黄曲霉毒素耐热，一般的烹调加工很难将其破坏，在 280℃时，才发生裂解，毒性破坏。黄曲霉毒素在中性和酸性环境中稳定，在 pH9～10 的氢氧化钠强碱性环境中能迅速分解，形成香豆素钠盐。黄曲霉毒素能溶于氯仿和甲烷，而不溶于水、正己烷、石油醚及乙醚中。现国内检测 AFB_1 采用薄层色谱法。

② 产毒的条件：黄曲霉毒素是由黄曲霉和寄生曲霉产生的。寄生曲霉的所有菌株几乎都能产生黄曲霉毒素，并不是所有黄曲霉的菌株都能产生黄曲霉毒素。黄曲霉产毒的必要条件为湿度80％～90％、温度 25～30℃、氧气 1％。此外，天然基质培养基（玉米、大米和花生粉）比人工合成培养基产毒量高。

③ 对食品的污染：一般来说，国内长江以南地区黄曲霉毒素污染要比北方地区严重，主要污染的粮食作物为花生、花生油和玉米，大米、小麦、面粉污染较轻，豆类很少受到污染。而在世界范围内，一般高温、高湿地区（热带和亚热带地区）食品污染较重，而且也是花生和玉米污染较严重。

④ 毒性：黄曲霉毒素有很强的急性毒性，也有明显的慢性毒性和致癌性。

a. 急性毒性：黄曲霉毒素为一剧毒物，其毒性为氰化钾的10 倍。对鱼、鸡、鸭、大鼠、豚鼠、兔、猫、狗、猪、牛、猴及人均有强烈毒性。鸭雏的急性中毒肝脏病变具有一定的特征，可作为生物鉴定方法。一次大量口服后，可出现肝实质细胞坏死，胆管上皮增生，肝脏脂肪浸润，脂质消失延迟，肝脏出血。

国内外亦有黄曲霉毒素引起人急性中毒的报道。

b. 慢性毒性：长期小剂量摄入 AFT 可造成慢性损害，从实际意义出发，它比急性中毒更为重要。其主要表现是动物生长障碍，肝脏出现亚急性或慢性损伤。其他症状如食物利用率下降、体重减轻、生长发育迟缓、雌性不育或产仔少等。

c. 致癌性：黄曲霉毒素可诱发多种动物发生癌症。黄曲霉毒素与人类肝癌发生的关系：AFT 对动物有强烈的致癌性，并可引起人急性中毒，但对人类肝癌的关系难以得到直接证据。从肝癌流行病学研究发现，凡食物中黄曲霉毒素污染严重和人类实际摄入量比较高的地区，原发性肝癌发病率高。

⑤ 黄曲霉毒素的代谢和生化作用：AFB_1 进入机体后，需在体内经代谢（活化）过程，才能由前致癌物变成终致癌物。黄曲霉毒素在体内的代谢主要是在肝脏微粒体酶作用下进行脱甲基、羟化和环氧化反应。二呋喃环末端双键的环氧化反应形成 AFB_1-2,3-环氧化物，与黄曲霉毒素的毒性、致癌性、致突变性都有关系。

黄曲霉毒素如不连续摄入，一般不在体内蓄积。一次摄入后，约经一周经呼吸、尿、粪等将大部分排出。

⑥ 预防措施：预防黄曲霉毒素危害人类健康的主要措施是加强对食品的防霉，其次是去毒，并严格执行最高允许量标准。

（3）镰刀菌毒素　镰刀菌毒素种类较多，从食品卫生角度（与食品可能有关）出发主要有单端孢霉烯族化合物、玉米赤霉烯酮、伏马菌素等毒素。

① 单端孢霉烯族化合物：是一组主要由镰刀菌的某些菌种所产生的生物活性和化学结构相似的有毒代谢产物。目前已知在谷物和饲料中天然存在的单端孢霉烯族化合物主要有 T-2 毒素、二醋酸镳草镰刀菌烯醇、雪腐镰刀菌烯醇和脱氧雪腐镰刀菌烯醇。其基本化学结构是倍半萜烯。

因在 C-12、C-13 位上可形成环氧基，故又称为 12,13-环氧单端孢霉烯族化合物，此种 12,13-环氧基是其毒性的化学结构基础。

该化合物化学性能非常稳定，一般能溶于中等极性的有机溶剂，微溶于水。在实验室条件下长期储存不变，在烹调过程中不宜破坏。

毒性的共同特点为较强的细胞毒性、免疫抑制、致畸作用，有的有弱致癌性。急性毒性也强。可使人和动物产生呕吐，当浓度在 0.1~10mg/kg 即可诱发动物呕吐。

单端孢霉烯族化合物除了具有共同毒性外，不同的化合物还有其独特的毒性。

② 玉米赤霉烯酮：主要有禾谷镰刀菌、黄色镰刀菌、木贼镰刀菌等，是一类结构相似的二羟基苯酸内酯化合物，主要作用于生殖系统，具有类雌激素作用，猪对该毒素最敏感。玉米赤霉烯酮主要污染玉米，也可污染小麦、大麦、燕麦和大米等粮食作物。

③ 伏马菌素（FB）：是最近受到发达国家极大关注的一种霉菌毒素。由串珠镰刀菌产生。是一类不同的多氢醇和丙三羧酸的双酯化合物。从伏马菌素中分离出两种结构相似的有毒物质，分别被命名为伏马菌素 B_1（FB_1）和伏马菌素 B_2（FB_2），食物中以 FB_1 为主。

可引起马的脑白质软化症，羊的肾病变，狒狒心脏血栓，抑制鸡的免疫系统，猪和猴的肝脏毒性，猪的肺水肿，还可以引起动物实验性的肝癌。是一个完全的致癌剂。FB_1 与神经鞘氨醇和二氢鞘氨醇的结构极为相似，是神经鞘脂类生物合成的抑制剂。阻断神经鞘氨醇的合成，而神经鞘氨醇为细胞调控因子，从而影响 DNA 的合成。

FB_1 对食品污染的情况在世界范围内普遍存在，主要污染玉米及玉米制品。FB_1 为水溶性霉菌毒素，对热稳定，不易被蒸煮破坏，所以同黄曲霉毒素一样，控制农作物在生长、收获和储存过程中的霉菌污染仍然至关重要。

3. 食品的腐败变质

食品腐败变质泛指在以微生物为主的各种因素作用下，食品降低或失去食用价值的一切变化。如鱼肉的腐败、油脂的酸败、水果蔬菜腐烂、粮食霉变等。狭义的腐败专指在厌氧菌作用下，蛋白质产生的以恶臭为主的变化。

微生物是引起食品腐败变质的重要原因。微生物包括细菌、霉菌和酵母；食品本身的组成和性质包括食品本身的成分、所含水分、pH值高低和渗透压的大小，也是引起食品腐败变质的原因。富含蛋白质的肉、鱼、蛋、禽等食品以蛋白质腐败为基础特征。碳水化合物性食品以产酸发酵为基本特征。以脂肪为主的食品主要是理化因素引起的酸败。

（1）食品中蛋白质的分解　肉、鱼、禽、蛋、奶及豆类等食品富含蛋白质，故以蛋白质分解为腐败变质的特征。食品的腐败变质鉴定指标一般是从感官、物理、化学和微生物四个方面确定其适宜指标。

① 感官指标：以蛋白质为主的食品目前仍以感官指标最为敏感可靠，特别是通过嗅觉可以判定极轻微的腐败变质。

② 物理指标：蛋白质分解时小分子物质增多这一现象，先后研究有食品浸出物量、浸出液电导率、折射率、冰点下降、黏度上升及pH改变等变化。

③ 化学指标：目前认为与食品腐败变质程度符合率较高的化学指标有三个，均为根据蛋白质分解产物的定量测定。一是挥发性盐基总氮，二是二甲胺与三甲胺，三为K值。

a. 挥发性盐基总氮（TVBN）：是指食品水浸液在碱性条件下能与水蒸气一起蒸馏出来的总氮量。主要适用于鱼、肉、大豆等食品腐败变质的鉴定。

b. 二甲胺、三甲胺：由季胺类含氮物经微生物还原产生的，适用于鱼、虾等水产品的鉴定。

c. K值：是指ATP分解的低级产物肌苷（HxR）和次黄嘌呤（Hx）占ATP系列分解产物ATP＋ADP＋AMP＋IMP＋HxR＋Hx的百分比（ATP顺次分解过程中，以终末产物多少来判定鱼体新鲜程度），主要适用于鉴定鱼类早期腐败。$K \leqslant 20\%$说明鱼体绝对新鲜，$K \geqslant 40\%$表明鱼体开始有腐败现象。

④ 微生物指标：对食品进行微生物菌数测定，可以反映食品被微生物污染的程度以及是否发生变质。

（2）食品中脂肪的酸败　食用油脂和食品中脂肪的酸败程度

受脂肪本身的饱和程度、紫外线、氧、水分、天然抗氧化成分以及铜、铁、镍等金属离子的存在及食品中微生物的解脂酶的影响。酸败过程主要是油脂自身氧化过程，其次是加水分解。主要产物是氢过氧化物，羰基化合物（如醛类、酮类、醇类）及脂肪酸聚合物等。

脂肪酸败过程的化学指标有：

① 过氧化值上升（最早期指标）。

② 酸度上升，羰基（醛酮）反应阳性，碘价、皂价等发生变化。

实用指标为：脂肪变黄，"哈喇"味，鱼类的"油烧"现象。

（3）碳水化合物的分解　以碳水化合物为主的分解，通常称为发酵或酵解。

4. 防止食品腐败变质的措施

为了防止食品腐败变质，延长食品可供食用的期限，常对食品进行加工处理，即食品保藏。通过食品保藏可以改善食品风味，便于携带运输，但其主要的食品卫生意义是防止食品腐败变质。常用的方法包括低温冷藏、冷冻，高温杀菌，脱水干燥，腌渍和烟熏，食品辐射保藏。基本原理为改善食品的温度、水分、氢离子浓度、渗透压、辐照以及采取其他抑菌、杀菌措施。

（1）低温保藏与食品质量

低温保藏的方法：低温保藏包括两种方法，即冷藏和冷冻。

冷藏是预冷后的食品在稍高于冰点温度（0℃）中进行贮藏的方法。温度一般为 $-2\sim15$℃，$4\sim8$℃则为常用冷藏温度。贮存期一般为几天到数周。

冷冻是采用缓冻或速冻方法先将食品冻结，而后在能保持冻结状态的温度下贮藏的保藏方法。常用冷冻温度为 $-23\sim-12$℃，以 -18℃为适用。贮藏短的可达数日，长的可以年计。

① 低温保藏的原理

a. 低温可以降低或停止食品中微生物的增殖速度。

b. 低温还可以减弱食品中一切化学反应过程。

大多数微生物的温度系数 Q_{10} 在 $1.5\sim2.5$，一般情况下，温度每下降 $10℃$，化学反应速度可降低一半，将至 $-30\sim-20℃$ 时，微生物细胞内所有酶的反应实际上几乎全部停止，这是微生物低温致死的主要原因。

不同微生物对低温的抵抗力不同。一般说来，球菌比 G^- 杆菌抗冰冻能力更强，具有芽孢的菌体细胞和真菌的孢子都具有较强的抗冰冻能力。但从种类上看，低温下，在食品中生长的细菌多属于 G^- 无芽孢杆菌，常见的有假单胞菌、无色杆菌等。

② 食品冻结与解冻的合理工艺：食品冻结与解冻的合理工艺应是急冻缓化。急冻是要求食品的温度在 30min 内迅速下降到 $-20℃$ 左右，缓冻是指将食品置于 $-5\sim-2℃$ 的环境，令其缓慢冻结。

缓化是指在 $0\sim10℃$ 下完全溶解，微波加热解冻方法，在国外已经普遍推广使用，因为微波加热时热量不是从外部传入，而是在食品外部和内部同时产生，因而解冻后的食品仍能保持同样的结构和原有的形状。

当外界温度逐渐降低，到达冰晶生成带，食品中水分逐渐形成冰晶体（冰晶核、核晶）。过大的冰晶将压迫细胞而发生机械性损伤以致溃破。急速升温解冻的食品，食品体积发生突然变化，融解水来不及被食品细胞所吸收回至原处，因而自由水增多，液汁流动外泄而降低食品质量。

③ 对冷藏、冷冻工艺的卫生要求

a. 食品冷冻前，应尽量保持新鲜，减少污染。

b. 用水或冰制冷时，要保证水和人造冰的卫生质量相当于饮用水的水平；采用天然冰时，更应注意冻冰水源及其周围污染情况。

c. 防止制冷剂（冷媒）外溢。

d. 冷藏车船要注意防鼠和出现异味。

e. 防止冻藏食品的干缩。

对不耐保藏的食品，从生产到销售整个商业网中，应一直处于适宜的低温下，即保持冷链。对冷链要求的理论基础是食品保存期、保存温度、质量容许度（即在一定温度下，一定时间后，食品质量变化程度）。

（2）高温杀菌保藏与食品质量

① 高温杀菌保藏原理：在高温作用下，微生物体内的酶、脂质体和细胞膜被破坏，原生质构造中呈现不均一状态，以致蛋白质凝固，细胞内一切代谢反应停止。

② 微生物耐热能力：在食品工业中，微生物耐热性的大小常用以下几个数值表示。

a. D 值：在一定温度和条件下，细菌死亡 90% 所需时间（也即活菌数减少一个对数周期所需时间，即 100%～10%），称为该菌在该温度下 90% 递减时间。通常以 min 计算。如加热时间为 121.1℃（D_{121}），则 D 值常用 D_r 表示。

b. F 值：一定量细菌在某一温度下完全杀死所需的时间。以 min 表示。右下角注明温度。目前常用 F_{250}，F_{250} 常用 F_r 表示。

c. Z 值：一个对数周期的加热时间（例如由 10min 到 100min）所对应的加热温度变化值，称为 Z 值。例如肉毒梭菌芽孢加热致死时间 110℃ 为 35min、100℃ 为 350min，故其 Z 值为 10℃。

③ 常用的加热杀菌技术

a. 巴氏消毒法（巴斯德消毒法）：巴氏消毒是一种不完全灭菌的加热方法。只能杀死繁殖型（包括一切致病菌），而不能杀死有芽孢细菌。早期多用低温长时间消毒法，即 62.8℃ 保温 30min 的杀菌方式。现多采用瞬间高温巴氏消毒法，71.7℃、15s，灭菌效果同上。

b. 加压杀菌：常用于肉类食品、中酸性以及低酸性罐头食品的杀菌。通常温度为 100～121℃，绝对压力为 0.2MPa，杀菌温度和时间随罐头种类、形态、大小、灭菌要求和贮藏时间而异。

c. 超高温消毒法：超高温消毒：137.8℃、2s，这种方法能杀灭大量的细菌，并且能使耐高温的嗜热芽孢梭菌的芽孢也被杀灭，而又不影响食品质量。多用于消毒牛奶。

d. 微波加热杀菌：目前915MHz和2450MHz已广泛地应用于微波加热。915MHz可以获得较大穿透厚度，适用于加热含水量高、厚度或体积较大的食品；对含水量低的食品宜选用2450MHz。

一些不适合加热的食品或饮料，常采用滤过除菌的方法。

商业灭菌是指罐头食品中所有的肉毒梭菌芽孢和其他致病菌以及在正常的储藏和销售条件下能引起内容物变质的嗜热菌均已被杀灭而言。

④ 高温工艺对食品质量的影响

a. 蛋白质的主要变化：蛋白质发生变性，易被消化酶水解而提高消化率。但近年来的研究发现，蛋白质食品中的色氨酸和谷氨酸在190℃以上时可产生具有诱变性的杂环胺类热解产物。

b. 脂肪的变化：160～180℃加热，可使油脂产生过氧化物、低分子分解产物和聚合物（如二聚体、三聚体）以及羰基、环氧基等，不仅恶化食品质量，而且带有一定的毒性。

c. 碳水化合物的变化：主要包括淀粉的糊化、老化、褐变和焦糖化。

（3）脱水与干燥保藏　脱水与干燥保藏是一种常用的保藏食品的方法。

① 原理：即将食品中的水分降至微生物繁殖所必需的水分以下，水分活性 A_w 在0.6以下，一般微生物均不易生长。

② 干燥的目的

a. 延长贮藏期：经干燥的食品，其水分活性较低，有利于在室温条件下长期保藏，以延长食品的市场供给，平衡产销高峰。

b. 用于某些食品加工过程以改善加工品质：如大豆、花生米经过适当干燥脱水，有利于脱壳（去外衣），便于后加工，提高制品品质；促使尚未完全成熟的原料在干燥过程中进一步成熟。

c. 便于商品流通：干制食品重量减轻、容积缩小，可以显著地节省包装、储藏和运输费用，并且便于携带和储运。干制食品常常是救急、救灾和战备用的重要物质。

（4）食品腌渍和烟熏保藏　常见的腌渍方法有提高酸度、盐腌、糖渍、熏制保藏。

（5）食品的辐射保藏　主要是将放射线用于食品灭菌、杀虫、抑制发芽等，以延长食品的保藏期限。另外，也用于促进成熟和改进食品品质等方面。受照射处理的食品称为辐照食品。

目前加工和实验用的辐照源有^{60}Co 和^{137}Cs 产生的 γ 射线以及电子加速器产生的低于 10 兆电子伏（MeV）的电子束。食品辐照时，射线把能量或电荷传递给食品以及食品上的微生物和昆虫，引起的各种效应会造成它们体内的酶钝化和各种损伤会迅速影响其整个生命过程，导致代谢、生长异常，损伤扩大直至生命死亡。而食品则不同，除了鲜活食品之外均不存在着生命活动，鲜活食品的新陈代谢也处在缓慢的阶段，辐射所产生的影响是进一步延缓它们后熟的进程，符合储藏的需要。

辐照食品所用射线单位为戈瑞（Gy），相当于被辐照物 1kg 吸收 1J 的能量。因剂量不同，辐照保藏有三种方法：辐照灭菌、辐照消毒、辐照防腐。辐照消毒是以消除无芽孢致病菌，剂量为 5～10kGy。辐照防腐是以杀死部分腐败菌，延长保存期，剂量在 5kGy 以下。辐照灭菌即用高剂量来杀灭食品中的一切微生物，剂量为 10～50kGy。

二、化学性污染及其预防

1. 农药残留

（1）概述

① 农药的定义与分类：根据我国国务院《农药管理条例》（1997）的定义，农药是指用于预防、消灭或者控制危害农业、

林业的病、虫、草和其他有害生物以及有目的地调节植物、昆虫生长的化学合成或者来源于生物、其他天然物质的一种物质或者几种物质的混合物及其制剂。

按用途可将农药分为杀（昆）虫剂、杀（真）菌剂、除草剂、杀线虫剂、杀螨剂、杀鼠剂、落叶剂和植物生长调节剂等类型。其中使用最多的是杀虫剂、杀菌剂和除草剂三大类。

按化学组成及结构可将农药分为有机磷、氨基甲酸酯、拟除虫菊酯、有机氯、有机砷、有机汞等多种类型。

② 使用农药的利和弊：使用农药可以减少农作物的损失、提高产量，提高农业生产的经济效益，增加粮食供应；另一方面，由于农药的大量和广泛使用，不仅可通过食物和水的摄入、空气吸入和皮肤接触等途径对人体造成多方面的危害，如急、慢性中毒和致癌、致畸、致突变作用等，还可对环境造成严重污染，使环境质量恶化，物种减少，生态平衡破坏。

（2）食品中农药残留的来源　进入环境中的农药，可通过多种途径污染食品。进入人体的农药据估计约 90% 是通过食物摄入的。食品中农药残留的主要来源有：

① 施用农药对农作物的直接污染：包括表面沾附污染和内吸性污染。其污染程度主要取决于：农药性质；剂型及施用方法；施药浓度和时间及次数；气象条件。

② 农作物从污染的环境中吸收农药：由于施用农药和工业三废的污染，大量农药进入空气、水和土壤，成为环境污染物。农作物便可长期从污染的环境中吸收农药，尤其是从土壤和灌溉水中吸收农药。

③ 通过食物链污染食品：如饲料污染农药而导致肉、奶、蛋的污染；含农药的工业废水污染江河湖海进而污染水产品等。

④ 其他来源的污染

a. 粮食使用熏蒸剂等对粮食造成的污染。

b. 禽畜饲养场所及禽畜身上施用农药对动物性食品的污染。

c. 粮食储存、加工、运输、销售过程中的污染；如混装、混放、容器及车船污染等。

d. 事故性污染，如将拌过农药的种子误当粮食吃，误将农药加入或掺入食品中，施用时用错品种或剂量而致农药高残留等。

（3）食品储藏和加工过程对农药残留量的影响

① 储藏：谷物在仓储过程中农药残留量缓慢降低，但部分农药可逐渐渗入内部而致谷粒内部残留量增高。

② 加工：常用的食品加工过程一般可不同程度降低农药残留量，但特殊情况下亦可使农药浓缩、重新分布或生成毒性更大的物质。

（4）控制食品中农药残留量的措施

① 加强对农药生产和经营的管理。

② 安全合理使用农药。

③ 制定和严格执行食品中农药残留限量标准。

④ 制定适合我国的农药政策。

2. 有害金属对食品的污染

环境中 80 余种金属元素可以通过食物和饮水摄入，以及呼吸道吸入和皮肤接触等途径进入人体，其中一些金属元素在较低摄入量的情况下对人体即可产生明显的毒性作用。如铅、镉、汞等，常称之为有毒金属；另外，许多金属元素，甚至包括某些必需元素，如铬、锰、锌、铜等，如摄入过量也可对人体产生较大的毒性作用或潜在危害。

（1）有害金属污染食品的途径　食品中的有害金属主要来源于：①某些地区特殊自然环境中的高本底含量；②由于人为的环境污染而造成有毒有害金属元素对食品的污染；③食品加工、储存、运输和销售过程中使用和接触的机械、管道、容器以及添加剂中含有的有毒有害金属元素导致食品的污染。

（2）食品中有害金属污染的毒作用特点　摄入被有害元素污染的食品对人体可产生多方面的危害，其危害通常有以下共同特点：①强蓄积性，进入人体后排出缓慢，生物半衰期多较长；

②可通过食物链的生物富集作用而在生物体及人体内达到很高的浓度，如鱼、虾等水产品中汞和镉等金属毒物的含量可能高达环境浓度的数百倍甚至数千倍；③有毒有害金属污染食品对人体造成的危害常以慢性中毒和远期效应为主。

（3）影响金属毒物毒作用强度的因素　主要有以下几个方面：①金属元素的存在形式；②机体的健康和营养状况以及食物中某些营养素的含量和平衡情况；③金属元素间或金属与非金属元素间的相互作用；④另一方面，某些金属元素间也可产生协同作用。

（4）预防金属毒物污染食品及其对人体危害的一般措施　①消除污染源；②制定各类食品中有毒有害金属的最高允许限量标准，并加强经常性的监督检测工作；③妥善保管有毒有害金属及其化合物，防止误食误用以及意外或人为污染食品；④对已污染的食品应根据污染物种类、来源、毒性大小、污染方式、程度和范围、受污染食品的种类和数量等不同情况作不同处理。处理原则是在确保使用安全性的基础上尽可能减少损失。

3. N-亚硝基化合物污染及其预防

N-亚硝基化合物（NOC）是对动物具有较强致癌作用的一类化学物质，已研究的有 300 多种，其中 90% 具有致癌性。

（1）N-亚硝基化合物的分类和结构特点及理化性质　根据分子结构不同 N-亚硝基化合物可分为亚硝胺和亚硝酰胺。

① 亚硝胺：亚硝胺是研究最多的一类 N-亚硝基化合物，低分子量的亚硝胺（如二甲基亚硝胺）在常温下为黄色油状液体，高分子量的亚硝胺多为固体；溶于有机溶剂，特别是三氯甲烷。亚硝胺在中性和碱性环境中较稳定，在酸性环境中易破坏，盐酸有较强的去亚硝基作用。加热到 $70 \sim 110 ℃$，N—N 之间可发生断裂，此键最弱。亚硝基上的 O 原子和与烷基相连的 N 原子能与甲酸、乙酸、三氯乙酸结合形成氢键和加成反应。

② 亚硝酰胺：亚硝酰胺的化学性质活泼，在酸性和碱性条件中均不稳定。在酸性条件下，分解为相应的酰胺和亚硝酸，在

弱酸性条件下主要经重氮甲酸酯重排，放出 N_2 和羟酯酸。在弱碱性条件下亚硝酰胺分解为重氮烷。

（2） N-亚硝基化合物的前体物

① 硝酸盐和亚硝酸盐

a. 硝酸盐和亚硝酸盐广泛存在于人类环境中，是自然界中最普遍的含氮化合物。一般蔬菜中的硝酸盐含量较高，而亚硝酸盐含量较低。但腌制不充分的蔬菜、不新鲜的蔬菜中、泡菜中含有较多的亚硝酸盐（其中的硝酸盐在细菌作用下转变成亚硝酸盐）。

b. 作为食品添加剂加入量过多。

② 胺类物质：含氮的有机胺类化合物是 N-亚硝基化合物的前体物，也广泛地存在于环境中，尤其是食物中，因为蛋白质、氨基酸、磷脂等胺类的前体物是各种天然食品的成分。

另外，胺类也是药物、化学农药和一些化工产品的原材料（如大量的二级胺用于药物和工业原料）。

（3） 天然食品中的 N-亚硝基化合物及亚硝胺在体内的合成

在自然界中含量比较高的有以下几种：海产品、肉制品、啤酒及不新鲜的蔬菜等。

此外，亚硝基化合物可在机体内合成。胃 pH 为 1～4，适合合成所需 pH，因此胃可能是合成亚硝胺的主要场所；口腔和感染的膀胱也可以合成一定量的亚硝胺。

（4） N-亚硝基化合物的致癌性

① N-亚硝基化合物致癌可通过呼吸道吸入、消化道摄入、皮下肌内注射、皮肤接触均可引起动物肿瘤，且具有剂量效应关系。

② 不管是一次冲击量还是少量多次的给予动物，均可诱发癌肿。

③ 可使多种动物罹患癌肿，到目前为止，还没有发现有一种动物对 N-亚硝基化合物的致癌作用具有抵抗力。

④ 各种不同的亚硝胺对不同的器官有作用，如二甲基亚硝

胺主要是导致消化道肿瘤。可引起胃癌、食管癌、肝癌、肠癌、膀胱癌等。

⑤ 妊娠期的动物摄入一定量的 NOC 可通过胎盘使子代动物致癌，甚至影响到第三代和第四代。有的实验显示，NOC 还可以通过乳汁使子代发生肿瘤。

（5）与人类肿瘤的关系　目前缺少 N-亚硝基化合物对人类直接致癌的资料。但许多流行病学资料显示，其摄入量与人类的某些肿瘤的发生呈正相关。

食物中的挥发性亚硝胺是人类暴露于亚硝胺的一个重要方面。许多食物中都能检测出亚硝胺；此外，人类接触 N-亚硝基化合物的途径还有化妆品、香烟烟雾、农药、化学药物以及餐具清洗液和表面清洁剂等。

人类许多的肿瘤可能均与亚硝基化合物有关，如胃癌、食管癌、结直肠癌、膀胱癌以及肝癌，引起肝癌的环境因素，除黄曲霉毒素外，亚硝胺也是重要的环境因素。肝癌高发区的副食以腌菜为主，对肝癌高发区的腌菜中的亚硝胺测定显示，其检出率为 60％。

亚硝胺和亚硝酰胺的致癌机制并不完全相同。亚硝胺较稳定，对组织和器官的细胞没有直接的致突变作用。但是，与氨氮相连的 α-碳原子上的氢受到肝微粒体 P_{450} 的作用，被氧化形成羟基，此化合物不稳定，进一步分解和异构化，生成烷基偶氮羟基化合物，此化合物是具有高度活性的致癌剂。因此，一些重要的亚硝胺，如二甲基亚硝胺和吡咯烷亚硝胺等，用于动物注射作致癌实验，并不在注射部位引起肿瘤，而是经体内代谢活化引起肝脏等器官肿瘤。

N-亚硝基化合物，除具致癌性外，还具有致畸作用和致突变作用。其中致畸作用，亚硝酰胺对动物具有致畸作用，并存在剂量效应关系；而亚硝胺的致畸作用很弱。亚硝酰胺是一类直接致突变物。亚硝胺需经哺乳动物的混合功能氧化酶系统代谢活化后才具有致突变性。亚硝胺类活化物的致突变性和致癌性无相关性。

（6）预防措施

① 减少其前体物的摄入量：如限制食品加工过程中的硝酸盐和亚硝酸盐的添加量；尽量食用新鲜蔬菜等。

② 减少 NOC 的摄入量：人体接触的 NOC 有 70%～90% 是在体内自己合成的。多食用能阻断 NOC 合成的成分和含量丰富的食品，如维生素 C、维生素 E 及一些多酚类的物质；并制定食品中的最高限量标准。

4. 多环芳族化合物污染及其预防

多环芳族化合物目前已鉴定出数百种，其中苯并［α］芘研究得最早，资料最多。

（1）苯并［α］芘（B［α］P）

① 结构及理化性质：是有 5 个苯环构成的多环芳烃。分子式为 $C_{20}H_{12}$，相对分子质量为 252。常温下为针状结晶，浅黄色，性质稳定。沸点 310～312℃。熔点为 178℃。溶于苯、甲苯、二甲苯及环己烷中。稍溶于甲醇和乙醇。在水中溶解度仅为 0.5～6μg/L。阳光和荧光均可使之发生光氧化作用，臭氧也可使之氧化。与 NO 或 NO_2 作用可发生硝基化。在苯溶液中呈蓝色或紫色荧光。

② 致癌性和致突变性：对动物的致癌性是肯定的，能在大鼠、小鼠、地鼠、豚鼠、蝾螈、兔、鸭及猴等动物中成功诱发肿瘤，在小鼠并可经胎盘使子代发生肿瘤，也可使大鼠胚胎死亡、仔鼠免疫功能下降。B［α］P 是短期致突变实验的阳性物，在一系列的致突变实验中皆呈阳性反应。有许多的流行病学研究资料显示了人类摄入多环芳族化合物与胃癌发生率的相关关系。

③ 代谢：通过水和食物进入人体的 B［α］P 很快通过肠道吸收。吸收后很快分布于全身。多数脏器在摄入后几分钟和几小时就可检测出 B［α］P 和其代谢物。乳腺和脂肪组织中可蓄积。经口摄入的 B［α］P 可通过胎盘进入胎仔体，呈现毒性和致

癌性。

无论经任何途径摄入，主要的排泄途径是经肝胆通过粪便排出。绝大部分为其代谢产物，只有 1% 的为原型。

动物实验表明，进入体内的 B［α］P 在微粒体混合功能氧化酶系的芳烃羟化酶作用下，代谢活化为多环芳烃环氧化物，与 DNA、RNA 和蛋白质大分子结合而呈现致癌作用，成为终致癌物。有的可经进一步代谢，形成带有羟基的化合物，最后可与葡萄糖醛酸、硫酸或谷胱甘肽结合从尿中排出。

④ 对食品的污染：多环芳烃主要由各有机物如煤、柴油、汽油、原油及香烟燃烧不完全而来。食品中的多环芳烃主要有以下几个来源：

a. 食品在烘烤或熏制时直接受到污染。

b. 食品成分在烹调加工时经高温裂解或热聚形成，是食品中多环芳烃的主要来源。

c. 植物性食物可吸收土壤、水中污染的多环芳烃，并可受大气飘尘直接污染。

d. 食品加工过程中，受机油污染，或食品包装材料的污染，以及在柏油马路上晾晒粮食可使粮食受到污染。

e. 污染的水体可使水产品受到污染。

f. 植物和微生物体内可合成微量的多环芳烃。

⑤ 防止 B［α］P 危害的预防措施：包括防止污染、去毒和制定食品中最高允许限量标准。

（2）杂环胺类化合物　在烹饪的肉和鱼类中发现的杂环胺类化合物（HCA）主要有氨基-咪唑-喹啉或氨基-咪唑-喹喔啉（统称为 IQ 化合物）和氨基-咪唑-吡啶（如 PhIP），当火焰与食物接触或燃烧时，氨基卡啉显著增加。这些物质是在高温下由肌酸、肌酐以及某些氨基酸和糖形成的，为带杂环的伯胺。PhIP 是烹饪食品中含量最多的 HCA。

① 杂环胺类化合物的致癌性：IQ 化合物主要可诱发小鼠肝脏肿瘤，也可诱发出肺、前胃和造血系统的肿瘤，大鼠可发生

肝、肠道、乳腺等器官的肿瘤；PhIP 主要诱发雄性大鼠肠道肿瘤、雌性乳腺肿瘤、小鼠的淋巴腺肿瘤。而其他氨基酸的热解产物主要诱发小鼠的肝脏和血管肿瘤，大鼠的肝脏和小肠肿瘤。

② 防止杂环胺类化合物危害的措施

a. 改进烹调方法，尽量不要采用油煎和油炸的烹调方法，避免过高温度，不要烧焦食物。

b. 增加蔬菜、水果的摄入量。膳食纤维可以吸附杂环胺类化合物。而蔬菜和水果中的一些活性成分又可抑制杂环胺类化合物的致突变作用。

c. 建立完善的杂环胺类化合物的检测方法，开展食物杂环胺类化合物含量检测，研究其生成条件和抑制条件，以及在体内的代谢情况、毒性作用的阈剂量等方面的研究，尽早制定食品中的允许含量标准。

5. 食品容器包装材料设备的食品卫生

（1）塑料的食品卫生

① 塑料的分类与基本卫生问题：塑料是由大量小分子的单位通过共价键结合的化合物。相对分子质量在 1 万到 10 万之间属于高分子化合物。其中单纯由高分子聚合物构成的称为树脂，而加入添加剂以后就是塑料。常用塑料制品如下所述。

a. 聚乙烯（PE）和聚丙烯（PP）：由于这两种塑料都是 H 饱和的聚烯烃，它们和其他元素的相容性很差，故能够加入其中的添加剂包括色料的种类很少，因而薄膜的固体成形品都很难印刷上鲜艳的图案。毒性也较低，其对大鼠 LD_{50} 都大于最大可能灌胃量，属于低毒级物质。

高压聚乙烯质地柔软，多制成薄膜，其特点是具透气性、不耐高温、耐油性亦差。低压聚乙烯坚硬、耐高温，可以煮沸消毒。聚丙烯透明度好，耐热，具有防潮性（其透气性差），常用于制成薄膜、编织袋和食品周转箱等。两种单体沸点较低而易于挥发，一般无残留。

b. 聚苯乙烯（PS）：也属于聚烯烃，但由于在每个乙烯单元中含有一个苯核，因而相对密度较大，C、H 比例为1∶1，燃烧时冒黑烟。聚苯乙烯塑料有透明聚苯乙烯和泡沫聚苯乙烯两个品种（后者在加工中加入发泡剂制成，如快餐饭盒）。

由于属于 H 饱和烃，因而相容性差，可使用的添加剂种类很少，其卫生问题主要是单体苯乙烯及甲苯、乙苯和异丙苯等。当在一定剂量时，则具毒性。如苯乙烯每天达 400mg/kg 体重可致肝肾重量减轻，抑制动物的繁殖能力。

以聚苯乙烯容器储存牛奶、肉汁、糖液及酱油等可产生异味；储放发酵奶饮料后，可能有极少量苯乙烯移入饮料，其移入量与储存温度、时间成正比。

c. 聚氯乙烯（PVC）：是氯乙烯的聚合物。聚氯乙烯塑料的相容性很广泛，可以加入多种塑料添加剂。

聚氯乙烯在安全性方面存在的主要问题是：未参与聚合的游离的氯乙烯单体；含有多种塑料添加剂；热解产物。

氯乙烯可在体内与 DNA 结合而引起毒性作用。主要作用于神经、骨髓系统和肝脏，也被证实是一种致癌物质，因而许多国家均制订有聚氯乙烯及其制品中氯乙烯含量控制水平。

聚氯乙烯透明度较高，但易老化和分解。一般用于制作薄膜（大部分为工业用）、盛装液体用瓶，硬聚氯乙烯可制作管道。

d. 聚碳酸酯塑料（PC）：具有无毒、耐油脂的特点，广泛用于食品包装，可用于制造食品的模具、婴儿奶瓶等。美国 FDA 允许此种塑料接触多种食品。

e. 三聚氰胺甲醛塑料与脲醛塑料：前者又名密胺塑料，为三聚氰胺与甲醛缩合热固而成。后者为尿素与甲醛缩合热固而成，称为电玉，二者均可制食具，且可耐 120℃高温。

由于聚合时，可能有未充分参与聚合反应的游离甲醛，后者仍是此类塑料制品的卫生问题。甲醛含量则往往与模压时间有关，时间愈短则含量愈高。

f. 聚对苯二甲酸乙二醇酯塑料：可制成直接或间接接触食品的容器和薄膜，特别适合于制复合薄膜。在聚合中使用含锑、锗、钴和锰的催化剂，因此应防止这些催化剂的残留。

g. 不饱和聚酯树脂及玻璃钢制品：以不饱和聚酯树脂加入过氧甲乙酮为引发剂，环烷酸钴为催化剂，玻璃纤维为增强材料制成玻璃钢。主要用于盛装肉类、水产品、蔬菜、饮料以及酒类等食品的储槽，也大量用作饮用水的水箱。

② 塑料添加剂：添加剂种类很多，对于保证塑料制品的质量非常重要，但有些添加剂对人体可能有毒害作用，必须加以注意选用。

a. 增塑剂：增加塑料制品的可塑性，使其能在较低温度下加工的物质。一般多采用化学性质稳定，在常温下为液态并易与树脂混合的有机化合物。如邻苯二甲酸酯类是应用最广泛的一种，其毒性较低。其中二丁酯、二辛酯在许多国家都允许使用。

b. 稳定剂：防止塑料制品在空气中长期受光的作用，或长期在较高温度下降解的一类物质。大多数为金属盐类，如三盐基硫酸铝、二盐基硫酸铝或硬脂酸铅盐、钡盐、锌盐及镉盐，其中铅盐耐热性强。但铅盐、钡盐和镉盐对人体危害较大，一般不用这类稳定剂于食品加工、用具和容器的塑料中。锌盐稳定剂在许多国家均允许使用，其用量规定为 $1\% \sim 3\%$。有机锡稳定剂工艺性能较好，毒性较低（除二丁基锡外），一般二烷基锡碳链越长，毒性越小，二辛基锡可以认为经口无毒。

c. 其他抗氧化剂：如 BHA、BHT。抗静电剂一般为表面活性剂，有阴离子型如烷基苯磺酸盐、α-烯烃磺酸盐，毒性均较低；阳离子型如月桂醇 EO（4）、月桂醇 EO（9），非离子型有醚类和酯类，醚类毒性大于酯类。润滑剂主要是一些高级脂肪酸、高级醇类和脂肪酸酯类。着色剂主要是染料及颜料。

③ 卫生要求和标准：各种塑料由于原料、加工成型变化及添加剂种类和用量不同，对不同塑料应有不同的要求，但总的要求是对人体无害。根据我国有关规定，对塑料制品提出了树脂和成型品的卫生标准。其中规定了必须进行溶液浸泡的溶出实验，包括 $3\% \sim 4\%$ 醋酸（模拟食醋）、己烷或庚烷（模拟食用油）。

此外还有蒸馏水及乳酸、乙醇、碳酸氢钠和蔗糖等的水溶液作为浸泡液，按一定面积接触一定溶液（大约为 $2mL/cm^2$），以统一实验条件。几种塑料制品用无色油脂、冷餐油、65％乙醇涂擦都不得褪色。所有塑料制品浸泡液除少数有针对性的项目（如氯乙烯、甲醛、苯乙烯、乙苯、异丙苯）外，一般不进行单一成分分析。

至于酚醛树脂，我国规定不得用于制作食具、容器、生产管道、输送管道等直接接触食品的包装材料。

（2）橡胶的食品卫生　橡胶也是高分子化合物，有天然和合成两种。天然橡胶系以异戊二烯为主要成分的不饱和态的直链高分子化合物，在体内不被酶分解，也不被吸收，因此可被认为是无毒的。但因工艺需要，常加入各种添加剂。合成橡胶系高分子聚合物，因此可能存在着未聚合的单体及添加剂的卫生问题。

橡胶中的毒性物质主要来源有两个方面：橡胶胶乳及其单体；橡胶添加剂。

① 橡胶胶乳及其单体：合成橡胶单体因橡胶种类不同而异，大多是由二烯类单体聚合而成。丁橡胶和丁二橡胶的单体为异丁二烯、异戊二烯，有麻醉作用，但尚未发现有慢性毒性作用。苯乙烯丁二橡胶，其蒸气有刺激性，但小剂量也未发现有慢性毒性作用。丁腈（丁二烯丙烯腈）耐热性和耐油性较好，但其单体丙烯腈有较强毒性，也可引起流血并有致畸作用。美国已将其溶出限量由 $0.3mg/kg$ 降至 $0.05mg/kg$。氯丁二橡胶的单体 $1,3-$二氯丁二烯，有报告可致肺癌和皮肤癌，但有争论。硅橡胶的毒性较小，可用于食品工业，也可作为人体内脏器使用。

② 橡胶添加剂：主要的添加剂有硫化促进剂、防老剂和填充剂。

a. 硫化促进剂：促进橡胶硫化作用，以提高其硬度、耐热度和耐浸泡性。无机促进剂有氧化锌、氧化镁、氧化钙等，均较安全。氧化铅由于对人体的毒性作用应禁止用于食具。有机促进剂多属于醛胺类，如六甲四胺（乌洛托品，又名促进剂H）能分解出甲醛。硫脲类中亚乙基丁硫脲有致癌作用，已被禁用。秋兰姆类的烷基秋兰姆硫化物中，烷基分子愈大，安全性愈高，如双五烯秋兰姆较为安全。二硫化四甲基秋兰姆与锌结合对人体有害。架桥剂中过氧化二苯甲酰的分解产物二氯苯甲酸毒性较大，不宜用作食品工业橡胶。

b. 防老化剂：为使橡胶对热稳定，提高耐热性、耐酸性、耐臭氧性以及耐曲折龟裂性等而使用。防老化剂不宜采用芳胺类而宜用酚类，因前者的衍生物及其化合物具有明显的毒性。如 β-萘胺可致膀胱癌已被禁用，$N\text{-}N'$-二苯基对苯二胺在人体内可转变成 β-萘胺，酚类化合物应限制制品中的游离酚含量。

c. 充填剂：主要有两种，即炭黑和氧化锌。炭黑提取物在 Ames 试验中，被证实有明显的致突变作用，故要求其纯度应高，并限制其苯并 [a] 芘含量，或将其提取至最低限度。

由于某些添加剂具有毒性，或对试验动物具有致癌作用，故除上述以外，我国规定 α-巯基咪唑啉、α-硫醇基苯并噻唑（促进剂 M）、二硫化二甲并噻唑（促进剂 DM）、乙苯-β-萘胺（防老剂 J）、对苯二胺类、苯乙烯代苯酚、防老剂 124 等不得在食品用橡胶制品中使用。

（3）涂料的食品卫生　根据涂料的成分，其食品卫生问题主要有以下几个方面。

① 溶剂挥干成膜涂料：此类如过氧乙烯漆、虫胶漆等。系将固体涂料树脂（成膜物质）溶于溶剂中，涂覆后，溶剂挥干，树脂析出成膜。由于此种树脂涂料要求其聚合度不能太高，分子量也需较小，才能溶于溶剂中，因此与食品接触常可溶出造成食品污染。而且在溶化时，需加入增塑剂以防龟裂，后者也可污染食品。必须严禁采用多氯联苯和磷酸三甲酚等有毒增塑剂。溶剂也应选用无毒者。

② 加固化剂交联成膜树脂：主要代表为环氧树脂和聚酯树脂。常用固化剂为胺类化合物。此类成膜后分子非常大，除未完全聚合的单体及添加剂外，涂料本身不易向食品移行。其毒性主

要在于树脂中存在的单体环氧丙烷与未参与反应的固化剂，如乙二胺、二乙烯三胺、三乙烯四胺及四乙烯五胺等。至于涂覆时尚需加入的增塑剂的卫生要求与塑料增塑剂要求相同。

③ 环氧成膜树脂：以干性油为主的油漆属于这一类。干性油在加入的催干剂（多为金属盐类）作用下形成漆膜。此类漆膜不耐浸泡，不宜盛装液态食品。

④ 高分子乳液涂料：聚四氟乙烯树脂为代表，可耐热280℃，属于防粘的高分子颗粒型，多涂于煎锅或烘干盘表面，以防止烹调食品黏附于容器上。其卫生问题主要是聚合不充分，可能会有含氟低聚物溶于油脂中。在使用时，加热不能超过其耐受温度280℃，否则会使其分解产生挥发性很强的有毒害的氟化物。

我国（1990 年）规定 "不得使用沥青作为容器内壁材料。此外，用环氧酚醛涂料作水果、蔬菜、肉类食品罐头的内壁涂料时，应控制游离酚的含量不超过 3.5%。接触酸性食品的工具、容器不得涂有干性油涂料，防止催干剂中金属盐类或防锈漆中的红丹（Pb_2O_4）溶入食品。"

（4）陶瓷、搪瓷及其他包装材料的卫生问题

① 陶瓷或搪瓷：二者都是以釉药涂于素烧胎（陶瓷）或金属坯（搪瓷）上经 800～900℃ 高温炉烧结而成。其卫生问题主要是由釉彩而引起，釉的彩色大多数为无机金属颜料，如硫镉、氧化铬、硝酸锰。上釉彩工艺有三种，其中釉上彩及彩粉中的有害金属易于移入食品中，而釉下彩则不易移入。其卫生标准以4%乙酸液浸泡后，溶于浸泡液中的 Pb 与 Cd 量应分别低于7.0mg/L、0.5mg/L。

搪瓷食具、容器的卫生问题同样是釉料中重金属移入食品中带来的危害，常见的也为铅、镉、锑的溶出量（4%乙酸浸泡）分别应低于 1.0mg/L、0.5mg/L 与 0.7mg/L。

但由于不同彩料中所含有的重金属不同，所以溶出的金属也不一定相同，应加以考虑。

② 铝制品：主要的卫生问题在于回收铝的制品。由于其中含有的杂质种类较多，必须限制其溶出物的杂质金属量，常见为锌、镉和砷。因此我国 1990 年规定，凡是回收铝，不得用来制作食具，如必须使用时，应仅供制作铲、瓢、勺，同时，必须符合 GB 11333（铝制食具容器卫生标准）。

③ 不锈钢：以控制铅、铬、镍、镉和砷为主要，按在 4％乙酸浸泡液中分别不高于 1.0mg/L、0.5mg/L、3.0mg/L 及 0.02mg/L、0.04mg/L。

④ 玻璃制品：玻璃制品原料为二氧化硅，毒性小，但应注意原料的纯度，至于在 4％乙酸中溶出的金属，主要为铅。而高档玻璃器皿（如高脚酒杯）制作时，常加入铅化合物，其数量可达玻璃重量的 30％，是较突出的卫生问题。

⑤ 包装纸：卫生问题有 4 个，即 a. 荧光增白剂；b. 废品纸的化学污染和微生物污染；c. 浸蜡包装纸中多环芳烃；d. 彩色或印刷图案中油墨的污染等，都必须加以严格控制管理。我国（1990）规定：a. 食品包装用原纸不得采用社会回收废纸用作原料，禁止添加荧光增白剂等有害助剂；b. 食品包装用原纸的印刷油墨、颜料应符合食品卫生要求，油墨、颜料不得印刷在接触食品面；c. 食品包装用石蜡应采用食品级石蜡，不得使用工业级石蜡。

（5）复合包装材料的卫生问题　主要卫生问题是黏合剂，黏合剂除可采用改性聚丙烯直接黏合外，有的多采用聚氨酯型黏合剂，它常含有甲苯、二异氰酸酯（TDI），蒸煮食物时，可以使 TDI 移入食品，TDI 水解可以产生具有致癌作用的 2,4-二氨基甲苯（TDA）。所以应控制 TDI 在黏合剂中的含量，按美国 FAO 认可 TDI 在食物中含量应小于 0.024mg/kg。我国规定由纸、塑料薄膜或铝箔黏合（黏合剂多采用聚氨酯和改性聚丙烯）复合而成的复合包装袋（蒸煮袋或普通复合袋）其 4％乙醇浸泡液中甲苯二胺应≤0.004mg/L。

（6）食品包装材料设备的卫生管理

① 包装材料必须符合国家标准中的有关卫生标准，并经检验合格方可出厂。

② 利用新原料生产接触食品包装材料新产品，在投产之前必须提供产品卫生评价所需的资料（包括配方、检验方法、毒理学安全评价、卫生标准等）和样品，按照规定的食品卫生标准审批程序报请审批，经审查同意后，方可投产。

③ 生产过程中必须严格执行生产工艺、建立健全产品卫生质量检验制度。产品必须有清晰完整的生产厂名、厂址、批号、生产日期的标识和产品卫生质量合格证。

④ 销售单位在采购时，要索取检验合格证或检验证书，凡不符合卫生标准的产品不得销售。食品生产经营者不得使用不符合标准的食品容器包装材料设备。

⑤ 食品容器包装材料设备在生产、运输、储存过程中，应防止有毒有害化学品的污染。

⑥ 食品卫生监督机构对生产经营与使用单位应加强经常性卫生监督，根据需要采取样品进行检验。对于违反管理办法者，应根据《中华人民共和国食品安全法》的有关规定追究法律责任。

三、放射性污染及其预防

1. 电离辐射的单位和天然放射性本底

电离辐射包括 α 射线、β 射线、γ 射线和 X 射线等。电离辐射的单位原常用厘米-克-秒（cgs）制，20 世纪 70 年代以后国际辐射单位测量委员会（ICRU）推荐使用国际制单位（SI）。另外，表示电离辐射的单位又有吸收剂量、剂量当量、放射性活度和照射量（暴露剂量）之分。电离辐射单位见表 3-1。

表 3-1　电离辐射单位

分　类	SI 单位	cgs 单位
吸收剂量	Gy(gray，戈瑞)	rad(拉德)
剂量当量	Sv(sievert，希沃特)	rem(雷姆)

分 类	SI 单位	cgs 单位
放射性活度	Bq(becquerel,贝可勒尔)	Ci(cueie,居里)
照射量	C(coulomb,库仑)	R(reentgen,伦琴)

各单位之间的换算关系（SI 单位和 cgs 单位）为：

$1Gy=1J/kg=100rad$　　　　　　　$1rad=0.01J/kg=1.14R$
$\quad=2.94\times10^{-2}C/kg$

$1Sv=1J/kg=100rem$　　　　　　$1rem=0.01J/kg$

$1Bq=1$ 衰变/秒$=2.7\times10^{-11}Ci$　　$1Ci=3.7\times10^{10}Bq$

$1R=2.58\times10^{-4}C/kg=0.877rad$　　$1C/kg=3877R=3400rad$

天然放射性本底是指自然界本身固有的，未受人类活动影响的电离辐射水平。它主要来源于宇宙线和环境中的放射性核素。

2. 食品中的天然放射性核素

由于生物体和其所处的外环境之间固有的物质交换过程，在绝大多数动植物性食品中都不同程度的含有天然放射性物质，亦、即食品的放射性本底。

自然界的放射性核素多属于铀、钍、锕三系，少量不属于三系如^{40}K、^{87}铷，此外，地壳中的一些元素，如^{14}C 和氚是宇宙线作用于大气中稳定性元素的原子核而产生的。这些天然放射性核素广泛分布于空气、土壤和水中，构成了自然界的天然辐射源。

3. 环境中人为的放射性核素污染及其向食品中的转移

食品可以吸附或吸收人为的放射性核素，使其放射性高于自然放射性本底，称为食品的放射性污染。

（1）环境中人为的放射性核素污染　环境中人为的放射性核素污染主要来源于以下几个方面：

① 核爆炸。

② 核废物的排放。

③ 意外事故。

（2）放射性核素向食品转移途径　环境中的放射性核素可通

过食物链向食品中转移，其主要的转移途径有：

① 向水生生物体内转移。

② 向植物转移。

③ 向动物转移。

（3）人为污染食品的放射性核素　人为污染的放射性核素主要有以下几种：^{131}I、^{90}Sr、^{89}Sr、^{137}Cs。

4. 食品放射性污染对人体的危害

食品放射性污染对人体的危害主要是由于摄入污染食品后放射性物质对人体内各种组织、器官和细胞产生的低剂量长期内照射效应。主要表现为对免疫系统、生殖系统的损伤和致癌、致畸、致突变作用。

5. 控制食品放射性污染的措施

预防食品放射性污染及其对人体危害的主要措施是加强对污染源的卫生防护和经常性的卫生监督。定期进行食品卫生监测，严格执行国家卫生标准，使食品中放射性物质的含量控制在允许的范围之内。

第二节　食品添加剂

食品添加剂指为改善食品品质和色、香、味以及防腐和加工工艺的需要，加入食品中的化学合成或天然物质。在我国"营养强化剂"也属于食品添加剂，营养强化剂是指"为增强营养成分而加入食品中的天然或人工合成的属于天然营养素范围的食品添加剂"。

我国 1990 年颁布的"食品添加剂分类和代码"，按其主要功能作用不同，其分类和代码分别为：酸度调节剂（01）、抗结剂（02）、消泡剂（03）、抗氧化剂（04）、漂白剂、膨松剂、胶姆糖基础剂、着色剂、护色剂、乳化剂、酶制剂、增味剂、面粉处理剂、被膜剂、水分保持剂、营养强化剂、防腐剂、稳定和凝固剂、甜味剂、增稠剂、其他共 21 类，另有食用香料、加工助剂。

食品添加剂的使用要求：

① 经过安全性毒理学评价证明在使用限量内长期使用对人体安全无害。

② 不影响食品感官理化性质，对食品营养成分不应有破坏作用。

③ 食品添加剂应有严格的卫生标准和质量标准，并经中华人民共和国卫生部正式批准、公布。

④ 食品添加剂在达到一定使用目的后，经加工、烹调或储存时，能被破坏或排除。

⑤ 不得使用食品添加剂掩盖食品的缺陷或作为伪造的手段。不得使用非定点生产厂、无生产许可证及污染或变质的食品添加剂。

⑥ 未经卫生部允许婴儿及儿童食品不得加入食品添加剂。

常见的食品添加剂介绍如下。

一、抗氧化剂

1. 抗氧化剂的作用机制

抗氧化剂的作用机制是比较复杂的，存在着多种可能性。如有的抗氧化剂是由于本身极易被氧化，首先与氧反应，从而保护了食品，如维生素 E。有的抗氧化剂可以放出氢离子将油脂在自动氧化过程中所产生的过氧化物分解破坏，使其不能形成醛或酮的产物如硫代二丙酸二月桂酯等。有些抗氧化剂可能与其所产生的过氧化物结合，形成氢过氧化物，使油脂氧化过程中断，从而组织氧化过程的进行，而本身则形成抗氧化剂自由基，但抗氧化剂自由基可形成稳定的二聚体，或与过氧化自由基 ROO·结合形成稳定的化合物，如 BHA、BHT、TBHQ、PG、茶多酚等。

2. 几种常用的脂溶性抗氧化剂

（1）BHA　丁基羟基茴香醚。因为加热后效果保持性好，在保存食品上有效，它是目前国际上广泛使用的抗氧化剂之一，也是我国常用的抗氧化剂之一。和其他抗氧化剂有协同作用，并与增效剂如枸橼酸等使用，其抗氧化效果更为显著。一般认为

BHA 毒性很小，较为安全。

（2）BHT　二丁基羟甲苯。与其他抗氧化剂相比，稳定性较高，耐热性好，在普通烹调温度下影响不大，抗氧化效果也好，用于长期保存的食品与焙烤食品很有效。是目前国际上特别是在水产加工方面广泛应用的廉价抗氧化剂。一般与 BHA 并用，并以枸橼酸或其他有机酸为增效剂。相对 BHA 来说，毒性稍高一些。

（3）PG　没食子酸丙酯。对热比较稳定。PG 对猪油的抗氧化作用较 BHA 和 BHT 强些。毒性较低。

（4）TBHQ　特丁基对苯二酚。是较新的一类酚类抗氧化剂，其抗氧化效果较好。

二、漂白剂

这类物质均能产生二氧化硫，二氧化硫遇水则形成亚硫酸。除具有漂白作用外，还具有防腐作用。此外，由于亚硫酸的强还原性，能消耗果蔬组织中的氧，抑制氧化酶的活性，可防止果蔬中的维生素 C 的氧化破坏。

亚硫酸盐在人体内可被代谢成为硫酸盐，通过解毒过程从尿中排出。亚硫酸盐这类化合物不适用于动物性食品，以免产生不愉快的气味。亚硫酸盐对维生素 B_1 有破坏作用，故维生素 B_1 含量较多的食品如肉类、谷物、乳制品及坚果类食品也不适合。因其能导致过敏反应而在美国等国家的使用受到严格限制。

三、着色剂

着色剂又称色素，是使食品着色后提高其感官性状的一类物质。食用色素按其性质和来源，可分为食用天然色素和食用合成色素两大类。

（1）食用天然色素　食用天然色素主要是由动植物组织中提取的色素，天然色素成分较为复杂，经过纯化后的天然色素，其作用也有可能和原来的不同。而且在精制的过程中，其化学结构也可能发生变化；此外，在加工的过程中，还有被污染的可能，故不能认为天然色素就一定是纯净无害的。

（2）食用合成色素　属于人工合成色素。食用合成色素的特点为：色彩鲜艳、性质稳定、着色力强、牢固度大、可取得任意色彩，加上成本低廉，使用方便。但合成色素大多数对人体有害。合成色素的毒性有的为本身的化学性能对人体有直接毒性；有的或在代谢过程中产生有害物质；在生产过程中还可能被砷、铅或其他有害化合物污染。

在我国，目前允许使用的合成色素有苋菜红、胭脂红、赤藓红（樱桃红）、新红、诱惑红、柠檬黄、日落黄、亮蓝、靛蓝和它们各自的铝色淀，以及合成的 β-胡萝卜素、叶绿素铜钠和二氧化钛。

合成食用色素同其他食品添加剂一样，为达到安全使用的目的，需进行严格的毒理学评价。

① 化学结构、理化性质、纯度、在食品中的存在形式以及降解过程和降解产物。

② 随同食品被机体吸收后，在组织器官内的潴留分布、代谢转变及其排泄状况。

③ 本身及其代谢产物在机体内引起的生物学变化，亦即对机体可能造成的毒害及其机制，包括急性毒性、慢性毒性、对生育繁殖的影响、胚胎毒性、致畸性、致突变性、致癌性、致敏性等。

四、护色剂

护色剂又称发色剂。在食品的加工过程中，为了改善或保护食品的色泽，除了使用色素直接对食品进行着色外，有时还需要添加适量的发色剂，使制品呈现良好的色泽。

1. 发色剂的发色原理和其他作用

（1）发色作用　为使肉制品呈鲜艳的红色，在加工过程中多添加硝酸盐（钠或钾）或亚硝酸盐。硝酸盐在细菌硝酸盐还原酶的作用下，还原成亚硝酸盐。亚硝酸盐在酸性条件下会生成亚硝酸。在常温下，也可分解产生亚硝基（NO），此时生成的亚硝基会很快地与肌红蛋白反应生成稳定的、鲜艳的、亮红色的亚硝化肌红蛋白。故使肉可保持稳定的色泽。

（2）抑菌作用　亚硝酸盐在肉制品中，对抑制微生物的增殖有一定的作用。

2. 发色剂的应用

亚硝酸盐是添加剂中急性毒性较强的物质之一，是一种剧毒药，可使正常的血红蛋白变成高铁血红蛋白，失去携带氧的能力，导致组织缺氧。其次，亚硝酸盐为亚硝基化合物的前体物，其致癌性引起了国际性的注意，因此各方面要求把硝酸盐和亚硝酸盐的添加量，在保证发色的情况下，限制在最低水平。

抗坏血酸与亚硝酸盐有高度亲和力，在体内能防止亚硝化作用，从而几乎能完全抑制亚硝基化合物的生成。所以在肉类腌制时添加适量的抗坏血酸，有可能防止生成致癌物质。

虽然硝酸盐和亚硝酸盐的使用受到了很大限制，但至今国内外仍在继续使用。其原因是亚硝酸盐对保持腌制肉制品的色、香、味有特殊作用，迄今未发现理想的替代物质。更重要的原因是亚硝酸盐对肉毒梭状芽孢杆菌有较强的抑制作用。我国对使用亚硝酸盐的食品及亚硝酸盐使用量和残留量有严格要求。

五、酶制剂

酶制剂指从生物（包括动物、植物、微生物）中提取的具有生物催化能力的物质。主要用于加速食品加工过程和提高食品产品质量。

我国允许使用的酶制剂有：木瓜蛋白酶，来自未成熟的木瓜的胶乳中提取；α-淀粉酶，多来自枯草杆菌；以及由米曲霉、枯草芽孢杆菌等所制得的蛋白酶等。

六、增味剂

增味剂是指为补充、增强、改进食品中的原有口味或滋味的物质。有的称为鲜味剂或品味剂。我国目前允许使用的增味剂有谷氨酸钠、5′-鸟苷酸二钠和 5′-肌苷酸二钠、5′-呈味核苷酸二钠、琥珀酸二钠和 L-丙氨酸。

谷氨酸钠为含有一分子结晶水的 L-谷氨酸一钠。易溶于水，在 150℃时失去结晶水，210℃时发生吡咯烷酮化，生成焦谷氨酸，270℃左右时则分解。对光稳定，在碱性条件下加热发生消旋作用，呈味力降低。在 pH5 以下的酸性条件下加热时易可发生吡咯烷酮化，变成焦谷氨酸，呈味力降低。在中性时加热则很少发生变化。

谷氨酸属于低毒物质。在一般用量条件下不存在毒性问题，而核苷酸系列的增味剂均广泛地存在于各种食品中，不需要特殊规定。

近年来，已开发了许多肉类提取物、酵母抽提物、水解动物蛋白和水解植物蛋白等。

七、防腐剂

防腐剂是指能抑制食品中微生物的繁殖，防止食品腐败变质，延长食品保存期的物质。防腐剂一般分为酸型防腐剂、酯型防腐剂和生物型防腐剂。

1. 酸型防腐剂

常用的有苯甲酸、山梨酸和丙酸（及其盐类）。这类防腐剂的抑菌效果主要取决于它们未解离的酸分子，其效力随 pH 而定，酸性越大，效果越好，在碱性环境中几乎无效。

（1）苯甲酸及其钠盐　苯甲酸又名安息香酸。由于其在水中溶解度低，故多使用其钠盐。成本低廉。苯甲酸进入机体后，大部分在 9～15h 内与甘氨酸化合成马尿酸而从尿中排出，剩余部分与葡萄糖醛酸结合而解毒。

（2）山梨酸及其盐类　又名花楸酸。由于在水中的溶解度有限，故常使用其钾盐。山梨酸是一种不饱和脂肪酸，可参与机体的正常代谢过程，并被同化产生二氧化碳和水，故山梨酸可被看成是食品的成分，按照目前的资料可以认为对人体是无害的。

（3）丙酸及其盐类　抑菌作用较弱，使用量较高。常用于面包糕点类，价格也较低廉。丙酸及其盐类，其毒性低，可认为是食品的正常成分，也是人体内代谢的正常中间产物。

（4）脱氢醋酸及其钠盐　为广谱防腐剂，特别是对霉菌和酵母的抑菌能力较强，为苯甲酸钠的 2～10 倍。本品能迅速被人体吸收，并分布于血液和许多组织中。但有抑制体内多种氧化酶的作用，其安全性受到怀疑，故已逐步被山梨酸所取代，其 ADI 值尚未规定。

2. 酯型防腐剂

酯型防腐剂包括对羟基苯甲酸酯类（有甲、乙、丙、异丙、丁、异丁、庚等）。成本较高。对霉菌、酵母与细菌有着广泛的抗菌作用。对霉菌和酵母的作用较强，但对细菌特别是革兰阴性杆菌及乳酸菌的作用较差。作用机制为抑制微生物细胞呼吸酶和电子传递酶系的活性，以及破坏微生物的细胞膜结构。其抑菌的能力随烷基链的增长而增强；溶解度随酯基碳链长度的增加而下降，但毒性则相反。但对羟基苯甲酸乙酯和丙酯复配使用可增加其溶解度，且有增效作用。在胃肠道内能迅速完全吸收，并水解成对羟基苯甲酸而从尿中排出，不在体内蓄积。我国目前仅限于应用丙酯和乙酯。

3. 生物型防腐剂

生物型防腐剂主要是乳酸链球菌素。乳酸链球菌素是乳酸链球菌属微生物的代谢产物，可用乳酸链球菌发酵提取而得。乳酸链球菌素的优点是在人体的消化道内可为蛋白水解酶所降解，因而不以原有的形式被吸收入体内，是一种比较安全的防腐剂。不会像抗生素那样改变肠道正常菌群，以及引起常用其他抗生素的耐药性，更不会与其他抗生素出现交叉抗性。

其他防腐剂包括双乙酸钠，既是一种防腐剂，也是一种螯合剂。对谷类和豆制品有防止霉菌繁殖的作用。仲丁胺，本品不应添加于加工食品中，只在水果、蔬菜储存期防腐使用。市售的保鲜剂如克霉灵、保果灵等均是以仲丁胺为有效成分的制剂。二氧化碳，二氧化碳分压的增高，影响需氧微生物对氧的利用，能终止各种微生物呼吸代谢，如食品中存在着大量二氧化碳可改变食品表面的 pH，而使微生物失去生存的必要条件。但二氧化碳只能抑制微生物生长，而不能杀死微生物。

八、甜味剂

甜叶剂是指赋予食品甜味的食品添加剂。按来源可分为：

① 天然甜味剂，又分为糖醇类和非糖类。其中糖醇类有：木糖醇、山梨糖醇、甘露糖醇、乳糖醇、麦芽糖醇、异麦芽糖醇、赤藓糖醇；非糖类包括：甜菊糖苷、甘草、奇异果素、罗汉果素、索马甜。

② 人工合成甜味剂，其中磺胺类有：糖精、环己基氨基磺酸钠、乙酰磺胺酸钾。二肽类有：L-天冬氨酰-L-苯丙氨酸甲酯（又名阿斯巴甜）、L-α-天冬氨酰-N-(2,2,4,4-四甲基-3-硫化三亚甲基)-D-丙氨酰胺（又称阿力甜）。蔗糖的衍生物有：三氯蔗糖、异麦芽酮糖醇（又称帕拉金糖）、新糖（果糖低聚糖）。

此外，按营养价值可分为营养性和非营养性甜味剂，如蔗糖、葡萄糖、果糖等也是天然甜味剂。由于这些糖类除赋予食品以甜味外，还是重要的营养素，供给人体以热能，通常被视作食品原料，一般不作为食品添加剂加以控制。

（1）糖精　学名为邻磺酰苯甲酰，是世界各国广泛使用的一种人工合成甜味剂，价格低廉，甜度大，其甜度相当于蔗糖的 $300 \sim 500$ 倍，由于糖精在水中的溶解度低，故我国添加剂标准中规定使用其钠盐（糖精钠），量大时呈现苦味。一般认为糖精钠在体内不被分解，不被利用，大部分从尿排出而不损害肾功能。不改变体内酶系统的活性。全世界广泛使用糖精数十年，尚未发现对人体的毒害作用。

（2）环己基氨基磺酸钠（甜蜜素）　1958 年在美国被列为"一般认为是安全物质"而广泛使用，但在 20 世纪 70 年代曾报道本品对动物有致癌作用，1982 年的 FAO/WHO 报告证明无致癌性。美国 FDA 长期实验于 1984 年宣布无致癌性。但美国国家科学研究委员会和国家科学院仍认为其有促癌和可能致癌作用。故在美国至今仍属于禁用于食品的物质。

（3）阿斯巴甜 其甜度为蔗糖的 100～200 倍，味感接近于蔗糖。是一种二肽衍生物，食用后在体内分解成相应的氨基酸。我国规定可用于罐头食品外的其他食品，其用量按生产需要适量使用。

此外，也发现了许多含有天冬氨酸的二肽衍生物，如阿力甜，亦属于氨基酸甜味剂，属于天然原料合成，甜度高。

（4）乙酰磺胺酸钾 本品对光、热（225℃）均稳定，甜感持续时间长，吸收后迅速从尿中排除，不在体内蓄积，与天冬氨酰甲酯 1∶1 合用，有明显的增效作用。

（5）糖醇类甜味剂 糖醇类甜味剂属于一类天然甜味剂，其甜味与蔗糖近似，多系低热能的甜味剂。品种很多，如山梨醇、木糖醇、甘露醇和麦芽糖醇等，有的存在于天然食品中，多数的通过将相应的糖氢化所得。而其前体物则来自天然食品。由于糖醇类甜味剂升血糖生成指数低，也不产酸，故多用作糖尿病、肥胖病患者的甜味剂和具有防止龋齿的作用。该类物质多数具有一定的吸水性，对改善脱水食品复水性、控制结晶、降低水分活性均有一定的作用。但由于糖醇的吸收率较低，尤其是木糖醇，在大量食用时有一定的导致腹泻的能力。

（6）甜叶菊苷 为甜叶菊中所含的一种强甜味成分，是一种含二萜烯的糖苷。甜度约为蔗糖的 300 倍。但甜叶菊苷的口感差，有甘草味，浓度高时有苦味，因此往往与蔗糖、果糖、葡萄糖等混用，并与枸橼酸、苹果酸等合用以减弱苦味或通过果糖基转移酶或 α-葡萄糖基转移酶使之改变结构而矫正其缺点。国外曾对其做过大量的毒性实验，均未显示毒性作用。此外，可由甘草、罗汉果、索马甜等中提取天然甜味剂。

第三节 各类食品的卫生及管理

一、粮豆的卫生及管理

1. 粮豆的主要卫生问题

（1）霉菌和霉菌毒素的污染 粮豆在农田生长期及收获、贮存过程中的各个环节均可受到霉菌的污染。常见的霉菌有曲霉、青霉、毛霉、根霉和镰刀菌等。

（2）农药残留　粮豆中的农药来自直接喷洒施用和污染环境中的农药通过水、空气和土壤途径再进入粮豆作物。

（3）有害毒物的污染　用工业废水和生活污水对农田和菜地进行灌溉时，其中可能含有的汞、镉、砷、铅、铬、酚和氰化物等，容易对粮豆作物造成污染。

（4）仓储害虫　我国常见的害虫主要是甲虫、螨虫及蛾类。

（5）其他污染　包括无机夹杂物和有毒植物种子的污染，前者如砂石、泥土、金属等，后者有麦角、毒麦、曼陀罗子、苍耳子等。

2. 粮豆的卫生管理

（1）粮豆的安全水分　为防止霉菌和仓储害虫生长繁殖，应将粮谷类水分控制在 $12\%\sim14\%$，豆类水分控制在 $10\%\sim13\%$。

（2）仓库的卫生要求　仓库的建筑结构、内部温度、湿度以及防虫熏蒸剂的使用，均应严格执行粮库的有关卫生管理要求。

（3）粮豆运输、销售的卫生要求　粮豆运输时，铁路、交通、粮食部门要认真执行各项规章制度，防止意外污染。

（4）防止农药和有害金属的污染　必须严格遵守《农药安全使用规定》、《农药安全使用标准》、《农田灌溉水质标准》及有关食品辐照的卫生标准，并做到定期检测。

（5）防止无机夹杂物和有毒种子的污染　在粮豆的选种、农田管理、收获、加工过程中，防止无机夹杂物和有毒种子对粮豆造成污染。

二、蔬菜、水果的卫生及管理

1. 蔬菜、水果的主要卫生问题

（1）人畜粪便对蔬菜、水果的污染　主要污染物为肠道致病菌和寄生虫卵。

（2）有害化学物质的污染　主要是农药、酚、砷和有害金属、亚硝酸盐的污染。

2. 蔬菜、水果的卫生管理

（1）防止肠道致病菌和寄生虫卵的污染　人畜粪便应经无害化处理再使用；用生活污水灌溉前，应先沉淀去除寄生虫卵；生食蔬菜、水果时应清洗干净，有的需要消毒。

（2）施用农药的卫生要求　严格执行有关农药安全使用的各项规定；不准使用高毒农药。

蔬菜、水果贮藏的卫生要求为：一般保存蔬菜、水果的适宜温度是 0℃ 左右。对洋葱、土豆、苹果、草莓等可用 $^{60}Co\text{-}\gamma$ 射线辐照，以延长保藏期。

三、畜肉的卫生及管理

1. 肉的腐败变质

畜肉从新鲜到腐败变质需要经过僵直、后熟、自溶和腐败四个过程。畜肉后熟：牲畜刚刚宰杀后，其肉质呈弱碱性（pH 7.0~7.4），肌肉中糖原和含磷有机化合物在组织酶的作用下，分解为乳酸和游离磷酸，食肉的酸度增加，当 pH 为 5.4 时，达到肌凝蛋白等电点，肌凝蛋白开始凝固，使肌纤维硬化而出现僵直。此时肉的味道较差，有不愉快气味，肉汤浑浊，不鲜不香。此后，肉内糖原分解酶继续活动，pH 值进一步下降，肌肉结缔组织变软，具有一定弹性，肉松软多汁，味美芳香，表面因蛋白凝固而形成有光泽的膜，有阻止微生物侵入内部的作用，这个过程称为畜肉后熟，俗称排酸。肉中组织酶催化蛋白质、脂肪的分解即为自溶，这为细菌的侵入繁殖创造了条件，肉在细菌的酶作用下，发生腐败变质。不适当的加工和保藏条件也会促进肉类腐败变质。

根据兽医卫生检验，可将肉品质量分为三类：a. 良质肉：指健康畜肉，其食用不受限制；b. 条件可食肉：指必须经过高温、冷冻或其他有效方法处理，达到卫生要求，食后对人无害的肉；c. 废弃肉：指患炭疽、鼻疽等烈性传染病牲畜的肉尸、死因不明的死畜肉、严重腐败变质的肉等，对这类肉应进行销毁或化制，不准食用。

2. 情况不明死畜肉的处理

死畜肉可来自病死、中毒和外伤等急性死亡。对这些肉应特别注意，必须在确定死亡原因后才考虑采取何种处理方法。对无法查明死亡原因的死畜肉，一律不准食用。

3. 肉制品的卫生

肉制品加工时，必须保证原料肉的卫生质量；使用硝酸盐或亚硝酸盐等食品添加剂时，必须符合国家卫生标准的要求。

4. 肉类生产加工、运输及销售的卫生要求

（1）屠宰场的卫生要求　认真执行我国《肉类加工厂卫生规范》。

（2）屠宰的卫生要求　屠宰前应给牲畜停食 12～14h，宰前 3h 要充分喂水，以防止屠宰时牲畜胃肠内容物污染肉尸。我国对生猪实行定点屠宰、集中检疫、统一纳税、分散经营的制度。

（3）运输、销售的卫生要求　运输新鲜肉和冻肉应有密闭冷藏车；熟肉制品必须有盒包装；各类肉品不得同车运输、混合堆放。

四、禽肉、禽蛋的卫生及管理

1. 禽肉

禽肉污染沙门菌、金黄色葡萄球菌和其他致病菌后，如在食用前未充分加热，可引起食物中毒。禽肉如污染能在低温下生长繁殖的假单胞菌等，可引起禽肉的感官改变甚至腐败变质。

2. 禽蛋

鲜蛋内的微生物或来自卵巢、生殖腔，或来自不洁产蛋场所及运输、销售环节。微生物可通过蛋壳进入蛋内生长繁殖，导致腐败变质。对鲜蛋要在低温下保藏。制作蛋制品应用新鲜蛋。

五、鱼类食品的卫生及管理

1. 鱼类食品的主要卫生问题

（1）腐败变质　鱼死后的组织变化与畜肉相似，但其僵直持续时间较短，更容易发生腐败变质。

（2）鱼类食品的污染　鱼类体内重金属、农药和病原微生物的污染状况，与鱼类生长水域的污染程度有关。

2. 鱼类食品的卫生管理

（1）鱼类保鲜　在 10℃ 左右可冷藏 5～15 天；在 －25℃ 以下冷冻，可保鲜 6～9 个月。

（2）运输、销售的卫生要求　运输鱼的船（车）应保持清洁，尽量用冷冻船（车）调运。

六、奶类的卫生及管理

1. 奶的腐败变质

奶中营养成分丰富，挤奶过程中污染的微生物容易生长繁殖，引起奶的腐败变质。

2. 病畜奶的处理

当奶牛患有结核、布氏杆菌病、口蹄疫、乳腺炎等疾病时，其致病菌可通过乳腺排出污染到奶中，因此必须给予相应的消毒卫生处理，或限于食品工业用，或废弃。

3. 奶的生产卫生

乳品厂的厂房设计和设备的卫生应符合乳品厂卫生规范的要求；挤奶应按操作规程进行；对牛奶要做净化处理，除去草屑、牛毛、乳块等非溶解性杂质；对牛奶消毒的目的是杀灭致病菌和多数繁殖型微生物。巴氏消毒法：有两种方法，一是低温长时间巴氏消毒法，即将牛奶加热到 62.8℃，保持 30min。二是高温短时间巴氏消毒法，即将牛奶加热到 71.7℃，保持 15s 或在 80～85℃ 加热 10～15s。超高温瞬间灭菌法：将牛奶加热到 137.8℃，保持 2s。蒸汽消毒法：将瓶装生奶放置蒸汽箱或蒸笼中，加热至蒸汽上升维持 10min，此时奶温可达到 85℃，营养素损失也小，适合于在无巴氏消毒设备的条件下使用。

4. 奶的贮运卫生

奶的贮存和运输均应保持低温。

5. 奶及奶制品的卫生要求

消毒牛奶的卫生质量介绍如下。

（1）感官指标　为乳白色均匀液体，无沉淀、无凝块、无机械杂质、无黏稠和浓厚现象，具有牛奶固有的纯香味，无异味。

（2）理化指标　包括密度、酸度、脂肪、全乳固体、杂质、汞、六六六、滴滴涕、黄曲霉毒素含量等标准值。

（3）微生物指标　包括菌落总数和大肠菌群近似值，但不得检出致病菌。

6. 奶制品的卫生质量

奶制品主要有全脂奶粉、甜炼乳、酸牛奶和奶油等，每一种都有相应的感官、理化、微生物指标。

七、冷饮食品的卫生及管理

冷饮食品指冷冻饮品和饮料。冷冻饮品包括冰激凌、冰棍、雪糕和食用冰。液态饮料包括碳酸饮料、果（蔬）汁饮料、含乳饮料、植物蛋白饮料、瓶装饮用水等。固态饮料包括果味粉、咖啡、麦乳精等。

1. 冷饮食品原料的卫生

（1）冷饮食品用水　加工冷饮食品用水最好为自来水或深井水，若用地面水，需经过处理，并达到生活饮用水质量标准。加工工艺要求水的硬度不宜过大，以免出现沉淀物。

（2）原辅材料　加工配料中的甜味料、乳、蛋、果蔬汁、酒精以及碳酸饮料所用二氧化碳等，均应符合国家卫生标准。

（3）食品添加剂　冷饮食品的加工需使用多种食品添加剂，要求严格按照《食品添加剂使用卫生标准》的规定使用。

2. 冷饮食品加工过程的卫生要求

（1）液体饮料

① 水处理：水质好坏直接影响饮料质量和风味，水处理是饮料工业的重要工艺过程。一般用活性炭吸附和砂滤棒过滤法去除水中悬浮性杂质。去除水中溶解性杂质的最常用方法为电渗析法和反渗透法。评价水纯度的简便而实用的指标是电导率，电导率越低，说明水中杂质越少，纯度越高。

② 包装容器：饮料的包装容器很多，其材料应无毒无害、

耐酸、耐碱、耐高温、耐老化。使用前必须经过消毒、清洗。

③ 杀菌：根据产品的性质可选用不同的杀菌方法，如巴氏消毒法、加压蒸汽杀菌法、紫外线杀菌法、臭氧杀菌法。

④ 灌装：灌装设备、管道、冷却器等最好用食用级不锈钢、塑料、橡胶和玻璃材料。使用前必须彻底消毒、清洗。

（2）冷冻饮品　由于冷冻饮品原料中的乳、蛋、果汁通常带有大量微生物，所以，在原料配制后对其进行杀菌与冷却是保证产品卫生的关键。冰糕、冰棍的棍棒应完整、无断裂，使用前需消毒、清洗。包装时不得用手直接接触冰体。

（3）固体饮料　固体饮料由于水分含量少，密封包装，不易滋生微生物，需严格控制水分含量，要求不得大于4%，并重点注意化学性污染和金属污染的问题。

3. 冷饮食品的卫生管理

对冷饮食品进行卫生管理的内容主要有以下几方面。

（1）对生产企业实行卫生许可证制度，经检查、审批合格后方可允许生产。

（2）对冷饮食品从业人员每年进行一次健康检查，凡患痢疾、伤寒、病毒性肝炎和病原体携带者，活动性肺结核、化脓性或渗出性皮肤病者，均不得直接参与饮食业的生产和销售。

（3）冷饮食品生产单位应远离污染源，其厂房建筑、设备等均应符合卫生要求。

（4）生产企业自身应有相应的产品质量和卫生检验能力。

（5）产品包装要完整严密，做到食品不外露。

八、酒类的卫生及管理

1. 蒸馏酒

蒸馏酒指以粮食、薯类和糖蜜为主要原料，在固态或液态下经糊化、糖化、发酵和蒸馏而成的酒，通称为白酒。

（1）蒸馏酒的卫生问题

① 原料的卫生：酿酒所用高粱、大米、玉米和小麦的质量均应符合国家《粮食卫生标准》的有关规定；发酵所用纯菌种应

防止退化、变异和污染。

② 蒸馏酒中可能存在的有害物质

a. 甲醇：酒中甲醇来自原粮中的果胶，果胶主要存在于植物的果皮、种皮、块茎等细胞间质，它在果胶酶或酸、碱的作用下，分解为果胶酸和甲醇。果胶酶主要存在于糖化发酵剂黑曲霉和其他曲霉中。

甲醇对机体组织细胞有直接毒害作用，眼睛视神经对其毒性尤为敏感。急性中毒的临床表现为头痛、恶心呕吐、胃痛和视物模糊，严重者可出现呼吸困难、低钾血症、昏迷，甚至死亡。经抢救康复者均遗留程度不同的视力障碍。

b. 杂醇油：杂醇油是比乙醇碳链长的多种高级醇的统称，包括正丙醇、异丁醇、异戊醇等，其中后者含量较高，它们是原料中蛋白质和糖类分解的产物。杂醇油在体内氧化分解缓慢，可使神经系统充血，含量高的酒常造成饮用者头痛和大醉。

其他有害物质尚有醛类、氰化物、铅和锰。国家对上述有害物质均规定了限量标准。

（2）蒸馏酒的卫生管理　蒸馏酒的卫生管理包括原料、设备、容器、制酒工艺等方面。

2. 发酵酒

发酵酒指以含糖和淀粉的原料，经糖化和发酵，但不需蒸馏而成的酒，包括啤酒、黄酒和果酒等。发酵酒的卫生问题有以下四方面。

（1）N-二甲基亚硝胺　N-二甲基亚硝胺是啤酒的主要卫生问题之一，其来源为大麦芽的直接烘干。目前我国多采用发芽、干燥两用箱，以热空气进行干燥，不再直接烘干，明显减少了N-二甲基亚硝胺的产生。

（2）黄曲霉毒素 B_1　主要来自于受黄曲霉毒素污染的原料，因此保证原料的质量具有十分重要的意义。

（3）二氧化硫残留　在果酒的生产中，果汁在进入主发酵之前需加入适量的二氧化硫，以起到杀菌、澄清、增酸和护色的作用。若使用量不当或发酵时间过短，就可以造成残留。

（4）微生物污染　发酵酒乙醇含量低，较容易受到微生物污染。我国规定了发酵酒的微生物指标。

3. 配制酒

配制酒指以发酵酒和蒸馏酒为酒基，经添加可食用的辅料配制而成（也称露酒）。配制酒的酒基和辅料（包括水果、水果汁、食用糖、食用香精和色素）必须符合相关卫生标准。

九、食用油脂的卫生及管理

1. 油脂加工方法

（1）压榨法　压榨法通常用于植物油的制取，工艺上分为热榨和冷榨。

（2）浸出法　浸出法是利用适当的有机溶剂将植物种子中的油脂分离出来，然后经蒸馏脱溶回收溶剂，同时获取毛油。

（3）水化法　水化法仅用于香油的制取，即将焙炒的芝麻经研磨后加水使油脂从基质中分离出来。

2. 油脂酸败及预防

（1）油脂酸败的原因　脂肪酸败与紫外线、氧、油脂中水分和组织残渣、微生物污染等因素有关，也与油脂本身的不饱和程度有关。铜、铁、锰可促进脂肪酸的氧化过程。不饱和脂肪酸碳链断裂生成的醛、酮类化合物和低级脂肪酸及酮酸，使油脂带有强烈的刺激性臭味。油脂由于含有杂质或在不适宜条件下久藏而发生的一系列化学变化和感官性状恶化，称之为油脂酸败。

（2）反映油脂酸败的常用指标　反映油脂酸败的常用指标主要有酸价、过氧化值、羰基价、丙二醛含量。油脂酸价指中和1g 油脂中游离脂肪酸所需的氢氧化钾质量（mgKOH/g）。过氧化值指油脂中不饱和脂肪酸被氧化形成的过氧化物的含量，一般以 1kg 油脂使碘化钾析出碘的 meq 数表示（meq/kg）。

3. 防止油脂酸败的措施

防止油脂酸败具有重要的卫生学意义，防止措施包括以下三方面。

（1）确保油脂纯度　不论采取何种制油方法生产的毛油，都必须经过水化、碱炼或精炼，必须去除动、植物残渣，并严格控制含水量，使其低于 0.2%。

（2）创造适宜贮存条件，防止油脂自动氧化　应将油脂贮存于密封、隔氧、避光的环境中。

（3）应用优质抗氧化剂　常用的抗氧化剂有丁基羟基茴香醚、二丁基羟基甲苯和没食子酸丙酯。枸橼酸、磷酸和对酚类抗氧化剂如维生素 E 与以上抗氧化剂具有协同作用。

4. 油脂污染和天然存在的有害物质

（1）黄曲霉毒素　油脂中黄曲霉毒素全部来源于油料种子，其中花生极易受到黄曲霉污染。

（2）多环芳烃类化合物　油脂中多环芳烃类化合物的污染来源有以下四个方面：

① 作物生长期的工业降尘。

② 油料种子的直火烟熏烘干。

③ 压榨法的润滑油混入或浸出法的溶剂有残留。

④ 反复使用的油脂在高温下热聚。

（3）棉酚　棉酚是棉籽色素腺体中的有毒物质包括游离棉酚、棉酚紫和棉酚绿三种。长期食用生棉籽油可引起慢性中毒，其临床特征为皮肤灼热、无汗、头晕、心慌、无力及低钾血症等。此外，棉酚还可导致性功能减退及不育症。采用热榨法和碱炼或精炼工艺可降低棉籽油中游离棉酚的含量。

（4）芥子苷　芥子苷在油菜籽中含量较多，它在植物组织中葡萄糖硫苷酶的作用下，分解为硫氰酸酯、异硫氰酸酯和腈。硫氰化物可阻断甲状腺对碘的吸收，有致甲状腺肿的作用。

（5）芥酸　芥酸是一种二十二碳不饱和脂肪酸，在菜籽油中含量较高。它可使动物心肌中脂肪聚积，心肌单核细胞浸润，并导致心肌纤维化，另外，可引起动物生长发育障碍和生殖功能下降。

十、罐头食品的卫生及管理

1. 罐头食品生产的卫生

为保证罐头食品生产的卫生，要求做到以下几方面。

（1）盛放罐头的金属罐、玻璃罐和塑料金属复合膜，均应符合食品包装容器的卫生要求；金属罐内壁必须涂膜，玻璃罐和塑料金属复合膜在使用前必须清洗、消毒和沥干。

（2）所有食品原料如果蔬类、畜禽肉类和生产用水均应符合相应的质量标准。

（3）装罐、排气和密封应连续进行，尽量缩短工艺流程，以减少微生物污染和繁殖机会。密封后应迅速进入杀菌程序。

（4）杀菌的目的是杀灭食品中的致病微生物和在常温下能在其中繁殖的非致病微生物，以保证产品的耐保藏性，杀菌时应严格执行杀菌公式。杀菌后必须快速冷却，以防止嗜热芽孢菌发育和繁殖。

（5）对成品罐头应进行7天保温试验和实验室检验。

2. 罐头食品的卫生学鉴定及处理

罐头食品的卫生学鉴定内容包括以下几方面。

（1）锈听　对严重锈听需进行减压或加压试漏，如认定锈听应当销毁。

（2）胖听　罐头的一端或两端凸出，叩击呈空虚鼓音称为胖听。胖听分为物理性胖听、化学性胖听和生物性胖听，后者系杀菌不彻底所致，此种罐头禁止食用。

（3）变色、变味　若罐头出现变味、汤汁浑浊、肉质液化，应禁止食用。

（4）平酸腐败　罐头内容物酸度增加，而外观完全正常。此种腐败变质又可由分解碳水化合物、产酸不产气的微生物（平酸菌）引起。低酸性罐头的典型平酸菌为嗜热脂肪芽孢杆菌，而酸性罐头主要为嗜热凝结芽孢杆菌。对平酸腐败的罐头应销毁，禁止食用。

第四节 食物中毒及其预防

一、食源性疾病

1. 食源性疾病的概念

WHO 的定义为食源性疾病是指通过设施进入人体内的各种致病因子引起的、通常具有感染性质或中毒性质的一类疾病。

2. 食源性疾病的病原物

食源性疾病的病原物可概括为生物性病原物、化学性病原物和物理性病原物三大类。

3. 食源性疾病的范畴

（1）分类　有人将食源性疾病分为三类：内因性食源性疾病、外因性食源性疾病和诱发性食源性疾病。

（2）范畴　食源性疾病包括最常见的食物中毒、食源性肠道传染病、食源性寄生虫病，食源性变态反应性疾病、暴饮暴食引起的急性胃肠炎、酒精中毒，以及由食物中有毒、有害污染物引起的中毒性疾病。

4. 食源性疾病的预防

（1）在食品生产、加工、销售、贮存各个环节防止污染。

（2）严格健康查体和上岗制度，提高食品从业人员的食品卫生知识。

（3）进行广泛的食品卫生知识宣传教育工作，增强消费者的自我保护意识。

二、食物中毒

1. 食物中毒的概念

（1）食物中毒的定义　食物中毒是指摄入含有有毒有害物质的食品，或把有毒有害物质当作食品摄入后所出现的非传染性急性、亚急性疾病。

（2）食物中毒的发病特点

① 食物中毒的发生与摄取某种食物有关。

② 发病潜伏期短，来势急剧，呈暴发性。

③ 所有中毒患者的临床表现基本相似。

④ 一般无人与人之间的直接传染。

2. 食物中毒的流行病学特点

表现为原因分布、食品种类分布、季节性和地区性分布方面的特点。

三、细菌性食物中毒

1. 概述

细菌性食物中毒系指由于进食被细菌或细菌性食物中毒菌素所污染的食物而引起的急性中毒性疾病。其中前者亦称感染性食物中毒，病原体有沙门菌、副溶血性弧菌（嗜盐菌）、大肠杆菌、变形杆菌等；后者则称毒素性食物中毒，由进食含有葡萄球菌、产气荚膜杆菌及肉毒杆菌等细菌毒素的食物所致。

（1）分类　细菌性食物中毒按发病机制可分为三型。

① 感染型中毒：细菌在食品中大量繁殖，摄取了这种带有大量活菌的食品，肠道黏膜受病毒感染而发病。沙门菌、副溶血性弧菌、变形杆菌、致病性大肠杆菌等皆可引起此型。

② 毒素型中毒：由细菌在食品中繁殖时产生的毒素引起的中毒，摄入的食品中可以没有原来产毒的活菌。如肉毒素中毒、葡萄球菌肠毒素中毒。

③ 过敏型中毒：由于细菌的作用，食品中产生大量的有毒胺（如组胺）而使人产生过敏样症状的食物中毒，引起此型中毒的食品为不新鲜或腐败的鱼。含组胺较多的鱼为鲭科的鲐鱼、金枪鱼科的金枪鱼、扁舵鲣、鲔鱼和鲱科的沙丁鱼。这些鱼青皮红肉，即鱼皮为黑青色，而肉色较红，因其中血管系统较发达，含血红蛋白较多。引起此型中毒的细菌是含组氨酸脱羧酶的细菌，其中酶活性最强的为摩根变形杆菌、组胺无色杆菌和溶血性大肠杆菌。

细菌性食物中毒可按致病菌分类，分为沙门菌食物中毒、副溶血性弧菌食物中毒、肉毒梭状芽孢杆菌食物中毒等。临床上可分为胃肠型食物中毒与神经型食物中毒两大类。

（2）临床特征

① 在集体用膳单位常呈暴发起病，发病者与食入同一污染食物有明显关系。

② 潜伏期短，突然发病，临床表现以急性胃肠炎为主，肉毒中毒则以眼肌、咽肌瘫痪为主。

③ 病程较短，多数在2～3日内自愈。

④ 多发生于夏秋季；根据临床表现的不同，分为胃肠型食物中毒和神经型食物中毒。

（3）细菌性食物中毒主要常见原因

① 生熟交叉污染：如熟食品被生的食品原料污染，或被与生的食品原料接触过的表面（如容器、手、操作台等）污染，或接触熟食品的容器、手、操作台等被生的食品原料污染。

② 食品贮存不当：如熟食品在10～60℃之间的温度条件下存放时间应小于2h，长时间存放就容易引起变质。另外把易腐原料、半成品食品在不适的温度下长时间贮存也可能导致食物中毒。

③ 食品未烧熟煮透：如食品烧制时间不足、烹调前未彻底解冻等原因，使食品加工时中心部位的温度未达到70℃。

④ 从业人员带菌污染食品：从业人员患有传染病或是带菌者，操作时通过手部接触等方式污染食品。

此外，经长时间贮存的食品食用前未彻底再加热，中心部位温度不到70℃以上及进食未经加热处理的生食品也是细菌性食物中毒的常见原因。

2. 沙门菌食物中毒

（1）病原　引起沙门菌食物中毒的常见沙门菌为B组中的鼠伤寒沙门菌、C组中的猪霍乱沙门菌、D组中的肠炎沙门菌。

（2）流行病学特点

① 引起中毒的食品主要为动物性食品。

② 食物中沙门菌来源于家畜、家禽的生前感染和屠宰后的污染。

③ 多发于夏、秋季节，即 5~10 月。

（3）发病机制　活菌感染型中毒，或肠毒素型中毒。

（4）临床表现　前驱症状有寒战、头晕、头痛、食欲缺乏。主要症状为恶心、呕吐、腹痛、腹泻及高热。

（5）诊断和治疗　依据流行病学调查资料、患者临床表现、实验室细菌学检验和血清学鉴定，可对中毒作出诊断。治疗以对症处理为主。

（6）预防措施

① 防止食品被沙门菌污染。

② 低温储存食品，控制沙门菌繁殖。

③ 在食用前彻底加热以杀灭病原菌。

3. 葡萄球菌食物中毒

（1）病原　主要是金黄色葡萄球菌产生的肠毒素污染食品而引起中毒。

（2）流行病学特点

① 多见于夏秋季节。

② 引起中毒的食品种类很多，以奶及其制品最为常见。

（3）发病机制　肠毒素到达中枢神经系统，刺激呕吐中枢引起呕吐。

（4）临床表现　主要症状为恶心、剧烈而频繁地呕吐，同时伴有上腹部剧烈的疼痛。腹泻为水样便。体温一般正常。

（5）诊断与治疗　依据流行病学特点、临床表现和实验室毒素鉴定可作出诊断。治疗以急救处理为原则，一般不用抗生素。

（6）预防措施　防止食品被金黄色葡萄球菌污染，在低温、通风良好条件下贮藏食品，防止细菌繁殖及产生毒素。

4. 副溶血性弧菌食物中毒

（1）病原　副溶血性弧菌是一种嗜盐性细菌，可产生耐热性溶血毒素。

（2）流行病学特点　引起中毒的食品主要是海产食品和盐渍食品，中毒多发生于7～9月，以沿海地区多见。

（3）发病机制　活菌感染型中毒和细菌毒素型中毒。

（4）临床表现　主要症状为上腹部阵发性绞痛，继而腹泻，可出现息肉水样血水便。多数患者在腹泻后出现恶心、呕吐。

（5）诊断和治疗　依据流行病学特点、临床表现和细菌学检验可确定诊断。以对症治疗为主。

（6）预防措施　防止细菌污染、控制细菌繁殖、加热杀灭病原体。

5. 变形杆菌食物中毒

（1）病原　引起变形杆菌食物中毒的变形杆菌主要是普通变形杆菌和奇异变形杆菌。变形杆菌不耐热，可产生具有抗原性的肠毒素。

（2）流行病学特点　引起中毒的食品主要是动物性食品，尤其是熟肉和内脏的熟制品。此外，剩饭、凉拌菜、水产品也可引起变形杆菌食物中毒。变形杆菌属于腐败菌，一般不致病，常与其他腐败菌共同污染生食品，使之发生感官上的改变。不过需要注意的是，被变形杆菌污染的熟制品通常无感官性状的变化，极易被忽视而引起中毒。

变形杆菌食物中毒最常发生于7～9月。

（3）发病机制与临床表现　系大量活菌侵入肠道引起的感染型食物中毒。

在临床上主要表现为恶心、呕吐、发热、头痛、乏力、脐周边阵发性剧烈腹痛、腹泻水样便，常伴有黏液、恶臭。多在24h内恢复，一般预后良好。

（4）诊断和治疗　根据流行病学特点、临床表现和细菌学检验可作出诊断。

变形杆菌食物中毒呈自愈性，治疗以对症处理为主。

（5）预防措施　防止细菌污染、控制细菌繁殖、加热杀灭病原体。

6. 肉毒梭菌食物中毒

（1）病原　肉毒梭菌是带芽孢的厌氧菌，对热抵抗力很强。食物中毒系由其产生的肉毒毒素引起，该毒素是一种强烈的神经毒素，毒性比氰化钾强一万倍，根据毒素抗原性不同，将其分为8型，我国报道的肉毒中毒多为 A 型引起，其次为 B 型、E 型。肉毒毒素不耐热。

（2）流行病学特点　引起中毒的食品绝大多数为家庭自制的低盐浓度并经厌氧条件的加工食品或发酵食品，以及在厌氧条件下保存的肉制品。

肉毒中毒一年四季均可发生，但大部分发生在 4～5 月。

（3）发病机制　随食物进入肠道的肉毒毒素被吸收入血后，作用于神经-肌肉接头处、自主神经末梢及脑神经核，阻止胆碱能神经末梢释放乙酰胆碱，使神经冲动的传导受阻，从而导致肌肉麻痹和瘫痪。

（4）临床表现　临床上以对称性颅脑神经受损的症状为特征，表现为眼睛功能降低、咽部肌肉和呼吸肌麻痹的症状，并常因呼吸衰竭而死亡。病死率高达 30％～70％。国内广泛采用抗肉毒毒素血清治疗本病，病死率已降至 10％以下。患者经治疗可于 10 天恢复，一般无后遗症。

（5）诊断和治疗　根据流行病学特点、临床表现、肉毒毒素检验以及用小白鼠为对象的肉毒毒素确证试验，可作出诊断。

治疗要求尽早肌内注射多价抗肉毒毒素血清，注射前应作过敏试验，试验阳性者需进行脱敏法注射。如毒素型别已确定，可只用单价抗毒素血清注射。同时给予支持疗法和有效的护理。

（6）预防措施

① 对加工食品的原料要进行彻底的清洁处理。

② 对罐头食品要彻底灭菌，不能食用胖听罐头。家庭自制罐头食品时要对原料进行蒸煮，一般加热温度为 100℃，10～20min 可使各型毒素破坏。

③ 对食用前不再加热的食品，应迅速冷却并在低温下贮存。

④ 对可疑食品要彻底加热以破坏毒素。

⑤ 对婴儿辅助食品如水果、蔬菜、蜂蜜等应严格控制肉毒梭菌的污染。

7. 蜡样芽孢杆菌食物中毒

（1）病原 蜡样芽孢杆菌的繁殖体不耐热，该菌可产生引起人类中毒的肠毒素：不耐热的腹泻毒素可见于多种食品中；耐热的低分子呕吐毒素常在米饭类食品中形成。

（2）流行病学特点 引起中毒的食品种类繁多，在我国以米饭、米粉最为常见。引起中毒的食品多数感官性状正常，无腐败变质现象。

中毒的发生有明显的季节性，多见于 6～10 月。

（3）发病机制和临床表现

① 呕吐型中毒：呕吐的发生机制与葡萄球菌肠毒素致呕吐的机制相同。中毒者以呕吐、恶心、腹痛为主要症状。

② 腹泻型中毒：腹泻毒素可通过激活肠黏膜细胞膜上的腺苷酸环化酶，是黏膜细胞分泌功能改变而引起腹泻。患者以腹痛、腹泻为主要症状，可有轻度恶心，但极少有呕吐。

（4）诊断和治疗 根据流行病学特点、临床表现和细菌学检验可作出诊断。

治疗以对症处理为主，对重症者可给予抗生素治疗。

（5）预防措施 土壤、尘埃、空气是蜡样芽孢杆菌的污染源，昆虫、苍蝇、鼠类，不洁的容器及烹调用具可传播该菌。故应采取相应的措施以防止食品污染，此外，要低温保藏食品，并在使用前加热。

四、动植物性食物中毒

1. 河豚中毒

（1）有毒成分 河豚鱼的有毒成分叫河豚毒素，存在于鱼体的多个部位，以卵巢最毒，肝脏次之，新鲜洗净的鱼肉一般不含毒素。但有个别品种的河豚鱼肉也具毒性。每年春季 2～5 月是河豚鱼的生殖产卵期，此时含毒素最多，所以在春季易发生中毒。

（2）中毒机制　河豚毒素主要作用于神经系统，阻断神经肌肉间的冲动传导，使神经末梢和中枢神经发生麻痹，同时引起外周血管扩张，使血压急剧下降。最后出现呼吸中枢和血管运动中枢麻痹，以致死亡。

（3）临床表现与急救治疗　中毒特点为发病急速而剧烈，一般食后10min至5h即发病。表现为全身不适；胃肠道症状；口唇、舌尖、手指末端刺痛发麻，感觉消失、麻痹；四肢肌肉麻痹，运动障碍，身体失去平衡，全身呈瘫痪状态。另外，可有语言不清、瞳孔散大、血压和体温下降。通常在4～6h内死于呼吸麻痹和循环衰竭。病死率达40%～60%。

治疗以催吐、洗胃和泻下为主，配合对症治疗，目前无特效解毒药。

（4）预防　河豚毒素耐热，一般家庭烹调方法难以将毒素去除。应教育群众学会识别河豚，上缴集中处理，不要出售。

2. 毒蕈中毒

在目前我国已鉴定的蕈类中，可食用蕈类近300种，有毒蕈类约100种，其毒素成分复杂。

（1）有毒成分和临床表现　一般根据毒素种类和中毒表现，大致将毒蕈中毒分为胃肠毒型、神经型、精神型、溶血型、脏器毒害型和光过敏性皮炎型。其临床表现差异较大。

（2）急救治疗原则　及时采用催吐、洗胃、导泻、灌肠等措施。凡食蕈后10h内均应应用1∶4000高锰酸钾溶液大量、反复地洗胃。一般常用二巯丙磺钠进行治疗，因患者肝脏受损，不宜采用二巯丙醇。

（3）预防　切勿采摘自己不认识的蘑菇食用。

五、化学性食物中毒

1. 亚硝酸盐食物中毒

（1）流行病学特点　多数原因是误将亚硝酸盐当作食盐食

用。其次为食用含有大量硝酸盐和亚硝酸盐的不新鲜蔬菜所致。

（2）中毒机制和临床表现　亚硝酸盐为强氧化剂，经肠道入血后，短期内可使血中血红蛋白被氧化成高铁血红蛋白，从而失去输送氧的功能，致使组织缺氧出现青紫而中毒。

亚硝酸盐中毒发病急速，除有一般症状外，可见口唇、耳郭、指（趾），甚至结膜、面部及全身皮肤发绀，心率加快，嗜睡或烦躁不安，呼吸困难。可因呼吸衰竭而死亡。

（3）急救治疗　对重症患者应迅速予以洗胃、灌肠。特效治疗可采用1％美蓝小剂量口服或以25％～50％葡萄糖液20mL稀释后缓慢静脉注射，用量为1～2g/kg体重。可同时大量给予维生素C。

（4）预防措施　不要将亚硝酸盐和食盐、食糖、碱面混放，避免误食。不要食用存放过久的蔬菜。不要大量食用腌制不久的咸菜。

2. 砷中毒

（1）流行病学特点　引起中毒的原因主要是误食，即把砒霜当成碱面、食盐或淀粉使用，或误食拌有含砷农药的种粮。水果、蔬菜中含砷农药残留量过高、食品原料及食品添加剂中含砷较高等也可引起中毒。

（2）砷的毒性及中毒机制　砒霜中的三价砷为细胞原浆毒。其毒性主要在于亚砷酸离子与细胞中含巯基的呼吸酶如丙酮酸氧化酶相结合，使其失去活性，从而导致细胞氧化代谢障碍。砷还可麻痹血管运动中枢并直接作用于毛细血管，造成全身性出血、组织缺血、血压下降。砷也可对消化道呈现直接的腐蚀作用。

（3）中毒表现及治疗　初始表现为口干、流涎、口中金属味、咽喉部及上腹部烧灼感。随后出现恶心、呕吐，腹泻米泔样便，虚脱，意识消失。肝肾损伤者可出现黄疸、尿少、蛋白尿。重症患者出现头痛、狂躁、抽搐、昏迷等。抢救不及时可因呼吸中枢麻痹于发病 1～2 天内死亡。

特效解毒剂有二巯丙磺钠和二巯丙醇。

（4）预防　严格管理农药和拌过农药的粮种，防止误食。按照有关规定使用农药，以防水果、蔬菜中含砷农药残留量过高。使用含砷量符合国家标准的酸、碱、食品添加剂。

第五节　食品卫生监督管理

一、概述

1. 食品卫生监督管理概念

食品卫生监督就是观测、检查、促进、纠正和处理的意思。食品卫生管理及管辖和处理。

2. 监督管理的范围

分为县级、市（地）级和省级三个层次。各级卫生行政部门依法对辖区内的食品卫生进行监督管理。

3. 食品卫生监督管理的内容

包括：对食品生产经营者实施的监督管理；对食品、食品添加剂及食品用产品的监督管理；对禁止生产经营的食品进行监督管理；对违反《食品安全法》的行为追查责任，依法进行行政处罚。

4. 食品卫生监督管理的原则

对食品卫生监督管理的总的要求是：正确、合法、及时。要在监督管理的全过程中遵循四个原则，即预防为主，实事求是，依法行政，坚持社会效益第一的原则。

二、食品卫生法律规范

1. 食品卫生法律规范分类

（1）以食品卫生法律规范本身的性质为标准，可将其分为以下三种。

① 授权性规范：多用"有权"、"可以"等字样。

② 义务性规范：多用"必须"、"应当"等字样。

③ 禁止性规范：多用"禁止"、"不得"、"不准"等字样。

（2）以食品卫生法律规范对主体的约束程度为标准，分为强制性规范和任意性规范。

（3）以食品卫生法律规范内容的确定方式为标准，分为确定性规范、准用性规范和委任性规范。

2. 食品卫生法律规范的效力

一般分为对人的效力、对事的效力、空间效力和时间效力。

三、食品卫生法律体系

食品卫生法律体系由以下具有不同法律效力层次的规范性文件构成：食品卫生法律、食品卫生法规、食品卫生规章、食品卫生标准和其他规范性文件。

1. 食品卫生标准的性质

其性质体现在科学技术性、政策法规性、强制性、健康与安全性、社会性和经济性五个方面。

2. 食品卫生标准的制定

（1）食品卫生标准的制定依据：《食品安全法》和《标准化法》是制定食品卫生标准的主要法律依据。另外还依据科学技术研究和生产经验总结以及有关国际组织的规定。

（2）食品卫生标准的主要技术指标

① 严重危害人体健康的指标。

② 反映食品可能被污染以及污染程度的指标。

③ 间接反映食品卫生质量发生变化的指标。

④ 营养质量指标。

⑤ 保健功能指标。

3. 食品中有害物质限量标准的制定

食品中有害物质限量标准通常根据食品毒理学安全性评价的基本原理，按照以下程序来制定：确定动物最大无作用剂量；确定人体每日容许摄入量；确定每日膳食中容许含量；确定每种食物中的最大容许量；制定食品中有害物质的限量标准。

四、食品良好生产规范和危害分析关键控制点管理方法

食品良好生产规范（GMP）：是为保障食品安全、质量合格而制定的贯穿食品生产全过程的一系列措施、方法和技术要求。

危害分析关键控制点（HACCP）：为了防止食物中毒或其他食源性疾病的发生，应对食品生产加工过程中造成食品污染或发展的各种危害因素进行系统和全面的分析，在此分析的基础上，确定能有效的预防、减轻或消除各种危害的"关键控制点"，进而再次对危害因素进行控制，并同时监测控制效果，随时对控制方法进行校正和补充。

1. 食品良好生产规范

（1）GMP的类别　大致分为三种类型：由国家政府机构颁布的GMP、行业组织制定的GMP、食品企业自定的GMP。

根据GMP的法律效力分为强制性GMP和指导（推荐）性GMP。

（2）GMP的内容　GMP的内容包括硬件和软件两部分。所谓硬件是指对食品企业提出的人员素质与培训、厂房设计、设备、卫生设施等方面的技术要求，而软件则指可靠的生产工艺、规范的生产行为、完善的管理组织和严格的管理制度等。

（3）实施GMP的意义

① 确保食品质量合格出厂。

② 促进食品企业质量管理的科学化和规范化，推动食品加工行业整体管理水平的提高。

③ 有利于食品产品进入国际市场。

④ 提高卫生行政部门对食品企业进行监督管理的水平。

⑤ 弘扬先进，带动落后，优胜劣汰，促进食品企业的公平竞争。

2. 危害分析关键控制点

HACCP 方法由以下各部分连续地、有机地组成：危害分析；确定关键控制点；制定控制措施与标准；检测控制效果；校正或补充控制措施；验证 HACCP 系统。

（1）危害分析　是 HACCP 系统方法的基本内容和关键步骤，对既往资料进行分析、现场实地观测、实验采样检测等方法，对食品生产过程中食品污染发生发展的各种因素进行系统的分析，发现和确定食品中的有害污染物，以及影响其发生发展的各种因素。

造成食品污染发生发展的最常见危害是：

① 食品原料和加工过程的微生物污染。

② 动植物天然含有的有毒成分进入食品。

③ 重金属、食品添加剂、农药及杀虫剂对食品造成的化学性污染。

④ 控制微生物生长繁殖所需条件的措施是否有效，如温度和时间、食品酸化程度、发酵时间、腌制食品的盐浓度和腌制时间、食品中含有冷凝水、真空包装形成的厌氧环境不充分等。

（2）确定关键控制点　关键控制点是指能对一个或多个危害因素实施控制措施的环节，它们可能是食品生产加工过程中的某一操作方法或流程，也可能是食品生产加工的某一场所或设备。

关键控制点的确定主要取决于：

① 食品加工过程中可能存在的危害种类及其严重性和危险性。

② 在食品加工过程中，产品经过的生产加工过程。

③ 食品的生产方式。

（3）实施 HACCP 的意义

① 能有效地保证食品的卫生安全性，防止食源性疾病的发

生，保障国民健康。

② 提高我国出口食品的质量水平，满足国际食品贸易中一贯重视生产过程质量控制的基本要求，促进我国食品出口创汇。

③ 更新食品生产企业的质量控制意识，提高食品生产企业的质量控制技术水平。

第四章

人群营养

处于不同生理条件的人群，由于身体机能不同，其对营养素的需求不尽相同。人的一生中主要有婴幼儿、学龄前、学龄、青少年、老年等几个特殊的生理阶段。另外，从事不同行业的人群，由于工作性质与环境不同，其对营养素的需求也不尽相同。

第一节 婴幼儿营养

婴幼儿（0～3岁）生长发育迅速，是人体生长发育的重要时期。

一、婴儿的生理特点

1. 生长发育迅速

出生至1岁是婴儿期。婴儿期是人类生长发育的第一个高峰期，12月龄时婴儿体重将增加至出生时的3倍，身长增加至出生时的1.5倍。婴儿期的头6个月，脑细胞数目持续增加，至6月龄时脑重增加至出生时的2倍，后6个月脑部发育以细胞体积增大及树突增多和延长为主，神经髓鞘形成并进一步发育，至1岁时，脑重接近成人脑重的2/3。婴儿期头围平均每月增加 1cm。

2. 婴儿各器官幼稚

婴儿消化功能不完善，不恰当的喂养易导致胃肠道功能紊乱和营养不良。婴儿胃贲门肌肉约束力较弱，而幽门处肌肉较紧张，易出现溢奶、吐奶状况。婴儿的肝肾功能尚有限，过早或过多地添加辅食都可能加重肝肾的负担。

二、婴儿的心理发育特点

对于刚出生的婴儿来说，婴儿期生存环境发生了急剧的变化，要完成从母体内环境转入母体外环境的过渡。在这一时期，人的心理发展的基本特点是各个方面都还处在初步形成阶段，其主要任务为动作、语言、认知能力以及社会性和情绪的发展。

1. 动作发展

婴儿的动作包括躯体大运动和手指精细动作。婴幼儿动作发育是神经系统发育的一个重要标志，是与心理、智能密切相关的。动作发育规律主要是从上而下（如：抬头→坐→站→走）；从近到远（如：抬肩→伸手→手指取物）；从不协调到协调；先正面动作后反面动作（如：先能握物，后能随意放下）。刚出生的新生儿具有一些简单的动作反射。

躯体大运动指人体姿势和全身运动，如抬头、坐、爬、走等。大运动发育顺序：1 个月，俯卧位时短暂抬头动作；2 个月，俯卧位时抬头 45°，竖头片刻；3 个月，俯卧位时抬头 45°～90°，可用肘支撑抬起胸部，竖头较稳，可自如地转头；4 个月，开始翻身，从仰卧位到侧卧位；5 个月，背靠物，坐片刻，翻身从仰卧位到俯卧位；6 个月，能独坐片刻，从俯卧位到仰卧位；7 个月，能坐得很稳，能连续翻滚；8 个月，会爬行；9 个月，扶大人的手或扶物站立；10 个月，开始扶物迈步；11 个月，独站片刻；12 个月，牵手会走路，有的能独走几步。

精细动作是儿童手和手指的运动以及协调操作物体的能力，如用手抓积木、饼干，握笔画图等。手的动作发育顺序为：1 个月，婴儿双手经常呈握拳头状，偶尔稍有松开；2 个月，双手握拳时常松开；3个月，双手握拳松开时间长，拇指一般不呈内收状，可握住较大的球状物；4个月，见物会伸手抓，会把玩具放入口中；5个月，会用两手抓物，会用手摸、晃、敲打东西；6个月，开始会把玩具互相换手；7～8个月，会玩拍手游戏，能抛掷、滚动玩具，拇指和其他四指能分开对捏；9～10个月，会用拇指和食指对捏，取小件物品；10～12个月，会用手盖上或打开盖子，用手翻书。

2. 语言发展

正常儿童语言的发展经过发音、理解和表达三个阶段。新生儿最初的语言是哭声。一个新生儿能通过哭声，向成人表达其饥饿、排泄、疼痛或身体不舒服。0～3个月：婴儿的简单发音阶段，如啊、哦、噢等；4～6个月：婴儿发连续音节阶段，出现重复、连续的音节，会咿呀学语，如 ba-ba、ma-ma 等，但并无所指；7～9个月：语言与动作联系阶段，可用动作表示对语言的理解，如对自己的名字有反应，说"欢迎"会拍手，说"再见"会摆手等；10～12个月：学说话萌芽阶段，会模仿成人发言，能有意识地叫"爸爸""妈妈"，能听懂的词越来越多。

3. 认知能力的发展

新生儿的学习只局限在一些条件反射上。到了4个月左右，婴儿会发出微笑。在出生后7～12个月，婴儿开始能听懂一些父母的言语，可有意识地支配自己的行为，并对外界事物及人形成初步的认识，产生一定的记忆。

4. 社会性和情绪的发展

婴儿在出生后的1个月内就能对说话声有反应，对人脸特别注意。到2个月左右，婴儿开始对人发出社会性微笑，即当照料者亲近他或满足其某种需求时而发出的微笑。到第4个月时能产生认生感，即对陌生人产生恐惧。半年后，婴儿应能明显地显示出依恋环境中特定人物的迹象，其首要的依恋目标通常是母亲。婴儿对母亲的依恋到满1岁时将达到高峰，这个时候母亲的出现会给婴儿带来很大的安全感。

三、婴儿的营养需要

婴儿期是小儿出生后生长最快的时期，各器官、系统继续发育完善，因此需要摄入的热量和营养素，尤其是对蛋白质的"量"和"质"的要求特别高，如不能满足生长发育的需要，易引起营养不良。

1. 能量

与成人不同，婴儿能量消耗有 5 个方面：基础代谢、食物特殊动力作用、婴儿的各种动作、生长所需和排泄消耗。基础代谢是维持机体最基本生命活动中能量的消耗。婴儿基础代谢包括生长发育所需能量，约占总能量消耗的 60%。食物特殊动力作用是因为摄食过程引起的热能消耗，婴儿占能量消耗的 7%～8%，较大儿童为 5%左右。婴儿的各种动作主要包括吸奶、啼哭、手足活动等。生长所需为婴儿所特有的能量消耗，它与生长速率成正比。如能量供给不足，可导致生长发育迟缓。排泄消耗为部分未消化吸收的食物排出体外所需能量，约占基础代谢的 10%。

2. 蛋白质

婴儿愈小，生长发育愈迅速，所需要的蛋白质也愈多。不同的喂养方式婴儿所需蛋白质的供给量也不一样，如母乳喂养者蛋白质的供给量为 1.5g/kg，以牛乳喂养者为 3g/kg，混合喂养为 4g/kg。

3. 脂肪

每 100g 母乳脂肪含量约 4g，以不饱和脂肪酸为主，并含有脂肪酶，将母乳中的脂肪乳化为细小颗粒，极易消化吸收。母乳含有丰富的必需脂肪酸亚油酸（LA）及 α-亚麻酸（ALA），还含有一定量的花生四烯酸（AA）和二十二碳六烯酸（DHA），可满足婴儿脑部及视网膜发育的需要。

4. 钙

母乳中钙含量低于牛乳，这对婴儿肾脏功能尚未充分发育是有利的。母乳中钙磷比例适宜，加上乳糖作用，可以满足婴儿对钙的需要。

5. 铁

出生 4 个月内的婴儿体内有贮存铁，可以满足自身的需要。但由于母乳中含铁量较低，婴儿体内贮存的铁会被逐渐耗尽，因此婴儿应在出生 4 个月后开始添加含铁丰富的辅食，如肝泥、蛋黄、菜泥、肉泥及强化铁的食物等。

6. 维生素

乳母膳食营养充足时，婴儿在头 6 个月所需要的维生素基本上可以从母体中得到满足，但维生素 D 难以通过乳腺进入乳汁，母乳喂养儿应在出生 2～4 周后补充维生素 D（鱼肝油）和多晒太阳。

四、婴儿的膳食指南

（一）鼓励母乳喂养

对婴儿而言，母乳是世界上唯一的营养最全面的食物。母乳营养均衡，而且具有免疫物质，有利于婴儿的正常生长发育。母乳喂养也有利于母子双方的亲近和身心健康。孕妇早在孕期就应做好哺乳的准备，做好乳房的保健，注意营养，保证乳房的正常发育。产后应尽早开奶，母婴同室，坚持喂养。

母乳喂养的优点主要有以下几点。

1. 母乳中营养素齐全，能满足婴儿生长发育的需要

充足的母乳喂养所提供的热能及各种营养素的种类、数量、比例都优于任何代乳品，并能满足 4～6 月龄以内婴儿生长发育的需要。母乳中的营养素与婴儿消化功能相适应，亦不增加婴儿肾脏负担，是婴儿的最佳食物。

（1）含优质蛋白质　母乳虽然蛋白质总量低于牛乳，但其中的白蛋白比例高，酪蛋白比例低，在胃内形成较稀软之凝乳，易于消化吸收。另外，母乳中含有较多的牛磺酸，有利于婴儿生长发育。

（2）含丰富的必需脂肪酸　母乳中所含脂肪高于牛乳，且含有脂肪酶而易于婴儿消化吸收。母乳含有大量的亚油酸及 α-亚麻酸，可防止婴儿湿疹的发生。母乳中还含有花生四烯酸和

DHA，可满足婴儿脑部及视网膜发育的需要。

（3）含丰富的乳糖　乳糖有利于进入婴儿体内矿物质的吸收，还有利于肠道"益生菌"的生长，从而有利于婴儿肠道的健康。

（4）适量矿物质　母乳中钙含量低于牛乳，但易于婴儿吸收，并足以满足婴儿对钙的需要。母乳及牛乳铁含量均较低，但母乳中铁的吸收率高达 75％。母乳中钠、钾、磷、氯均低于牛乳，但足够婴儿的需要，而且不会加重肾脏的负担。

（5）适量维生素　乳母膳食营养充足时，婴儿头 6 个月内所需的维生素如维生素 B_1、维生素 B_2 等基本上可从母乳中得到满足。维生素 D 在母乳中含量较少，但若能经常晒太阳亦很少发生佝偻病。母乳中的维生素 C 含量高于牛乳，而且牛乳中的维生素 C 常因加热被破坏。

2. 母乳中丰富的免疫物质可增加母乳喂养儿的抗病能力

（1）母乳中的特异性免疫物质　母乳尤其是初乳中含有多种免疫物质，其中特异性免疫物质包括淋巴细胞与抗体 IgA、IgM 等。

（2）母乳中的非特异性免疫物质　包括吞噬细胞、乳铁蛋白、溶菌酶、乳过氧化氢酶、补体因子 C_3 及双歧杆菌因子等。

3. 哺乳行为可增进母子间情感的交流，促进婴儿智力发育

哺乳是一种有益于母子双方身心健康的活动。哺乳有利于婴儿智力及正常情感的发育和形成。哺乳期间母子间亲密接触和频繁的语言交流，可促进婴儿智能的发育。另一方面，哺乳可使母亲心情愉悦，加深母亲哺喂子女的责任感。婴儿对乳头的吮吸可反射性地引起催乳素分泌，有利于母亲子宫的收缩和恢复。哺乳 6 个月以上，可逐渐消耗妊娠期储备的脂肪 3～4kg，使乳母的体形逐渐恢复至孕前状态。

4. 母乳既卫生又经济方便，温度适度

母乳可在任何婴儿饥饿的时候供给婴儿营养，尤其是在夜间十分方便。由于母乳是来自于母亲体内，所以温度不会过高，也不会过低，特别适合婴儿。

（二）母乳喂养 4 个月后逐步添加辅助食品

在母乳喂哺 4～6 个月至 1 岁断奶之间，是一个长达6～8 个月的断奶过渡时期。此时应在坚持母乳喂哺的条件下，有步骤地补充为婴儿所接受的辅助食品，以满足其发育需求，保证婴儿的营养，顺利地进入幼儿阶段。过早或过迟补充辅助食品都会影响婴儿发育，但任何辅助食物均应在优先充分喂哺母乳的前提下供给。

1．添加断乳食品的作用

（1）补充母乳中营养素的不足　随着婴儿的生长发育对营养素需要量的增加，仅靠母乳或牛奶不能供给这么多的营养素。

（2）增强消化功能　添加辅食可增加婴儿唾液及其他消化液的分泌量。增强消化酶的活性，促进牙齿的发育和增强消化功能。

（3）确立良好的饮食习惯　断乳期是婴儿对食物形成第一印象的重要时期，在辅食的选择以及制作方法等方面，要注意营养丰富、易消化和卫生。

（4）促进神经系统的发育　及时添加辅食，可以刺激婴儿的味觉、嗅觉、触觉和视觉，将有助于其神经系统的发育。

2．添加断乳食品的原则

（1）开始添加的食物应遵循从一种到多种　开始时要一种一种地逐一添加，当婴儿适应一种食物后再开始添加另一种新食物。

（2）由谷类、蔬菜、水果到鱼、蛋、肉　辅助食物往往从谷类，尤以大米、面糊或汤开始，以后逐步添加菜泥、果泥、奶及奶制品、蛋黄、肝末及肉泥等。

（3）由少量到多量　辅食添加要根据婴儿的营养需要和消化道的成熟程度，按一定顺序进行。开始添加的食品可先每天一次，以后逐渐增加次数。在通常情况下，婴儿有可能对一些食物产生过敏反应或不耐受反应，如皮疹、腹泻等。因此，每开始供给孩子一种食物，都应从很少量开始，观察 3 天以上，然后才逐渐增加分量。

（4）给予的食物应从稀逐渐到稠　从流质开始，逐渐过渡到半流质，再到软固体的食物，最后喂固体食物。

（5）注意观察婴儿的消化能力　添加一种新的食物，如有呕吐、腹泻等消化不良反应时，可以暂缓添加，待症状消失后再从小量开始添加，切不可因为婴儿的一时反应，而永远地放弃该种食物。

（6）当婴儿不愿吃某种新食品时，切勿强迫　可多采取一些方式，如改变烹调方式、与其他食物混合食用等。

（7）婴儿的辅食应单独制作　食物应该加入适量的食用油，但少用盐和避免用调味品，添加的食物应新鲜，制作过程要注意食物与食具的清洁卫生。

五、婴儿常见营养缺乏病及其预防

1. 蛋白质营养不良

婴儿喂养不当，可发生蛋白质缺乏病，从而影响婴儿的生长发育，甚至影响神经系统的发育。这种对神经系统的影响是永久的和不可逆的，将不同程度地影响智力的发展。轻度的营养不良较常见，多由于喂养不当、膳食不合理和慢性疾病引起。最初表现为体重不增或减轻，皮下脂肪减少，逐渐消瘦，体格生长减慢，直至停顿。预防营养不良的主要方法是普及科学育儿知识，强调合理喂养、平衡饮食的重要性。保证餐桌食物品种多样，感官形状好，能引起孩子食欲。选择适合患儿消化能力和符合营养需要的食物，尽可能选择高蛋白、高热能食物，如乳制品、动物食物（蛋、鱼、肉、禽）、豆制品及新鲜蔬菜和水果。

2. 佝偻病

佝偻病是婴幼儿时期比较常见的一种维生素缺乏病。由于缺乏维生素 D 时，钙不能被吸收，使钙磷代谢失常，产生骨骼病变。以 3 个月至 18 个月的小儿最多见。婴儿发生佝偻病的主要原因有维生素 D 摄入不足、日光照射不够、生长速度快造成维生素 D 需要量增加等。佝偻病主要表现为神经精神症状,如患儿爱哭、出汗多、睡眠不安、枕秃等;骨骼改变如方颅,出牙晚,肋缘外翻等症状。预防措施主要是添加鱼肝油,从 1 滴开始逐渐增加到 6 滴,亦可用强化维生素 D 的牛奶,同时多晒太阳。冬天中午前后阳光充足,户外活动时应让幼儿露出手、脸;夏天则应在阴凉处,避免晒伤。注意不要让孩子隔着玻璃晒太阳,因为玻璃可以阻挡紫外线。

3. 锌缺乏病

锌是人体重要营养素,参与体内数十种酶的合成,调节能量、蛋白质、核酸和激素等的合成代谢,促进细胞分裂、生长和再生。锌对婴儿体格生长、智力发育和生殖功能发育都有很大的影响。婴儿锌缺乏多数为边缘性缺乏,主要表现为生长迟缓,食欲缺乏,味觉减退,血锌、发锌低于正常值。

4. 缺铁性贫血

缺铁性贫血是由于体内储存铁缺乏致使血红蛋白合成减少而引起的一种低色素小细胞贫血。患儿常表现为口唇、口腔黏膜、甲床、手掌、足底苍白等。对缺铁性贫血,最重要的是预防,尤其要做好婴幼儿的合理喂养,如婴儿应在 4 个月左右逐步开始添加含铁多的食物如蛋黄、猪肝泥、肉泥、菜泥等。婴儿还应该定期进行健康检查。

六、幼儿营养与膳食

1. 幼儿期生长发育与营养需要

1~3 周岁为幼儿期,此时期生长旺盛。体重每年增加约 2kg,身长第二年增长 11~13cm,第三年增长 8~9cm。蛋白质需要量 40g/d,能量需要 5.02~5.43MJ/d,对矿物质和维生素的需要量高于成人,且易患缺乏病。

2. 幼儿膳食

幼儿膳食是从婴儿期以乳类为主,过渡到以奶、蛋、鱼、禽、肉及蔬菜、水果为辅的混合膳食,最后为以谷类为主的平衡膳食。其烹调方法应与成人有别,以与幼儿的消化、代谢能力相适应，故幼儿膳食以软食、碎食为主。硬果及种子类食物应磨碎制成泥糊状，以免呛入气管。根据营养需要，膳食中需要增加富含钙、铁的食物及增加维生素 A、维生素 D、维生素 C 等的摄入，必要时补充强化含铁食物、水果汁、鱼肝油及维生素片。2岁后，如身体健康且能得到包括蔬菜、水果在内的较好膳食，则不需额外补充维生素。膳食安排可采用三餐两点制。晚饭后除水果或牛奶外应逐渐养成不再进食的良好习惯，尤其睡前忌食甜食。幼儿的每周食谱中应安排一次动物肝、动物血及至少一次海产品。

第二节 学龄前儿童营养

儿童从满 3 周岁以后到入小学前（6～7 岁）这个阶段称为学龄前期，也称幼儿园年龄期。在这个阶段，儿童体格发育速度和其婴幼儿期相比较已经减慢，大脑和神经系统的发育逐渐成熟。但是和成年时期相比较，儿童的生长发育速度还是要快得多，因此需要供给其足够的热能和营养素。由于学龄前期儿童的性格表现为活泼好动、好奇心强、自制力差等特点，故针对其特点，应给予正确指导，帮助儿童养成良好的饮食习惯，将为儿童形成一个良好的生活习惯奠定基础。

一、学龄前儿童的生理特点

1. 体重增加减慢，身高增加加快

3～6 岁的儿童每年体重增加 1.5～2kg，身高的增长速度比体重相对要快一些，每年增长 5～8cm。头围的增长速度减慢，每年增加不超过 1cm。

2. 咀嚼及消化能力有限

满 3 周岁的儿童 20 颗乳牙已出齐，咀嚼能力逐渐增强，但只达成人的 40%，消化吸收能力仍然有限，所以不能给予成人食物，以免发生消化不良的现象。大多数孩子在 5～6 岁时开始换牙，也有的从 4 岁开始，个别孩子会推迟到 7 岁才换第一颗乳牙。孩子换牙的时间略早或略晚些，都属正常。

3. 视力发育的关键期

3～6 岁是儿童视觉发育的关键时期，是预防儿童眼病和治疗视力的最佳时机。家长一定要注意孩子视力发育的情况，保护好孩子的眼睛，使孩子的视觉正常发育。如果家长在该期能及早发现孩子视觉异常，及时进行治疗，儿童眼睛的许多视力不正常情况可以得到纠正。错过这个时期，不仅治疗困难，甚至酿成不可挽回的损失。

二、学龄前儿童的心理发育特点

（1）学龄前儿童个性有明显的发展，生活基本能自理，好奇心强，喜欢模仿成人的言行。要使儿童养成良好的饮食习惯，家长首先要有一个良好的饮食习惯，不挑食，不偏食，为孩子树立良好榜样。

（2）学龄前儿童自我控制能力较弱，能集中注意力的时间大约为 15min。因此，儿童在进餐时多表现为不专心，吃饭时边吃边玩，使进餐时间延长、食物摄入不足而导致营养素缺乏。

（3）学龄前儿童行为发展尚不完善，自己进餐时易将饭菜撒落桌上，或弄脏衣服，从而产生烦躁的情绪。此时家长应多鼓励孩子自己吃饭，不要图省事而直接给孩子喂饭，从而帮助孩子克服依赖的心理，培养战胜困难的勇气和积极向上的意志品质。

三、学龄前儿童的营养需要

1. 热能

3～6 岁儿童基础代谢耗能约为总热能消耗的 60%，儿童总的热能消耗每日每千克体重约为 305kJ（73kcal）。活泼好动儿童的热能消耗比安静儿童可能要高出 3～4 倍。

近年来，由于儿童基础代谢耗能和活动耗能可能降低，儿童肥胖发生率的持续增加，儿童总的热能消耗估计量较以前要有所下降。2000 年《中国居民膳食营养素参考摄入量》推荐 3～6 岁学龄前儿童总热能供给范围是 5439 ～ 7113kJ/d（1300 ～

1700kcal/d），其中男孩稍高于女孩，详见表4-1。

表4-1　3～6岁儿童热能、蛋白质的推荐摄入量及推荐脂肪供能比

年龄/岁	热能(RNI)				蛋白质（RNI)		脂肪占热能百分比/%
	/(MJ/d)		/(kcal/d)		/(g/d)		
	男	女	男	女	男	女	
3～	5.65	5.40	1350	1300	45	45	30～35
4～	6.07	5.86	1450	1400	50	50	30～35
5～	6.70	6.28	1600	1500	55	55	30～35
6～	7.11	6.70	1700	1600	55	55	30～35

注：摘自2000年《中国居民膳食营养素参考摄入量》。

2. 蛋白质

学龄前儿童体重每增加1kg，体内就要合成160g新的蛋白质，以满足身体细胞、组织增长的需要。因此，给学龄前儿童补充的蛋白质质量要求较高，必需氨基酸的种类和数量需达到一定的比例。一般情况下，必需氨基酸需要量占总氨基酸需要的36%。

学龄前儿童蛋白质供给量较婴儿期稍低，每日每千克体重需要2.5～3g，一般每日供给量45～55g，占总热能的10%～15%。

3. 脂肪

脂肪，尤其是必需脂肪酸是儿童大脑和神经系统发育必需营养素。由于学龄前儿童胃的容量比成人要小，而对热能的需要相对较高，因此其膳食脂肪供能比高于成人，占热能的30%～35%（表4-1），学龄前儿童每日每千克体重需总脂肪4～6g。亚油酸供能不应低于总热能的3%，亚麻酸供能不低于总热能的0.5%。

4. 碳水化合物

学龄前儿童每日每千克体重约需碳水化合物15g，占膳食总热能的50%～60%。膳食应以富含碳水化合物的谷类为主，如大米、面条等。

学龄前儿童每日需补充适量的膳食纤维，如粗麦面包、麦片

粥、蔬菜、水果等。但过量的膳食纤维在肠道易膨胀，引起胃肠胀气、不适或腹泻，影响食欲和营养素的吸收。

5. 维生素

（1）维生素 A　发展中国家的居民普遍存在维生素 A 缺乏的营养问题，对儿童的生存产生严重威胁。维生素 A 摄入充足有利于学龄前儿童的生长发育，尤其是对其骨骼生长有着非常重要的作用。

《中国居民膳食营养素参考摄入量》建议学龄前儿童维生素 A 的 RNI 为 $500\sim600\mu g/d$（表 4-2）。维生素 A 供给量为每日 $500\sim700\mu gRE$，多选肝、肾、鱼肝油、奶类与蛋黄类食物。

（2）B 族维生素　儿童体内的热能代谢及其生长发育与维生素 B_1、维生素 B_2 及烟酸这三种水溶性维生素密切相关。这三种 B 族维生素在体内可协同发挥作用，如果摄入不足，缺乏病可能混合出现。

维生素 B_1 亚临床缺乏可使儿童的食欲下降，影响儿童的消化功能。《中国居民膳食营养素参考摄入量》建议学龄前儿童维生素 B_1 的 RNI 为 0.7mg/d（表 4-2）。维生素 B_1 多存在于肝、肉、米糠、豆类和硬壳果中。

缺铁性贫血的儿童往往都有维生素 B_2 缺乏。《中国居民膳食营养素参考摄入量》建议学龄前儿童维生素 B_2 的 RNI 为 0.7mg/d（表 4-2）。维生素 B_2 多存在于动物内脏、乳类、蛋类及蔬菜中。

表 4-2　3～6 岁儿童维生素的 RNI 或 AI

年龄/岁	维生素 A RNI /μgRE	维生素 D RNI /μg	维生素 E AI /mg α-TE	维生素 B_1 RNI /mg	维生素 B_2 RNI /mg
3～	400	10	4	0.6	0.6
4～	500	10	5	0.7	0.7
5～6	500	10	5	0.7	0.7

年龄/岁	维生素 B₆ AI /mg	维生素 B₁₂ AI /μg	维生素 C RNI /mg	叶酸 RNI /μgDFE	烟酸 RNI /mgNE
3～	0.5	0.9	60	150	6
4～	0.6	1.2	70	200	7
5～6	0.6	1.2	70	200	7

注：摘自 2000 年《中国居民膳食营养素参考摄入量》。α-TE 表示 α-生育酚当量；DFE 表示叶酸当量；NE 表示烟酸当量。

（3）维生素 C 目前，典型的维生素 C 缺乏病在临床上已很难见到。由于维生素 C 可以增加机体的免疫功能以及具有预防慢性病的作用，2000 年《中国居民膳食营养素参考摄入量》建议 3 岁儿童维生素 C 的 RNI 为 60mg/d，4～6 岁儿童维生素 C 的 RNI 为 70mg/d。维生素 C 主要存在于山楂、橘子等新鲜水果、蔬菜中。

6. 矿物质

（1）钙 由于骨骼生长的需要，学龄前儿童机体内每日平均骨骼钙的贮留量为 100～150mg。因此，3 岁儿童钙需要量为 350mg/d，4～6 岁儿童为 450mg/d。考虑到食物钙的平均吸收率为 35%，《中国居民膳食营养素参考摄入量》推荐 5～6 岁儿童钙的 AI 为 800mg/d（表 4-3），UL 为 2000mg/d。为保证学龄前儿童钙的适宜摄入水平，每日奶的摄入量应不低于 300mL/d，但也不宜超过 600mL/d。

（2）碘 碘缺乏会导致儿童生长发育障碍，《中国居民膳食营养素参考摄入量》提出学龄前儿童碘的 RNI 为 50μg/d（表 4-3），UL 是 800μg/d。含碘较高的食物主要是海产品，如海带、紫菜、海鱼、虾、贝类等。

（3）铁 儿童生长发育快，需要从膳食中补充足量的铁，每千克体重需要约 1mg 的铁。由于缺铁导致的缺铁性贫血是儿童最常见的疾病之一。铁缺乏可导致儿童行为异常，如注意力不集中、脾气急躁、容易生气等，还可导致儿童听力减弱、视力减弱，学习成绩不佳。

《中国居民膳食营养素参考摄入量》建议学龄前儿童铁的 AI 为 12mg/d，UL 为 30mg/d（表 4-3）。动物肝脏、动物全血、瘦肉是膳食铁的良好来源。

（4）锌　缺锌可导致儿童出现食欲下降、异食症、抵抗力差等现象，儿童经常容易患感冒、肺炎等感染性疾病。《中国居民膳食营养素参考摄入量》建议学龄前儿童锌的 RNI 为 12mg/d（表 4-3）。富含锌的食物有海鱼、牡蛎、禽、蛋、肉等食物，而且人体对这些食物中锌的利用率也较高。

表 4-3　3～6 岁儿童常量和微量元素的 RNI 或 AI

年龄/岁	钙 AI /mg	磷 AI /mg	钾 AI /mg	钠 AI /mg	镁 AI /mg	铁 AI /mg	碘 RNI /μg	锌 RNI /mg	硒 RNI /μg	铜 AI /mg	氟 AI /mg
3～	600	450	1000	650	100	12	50	9.0	20	0.8	0.6
4～	800	500	1500	900	150	12	90	12	25	1.0	0.8
5～6	800	500	1500	900	150	12	90	12	25	1.0	0.8

注：摘自 2000 年《中国居民膳食营养素参考摄入量》。

四、学龄前儿童的膳食指南

（1）每日饮奶。

（2）养成不挑食、不偏食的良好习惯。

五、学龄前儿童的合理膳食

1. 食物要多样化

学龄前儿童每日膳食品种应多样化，避免单一。每日摄入的膳食应包括谷类、乳类、肉类（或蛋或鱼类）、蔬菜和水果类四大类食物，各类食物的进食数量相对稳定，使学龄前儿童营养全面平衡。

2. 食物要易于消化

学龄前儿童的咀嚼及消化功能都不及成人，他们的膳食应该要专门制作，瘦肉加工成肉饼或细小的肉丁，蔬菜切碎烹调，烹调菜肴时尽量少放食盐和调味品，烹调成质地细软、容易消化的膳食，随着年龄的增长逐渐增加食物的种类和数量，烹调向成人膳食过渡。

3. 饮食安排要合理

3 周岁儿童可采用三餐三点制供给食物，4～6 岁儿童宜采用三餐二点制供给食物，正餐的进餐时间最好不要超过 30min。

7:30～8:30　早餐，约占 1 日食物总量的 20%。

10:00～10:30　点心或水果，约占 1 日食物总量的 10%。

11:30～12:00　午餐，约占 1 日食物总量的 30%。

3:00～3:30　点心，约占 1 日食物总量的 10%。

6:00～6:30　晚餐，约占 1 日食物总量的 20%。

8:30～9:00　点心，约占 1 日食物总量的 10%（含晚上 8 点的少量水果或牛奶）。

六、学龄前儿童建议每日供给食物

（1）以谷类食物为主食，每日需 125～200g。

（2）1 个鸡蛋，100g 无骨鱼、禽肉或瘦肉，25～50g 豆制品。

（3）每日供给 200～300mL 牛奶，最多不要超过 600mL。

（4）每日供给 150g 蔬菜或水果 1～2 个。

（5）每周进食一次猪肝或猪血，每周进食一次富含碘、锌的海产品。

（6）农村地区可每日供给大豆 25～50g。

第三节　学龄儿童营养

从入小学起（6～7 岁）到青春期开始前（女 12 岁；男 13 岁）称为学龄期（小学学龄期）。此时期儿童体格生长发育仍稳步增长。到该期末，除生殖系统外，学龄儿童其他系统的生长发育已接近成人水平。学龄儿童的求知欲强，知识面迅速扩大，语言和思维能力进一步发展。

一、学龄儿童的生理特点

学龄儿童的脑发育趋向成熟，脑重量为 1250～1350g，基本接近成人的脑重量。大脑皮质发展到抑制过程强于兴奋过程，表现出自我控制能力增强，睡眠时间相应减少。学龄儿童生长发育的速度仍然较快，体重每年增加 2～2.5kg，身高每年可增长 4～7.5cm。学龄儿童虽然生长发育速度较平稳，但体力活动增大，智力迅速发育，所需的热能和各种营养素的量相对比成人高。

二、学龄儿童的心理发育特点

学龄儿童的心理能力、气质和个性都获得培养和发展。可出现不同气质、不同性格的学龄儿童，如有的热情奔放，有的文静内向等。学龄儿童由于人际交往的日益增多，活动范围扩大，社会经验与日俱增，对客观事物的综合分析能力不断增强，促进了想象能力的发展。

三、学龄儿童的营养需要

1. 热能

学龄儿童由于要为即将到来的青春期快速生长发育贮备所需的营养，其热能消耗处于正平衡状态，因此，学龄儿童对热能的需求相对或绝对高于成人。每日需要消耗的热能为 6.70～10.04MJ（1600～2400kcal）。热能的来源比例分别为蛋白质 12%～14%，脂肪 25%～30%，碳水化合物 55%～65%。各年龄组学龄儿童膳食热能推荐摄入量见表 4-4。

表 4-4　学龄儿童膳食热能推荐摄入量

年龄/岁	推荐摄入量			
	MJ/d		kcal/d	
	男	女	男	女
6～	7.11	6.70	1700	1600
7～	7.53	7.11	1800	1700

年龄/岁	推荐摄入量			
	MJ/d		kcal/d	
	男	女	男	女
8～	7.95	7.53	1900	1800
9～	8.37	7.95	2000	1900
10～	8.79	8.37	2100	2000
11～	10.04	9.20	2400	2200
12～	10.04	9.20	2400	2200

注：摘自 2000 年《中国居民膳食营养素参考摄入量》。

2. 蛋白质

为满足生长发育和智力发育的需要，学龄儿童每日蛋白质的需要量为 55～75g。膳食蛋白质提供的热能应占膳食总热能的 12%～14%。各年龄组学龄儿童膳食蛋白质推荐摄入量见表 4-5。

表 4-5　学龄儿童膳食蛋白质推荐摄入量

年龄/岁	蛋白质推荐摄入量/(g/d)		年龄/岁	蛋白质推荐摄入量/(g/d)	
	男	女		男	女
6～	55	55	10～	70	65
7～	60	60	11～	75	75
8～	65	65	12～	75	75
9～	65	65			

注：摘自 2000 年《中国居民膳食营养素参考摄入量》。

3. 脂肪

学龄儿童脂肪适宜摄入量应占总热能的 25%～30% 为宜，其中饱和脂肪酸、多不饱和脂肪酸和单不饱和脂肪酸的比例为 1∶1∶1。在脂肪种类的选择上要注意选择富含必需脂肪酸的植物油。

4. 碳水化合物

学龄儿童碳水化合物适宜摄入量应占膳食总热能的55％～65％为宜，其膳食中碳水化合物的主要来源应该是谷类和薯类，水果、蔬菜也提供一定量的碳水化合物，因此，学龄儿童保证适量碳水化合物摄入，不仅可以避免脂肪的摄入过多，同时谷类和薯类以及水果、蔬菜摄入会增加膳食纤维的摄入量，对预防肥胖及心血管疾病都有重要意义。

5. 维生素

（1）维生素A　学龄儿童维生素A缺乏的发生率远高于成人。学龄儿童每日维生素A的RNI为$600 \sim 700 \mu gRE$，最多不能超过$2000 \mu gRE$（RE为视黄醇当量）。动物肝脏中含有丰富的维生素A，深绿色或红黄色的蔬菜和水果富含维生素A原类胡萝卜素。

（2）维生素B_1　由于学龄儿童平时吃精加工的谷类食品较多，容易出现维生素B_1缺乏的现象。学龄儿童每日维生素B_1的RNI 6岁0.7mg、7岁0.9mg、11～13岁1.2mg。维生素B_1广泛存在于动物内脏、肉类、豆类和没有加工的谷类食物中。

（3）维生素B_2　儿童少年紧张的学习生活，使其易发生维生素B_2缺乏病。我国儿童少年膳食维生素B_2的RNI 6岁0.7mg/d，7岁1.0mg/d，11～13岁1.2mg/d，14～18岁，男1.5mg/d、女1.2mg/d。富含维生素B_2的食物主要是奶类、蛋类、肝脏，谷类、蔬菜、水果含量较少。

（4）维生素C　我国儿童少年膳食维生素C参考摄入量6岁70mg/d，7岁80mg/d，11～13岁90mg/d，14～18岁100mg/d。新鲜的蔬菜、水果是维生素C丰富的食物来源。约150g油菜（菜心）可提供100mg的维生素C。

（5）维生素D　$10 \mu g/d$。

6. 矿物质

（1）钙　6～10岁儿童钙的AI为800mg/d。进入青春前期后，身体有一个突增高峰，为满足突增高峰的需求，11～13岁儿童钙的 AI 为 1000mg/d。钙的摄入量不能超过 2000mg/d。

（2）铁 学龄儿童铁缺乏除引起贫血外，也可能降低学习能力、免疫力和抗感染能力。6～7 岁儿童铁的 AI 为 12mg/d，11～13 岁女孩铁的 AI 为 18mg/d，11～13 岁男孩为 16mg/d。动物血、肝脏是铁的良好来源，含铁高，吸收好。豆类、黑木耳、芝麻酱中含铁也较丰富。

（3）锌 儿童缺锌会导致食欲差、味觉迟钝甚至丧失，严重时会影响生长发育，引起性发育不良及免疫功能下降。6 岁儿童锌的 RNI 为 12mg/d，7 岁为 13.5mg/d，11～13 岁女孩锌的 RNI 为 15mg/d，11～13 岁男孩锌的 AI 为 18mg/d。牡蛎、瘦肉、动物内脏等都是锌的良好来源，干果类、花生和花生酱也富含锌。

（4）碘 碘缺乏可引起甲状腺肿，需注意预防。6～10 岁儿童碘的 RNI 为 90μg/d，11～13 岁 120μg/d。海带、紫菜、海鱼等富含碘。应坚持食用碘盐，并注意碘盐的保存和烹调方法。

四、学龄儿童的膳食指南

（1）保证吃好早餐。

（2）少吃零食，饮用清淡饮料，控制食糖摄入。

（3）重视户外活动。由于一些孩子进食量大而运动量少，故应调节进食量和重视户外活动以避免发胖。

五、学龄儿童的合理膳食

（1）安排好一日三餐，早餐、午餐、晚餐的营养素供给量应该分别占全日供给量的 30％、40％、30％。

（2）重视学龄儿童的早餐营养，让孩子吃饱和吃好一日三餐，尤其是早餐，进食量应相当于一天总量的 1/3。

（3）可加课间餐。

（4）注意饮食习惯培养，少吃零食，饮用清淡饮料，控制食糖摄入。

六、学龄儿童建议每日供给食物

（1）250mL 牛奶或豆浆，以提供优质蛋白质、维生素 A 及钙质。

（2）1～2 个鸡蛋；100～125g 动物性食物（鱼、禽或瘦肉），以提供优质蛋白质、维生素 A、维生素 B_2 及铁等矿物质。

（3）350g 谷类和 20～30g 豆类食物。

（4）300g 蔬菜或 50～100g 水果，它们可以提供足够的热能和较多的 B 族维生素。

（5）植物油 10～15g，食糖 15g。

第四节 青少年营养

女孩和男孩青春发育期开始的年龄是不同的，女孩比男孩早，一般在 10 岁左右开始，17 岁左右结束；男孩一般在 12 岁前后开始，22 岁左右结束，这个阶段称为青春期。调查结果表明，我国城市青少年青春发育开始年龄要早于农村。

一、青少年的生理特点

青少年在此时期体格生长突然加快，体重、身高增长幅度加大，必须供给足够量的各种营养素，以满足快速生长的需要，保证体格的健壮。青少年对热能的需要与生长发育速度成正比。此时期生殖系统开始发育，第二性征逐渐明显。有研究表明，青春期前营养不足的儿童，在青春期供给充足的营养，可使其赶上正常发育的青年，而青春期营养不良，可使青春期推迟 1～2 年。

二、青少年的心理发育特点

青少年期是由儿童向成人过渡的时期。青少年从完全依赖家长和老师的帮助向独立自主地完成学习和其他活动任务，向独立地选择人生道路过渡。青少年感到自己已长大成人，这种"成人感"使中学生强烈要求自主独立，对成人过多的干涉表示反感。但是青少年完全独立是不可能的，这就形成了青少年独立意识与独立能力之间的不同步现象，在心理发展上构成了十分尖锐的矛盾。青少年能自觉地完成学习任务，但控制情感和行为的能力以及自我监督的能力还不强。青春期是一个人的个性迅速发展并趋于稳定的时期，青少年从没有形成自己的个性向形成稳定的个性心理过渡，青少年的兴趣、理想、性格等逐步形成明显的个性差异。

三、青少年的营养需要

1. 热能

在儿童时期，男孩和女孩对营养素需要的差别很小，从青春期生长开始，男孩和女孩的营养需要出现较大的差异。青春期由于生长代谢的需要和热能消耗的增加，青少年对热能的需要量也达到高峰，其膳食热能推荐摄入量为男 2400～2900kcal/d、女 2200～2400kcal/d。

2. 蛋白质

青春期生长发育速度加快，组织生长需要大量的蛋白质，特别是在性成熟阶段和男孩肌肉发展过程中。因此，青少年膳食蛋白质应占总热能的 13％～15％，每天男孩膳食蛋白质的推荐摄入量为 75～85g、女孩为 75～80g。

3. 脂类

青春期是生长发育的高峰期，对热能的需要大大增加，因此一般不过度限制青少年对膳食脂肪摄入。但脂肪摄入量过多将增加肥胖及成年后心血管疾病、高血压病和某些癌症发生的危险性，因此，青少年脂肪适宜摄入量应占总热能的 25％～30％为宜，其中饱和脂肪酸、多不饱和脂肪酸和单不饱和脂肪酸的比例为 1∶1∶1。

4. 碳水化合物

青少年膳食中碳水化合物适宜摄入量占总热能的55％～65％为宜。保证适量碳水化合物摄入，不仅可以避免脂肪的过度摄入，同时会增强膳食纤维及具有健康效用低聚糖的摄入，对预防肥胖及心血管疾病都有重要意义。但青少年应注意避免摄入过多的纯糖食品，特别是含糖饮料。

5. 矿物质

（1）钙 青春期是生长突增高峰期，为了满足骨骼突增高峰的需要，需要补充大量的钙。青少年钙的适宜摄入量为 1000mg/d，每日钙的摄入量最多不能超过 2000mg。奶和奶制品是钙的最好食物来源。

（2）铁 贫血是青春期女孩常见的疾病，女孩在月经期间，会丢失大量的铁，如不注意补充，容易出现缺铁性贫血，因此应特别注意。青少年各年龄的铁推荐摄入量列于表 4-6。动物血、肝脏及红肉是铁的良好来源。豆类、黑木耳、芝麻酱中含铁也较丰富。

表 4-6　我国青少年膳食铁适宜摄入量

年龄/岁	AI/(mg/d)		年龄/岁	AI/(mg/d)	
	男	女		男	女
11～13	16	18	14～18	20	25

注：摘自 2000 年《中国居民膳食营养素参考摄入量》。

（3）锌 缺锌会导致食欲下降，严重时引起生长迟缓，性发育不良，因此，青少年应注意通过膳食补充锌。青少年膳食锌的适宜摄入量见表 4-7。

表 4-7　我国青少年膳食锌适宜摄入量

年龄/岁	AI/(mg/d)		UL/(mg/d)	
	男	女	男	女
11～	11.5	18.0	37.0	34.0
14～18	19.0	15.5	42.0	35.0

注：摘自 2000 年《中国居民膳食营养素参考摄入量》。

（4）碘 碘缺乏可导致甲状腺肿，尤其是青春期甲状腺肿发病率较高，应特别注意预防。青少年膳食碘推荐摄入量为 11～13 岁 120μg/d，14～18 岁为 150μg/d。碘摄入过多会对身体有害，引起高碘性甲状腺肿，青少年每日碘的摄入量最多不能超过 800μg。

6. 维生素

（1）维生素 A 11～13 岁青少年膳食维生素 A 的推荐摄入量为 700μgRE/d，14～18 岁的青少年，男孩为 800μgRE/d、女孩为 700μgRE/d，每日维生素 A 摄入量最多不能超过 2000μgRE。

（2）维生素 B_1 维生素 B_1 食物来源广泛，动物内脏如肝、心、肾，肉类、豆类和没有加工的粮谷类都含有丰富的维生素 B_1。11～13 岁青少年维生素 B_1 推荐摄入量为 1.2mg/d，14～18 岁青少年，男孩每日需要摄入维生素 B_1 1.5mg/d，女孩则需要维生素 B_1 1.2mg/d，维生素 B_1 的摄入量每日最多不能超过 50mg。

（3）维生素 B_2 青少年由于学习生活非常紧张，容易出现维生素 B_2 的缺乏。11～13 岁青少年膳食维生素 B_2 推荐摄入量为 1.2mg/d，14～18 岁青少年，男孩每日需要摄入维生素 B_2 为 1.5mg、女孩为 1.2mg。

（4）维生素 C 11～13 岁青少年膳食维生素 C 推荐摄入量为 90mg/d，14～18 岁青少年膳食维生素 C 推荐摄入量 100mg/d。新鲜蔬菜、水果富含维生素 C，是维生素 C 丰富的食物来源。

（5）维生素 D 11～13 岁青少年膳食维生素 D 推荐摄入量为 10μg/d，14～18 岁青少年膳食维生素 D 推荐摄入量为 5μg/d，每日维生素 D 的摄入量最多不能超过 20μg。

四、青少年的合理膳食

（1）谷类是青少年膳食中的主食，每天摄入 400～660g。

（2）保证足量的动物性食物及豆类食物的供给，鱼、禽、肉每日供给 150～175g，蛋类 50～75g，豆类为 50g。

（3）牛奶或豆浆 250mL/d。

（4）保证蔬菜、水果的供给，每天蔬菜供给 300～550g，其中绿叶蔬菜不低于 300g，水果 50～100g。

（5）食糖 10g，烹调油 10～20g。

五、青少年应注意的营养问题

1. 不良的饮食习惯和行为

（1）早餐摄入不足和质量偏低　据调查显示，吃早餐的学生多在上午第三节课或放学时感到饥饿，其比例分别为 33.7％和 30.8％，有 4.6％和 13.8％的学生在第一、二节课就有饥饿感，只有 17.1％的学生在上午没有饥饿感。这与学生们早餐吃得简单，吃得不科学、不合理有关。我国膳食指南要求早餐摄入热能达到全天的 30％。由于早餐传统、家庭环境和早餐供应体制等诸方面影响，中国人特别是学生的早餐还普遍达不到一般的热能、营养要求。

健康早餐的选择原则为：以选择水分高、纤维素高的谷类食物为主，如全麦面包，以达到充饥、补充水分和热能的目的；再搭配蔬菜、水果及适量的肉类，如一杯奶、一个煮鸡蛋等，以摄取足够的营养素；避免选择高热能、高脂肪、高糖或高盐分的食物。

（2）偏食与挑食　家长都知道偏食会引起儿童营养摄入失衡，对生长发育极为不利，但就是找不到很好的纠偏办法。即使求助于医生，似乎也难以达到预期的效果。其实，要纠正儿童偏食，关键是要找出自己孩子偏食的原因，只有消除了导致偏食的因素，偏食才可能得到有效的纠正。

（3）常光顾街边小食摊，不知不觉潜伏疾病　街边小食摊，特别是校门口的临时食摊，缺乏卫生条件，食品易受灰尘、废气等带菌空气污染，加上有的油炸食品原料来源不明，正处于发育阶段的学生长期食用不洁净的油炸食品，后果将不堪设想。

（4）电视佐餐，食不知味　不少学生吃饭时端着饭碗也要跑到电视机面前坐着，眼睛一动不动地盯着屏幕，嘴做着机械式的咀嚼，筷子往嘴里塞着食物。长此以往，就会引起肠胃消化道疾病。吃饭看电视还让部分中学生与父母的沟通减少，容易造成性格孤僻，成为一个既不健康也不快乐的人。

（5）电脑好玩，肠胃受害　电脑逐渐成为学习工具，学生接触电脑的时间也越来越长，随之而来的就是身体状况越来越差。用餐时及餐后长时间坐在电脑前，会使肠胃功能消退；另外，大多数上网的同学对饮食没有选择，食物营养摄入不足。

（6）饮料当水，喝得鼻血淌　口渴了喝饮料，出去玩还是喝饮料，有的学生都不会喝水了，喝饮料喝得上了瘾，身体也出了毛病，经常无缘无故地流鼻血，弄得一家人都不安。其实，口渴了应该多喝水，饮料适当喝一点是可以的，但不能完全代替水。

2. 肥胖症

肥胖严重危害着人类的健康，据医学统计：肥胖症者的心脏病、高血压病、糖尿病发病率是正常体重者的 3 倍；动脉硬化的发病率是正常体重者的 2～3 倍；癌症的发病率是正常体重者的 2 倍。肥胖还可以引起如脑卒中、高脂血症、呼吸道疾病、皮肤病等多种疾病。另外，肥胖还减少人类的寿命。

3. 龋齿

龋齿是人类广泛流行的一种慢性疾病，世界卫生组织已将龋齿列为 3 个重点防治疾病之一。龋病对人类口腔健康危害很大，如果不及时治疗，还会引起牙髓病变，产生剧烈的疼痛，影响食欲及睡眠。尤其在青少年中，龋齿的发生率是很高的，得了龋齿，会给少年儿童的口腔健康甚至全身健康造成很大危害。

4. 厌食症

厌食症主要表现为食欲缺乏，对食物无兴趣，食量明显减少，回避或拒绝进食（如强迫进食，摁抠引起呕吐），体重急速下降，精神萎靡，智力也会受到影响。厌食症以青春期少女最多见，其次为年轻女性。

在治疗青少年厌食症方面，主要有以下方法和措施。

（1）先带孩子到正规医院儿科或消化内科进行全面细致的检查，排除那些可能导致厌食的慢性疾病，排除缺铁、缺锌。

（2）饮食要规律，定时进餐，保证饮食卫生；生活规律，睡眠充足，定时排便；营养要全面，多吃粗粮、杂粮和水果蔬菜；

节制零食和甜食，少喝饮料。

（3）改善进食环境，使孩子能够集中精力去进食，并保持心情舒畅。

（4）家长应该避免过分关注孩子进食的行为；当孩子故意拒食时，不能迁就，如一两顿不吃，家长也不要担心，这说明孩子摄入的热能已经够了，到一定的时间孩子自然会要求进食；绝不能以满足要求作为让孩子进食的条件。

（5）加强体育锻炼，尤其是长跑、游泳等耗氧运动。

（6）不要盲目吃药，莫滥用保健补品；可以适当服用调理脾胃、促进消化吸收功能的中、西药，但注意：一是要看儿科或消化专科医生，不要听信游医、巫医的甜言蜜语；二是不要过分依赖药物，孩子的胃肠消化功能潜力很大，如果严格按照以上几条去做，大部分孩子的厌食症是可以不药而愈的。

第五节　孕妇营养

妊娠是一个复杂的生理过程，孕妇在妊娠期间需进行一系列生理调整，以适应胎儿在体内的生长发育和本身的生理变化。妊娠分为三期，每3个月为一期。怀孕头3个月为第一期，是胚胎发育的初期，此时孕妇体重增长较慢，故所需营养与非孕时近似。至第二期即第4个月起体重增长迅速，母体开始贮存脂肪及部分蛋白质，此时胎儿、胎盘、羊水、子宫、乳房、血容量等都迅速增长。第二期体重增加4～5kg，第三期约增加5kg，总体重增加约12kg。

一、孕妇的生理特点

1. 内分泌

人绒毛膜促性激素刺激母体黄体分泌孕酮，通过降低淋巴细胞的活力，防止母体对胎儿的排斥反应，达到安胎效果。人绒毛膜生长素可降低母体对葡萄糖的利用并将葡萄糖转给胎儿；促进脂肪分解，使血中游离脂肪酸增多，促进蛋白质和DNA的合成。雌激素能促进前列腺素的产生而增加子宫和胎盘之间的血流量，并可促进母体乳房发育。孕酮可维持子宫内膜和蜕膜及乳腺小叶的发育，抑制淋巴细胞活力和乳腺在孕期分泌。

2. 子宫与胎盘

子宫增大。子宫的重量也由未孕时的 50g 增加到足月妊娠时的 1000g。胎盘生长，血流增加。体积由未孕时的 7cm×5cm×3cm 增至 35cm×25cm×22cm；容量也扩大至 4000～5000mL，比未孕时增加 1000 倍。随着子宫的增长，子宫内的血管也增多，子宫内的血流量比平时增加 4～6 倍。

3. 乳腺

孕期乳腺可增大 2～3 倍，为泌乳做准备。

4. 血容量及血液成分

从第 6 周开始血容量增加，比妊娠前平均增加 35％～40％，约为 1500mL。血浆容积增加较多，为 45％～50％，红细胞增加较少，为 15％～20％，出现相对贫血，即生理性贫血。白细胞从妊娠 7 周开始升高，妊娠 30 周达顶峰，主要是中性粒细胞增多。血浆总白蛋白由于血液稀释，呈现下降，主要是白蛋白下降。

除血脂及维生素 E 外，几乎血浆所有营养素于孕期降低。胎盘起着生化阀的作用，脂溶性维生素只能部分通过胎盘，因此孕妇血中的含量较高。

5. 肾脏

肾脏负担加重，肾小球滤过率和肾血浆流量均增加，并保持较高水平，但重吸收能力又没有相应增加，结果导致尿中葡萄糖、氨基酸、水溶性维生素的排出量增加。

6. 消化系统

牙龈肥厚；胃肠平滑肌张力下降、贲门括约肌松弛、消化液分泌量减少，胃排空时间延长，易出现恶心、消化不良、呕吐、反酸等妊娠反应，但对某些营养素的吸收却增强，尤其是在妊娠的后半期。

7. 体重

妊娠期母体的体重增加 11～12.5kg（约 7kg 水分，3kg 脂肪，1kg 蛋白质），妊娠早期增重较少，妊娠中期和妊娠晚期增重每周 350～400g。妊娠期体重增长包括两部分：一是妊娠的产物，如胎儿、羊水和胎盘；二是母体组织的增长，如血液和细胞外液的增加、子宫和乳腺的增大及脂肪组织的贮存。

8. 新陈代谢

妊娠第 4 个月起，胎儿生长迅速，母体的代谢也相应加快。基础代谢增加 15％～20％；母体对胰岛素的要求增加，可能导致妊娠性糖尿病；蛋白质代谢呈正氮平衡，以供胎儿、子宫、乳腺生长；脂肪吸收增加，为哺乳、分娩做准备。

二、孕妇的心理特点

妊娠最初的 3 个月孕妇的心理波动往往是随着妊娠反应而出现的。常见的妊娠反应有恶心、呕吐、食欲缺乏，甚至整夜整夜地失眠，于是孕妇会感到抑郁和烦恼。也有的孕妇出于新生命的到来而感觉非常兴奋。

妊娠中期的 3 个月随着妊娠的继续进展，尤其是胎动的出现对母亲来说无异于一剂强心药，母亲确确实实地感觉到生命的存在。所以说，妊娠中期这 3 个月是孕妇心理上的黄金时期。

在妊娠的最后 3 个月中，孕妇常感到压抑和焦虑，身体内出现种种不适，使她们开始为分娩和胎儿是否健康而担心。随着预产期的迫近，她迫不及待地盼望着孩子早点出生，以解除负担。这种焦急不安，在一定程度上缓解了孕妇对分娩的惧怕心理。

三、孕妇的营养需要

1. 能量

妊娠 4 个月以后，一般每天增补能量 200kcal。能量摄入过多可能导致新生儿超重；过少可能导致低体重出生儿。

2. 蛋白质

妊娠 4～6 个月时增加补充蛋白质 15g/d；7～9 个月时增加

补充蛋白质 20g/d。极轻体力劳动孕妇，在妊娠早期每天摄入 80g，后期每天摄入 90g 蛋白质，必须保证有 1/3 的蛋白质是优质蛋白质。

3. 脂类

妊娠期需要增加脂肪的摄入量，但是不要过多，脂肪的热能占总热能的 25%～30%为宜。

4. 维生素和矿物质

孕妇的营养素供给量是在正常生理条件下的供给量加上孕期的额外需要量而得出的，包括由于妊娠内分泌改变，引起营养素的消耗量增加；母体营养素向婴儿的转移，或婴儿生长的需要引起的增加以及分娩过程造成的营养素丢失。

（1）钙　胎儿生长需要的钙从母体得到，妊娠 3～4 个月时乳牙开始钙化；出生 3～4 个月时恒牙开始钙化（钙的来源很可能是母乳），使母体每月丢失 30g 钙（超过平时的 40%～50%），因此乳母和孕妇都需要补充钙、磷、维生素 D。在妊娠的前半期活性维生素 D 增加，母体的钙吸收增加，贮存在母体，直到怀孕的后期。母体维生素 D 不足，可引起胎儿缺钙，骨骼和牙齿发育不良，对环境的适应能力降低等。

（2）铁　母体铁的需要量增加总量约为 1000mg，其中 350mg 满足胎儿和胎盘生长发育的需要，450mg 满足妊娠期红细胞增加的需要，其余部分以满足分娩时丢失铁。目前认为怀孕早期缺铁与早产、低出生体重有关，缺铁性贫血与孕妇体重增长不足有关。因为铁的吸收率低，建议孕期的膳食铁供应量应该提高到每日 25～30mg。有人认为怀孕中、末期应该每日补充 30mg，相当于补充 150mg 硫酸亚铁或 100mg 富马酸亚铁。

（3）锌　锌对孕早期胎儿的器官形成极为重要，动物实验提供大量关于母体锌摄入充足促进胎恩生长发育和预防先天性畸形的研究结果。锌还对人的分娩过程起着极为重要的作用。锌对分娩的影响主要是可增强子宫有关酶的活性，促进子宫肌收缩，帮助胎儿娩生。因此，孕妇缺锌，会增加分娩的痛苦。中国营养学会建议每日锌的摄入量由非怀孕的 15mg 增加到 20mg，以满足胎儿生长发育的需要。所以孕妇要多进食一些含锌丰富的食物，如猪肝、牡蛎、蛤蜊等，特别是牡蛎，含锌最高，每百克含锌为 100mg，堪称"锌元素宝库"。

（4）碘　在妊娠的头三个月，通过纠正母亲的碘缺乏，可以预防胎儿的甲状腺功能低下和由此引起的智力发育迟缓、生长发育迟缓，即"呆小症"。孕妇碘的每日推荐供给量为 $175\mu g$，可通过多食用含碘高的食物来补充，如海带、紫菜等。

（5）叶酸　叶酸参与胸腺嘧啶核苷酸的合成以及一些氨基酸的互相转化，对于合成许多重要物质（RNA、DNA）和蛋白质起重要作用。叶酸缺乏可以导致流产、早产、死产、高危妊娠、产后出血，以及先天性神经管畸形。由于畸形发生在怀孕 28 天内，即神经管形成的闭合期，此时多数孕妇未意识到怀孕，因此补充叶酸应该在怀孕前 1 个月到怀孕后 3 个月。叶酸的每日推荐摄入量为 $400\mu g$。孕期叶酸缺乏尚可引起胎盘早剥以及新生儿低出生体重。

（6）维生素 A　足量的维生素 A 有利于胎体的正常生长发育和维持自身的健康。维生素 A 缺乏可能与早产、发育迟缓以及低出生体重有关。维生素 A 过量可引起中毒，还有导致先天畸形的可能。所以，如果选择保健品补充维生素 A 时，应严格控制总量。

（7）维生素 D　妊娠期妇女缺乏维生素 D 可导致胎儿骨骼和牙齿发育不良，并可导致新生儿手足抽搐和低钙血症及母体骨质软化的发生。但是，维生素 D 过多摄入可引起中毒。

（8）其他维生素和矿物质　妊娠期足够的维生素和矿物质可以保证胎儿的正常发育和生长，但也不是越多越好，切不可滥补。

四、孕妇的膳食指南

1. 自妊娠第 4 个月起，保证充足的能量

在妊娠第 4 个月起，孕妇必须增加能量和各种营养素，以满

足合成代谢的需要。我国推荐膳食营养素供给量中规定孕中期能量每日增加 200kcal，蛋白质 4～6 个月时增加 25g，钙增加至 1500mg，铁增加至 28mg，其他营养素如碘、锌、维生素 A、维生素 D、维生素 E、维生素 B_1、维生素 B_2、维生素 C 等也相应增加。

2. 妊娠后期保持体重的正常增长

孕期营养低下使孕妇机体组织器官增长缓慢，营养物质贮存不良，胎儿的生长发育延缓，早产儿发生率增高。但孕妇体重增长过度、营养过剩对母亲和胎儿也不利，一则易出现巨大儿，增加难产的危险性；二则孕妇体内可能有大量水贮留，易发生糖尿病、慢性高血压及妊娠高血压综合征。

3. 增加鱼、肉、蛋、奶、海产品、蔬菜、水果的摄入

膳食中应增加鱼、肉、蛋等富含优质蛋白质的动物性食物，含钙丰富的奶类食物，含矿物质和维生素丰富的蔬菜、水果等。蔬菜、水果还富含膳食纤维，可促进肠蠕动，防止孕妇便秘。孕妇应以正常妊娠体重增长的规律合理调整膳食，并要做有益的体力活动。

五、孕妇建议每日供给食物

（1）妊娠早期　妊娠 6 周左右出现早孕反应，第 12 周左右自行消失。妊娠早期膳食应以清淡、易消化、口感好为主要原则。建议适当补充叶酸和维生素 B_{12} 等。

（2）妊娠中、晚期

① 400～500g 谷类。

② 50～100g 豆类及豆制品，主要以大豆类为主。

③ 50～150g 肉、禽、鱼等动物性食品，1～2 个鸡蛋。

④ 250～500mL 鲜奶，也可以相当量的酸奶代替。

⑤ 400～500g 蔬菜及 100～200g 水果。

⑥ 15～20g 植物油及调味品。

六、妊娠期营养不良的影响

1. 对母体的影响

（1）营养性贫血　包括缺铁性贫血和巨幼细胞贫血。全世界妊娠期妇女贫血患病率平均为 51%，我国为 35%，农村大于城市，以妊娠末期患病率最高。缺铁是造成贫血最常见的原因，孕妇缺铁的原因主要有两个，一是随孕周增加，血液容量增加，血液相对稀释；二是胎儿在母体内生长发育对铁的需要量增加，母亲铁营养相对不足，而致贫血。轻度缺铁性贫血可通过改善饮食，多吃富含铁的食物来治疗。动物性食物中肝脏、血豆腐及肉类中铁的含量高、吸收好。对于中度以上贫血，口服铁剂治疗也是十分必要的。孕期贫血除服铁剂以外，还需服用小剂量的叶酸（每日 $400\mu g$）。孕妇服用小剂量叶酸不仅有利于预防贫血，还有利于预防先天性神经管畸形。

（2）骨质软化症　孕妇骨质软化主要是因为膳食中缺乏维生素 D 和钙所致。为了满足胎儿生长发育所需要的钙，机体必须动用母体骨骼中的钙，结果使母体骨钙不足。哺乳期妇女也可发生此病。其症状是髋关节和背部疼痛，严重的可出现骨盆和脊柱畸形，易发生骨折，并可导致难产。

（3）营养不良性水肿　孕期营养不良性水肿，主要是由于蛋白质严重缺乏而引起，常发生于贫困地区。

（4）维生素缺乏病　孕期发生的维生素缺乏病常为多种维生素混合缺乏，而且多属于边缘性缺乏，其临床病症不典型。常发生于贫困地区，或见于妊娠期有长期呕吐的孕妇。

2. 对胎儿发育的影响

（1）先天畸形　如叶酸缺乏可导致神经管畸形发生，以无脑儿和脊柱裂为主，维生素 A 缺乏或过多可导致无眼、小头等先天畸形发生。

（2）低出生体重及围生期新生儿死亡率增高　母体营养与胎

儿体重的增长、新生儿死亡率成正相关。母体营养不良，血容量少，胎儿生长发育迟缓，可导致胎儿低出生体重，其中早产儿及小于胎龄儿占较大比例，这些胎儿生命力弱，死亡率高。

（3）对胎儿骨骼和牙齿发育的影响　胎儿的牙齿和骨骼在妊娠期间已开始钙化，妊娠期间母体的营养状况可以影响胎儿一生牙齿的整齐、坚固。妊娠末期 2 个月到出生 16 个月最重要。妊娠后期孕妇的钙需要量是平时的 2 倍。因为胎儿需要钙，母体可能严重缺钙，发生骨质软化病。

（4）对胎儿和婴儿大脑发育和智力以及心理发育的影响　妊娠 2、3 个月时神经系统开始发育，到出生后 2 年内是大脑、神经系统发育的关键时期，许多营养素（叶酸、碘、DHA）的缺乏、不足，有害物质的过量摄入（如有机汞、铅、苯）均可以导致终生大脑发育和智力、心理发育不可挽回的影响。

第六节　产 妇 营 养

一、产妇的生理特点

女性分娩第一胎的平均时间约为 12 个小时，但每个人的情况不尽相同。分娩过程的长短以及疼痛强度与遗传因素、孕妇身体状况等因素有关。分娩过程大致可分为三个阶段，即第一产程、第二产程、第三产程。

初产妇第一产程为 8～12 个小时，子宫开始有规律的收缩。第一产程是指子宫口开始扩张，直到宫口开全（约为 10cm）。在第一产程中，子宫的收缩间隔会越来越短，从开始时的每隔 5～6min 收缩 30s 以上到每隔 2～3min 收缩 50s，但每个人的情况不尽相同。

第二产程就是指从子宫口开全到胎儿娩出这个阶段。此时随着子宫收缩加强，宫口全开，胎头先露部分开始下降至骨盆，随着产程进展，宫缩加强，迫使胎儿从母体中娩出。

第三产程为 5～15min，是指胎儿出生到胎盘排出这个阶段。

二、产妇的心理特点

心理因素与人的健康息息相关，处于分娩时的初产妇心情特别复杂，不良的情绪可导致神经系统功能紊乱，使分娩不能按正常的机制进行，从而导致难产等。为了减少或避免这些情况发生，应该重视产妇的心理活动，给予相应的心理护理，使她们在最佳的心理状态下顺利分娩。

三、产妇的营养需要

由于分娩过程消耗大量的能量，产妇的营养供给以碳水化合物为主。

四、产妇的合理膳食

妇女妊娠分娩是一种再自然不过的生理现象，然而大多数孕妇在没有准备好吃的情况下，就匆忙地被送进了医院，造成"饿产"。产妇易疲劳，可能出现宫缩乏力、难产、产后出血等危险情况。

在正常分娩的第一产程中，产妇消耗的体力和精力都很大，可适当地补充巧克力、糖水等易被人体吸收，并产生大量热量的食物。专家首推巧克力，据分析，每 100g 巧克力含碳水化合物 55～66g、脂肪 30～38g、蛋白质 15g 以下，还有微量元素、维生素 B_2、铁和钙等。巧克力中含有的咖啡因在一定程度上有镇静、减轻疼痛的作用。因此不妨在分娩时准备些巧克力。由于产妇体力和精力消耗很大，水分也随之大量丢失，补充适当的水分是十分必要的，如糖水、饮料等。

刚刚完成分娩的女性，应以休息为主，给予一些清淡易消化的食物即可。随后产褥期为了补充分娩后身体消耗和准备哺乳，应增加各种营养素的供给量，并食用一些有催乳作用的食品，如排骨汤、猪蹄汤、牛肉汤、鲫鱼汤、小米粥、挂面等。

第七节 哺乳期女性营养

一、哺乳期女性的生理特点

影响乳汁分泌的主要因素包括内分泌因素、哺乳期母亲的营养状况、哺乳期母亲的情绪状态。

1. 内分泌因素

妊娠期间乳房较正常增大 2～3 倍，一旦分娩，乳汁的分泌受两个反射控制。一为产奶反射，当婴儿开始吸吮乳头时，刺激垂体产生催乳素引起乳腺腺泡分泌乳汁，并存集于乳腺导管内。二为下奶反射，婴儿吸吮乳头时，刺激垂体产生催产素，引起腺泡周围的肌肉收缩，促使乳汁沿乳腺导管流向乳头。催产素还作用于子宫，引起子宫肌肉收缩，从而可帮助停止产后出血，促进子宫恢复。

2. 营养对泌乳量的影响

（1）初乳　产后第一周分泌的乳汁为初乳。初乳蛋白质含量高，约为 10%，而成熟乳为 1%。初乳中含有较多的分泌型免疫球蛋白、乳铁蛋白、白细胞、溶菌因子等免疫物质，而且还含有较多的维生素 A、锌、铜，而脂肪和乳糖含量较成熟乳少。

（2）过渡乳　产后第二周分泌的乳汁，其中乳糖和脂肪含量逐渐增多，而蛋白质含量有所下降。

（3）成熟乳　第二周以后分泌的乳汁，呈白色，富含蛋白质、乳糖、脂肪等多种营养素。

泌乳量少是母亲营养不良的一个指征。正常情况下，产后 3 个月每日泌乳量为 750～850mL。营养较差的乳母产后 6 个月每日泌乳量为 500～700mL，后 6 个月每日为 400～600mL。通常根据婴儿体重的增长率作为奶量是否足够的较好指标。

二、哺乳期女性的心理特点

在分娩后的头几天，某些乳母因分娩时疲劳未完全恢复，下奶少或晚，新生儿体重下降，往往会出现烦躁、紧张、焦虑的心情。因此，乳母了解早期母乳喂养的一些常遇问题是十分有必要的，可以帮助消除她们的紧张心理，使母乳喂养取得成功有一良好开端。

（1）泌奶需几天时间，母亲一定要耐心等待。婴儿是伴着水、葡萄糖和脂肪储存而诞生的，头几天少量初乳完全能满足婴儿需求。

（2）早期频繁吸吮，有助于尽早下奶，促进母亲子宫收缩，减少出血，让婴儿吸吮到营养和免疫价值极高的初乳，促进恶露排出。

（3）母亲紧张焦虑的心情会阻碍排乳反射，推迟来奶。母亲应保持心情愉悦，拥抱和抚摸婴儿，通过目光和肌肤接触，增进母婴情感交融，促进下奶和婴儿情绪稳定。

（4）新生儿生活往往缺乏规律性，母亲应尽量地与自己婴儿同步休息，这样有助于消除疲劳和下奶。

三、哺乳期女性的营养需要

1．热能

乳母的产乳效率约为80％，即摄入418.4kJ（100kcal）能量可分泌相当334.7kJ（80kcal）的乳汁。乳母每日分泌的乳汁约含能量2384.9kJ（570kcal），则需摄入2979.1kJ（712kcal）。由于孕期储存了一些脂肪，可用于补充部分能量。但由于哺育婴儿的操劳，及乳母基础代谢率稍高，以及乳腺泌乳活动所需能量，我国建议乳母1～6个月每日应多摄入能量500kcal，后6个月增加摄入能量500～600kcal/d。

2．蛋白质

乳母在分泌乳汁过程中，体内氮代谢加速，故需增加蛋白质的摄入量。全日乳中含蛋白质约12.8g，如以产乳效率80％计算，则需16g蛋白质。因膳食蛋白质的利用有一定的差异，有些食物蛋白质利用率较低，再加上30％的安全系数，则需20.8g。考虑到乳母个体的差异，我国规定每日给乳母增加20g的优质蛋白质。

3. 脂肪

脂类与婴儿脑发育有关，尤其是类脂质对中枢神经系统的发育特别重要。人乳中脂肪含量变化较大，婴儿吮乳活动可使乳中脂肪含量增加。哺乳后，乳中脂肪量为哺乳前的 3 倍。但膳食中的能量、蛋白质、脂肪的高低可影响乳中脂肪的含量。如乳母摄入不饱和脂肪酸较多，其乳中含量也增加。如果乳母膳食中 75％能量由碳水化合物提供，乳汁中亚油酸等多不饱和脂肪酸则减少。我国建议乳母脂肪的供给量，应使其所提供的能量达到膳食总能量的 20％～25％，并要考虑到必需脂肪酸的含量要适宜。

4. 矿物质

乳母需要充足的钙质以满足其本身及乳汁钙含量的需要，乳汁中钙的含量一般较稳定。如乳母食物中钙不足或不能有效吸收，乳母体内的钙将移出，以稳定乳汁中的钙，但此时体内出现钙的负平衡，这种情况延续下去可发生骨质软化症。FAO/WHO 建议乳母钙的供给量每天为 1200mg，我国建议的 AI 标准是每天 1200mg。乳汁中铁的含量约为 50μg/dL，每日从乳汁中的分泌量为 0.4mg，而铁的吸收率为 10％，则每天需多供给 4mg。我国建议的 AI 值为每天 25mg。乳汁中碘的含量为 4～9μg/dL，高于母体血浆的浓度，这可能与婴儿的生理需要量有关。乳母碘的需要量为每日 200mg。另外，乳母锌、硒的需要量，我国建议每日分别供给 10mg 和 65μg。

5. 维生素

乳汁中维生素 A 的含量约为 61μg/dL，比较稳定，因此我国建议乳母维生素 A 的供给量每日应比妊娠期增加 200μgRE，即每日 1200μgRE。维生素 B_1 和维生素 B_2 在乳汁中的含量分别为 0.014mg/dL 和 0.037mg/dL，我国建议二者每日增加 0.8mg，即每日供给 2.1mg；FAO/WHO 建议乳母每日供给维生素 B_1 1.4mg、维生素 B_2 1.5mg。乳母在正常膳食条件下，乳汁中维生素 C 的含量约为 5.2mg/dL，如蔬菜、水果摄入不足，乳汁中维生素 C 则明显降低，我国规定乳母每日维生素 C 摄入量为 130mg。另外，乳母也要注意摄入含维生素 E、维生素 B_6、维生素 B_{12}、烟酸、叶酸丰富的食物。

四、哺乳期女性的膳食指南和合理膳食

哺乳期女性的饮食，不仅要满足自身的营养需要，还要通过哺乳给予婴儿生长发育所必需的一切营养成分。乳母每天分泌 600～800mL 的乳汁来喂养孩子，当营养供应不足时，即会破坏本身的组织来满足婴儿对乳汁的需要，所以为了保护母亲和分泌乳汁的需要，必须供给乳母充足的营养，饮食必须做到营养均衡而且充足。

1. 产褥期膳食

产褥期是指从胎儿、胎盘娩出至产妇全身器官（除乳腺）恢复或接近正常未孕状态的一段时间，一般为 6 周。

由于分娩时体力消耗大，身体内各器官要恢复，产妇的消化能力减弱，又要分泌乳汁供新生儿生长，所以饮食营养非常重要。产后 1 个小时可让产妇进流质饮食或清淡半流质饮食，以后可进普通饮食。食物应富有营养以及足够的热量和水分。应多进食蛋白质含量高的食物和多吃汤汁食物，并适当补充维生素和铁剂。食品要多样化，富于营养，容易消化，不能多油腻。尤其产后最初几天内，要多吃些高热量、高蛋白、高维生素的食品，多饮水及汤类，促进乳汁分泌。

2. 乳母的合理膳食原则

（1）保证供给充足的能量　我国推荐膳食营养素供给量建议乳母能量每日增加 800kcal，其中妊娠期贮存的脂肪可在哺乳期被消耗以提供能量。以哺乳期为 6 个月计算，则每日由贮存的脂肪提供的能量为 200kcal。所以，乳母每日还需从膳食中补充 600kcal 能量。

（2）增加鱼、肉、蛋、奶、海产品的摄入　800mL 的乳汁约含蛋白质 10g，母体膳食蛋白质转变为乳汁蛋白质的有效率为 70％，因此，我国推荐膳食营养素供给量建议乳母膳食蛋白质每

日应增加 25g。乳母可多食用些鱼、肉、蛋、奶等食物来补充。牡蛎富含锌，海带、紫菜富含碘。乳母多吃些海产品对婴儿的生长发育有益。

（3）增加水溶性及脂溶性维生素的摄入　维生素 A 能促进婴儿骨组织的生长发育，缺乏时可引起小儿夜盲症，维生素 A 富含于动物的肝脏、蛋黄、胡萝卜等食物中；维生素 B_1 和维生素 B_2 是人体细胞运行必不可少的营养元素，会影响到婴儿的生长发育，主要存在于猪瘦肉、牛瘦肉、鱼类等食物中；维生素能促进婴儿的骨骼发育，缺乏时婴儿会出现全身出血症状，宜多吃一些新鲜的水果和蔬菜，不仅能够补充足够的维生素 C，还可以防止哺乳期女性便秘。

需要注意的是因为水溶性维生素不能在体内储存，所以每天都要在饮食上给予补充。只要在饮食上注意均衡补充维生素，则不必再服用维生素类药物。

（4）增加钙质的摄入　哺乳期的母亲一定要保证在其饮食中含有大量的营养成分，婴儿可以通过母乳摄取这些营养。母乳中含有大量的钙质，能使婴儿的骨骼迅速成长。如果母亲摄取的钙质太少，母乳中的钙就得从其骨骼中获得。婴儿从母亲乳汁中摄取了多少钙，母亲就应该从牛奶中摄取多少，而且还要多摄取一点，以满足自身的需要。钙能促进婴儿骨骼和牙齿的形成，母乳喂养能够满足婴儿对钙质的需要，但母体内的钙质就容易流失，引起母体缺钙。所以建议哺乳期女性每天要比平常多摄取 500mL 左右的钙质（正常成人每天摄取量为 600mL），可以每天喝两杯牛奶，还可吃一些绿叶蔬菜、酸奶酪、瘦肉、鱼虾等。

（5）增加铁、镁的摄入　缺铁容易引起贫血，而哺乳期女性在生产时已大量失血，现还需保证母乳中铁的含量，所以更应补充铁质。豆类和干果类中的铁质很容易被人体吸收，可适量多吃一些核桃、干杏仁、大豆、豆腐等；缺镁会引起女性精神不振、肌肉无力等，还可引起婴儿发生惊厥。所以哺乳期女性宜适量多吃一些含镁的食物，如小米、燕麦、大麦、小麦和豆类等。

（6）增加必需脂肪酸的摄入　哺乳期是婴儿脑部发育的关键期，必需脂肪酸能促进婴儿的脑部发育。植物油和鱼类中都含有大量的脂肪酸，海鱼脂肪富含二十二碳六烯酸（DHA）。此外，大豆、核桃等食物中的必需脂肪酸含量也很高。所以乳母在日常饮食中，应多吃一些核桃、大豆、鱼类等食物。

（7）增加水分的摄入　因为喂哺母乳会使母体每天流失约1000mL的水分，水分不足会使母乳的量减少。每天宜饮用6～8杯水（每杯约240mL），以满足母乳供应及自身的需求。

五、哺乳期女性建议每日供给食物

（1）400～500g谷类，可相对多选用面食，因为面食有催乳的作用。

（2）50～100g豆类及豆制品，主要为大豆类。

（3）100～200g肉、禽、鱼等动物性食品，1～2个鸡蛋。

（4）300～500mL鲜奶，也可以一定量的酸奶代替。

（5）400～500g蔬菜及200～350g水果。

（6）20g植物油及调味品。

哺乳期女性每日供给食物举例见表4-8。

表 4-8　哺乳期女性每日供给食物举例

餐次	食物名称	食物配料及用量
早餐	牛奶	牛奶 300mL
	馒头	面粉 100g
	鸡蛋	鸡蛋 50g
早点	西瓜	西瓜 150g
午餐	米饭	大米 150g
	清蒸鲈鱼	鲈鱼 100g
	爆炒三丝	洋葱 50g、酱干 50g、瘦肉丝 20g
	油淋空心菜	空心菜 100g

餐次	食物名称	食物配料及用量
午点	清炒平菇	平菇 100g
	红豆汤	红豆 20g、白糖 10g
晚餐	米饭	大米 150g
	虾仁炒青豆	虾仁 20g、青豆 30g
	红烧茄子	茄子 50g
	宫爆鸡丁	鸡肉 50g、花生 20g、莴苣 50g
	凉拌黄瓜	黄瓜 100g
	酒糟汤圆	酒糟 50g、糯米 50g
晚点	苹果	苹果 200g
	牛奶	牛奶 200mL

第八节 老年人营养

人类的生命过程中，40 岁以前是发育、成熟时期，身体和精力都日渐旺盛；40～50 岁身体的形象与功能逐渐老化；60 岁以后衰老现象更为明显，身体各器官的功能以及精神状态都急剧改变。

根据 WHO 对年龄的划分，＜44 岁为青年，44～59 岁为中年，60～74 岁为年轻老人，＞75 岁为老年人，＞90 岁为长寿老人。我国习惯认为 60 岁以上为老年人。世界普遍认为 60 岁以上人口占 10％或 65 岁以上占 7％为老年型社会。按 2002 年的统计，中国 60 岁以上的老龄人已占总人口的 10％以上，可以认为中国已进入老龄社会。

人们很关注加强老年保健、延缓衰老进程和防治各种老年常见病，老年营养是其中至关重要的一部分，合理的营养有助于延缓衰老，而营养不良或营养过剩、紊乱则有可能加快衰老的速度。

一、老年人的生理特点

（1）细胞数量下降，主要表现为肌肉组织的重量减少，出现肌肉萎缩。脂肪组织相对增加。

（2）身体水分减少，细胞内液减少，影响体温调节，降低老年人对环境温度改变的适应能力。

（3）骨组织矿物质和骨基质均减少，骨密度降低，骨强度下降。据报道，30～35岁骨密度到达峰值，随后逐渐下降，70岁时可减低20%～30%。妇女在绝经期后，因为雌激素分泌不足，骨质很快减低，10年内骨密度可减少10%～15%，易出现骨质疏松症，可能导致骨折。

（4）基础代谢降低，基础代谢大约比中年人降低15%～20%，60岁时比青少年减低20%，70岁时减少30%。

（5）合成代谢降低，分解代谢增高，合成与分解代谢失去平衡。

（6）牙齿脱落而影响对食物的咀嚼和消化。消化液、消化酶及胃酸分泌减少，胃肠扩张和蠕动能力减弱，易发生便秘。感觉功能减退，对味、嗅、视等感觉都减退，食欲减退。

（7）心率减慢，心输出量减少，血管逐渐硬化，血管壁的弹性减低，造成外周阻力增大，血压升高，高血压病患病率随年龄增加而升高。

（8）脑、肾和肝脏功能及代谢能力均随年龄增加而有不同程度地降低。

（9）葡萄糖耐量随着年龄的增高而下降。胰岛素分泌能力减弱，组织对胰岛素的反应能力降低。

二、老年人的营养需要

1. 能量

老年人基础代谢降低，体力活动减少，能量摄入量也相应减少。50 岁以后比青年人减少 10%，60 岁以后减少 20%，70 岁以后减少 30%，每日热能摄入 1600～2000kcal 即可满足机体需要。平时有体力劳动的或参加体育活动的应该适当增加能量的摄入量。

2. 蛋白质

老年人的分解代谢大于合成代谢，蛋白质的合成能力差，对蛋白质消化、吸收的能力减弱，蛋白质的实质摄入量是不足的。老年人摄取的蛋白质应该满足质优足量，其每日摄入量以 1.0～1.2g/kg，占总热能的 12%～14% 为宜。老年人的肝肾功能降低，过多的蛋白质可能增加肝肾的负担，故无必要摄入过多蛋白质。应该选择生物利用率高的优质蛋白质，每日需要蛋、奶、鱼、肉等动物性食物。鱼类是老年人动物性蛋白质的最好来源之一，氨基酸模式较好，生物学价值高，营养全面。大豆及其制品也是老龄人最佳的选择之一，大豆类及其制品品种很多，可选择性很大，也比较容易消化。老年人能量与蛋白质推荐摄入量见表 4-9。

表 4-9　老年人能量与蛋白质推荐摄入量

年　龄	能量/[MJ/d]		蛋白质/(g/d)	
	男	女	男	女
60 岁～				
轻体力活动	7.95(1900)①	7.53(1800)	75	65
中等体力活动	9.20(2200)	8.37(2000)	83	75
70 岁～				
轻体力活动	7.95(1900)	7.11(1700)	75	65
中等体力活动	8.79(2100)	7.95(1900)	79	75
80 岁～	7.75(1900)	7.11(1700)	75	65

① 括号中能量的单位是 kcal/d；余同。

3. 脂类

脂肪在全日总能量中的百分比宜为 20%～30%，即脂肪供能约 450kcal。我国人民习惯使用植物油作为烹调油，必需脂肪酸可以从中达到要求。饱和脂肪酸不宜多于总能量的 10％。动物的瘦肉中也含有脂肪，老年人要控制食用畜肉。植物油中含有多不饱和脂肪酸。鱼类，尤以海洋鱼类含有多种脂类，适用于老龄人的脂肪需要，同时也可以提供优良的蛋白质。

老年人每日食物中的胆固醇含量不宜多于 300mg。要控制含胆固醇多的食物摄入，如动物内脏、动物脂肪、鱼卵、奶油等。

4. 碳水化合物

老年人摄入的碳水化合物应占膳食总能量的 50％～60％。建议以淀粉类为主食，多选择粗杂粮，不宜使用蔗糖等简单的糖类。果糖易被吸收利用，但是果糖转变为脂肪的能力小于葡萄糖，故老年人宜多吃水果、蜂蜜等含果糖较多的食品。老年人应该多吃蔬菜、水果，增加膳食纤维的摄入，有利于增强肠蠕动，防止便秘。

5. 矿物质

（1）钙 老年人对钙的吸收利用率一般在 20％左右，钙摄入不足使老年人出现钙的负平衡，以致发生骨质疏松症，尤其是老年女性。钙的推荐摄入量为 800～1000mg/d，钙的补充不宜过多，每日摄入钙的总量不应超过 2g。应以食物钙为主，牛奶及奶制品是最好的钙来源，其次为大豆及豆制品、海带、虾皮等。草酸影响钙的吸收，含草酸较高的食物不宜多食用。

（2）铁 老年人对铁的吸收利用能力下降，造血功能减退，血红蛋白含量减少，易出现缺铁性贫血。铁的推荐摄入量为 12mg/d。血红素铁吸收率在 20％左右，大大高于植物中铁的吸收率，应选择血红素铁含量高的食品（如动物肝脏等），同时还应多食用富含维生素 C 的蔬菜、水果，以利于铁的吸收。

（3）维生素

① 维生素 A 维生素 A 的推荐摄入量为 800μgRE/d。胡萝卜素是我国居民膳食维生素 A 的主要来源。应注意多食用红、黄、绿色蔬菜和水果。

② 维生素 D 老年人户外活动减少，由皮肤形成的维生素 D

量降低，而且肝、肾转化为活性 $1,25\text{-}(OH)_2$ 维生素 D 的能力下降，易出现维生素 D 缺乏而影响钙、磷吸收及骨骼矿化，出现骨质疏松症。老年人维生素 D 的推荐摄入量为 $10\mu g/d$。

③ 维生素 E　膳食维生素 E 的推荐摄入量为 $30mg/d$，但是不应超过 $300mg/d$。每摄入 $1g$ 多不饱和脂肪酸，应摄入 $0.6mg$ 的维生素 E。

④ 维生素 B_1　老年人对维生素 B_1 利用率降低，因此摄入量应达到 $1.3mg/d$。富含维生素 B_1 的食物有肉类、豆类及各种粗粮。

⑤ 维生素 B_2　维生素 B_2 的推荐摄入量与维生素 B_1 相同，为 $1.3mg/d$。

⑥ 维生素 C　维生素 C 可促进胶原蛋白的合成，保持毛细血管的弹性，减少脆性，防止老年血管硬化，并可降低胆固醇、增强免疫力、抗氧化，因此老年人应摄入充足的维生素 C，其推荐摄入量为 $130mg/d$。

三、老年人的膳食指南

(1) 饮食多样化　食物要粗细搭配，摄入一定量的粗粮、杂粮，比精粮含有更多的维生素、矿物质和膳食纤维。吃多种多样的食物才能利用食物营养素互补的作用，达到全面营养的目的。

(2) 老年人胃肠功能减退，应该选择易消化的食物，以利于吸收利用　不要因为牙齿不好而减少或拒绝食用蔬菜和水果，可以将蔬菜切细、煮软以及将水果切细，使之容易咀嚼和消化。膳食纤维能增加肠蠕动，起到预防老年性便秘的作用。膳食纤维还能改善肠道菌群，使食物容易被消化吸收。

(3) 积极参加适度体力活动，保持能量平衡　老年人基础代谢下降，容易发生超重或肥胖。肥胖将会增加非传染性慢性病的可能，老年人要积极参加适宜的体力活动或运动，可以改善其各种生理功能。

(4) 每天饮用牛奶或食用奶制品　牛奶及其制品是钙的最好食物来源，摄入充足的奶类有利于预防骨质疏松症和骨折。虽然豆浆在植物中含钙量较多，但远不及牛奶，因此不能以豆浆代替牛奶。

（5）吃大豆或其制品　大豆不但含蛋白质丰富，对老年妇女尤其重要的是其丰富的生物活性物质大豆异黄酮和大豆皂苷，可抑制体内脂质过氧化、减少骨丢失，增加冠状动脉和脑血流量，预防和治疗心脑血管疾病和骨质疏松症。

（6）适量食用动物性食品　禽肉和鱼类脂肪含量较低，较易消化，适于老年人食用。

（7）饮食宜清淡、少盐　选择用油少的烹调方式如蒸、煮、炖，避免摄入过多的脂肪导致肥胖。少用各种含钠高的酱料，避免过多的钠摄入引起高血压。

第九节　运动员营养

运动员需要有健壮的体魄、敏捷的反应和良好的体能，既需要艰苦的训练，也需要合理的膳食。营养合理的膳食是基础。合理的膳食营养还有助于消除疲劳，恢复体力，更好地投入训练和比赛。

一、运动员的生理特点

运动员训练和比赛时，机体处于高度应激状态。大脑紧张、兴奋；肌肉强烈收缩；呼吸加深加快，需要大量摄取氧气，同时呼出二氧化碳；心脏活动加快加强，以输送更多的血液，运载更多的氧和营养素；能量代谢明显增加。随着运动量的增加，体内储存的碳水化合物、脂肪、蛋白质依次消耗，此外，各种营养素都大量消耗。有些长时间的运动项目（如马拉松）时间长达 2h以上，营养素消耗更多。各种营养素消耗是疲劳的重要原因之一。大运动量的训练以及激烈的比赛，使得无氧代谢增加，乳酸堆积；大量的脂肪代谢，酮体蓄积，体液酸性增加。不同的运动项目对身体有不同的要求，对营养素的消耗也不同，因此营养供给也相应不同，应该分别相应地满足机体的需要。

二、运动员的营养需要

1. 能量

运动员的能量需要量主要取决于运动强度、运动频率和运动持续时间,当然还取决于运动员的个体情况(身高、体重、年龄)和环境状况。长跑、竞走等项目单位时间内的运动强度不大,但是动作频率高,持续时间长,总能量消耗很大;举重、投掷等项目单位时间内的爆发力大,运动强度在短时间内骤然增加,该时间能量消耗极大,但是持续时间短,总能量消耗不是很大,体力相对容易恢复。多数运动项目的能量消耗超过重体力劳动,甚至极重体力劳动。

2. 蛋白质

蛋白质不是能量供给的来源。在大运动量训练和比赛时,机体的能量代谢增加,使体内蛋白质分解代谢增加,甚至出现负氮平衡。运动员长时间的系统训练,增加了肌纤维的数量,增加了运动的协调,增强了运动能力。提高运动成绩需要增加能量代谢,需要有更多的氧运输到机体的各个部位、器官,需要有更多的红细胞运输氧,需要更多的血红蛋白携带氧,而血红蛋白的主要成分是珠蛋白,是蛋白质。因此运动员的蛋白质摄入必须是足量的,应该补充足量的优质蛋白。蛋白质的代谢产物是氨、尿素,过量的蛋白质摄入会增加肝、肾的代谢负担。运动员的蛋白质参考摄入量是1.5~2.0g/kg。

3. 脂肪

脂肪含有的能量大,是能量的理想储存方式。轻度、中度运动时,脂肪提供50%的能量,持久运动时,脂肪提供80%的能量需要。但是脂肪消化、吸收差,耗氧量大,代谢产物为酸性,不利于体力的恢复。运动训练可以增强人体氧化利用脂肪酸和氧化酮体的能力,可以节约糖原消耗,提高耐久力。因此,膳食中脂肪供能的比例占总能量的25%~30%为宜。

4. 碳水化合物

碳水化合物是能量的主要食物来源。其氧化代谢产物是二氧化碳和水，氧化代谢彻底，代谢产物容易排泄。它可以在有氧、无氧情况下供能，满足不同运动项目的要求。碳水化合物在人体内主要以糖原形式储存，当运动项目需要立即提供能量时，能快速氧化提供能量。此外，碳水化合物还有抗生酮作用，能提高脂肪酸代谢的能力。运动员每天碳水化合物供能占总能量比例在55%～60%，大运动量训练和比赛前应该按每天 9～10g/kg 提供碳水化合物，以保证足够的糖原储备。补充碳水化合物以淀粉类食物为主。

5．水、矿物质和维生素

比赛或大运动量的训练时大量出汗是常见的事。汗液的主要成分是水，还有矿物质、维生素（主要是水溶性维生素），失水、矿物质和维生素都可以影响运动成绩，甚至健康。因此，及时补充水、矿物质和维生素是十分重要的。

（1）维生素 B_1、维生素 B_2 等可直接参与能量代谢，影响能量的三羧酸循环，而它们是水溶性维生素，容易缺乏，需随时注意补充。

（2）强健的骨骼是强壮身体的基础，钙、磷和维生素 D 直接影响个体成长，需要时应及时摄入。

（3）铁、维生素 C、维生素 B_{12}、叶酸缺乏会影响血红蛋白的生成，容易出现贫血，直接影响运动成绩。运动员的铁供给量应为 20～25mg/d。

（4）锌与肌肉收缩的耐力和力量有关，运动员大运动量训练时血清锌水平显著降低。

（5）铜与能量代谢有密切关系，是合成血红蛋白、肌红蛋白、细胞色素等的重要成分。大运动量训练时会引起铜的负平衡，应该注意避免。

（6）铬是葡萄糖耐量因子的组成成分，耐力运动可增加铬从尿中排出。

（7）钾、钠、镁、钙等元素对于维持细胞内外容积、渗透压和神经肌肉的兴奋性都起着重要的作用，对血液的酸碱平衡更起着举足轻重的作用。而长时间、大运动量的运动可以使它们大量丢失，应该及时补充。

三、不同运动项目的营养需要

1. 运动量大的项目

举重、投掷、摔跤等项目需要爆发力，运动时能量消耗大，蛋白质也参与能量代谢，在训练时需要增加肌肉纤维。食物中蛋白质的量应该达到2g/kg以上，优质蛋白质应该占总蛋白质供给量的50%以上。为增进蛋白质的利用，减少蛋白质作为能量消耗，应保证摄入足够量的碳水化合物、各种矿物质以及维生素。

2. 灵敏性高、技巧性强的项目

射击、乒乓球、体操等项目要求灵敏性和技巧，能量消耗虽然不是很大，膳食中也应该有充分的蛋白质、维生素和矿物质。对视力有要求的运动项目（如射击、乒乓球、击剑等），应该供给足够量的维生素A或胡萝卜素。

3. 长时间的耐力性项目

马拉松、长跑、竞走等耐力运动项目的能量消耗大，长时间的有氧运动对体内的产能营养素消耗很大。膳食中都应该及时补充，在饮食中应该含有丰富的优质蛋白质、各种维生素和矿物质。脂肪产生的能量多，食物的体积小，能减轻胃肠道的负担，摄入量可以占总能量的32%～35%。

4. 综合性项目

球类运动项目对运动员身体的要求全面，能量消耗大，持续时间长，各种营养素都需要全面补充。

四、运动员的膳食营养

1. 平衡膳食

运动员在平时训练和比赛时需要各种营养素，而不是哪一种或几种营养素，因此必须平衡膳食，合理搭配，食物多样化，保证向机体提供全面、足量的营养素，全面满足运动员的身体需要，充分发挥机体的潜力，取得更好的运动成绩。平时膳食中应该包括粮谷类主食、乳类及乳制品、豆类及豆制品、动物性食物（畜类、禽类、鱼类、蛋类等）、新鲜蔬菜、水果、薯类、坚果类以及油脂等，以便向机体提供全面的营养素。

（1）蛋白质　占总能量的 $12\%\sim15\%$，力量型运动项目可以增加到 $15\%\sim16\%$。

（2）脂肪　一般运动员膳食的脂肪量占总能量的 30%，游泳和冰上项目可增加到 35%，耐力运动项目（如登山、马拉松等）以 $20\%\sim25\%$ 为宜。

2. 高碳水化合物膳食

碳水化合物是人体的重要能量来源，其代谢供能快，代谢完全，且产物容易排泄。糖原是人体内碳水化合物的储存方式，能够很快代谢供能，体内糖原储存不足时人体会感到疲劳。因此要保证足量的碳水化合物摄入，增加体内糖原的储备。一般运动员膳食的碳水化合物量占总能量的 $55\%\sim60\%$，耐力项目可以增加到 $60\%\sim70\%$。运动前后应该以补充复合型碳水化合物为主，增加体内糖原的储备；运动中可选用含葡萄糖、果糖、低聚糖的复合糖饮料，及时补充能量。

3. 高能量密度、高营养素密度膳食

运动员需要的能量较大，为了避免食物的体积过大而影响运动，应该选择高能量密度、高营养素密度的膳食。一日食物总量一般在 2500g 以内。

4. 科学烹调，保持食物的色、香、味、形

科学的烹调可以减少加工时营养素的损失，使食物更容易消化吸收。注意保持主副食的色、香、味、形，使其能促进食欲。增加食物的多样性也能刺激运动员的食欲。

5. 膳食的次数

运动员的膳食中碳水化合物的比例较高，但碳水化合物在胃中的消化较快，为了避免过度饱餐和饥饿感，应该采用少食多餐的进餐制度，如三餐两点或三餐三点。高强度训练或比赛前的一餐至少提前 2h，运动后至少 0.5h 后进餐。

第十节 特殊环境与特种作业人群营养与膳食

一、高温环境人群的营养与膳食

高温环境通常指 32℃ 以上的工作环境或 35℃ 以上的生活环境。高温环境时体温和环境温度之间温差缩小，高温下的机体不可能像常温下通过简单的体表辐射来散发代谢所产生的热，而必须通过生理上的适应性改变，来维持体温的相对恒定，这种适应性改变导致机体对营养的特殊需求。

1. 高温环境下的生理特点与营养需要

高温环境下出汗的多少，因气温及劳动强度不同而异。一般人的出汗量为 1.5L/h，最高可达 4.2L/h。如不及时补充水和氯化钠，将引起严重的水盐丢失。当丢失量超过体重的 50% 时则可引起血液浓缩，出现体温升高、出汗减少、口干、头晕、心悸等中暑症状。在丢失的无机盐中，钾的丢失仅次于钠，有人估计每日从汗液丢失的钾可达 100mmol 以上。高温环境下大量出汗也引起水溶性维生素的大量丢失。水的补充以补偿出汗丢失的水量来保持体内水的平衡为原则。高温作业者凭口渴感饮水是主要的依据，再参照其劳动强度及具体生活环境建议的补水量范围，如中等劳动强度、中等气象条件时日补水量需 3～5L，强劳动及气温或辐射热特别高时，日补水量需 5L 以上。补水方法以少量多次为宜。无机盐的补充以食盐为主，日出汗小于 3L 者，日补盐量需 15g 左右，日出汗超过 5L 者，日补盐量需 20～25g。水溶性维生素 C 的供给量为每日 150～200mg，维生素 B_1 的供给量为 2.5～3mg/d，维生素 B_2 的日供给量为 2.5～3.5mg。

2. 高温环境下人群的膳食建议

（1）合理搭配，精心烹制谷类、豆类及动物性食物，如鱼、禽、蛋、肉等，以补充优质蛋白质及 B 族维生素。

（2）补充含矿物质尤其是钾盐和维生素丰富的蔬菜、水果和豆类，其中水果的有机酸可刺激食欲并有利于食物在胃内消化。

（3）以汤作为补充水及矿物质的重要措施，对大量出汗人群，宜在两餐进膳之间补充一定量的含盐饮料。

二、低温环境人群的营养与膳食

低温环境多指环境温度在 10℃ 以下的环境，常见于寒带及海拔较高地区的冬季及冷库作业等。

1. 低温环境下的生理特点与营养需要

低温环境下生活或作业的人群，其能量需要增加包括如下因素：寒冷刺激使甲状腺素分泌增加，机体散热增加，以维持体温的恒定，这需消耗更多的能量，故寒冷常使基础代谢率增高 10%～15%；低温下机体肌肉不自主的寒战，以产生热量，这也使能量需要增加；笨重的防寒服亦增加身体的负担，使活动耗能更多，也是能量消耗增加的原因。因此，在低温环境下人群能量供给较常温下应增加 10%～15%。低温环境下机体营养素代谢发生明显改变，以碳水化合物供能为主逐步转变为以脂肪和蛋白质供能为主。低温环境下机体脂肪利用增加，较高脂肪供给可增加人体对低温的耐受，脂肪供能比应提高 35%～40%。碳水化合物也能增强机体短期内对寒冷的耐受能力，作为能量的主要来源，供能百分比不低于 50%。蛋白质供能为 13%～15%，其中含蛋氨酸较多的动物蛋白质应占总蛋白质的 45%，因为蛋氨酸是甲基的供体，甲基对提高耐寒能力极为重要。随低温下能量消耗的增加，与能量代谢有关的维生素 B_1、维生素 B_2 及烟酸的需求增加，烟酸、维生素 B_6 及泛酸对机体暴寒也有一定的保护作用。专家建议，维生素 B_1 供给量 2～3 mg/d，维生素 B_2 2.5～3.5mg/d，烟酸 15～25mg/d。给低温生活人群补充维生素 C，可提高机体对低温的耐受。此外，寒冷地区因条件的限制，蔬菜及水果供给通常不足，维生素 C 应额外补充，日补充量为 70～120mg。维生素 A 也有利于增强机体对寒冷的耐受，日供给量应为 1500μg。寒冷地区户外活动减少，日照短而使体内维生素 D 合成不足，每日应补充 $10\mu g$ 维生素 D。寒带地区居民钙缺乏的主要原因是由于膳食钙供给不足，故应尽可能增加寒冷地区居民富钙食物，如奶或奶制品的供给。

2. 低温环境人群的膳食建议

（1）供给充足的能量　同一人群在低温环境下对能量的需求比常温下增加 $10\%\sim15\%$。蛋白质、脂肪、碳水化合物的供给比分别为总能量的 $13\%\sim15\%$、$35\%\sim40\%$、$45\%\sim50\%$。其中脂肪供能比显著高于其他地区。

（2）保证蛋白质的供给　在膳食安排时，应特别注意鱼类、禽类、肉类、豆类及其制品的供应。同时还可适当选择含高蛋白、高脂肪的坚果类（如核桃仁、花生仁等）食品。

（3）提供富含维生素 C、胡萝卜素和矿物质钙、钾等的新鲜蔬菜和水果，适当补充维生素 C、维生素 B_1、维生素 B_2、维生素 A 和烟酸等。对低温环境工作人群，推荐摄入量比常温环境同工种增加 $30\%\sim50\%$。

（4）食盐的推荐摄入量每人 $15\sim20g/d$，高于非低温地区。

三、高原环境人员的营养与膳食

一般将海拔 $3000m$ 以上地区称为高原。在这一高度，由于大气氧分压的降低，人体血氧饱和度急剧下降，常出现低氧症状。

1. 高原环境下的生理特点与营养需要

人体对高原地区的反应，首先是为了从低氧空气中争取到更多的氧而提高机体的呼吸量，因此必然呼出过量的 CO_2，影响机体正常的酸碱平衡。严重低氧情况下食欲减退，能量供给不足，线粒体功能受到影响，因而代谢率降低。但在同等劳动强度条件下，在高原的能量需要高于在海平面者。一般情况下，从事同等强度的劳动，在高原适应 5d 后，比在海平面上的能量需要量高 $3\%\sim5\%$；9d 后，将增加到 $17\%\sim35\%$；重体力劳动时，增加更多。在三种产能营养素中，碳水化合物代谢能最灵敏地适应高原代谢变化。碳水化合物提高低氧耐力的原因包括：①其分子结构中含氧原子多于脂肪和蛋白质；②消耗等量氧时，产能高于脂肪、蛋白质；③碳水化合物代谢能产生更多 CO_2，有利于纠正低氧过度通气所致的碱中毒。初登高原者，体内水分排出较多，则应增加体液，以促进食欲，增加进食，保证营养，防止代谢紊乱。在低氧情况下，尚未适应的人应避免饮水过多，防止肺水肿。未能适应高原环境的人，还要适当减少食盐的摄入量，可有助于预防急性高山反应。

2. 高原作业人员的膳食建议

（1）高原作业人员能量供给比在非高原作业基础上增加 10%。

（2）高原作业膳食中蛋白质、脂肪、碳水化合物构成适宜比例为 1：1.1：5，占总能量比分别为 12%～13%、25%～30% 和 55%～65%。

（3）每日微量元素的推荐摄入量：维生素 A 1000μgRE，维生素 B_1 2.0～2.6mg，维生素 B_2 1.8～2.4mg，烟酸 20～25mg，维生素 C 80～150mg，钙 800mg，铁 25mg，锌 20mg。

四、接触电离辐射人员的营养与膳食

1. 接触电离辐射人员的生理特点与营养需要

长期受到小剂量照射的放射性工作人员应摄取适宜的能量，以防能量不足造成辐射敏感性增加。高蛋白膳食可以减轻机体的辐射损伤，特别是补充利用率高的优质蛋白，可以减轻放射损伤，促进恢复；补充胱氨酸，蛋氨酸可减少电离辐射对机体的损伤。放射性工作人员应增加必需脂肪酸和油酸的摄入，以降低辐射损伤的敏感性。果糖防治辐射损伤效果也较好。电离辐射的全身效应可以影响矿物质代谢，需要补充适量的矿物质。电离损伤主要是自由基引起的损伤，因此在接受照射之前和受到照射之后，应该补充大量的维生素 C、维生素 E 和 β-胡萝卜素，以及维生素 K、维生素 B_1、维生素 B_2、维生素 B_6 或泛酸，以减轻自由基带来的损伤。

2. 接触电离辐射人员的膳食建议

应该供给充足的能量，蛋白质可占总能量的 $12\% \sim 18\%$，以摄入优质蛋白质为主，以肉、蛋、牛奶、酸牛奶为佳。碳水化合物的供给应占能量的 $60\% \sim 65\%$，应选用富含维生素、矿物质和抗氧化剂的蔬菜。有专家建议，从事放射作业的人员其营养素日供给量应为：能量 10.5MJ（约 2500kcal）；蛋白质 80～100g（其中动物性蛋白质占 30%）；脂肪 50g；钙 1g；铁 15mg；碘 $150 \sim 200 \mu g$；维生素 A $600 \mu gRE$；维生素 B_1 2mg；维生素 B_2 2mg；维生素 B_6 2.5mg；烟酸 20mg；叶酸 0.5mg；维生素 B_{12} $3\mu g$；维生素 C 100mg。

五、接触化学毒物人员的营养与膳食

1. 接触化学毒物人员的生理特点与营养需要

良好的蛋白质营养状况，既可提高机体对毒物的耐受能力，也可调节肝微粒体酶活性至最佳状态，增强机体解毒能力。尤其是含硫氨基酸充足的优质蛋白质供给，可提高谷胱甘肽还原酶的活性，增加机体对铅及其他重金属、卤化物、芳香类毒物的解毒作用。谷胱甘肽（GSH）是由谷氨酸、半胱氨酸和甘氨酸组成的三肽。蛋白质影响毒物的主要机制是：膳食蛋白质缺乏时可影响毒物在体内代谢转化所需的各种酶的合成或活性。此外，蛋白质中的含硫氨基酸如甲硫氨酸、肽氨酸和半肽氨酸等，能给机体提供—SH。—SH 能结合某些金属毒物，可影响其吸收和排出，或拮抗其对含—SH酶的毒性作用，并为体内合成重要解毒剂，如谷胱甘肽、金属硫蛋白等提供原料，这些均有利于机体的解毒和防癌作用。

膳食中的脂肪能增加脂溶性毒物在肠道吸收和体内蓄积。磷脂作为肝内质网生物膜的重要成分，适量的补充又有助于提高混合功能氧化酶（MFO）的活性，加速生物转化及毒物的排出。食物中缺少亚油酸等必需脂肪酸或胆碱都可能影响微粒体中磷脂的产生。这不仅影响 MFO 功能，也影响诱导作用，从而影响毒物的代谢。

维生素 C 具有良好的还原作用，能够清除毒物代谢所产生的自由基，保护机体免受大多数毒物造成的氧化损伤。维生素 C 还可以使氧化型谷胱甘肽再生成还原型谷胱甘肽，继续发挥对毒物的解毒作用。维生素 C 可提供活泼的羟基，有利于毒物解毒过程的化学反应，也被认为对大多数毒物有解毒作用。维生素 C 还可以提高肝微粒体 MFO 的活性，促进氧化或还原反应，这是许多有机毒物解毒的重要途径。

硒以硒胱氨酸的形式存在于谷胱甘肽过氧化物酶（GSH-Px）分子中，硒的主要生理功能是以 GSH-Px 的形式发挥抗氧化作用，保护细胞生物膜的结构。硒亦参加与抗氧化剂辅酶 Q 的组成，缺硒可使肝微粒体酶活性下降，影响毒物的转化。

2. 接触化学毒物人员的膳食建议

（1）补充富含含硫氨基酸的优质蛋白质　专家建议职业接触铅的人群其蛋白质摄入量应占总能量的 14％～15％，其中动物蛋白质宜占总蛋白质的 50％。

（2）补充 B 族维生素　适当补充对中毒靶组织和靶器官有保护作用的营养素。

（3）供给充足的维生素 C　多数专家建议，职业接触毒物的人群应供给维生素 C 150～200mg/d。

（4）镉作业人员补充足够的钙和维生素 D　维生素 D 对镉毒有一定的防治作用。

（5）对于铅和苯中毒人员，补充促进造血的有关营养　平衡膳食的基础上适当补充铁、维生素 B_{12} 及叶酸，以促进血红蛋白的合成和红细胞的生成。

（6）保证硒、铁、钙等矿物元素的膳食供应　以抵抗有毒金属的吸收并促进其排出。

（7）保证蔬菜和水果的摄入量　蔬菜水果中丰富的维生素和矿物元素不仅有利于机体解毒功能，而且其中丰富的植物纤维、果胶、植酸等成分对于促进毒物排出具有重要作用。

（8）适当限制膳食脂肪的摄入　为避免高脂肪膳食所导致的毒物在小肠吸收的增加，专家建议的脂肪供能比不宜超过25%。

第五章

公共营养

第一节 概　述

公共营养是以人群营养状况为基础，有针对性地提出解决营养问题的措施，它阐述了人群或社区的营养问题，以及造成和决定这些营养问题的条件。公共营养具有实践性、宏观性、社会性以及多学科性的特点。

公共营养旨在阐述人群基础上的膳食及营养问题，并解释这些问题的程度、影响因素、结果以及如何制定政策、采取措施予以解决。社区营养是研究如何适应社会生活来解决人类营养问题的理论、实践和方法。它是密切结合实际生活，以人类社会中某一限定区域内各种人群为总体，从宏观上研究解决其合理营养与膳食的有关理论、实践和方法学的边缘学科。公共营养的工作内容包括膳食营养素参考摄入量和居民膳食指南的制订；营养配餐与食谱编制；营养调查与评价；营养教育；食物与营养的政策和法规。公共营养是事关国家发展的战略性问题；保护社会生产力，提高人口素质；为社会和经济发展提供决策依据。目前，公共营养的发展趋势主要有学科理论的研究；发展必要的社会性措施；发展各项必需的基础性工作；营养知识宣传教育。

第二节 膳食营养素参考摄入量

营养素参考摄入量（DRI）是在每日膳食营养摄入量（RDA）基础上发展起来的一组每日平均膳食营养素摄入量的参考值，它包括 4 项内容：估计平均需求量（EAR）、推荐摄入量（RNI）、适宜摄入量（AI）和可耐受最高摄入量（UL）。

估计平均需求量（EAR）是指可满足生命某一阶段和性别人群 50% 个体的营养需求量。摄入量达到估计平均需求量水平时可以满足群体中半数个体的需要，而不能满足另外半数个体对该营养素的需要。

推荐摄入量（RNI）相当于传统使用的 RDA，是可以满足某一特定性别、年龄及生理状况群体中绝大多数（97%～98%）个体的需要。长期摄入 RNI 水平，可以维持组织中适当的营养素储备。

适宜摄入量（AI）是基于对健康人群进行观察或实验研究而得出的具有预防某种慢性病功能的摄入水平。

可耐受最高摄入量（UL）是指在生命某一阶段和性别人群，几乎对所有个体健康都无任何副作用和危险的每日最高营养素摄入量。

制定营养素参考摄入量的依据可能涉及动物实验研究资料、人体代谢研究资料、人群观测研究资料和随机临床研究资料等。不同来源的资料各有其优点，使用时要充分考虑其各自的特点。

1. 动物实验研究

用动物模型进行营养素需要量的研究有明显的优势，可以很好地控制营养素摄入水平、环境条件甚至遗传特性等因素，从而获得准确的数据。动物实验研究的缺点是动物和人体需要的相关性可能不清楚。

2. 人体代谢研究

在代谢实验室中进行人体研究可以得到很有价值的资料。预防营养缺乏病的人体需要量资料多数是通过这种研究获得的。代谢研究可以严格掌握受试者营养素的摄入量和排出量，并且可以通过重复采取血样等来测定营养素摄入量和有关生物标志物间的关系。

代谢实验资料在制订营养素参考摄入量（DRI）中受到特别的重视。但是，这类实验的期限只能从数日至数周，所得结果是否能代表长时期的代谢状态难以确定；其次，受试对象的生活受到明显的限制，所得结果不一定能代表完全自由生活的人们。

3. 人群观测研究

对特定的人群进行流行病学观测的结果能够比较直接地反映自由生活的人们的情况，可以比较有力地表明营养素摄入量与疾病风险的相关性。

在人群流行病学研究中，难以控制各种混杂因素，人们日常膳食的组成十分复杂，包含多种与观察的营养素密切相关的因素，分析或排除混杂因素的影响相当困难。

4. 随机性临床研究

随机性临床研究，即把受试对象随机分组，摄入不同水平的营养素，进行临床试验，可以限制在人群观测研究中遇到的混杂因素的影响。如果观测的例数足够，不仅可以控制已知混杂因素，还可以控制未知的可能有关因素。

此类研究也有它的缺陷，接受试验的对象可能是一个选择性的亚人群，实验结果不一定适用于一般人群。

总之，每一种研究资料都有其优势和缺陷。在探讨暴露因素与机体反应的因果关系中综合考虑各种证据，并对资料的质量及形成的基础，即可信性进行适当评估。

第三节 居民营养状况调查

为了掌握居民的营养状况，运用各种手段准确了解某一人群（一致个体）各种营养指标的水平，用来判定其当前营养状况，称为居民营养状况调查，简称营养调查。

一、营养调查的目的、内容和组织

营养调查的目的是了解居民膳食摄取情况及其与营养供给量之间的对比情况；了解与营养状况有密切关系的居民体质与健康状态，发现营养不平衡的人群，为进一步进行营养监测和研究营养政策提供基础情况；做某些综合性或专题性的科学研究，如某些地方病、营养相关疾病与营养的关系，研究某些生理常数、营养水平判定指标，复核营养推荐供给量等。

营养调查的工作内容包括：①膳食调查；②人体营养水平的生化检验；③营养不足或缺乏的临床检验；④人体测量资料分析。并在此基础上对被调查者个体进行营养状况的综合判定和对人群营养条件、问题、改进措施进行研究分析。营养调查既可用于人群社会实践，也可用于营养学的科学研究。

二、营养调查方法

（一）膳食调查

膳食调查的目的是了解在一定时间内调查对象通过膳食所摄取的热能和各种营养素的数量和质量，借此来评定正常营养需要能得到满足的程度。膳食调查是营养调查工作中的一个基本组成部分，它本身又是相对独立的内容。单独膳食调查结果就可以成为对所调查的单位或人群进行营养咨询、营养改善和膳食指导的主要工作依据。膳食调查常用的方法有称量法（或称重法）、记账法、膳食回顾法、化学分析法和食物频率法/食物频数法。

1. 称重法

称重法是运用日常的各种测量工具对食物量进行称重或测定

体积，从而了解被调查对象食物消耗的情况，进而应用食物成分表计算出所含有的营养素。

在调查时需要对每餐的各种食物称重，详细记录食物的名称、净重、熟重，并对剩余未吃完的食物称重。从每餐所用各种食物的生重，即烹调前每种食物原料可食部的重量，与烹调后熟食的重量，即食物的熟重，得出各种食物的生熟比值。在此基础上计算出净食量、摄入生食物的量，进一步统计出各种食物实际消耗量（生重）。

$$\text{生熟比值}=\text{食物熟重/生物生重} \qquad (5\text{-}1)$$

例1：5kg 大米（粳米）烧熟成为米饭后为 9kg。生熟比值为：9/5＝1.8。

$$\text{净食量}=\text{烹调后熟食物重量}-\text{食物剩余重量} \qquad (5\text{-}2)$$

详细统计每餐的用餐人数。当用餐者的生理状况基本相同时，以用餐人数除摄入生食物的量，得到人均摄入生食物的量。

$$\text{标准人系数}=\text{研究对象的每日能量 RNI/标准人的每日能量 RNI}$$
$$(5\text{-}3)$$

以成年男性、轻体力劳动者为标准人。

例2：成年男性、轻体力劳动者的能量摄入量 RNI 为 2400kcal/d，成年女性、轻体力劳动者的能量摄入量 RNI 为 2100kcal/d，成年女性、轻体力劳动者的标准人系数为 2100/2400＝0.875，也就是说，成年女性、轻体力劳动者约相当于 0.88 个标准人。

标准人系数见表 5-1。

表 5-1 标准人系数

年龄	男	女	年龄	男	女
10～	0.88	0.83	中体力劳动	1.13	0.96
11～	1.00	0.92	重体力劳动	1.33	1.13
14～	1.21	1.00	60～		
18～			轻体力劳动	0.79	0.75
轻体力劳动	1.00	0.88	中体力劳动	0.92	0.83

以每餐用餐的标准人数,计算每餐每标准人人均摄入生食物的量。

标准人人均摄入生食物的量=各种食物实际消耗量(生重)/用餐的标准人数　　　(5-4)

调查时还要注意三餐之外所摄入的水果、糖果和点心、花生、瓜子等零食的称重记录。

调查个人食物消耗量时,食物摄入的多少可以用份额大小来描述,因此调查人员要熟悉家庭中常常使用的各种器皿,如碗、杯的容积或可以盛的食物重量;还要掌握食物名称。

称重法主要有以下优点:可以通过测定食物份额的大小或重量,获得可靠的食物摄入量。常把称重结果作为标准,评价其他方法的准确性;摄入的食物可量化,能计算营养素摄入量,能准确地分析每人每天食物摄入变化状况,是个体膳食摄入调查的较理想方法;能准确反映被调查对象的食物摄取情况,掌握一日三餐食物分配情况,适用于团体、个人、家庭的膳食调查。

称重法也存在局限性,如对调查人员的要求高,需要被调查对象能很好地合作配合,花费人力、时间较多,不适合大规模的营养调查等。

2. 记账法

适合有详细账目的集体单位的膳食调查。通过查账或记录一段时间内的各种食物消耗总量和该时间段的用餐人日数,即可计算出人均每日消耗食物量。

(1) 食物消耗量的记录　开始调查前称量家庭积存或集体食堂库存的所有食物,然后详细记录每日购入的各种食物。在调查周期结束后称量剩余的食物(包括库存、厨房及冰箱内食物)。对每种食物的最初积存或库存量,加上每月购入量,减去每种食物的废弃量和最后剩余量,即为调查阶段该种食物的摄入量。调查期间,不要疏忽各种小杂粮和零食的登记,如绿豆、蛋类、糖果等。

(2) 进餐人数登记　集体食堂等单位,需要记录调查时期的进餐人数，注意早、中、晚餐的人数，计算总人日数。家庭调查要记录每日每餐进食人数，计算总人日数。为了对调查对象所摄入的食物及营养素进行评价，还要了解进餐人的性别、年龄、劳动强度及生理状态，如孕妇、乳母等，计算标准人日数。

记账法操作较简单，费用低，人力少，可适用于大样本；在记录精确和每餐用餐人数统计确实的情况下，能够得到较准确的结果；食物遗漏少；伙食单位的工作人员经过短期培训可以掌握这种方法。

记账法的缺点是难以分析个体膳食摄入状况，不够精确。

3. 膳食回顾法

膳食回顾法又称膳食询问法。通过问答方式，回顾性了解调查对象的膳食情况。成人对 24h 内的食物有很好的记忆，一般认为 24h 膳食回顾调查能够取得可靠资料。其特点是不够准确，常在无法用称重法、记账法时应用。

询问调查前一天的食物消耗情况，称为 24h 膳食回顾法。在实际工作中，常用 3d 连续调查方法（每天入户回顾 24h 进餐情况，连续进行 3d）。通过调查员询问调查 24h 摄入食物的种类和数量来估算个体的一天食物摄入量。调查员提出一些启发性问题，帮助被调查者对食物的类型（如是否为脱脂奶）、烹调方法（油炸或清蒸）、食物数量（大碗或小碗）等进行全面的回顾。

调查员一定要认真培训，通过正确引导性的提问获得真实、可靠的资料，避免一些食物的遗忘。此法对调查员的要求较高，需要掌握一定的调查技巧，要了解市场上主副食供应的品种、食物生熟比值和体积之间的关系，即按食物的体积能准确估计其生重值；耐心询问每人摄入的比例，在掌握每盘菜所用原料的基础上，能够算出每人的实际摄入量。

24h 膳食回顾法不适合于年龄<7 岁的儿童与年龄≥75 岁的老人，可用于家庭中个体的食物消耗状况调查。

连续 3 个 24h 回顾所得结果与全家食物称重记录法相比较，差别不明显。

此法一般需要 15~40min 即可完成。可以面对面进行调查，应答率较高，并且对于所摄入的食物可进行量化估计，调查表见表 5-2。

表 5-2　24h 食物消耗状况

类别	食品名称	摄入量/%	膳食宝塔建议
谷类			
合计			
禽兽肉			
合计			

除如表 5-2 所列外，还应该有鱼类、薯类、豆类及其制品、奶类、蛋类、蔬菜、水果、纯热能食物（酒、油脂）等。

4. 化学分析法

化学分析法主要的目的常常不仅是调查食物的消耗量，而且要在实验室中测定调查对象一日内所用全部食物的营养成分，准确地获得各种营养素的摄入量。样品的收集方法是制作两份完全相同的饭菜，一份供食用，另一份作为分析样品。样品在数量和质量上与实际食用的食物一致。

化学分析法的优点在于能够最准确地得出食物中各种营养素的实际摄入量。缺点是操作复杂，目前已很少单独使用。由于代价高，仅适于较小规模的调查。

5. 食物频率法/食物频数法

食物频率法/食物频数法是估计被调查者在指定的一段时期内摄入某些食物的频率的一种方法。

这种方法以问卷形式进行膳食调查，以调查个体经常性的食物摄入种类，根据每日、每周、每月，甚至每年所食各种食物的次数或食物的种类来评价膳食营养状况。

食物频率法的问卷包括两方面：①食物名单；②食物的频率，即在一定时期内所食某种食物的次数。食物名单的确定要根据调查的目的，选择被调查者经常食用的食物、含有所要研究营养成分的食物或被调查者之间摄入状况差异较大的食物。如对高脂血症、高胆固醇血症者进行调查，要拟定升高血脂、升高胆固醇食物的名单和蔬菜、水果（具有降低血脂、降低胆固醇功效的食物）的名单；还有这些食物食用频率的分类（每月、每周食用的次数）。要进行综合性膳食摄入状况评价时则采用被调查对象常用食物。

定性的食物频率法调查，通常是指得到每种食物特定时期内（例如过去1个月）所吃的次数，而不收集食物量、份额大小的资料。调查期的长短可1周、1个月或是3个月到1年以上。被调查者可回答从1周到1年内的各种食物摄入次数，从每月吃1次到每天1次、每周6次或更多。

食物频率法的主要优点是能够迅速得到日常食物摄入种类和摄入量，反映长期营养素摄取模式，可以作为研究慢性病与膳食模式关系的依据，其结果也可作为在群众中进行膳食指导宣传教育的参考，在流行病学研究中可以用来研究膳食与疾病之间的关系。

食物频率法的缺点是需要对过去的食物进行回忆，应答者的负担取决于所列食物的数量、复杂性以及量化过程等；与其他方法相比，对食物份额大小的量化不准确。

6. 计算营养素

除化学分析法以外，膳食调查后得到的资料都是各种食物的每人每日消耗量，调查资料要与参考摄入量比较才能知道营养素是否符合各类人的需求，参考摄入量是以各种营养素制订的，因此需要计算出各种营养素的摄入量。

用称重法调查得到的数据是食物下锅前称得的重量，是全部可食的部分，是净重；记账法或膳食回顾法得到的数据是购进食物数量，是市售商品的数量，而蔬菜、水果、鱼等许多市售商品有部分是不能吃的，因此就有可食用部分，即"食部"问题；调查也可能得到熟的菜肴。计算营养素需要以"食物成分表"提供的数据为基础。如果调查的某种食物为市售商品的量（毛重），注意取该食物的可食部，要毛重乘以食部百分比，得到食物净重的数据，再乘以营养素含量/100g。熟重要根据生熟比计算生重（净重），再计算营养素含量/100g。

例3：

500g市售蚕豆×31%（食部）×0.01（其营养素以每100g可食部计）×8.8g（蛋白质）＝13.64g（蛋白质）

500g净重蚕豆×0.01（其营养素以每100g可食部计）×8.8g（蛋白质）＝44.0g（蛋白质）

900g大米饭/1.8（大米饭的生熟比值）×100%（食部）×0.01（其营养素以每100g可食部计）×7.7g（蛋白质）＝38.5g（蛋白质）

7．膳食调查评价

（1）能量的食物来源　将食物分为谷类、豆类、薯类、动物性食物、纯热能食物和其他植物性食物六大类（表5-3）。按照六类食物分别计算各类食物提供的能量摄入量及能量总和。计算各类食物提供能量占总能量的百分比。

（2）能量的营养素来源　根据蛋白质、脂肪、碳水化合物的能量系数，分别计算出蛋白质、脂肪、碳水化合物三种营养素的能量及占总能量的比例（表5-3）。

三大营养素占总能量的适宜比例是：蛋白质占10%～15%，脂肪占20%～30%，碳水化合物占55%～60%。

（3）蛋白质的食物来源　将食物分为谷类、豆类、动物性食物和其他食物四大类。按照四类食物分别计算各类食物提供的蛋白质摄入量及蛋白质总和。各类食物提供蛋白质占总蛋白质的百分比，尤其是动物性蛋白质及豆类蛋白质占总蛋白质的比例。

优质蛋白质包括动物性蛋白质和豆类蛋白质，优质蛋白质应

占总蛋白质的 1/3 以上，儿童应占 1/2 以上。蛋白质的食物来源
参见表 5-3。

表 5-3   能量、蛋白质和脂肪的食物来源

项目	食物种类	摄入量	占总摄入量/％
能量的食物来源	谷类 豆类 薯类 动物性食物 纯热能食物 其他植物性食物		
能量的营养素来源	蛋白质 脂肪 碳水化合物		
蛋白质的食物来源	谷类 豆类 动物性食物 其他食物		
脂肪的来源	动物性食物 植物性食物		

（4）脂肪的食物来源   将食物分为植物性食物和动物性食
物，分别计算它们提供的脂肪摄入量和脂肪总量（表 5-3）。计算
各类食物提供的脂肪占总脂肪的百分比。

脂肪提供的能量应占总能量的 30％ 以内为宜。

（5）三餐提供能量的比例   分别计算早、中、晚餐各类食物
的总能量和一天的总能量。计算早、中、晚餐供能量的百分比。
参见表 5-4。

表 5-4　三餐提供能量的比例

餐次	摄入量/kcal	占总能量的比/%
早餐		
中餐		
晚餐		

（6）各种营养素摄入量　在计算各类食物的每种营养素摄入量的基础上，计算平均每人每日各种营养素的摄入量。按照中国营养学会的《中国居民膳食营养素参考摄入量》的标准分别比较各种营养素的实际摄入比，参见表5-5。

表 5-5　营养素摄入量评价

摄入量	推荐摄入量	占推荐摄入量的比例/%	摄入量	推荐摄入量	占推荐摄入量的比例/%
能量/kcal			烟酸/mg		
蛋白质/g			维生素 C/mg		
脂肪/g			钙/mg		
维生素 A/μgRE			铁/mg		
胡萝卜素/μgRE			碘/μg		
维生素 B₁/mg			锌/μg		
维生素 B₂/mg			硒/μg		

（二）人体营养水平鉴定

人体营养水平鉴定指的是借助生化、生理实验手段，发现人体临床营养不足症、营养储备水平低下或营养过剩，以便较早掌握营养失调征兆和变化动态，及时采取必要的预防措施。有时为了研究某些有关因素对人体营养状态的影响，也对营养水平进行研究测定。

1. 实验室检查

实验室检查常用指标主要如下。

（1）蛋白质　如血清总蛋白质、血清白蛋白、血清运铁蛋白等。

（2）脂类　如血清总脂、血清总胆固醇、血清高密度脂蛋白胆固醇、血清低密度脂蛋白胆固醇、血清极低密度脂蛋白胆固醇、血清总三酰甘油等。

（3）碳水化合物　如血清葡萄糖、葡萄糖耐量实验、尿糖定量等。

（4）铁　血红蛋白、血清铁蛋白、血清运铁蛋白、血清铁、红细胞计数、红细胞压积、红细胞平均血红蛋白含量、红细胞平均血红蛋白浓度、红细胞平均体积等。

（5）锌　血清锌、红细胞锌、白细胞锌等。

（6）维生素 A　血浆维生素 A、血清 β-胡萝卜素、血浆视黄醇结合蛋白。

（7）维生素 D　血清碱性磷酸酶、血浆 25-(OH)D$_3$、血浆 1,25-(OH)$_2$D$_3$。

（8）维生素 C　血浆总维生素 C、全血维生素 C、尿维生素 C、4h 负荷尿总抗坏血酸。

（9）维生素 B$_1$　血清维生素 B$_1$、4h 负荷尿维生素 B$_1$、尿维生素 B$_1$。

（10）维生素 B$_2$　血清维生素 B$_2$、4h 负荷尿维生素 B$_2$、尿维生素 B$_2$。

2. 临床检查

应用临床检查的方法，检查人群或个体的生理功能、症状和体征，根据检查结果诊断被检查者营养正常、营养不足或营养过剩。临床检查简单易行，是营养调查不可缺少的一部分。全面的临床检查可以发现营养不足、营养缺乏以及营养过剩。

（1）皮肤

① 毛囊角化症：维生素 C 缺乏时，大腿、前臂和臀部常出现滤泡增生。维生素 A 缺乏在颈部、背部、前臂和臀部等处有毛囊角化症，特征是表皮上也有像针样硬刺，左右对称。

②出血：维生素 C 和维生素 K 缺乏时，表皮内常有出血症状，但前者是毛囊周围瘀点，出血点常与蚊叮咬相似，后者出血较多且与毛囊无关。

③颜色：在许多营养不良情况下，皮肤、黏膜和指甲变成苍白色，出现贫血的症状，如维生素、铁和铜缺乏时产生低色素性小细胞贫血，维生素和叶酸缺乏时可出现恶性贫血。

（2）指甲与头发 营养不良时头发常焦脆无光、蓬松，铁和钙缺乏时可有反甲。慢性维生素缺乏时指甲有变薄、变脆、凹陷、端缘裂开、纵脊等萎缩征象。

（3）口腔

①牙齿和牙龈：氟缺乏可引起龋齿，过多则破坏牙齿珐琅质，使牙表面原有光泽消失，出现灰色斑点，即氟斑牙。维生素 C 缺乏时可产生齿龈炎。

②黏膜与黏膜：皮肤维生素 B_2 缺乏时，可发生唇炎、口角炎和舌炎。

（4）眼睛 维生素 A 可引起角膜病变；维生素 A 缺乏，结膜也受到损害，角膜软化为维生素 A 缺乏晚期症状，比奥斑（Bitot spots）也是维生素 A 缺乏特有的症状。维生素 A 缺乏有夜盲，表现为暗适应功能减退，这是维生素 A 缺乏最早症状。

（5）耳与鼻 维生素 C 缺乏时，在鼻翼、眉间及耳后皮肤皱褶处皮脂腺分泌过多，有皮脂积留。

（6）阴囊 阴囊皮炎为维生素 B_2 缺乏时特征性的体征，阴囊有边缘清晰的红斑，分布于阴囊一侧或两侧，自觉瘙痒。

（7）腺体 维生素和矿物质缺乏可致皮脂病变。缺碘时甲状腺细胞增生而致甲状腺肿大。

（8）神经系统 维生素 B_1、维生素 B_2、维生素 D、烟酸和铜缺乏时都能引起神经系统病变，如维生素 B_1 缺乏病（脚气病）、癞皮病、球后视神经炎、恶性贫血等。

（9）骨与软骨 维生素 A、维生素 D 缺乏时，骨骼都可发生病变。维生素 A 缺乏时，软骨内骨生成，造骨细胞活动和软骨细胞生长都受影响。维生素 D、钙和磷缺乏时，引起佝偻病。

（10）营养性水肿　大致可分为三类，即湿性脚气病；血浆蛋白降低，特别是清蛋白减少时，可有蛋白质缺乏性水肿；碘严重缺乏可以导致黏性水肿。

3. 体格检查

从身体形态和人体测量数据中可以较好地反映营养状况，体型的大小和生长速度是营养状况的灵敏指标。体格检查的数据是评价群体或个体营养状况的有用指标，特别是学龄前儿童的体测结果，常被用来评价一个地区人群的营养状况。

体格检查的常用指标有：身高（身长）、体重、上臂围、头围、皮褶厚度、腰围、臀围、坐高、胸围、膝高。

体质指数（BMI）是评价 18 岁以上成人群体营养状况的常用指标。它不仅对反映体型胖瘦程度较为敏感，而且与皮褶厚度、上臂围等营养状况指标的相关性也较高。体质指数的计算公式为：

$$BMI＝体重(kg)/身高^2(m^2)$$

（1）WHO 对成人 BMI 的划分　18.5～24.9 为正常范围，＜18.5 为低体重（营养不足），≥25.0 为超重。肥胖前状态是 25.0～29.9，一级肥胖 30.0～34.9，二级肥胖 35.0～39.9，三级肥胖≥40.0。这一标准为世界各国广泛采用。

（2）中国成人判断超重和肥胖程度的界限值　BMI＜18.5 为体重过低，18.5～23.9 为体重正常，24.0～27.9 为超重，≥28 为肥胖。

三、营养调查结果的分析评价

膳食调查、实验室检查、临床检查、体格检查之间的内在联系与营养缺乏病的发生、发展过程有密切关系。各部分营养调查结果，互相参照、综合分析，才能对人群营养状况进行较全面的分析评价。

通过实验室检查、临床检查、体格检查能够发现、确诊哪种营养素有营养缺乏或营养过剩，是缺乏、较少（边缘状态）、充足、过多还是中毒。通过膳食调查可以了解引起营养疾病的原因，也就进一步知道营养治疗、预防的方向以及改进的措施。

通过营养调查结果可以分析评价下列问题。

（1）居民膳食营养摄取量，食物组成结构与来源，食物资源生产加工、供应分配，就餐方式习惯。

（2）居民营养状况与发育状况，营养缺乏与营养过剩的种类、发病率、原因、发展趋势和控制措施等。

（3）营养方面一些值得重视的问题，如动物性食物摄入过多所致的营养过剩、肥胖症、心血管系统疾病，长期摄食精白米面所致的维生素 B_1 不足，方便食品和快餐食品及滥用强化食品或其他不良食品的影响等。

（4）第二代发育趋势及原因分析。

（5）各种人群中有倾向的营养失调趋势。

（6）全国或地区特有的营养问题解决程度、经验和问题。如优质蛋白、维生素 B_2、维生素 A 不足问题；个别人群贫血问题；个别地区烟酸缺乏与维生素 C 不足问题；地方病、原因不明疾病与营养问题等。

第四节 居民社会营养监测

搜集分析对居民营养状况有制约作用的因素和条件，预测居民营养状况在可预见的将来可能发生的动态变化，并及时采取补充措施，引导这种变化向人们期望的方向发展，此称为营养监测。

一、社会营养监测工作的特点

社会营养监测工作与传统概念中的营养调查有以下几点不同之处。

（1）以生活在社会中的人群，特别是需要重点保护的人群为对象，向分析社会因素和探讨能采取的社会性措施扩展视野。

（2）营养状况向营养政策上反馈。在分析营养状况与影响关系因素之后，直接研究、制订、修订和执行营养政策，研究营养政策是它的主要任务。

（3）它以一个国家或一个地区全局作为研究对象，以有限的人力、物力分析掌握全局的常年动态，因而它在工作方式上向微观方面深入的可能性服从于完成宏观分析的必要性。

（4）它比传统的营养调查多了一个重要方面，即与营养有关的社会经济和农业资料方面的分析。

（5）它在材料的取得上，为保证广度，而提倡尽可能搜集现成资料。

二、社会营养监测的分类

（1）长期营养监测　对社会人群现状及制约因素（如自然条件、经济条件、文化科技条件等）进行动态观察、分析和预测，用于制订社会人群营养发展的各项政策和规划。

（2）规划效果评价性监测　对已制订的政策和规划，监测人群营养指标的变化。

（3）及时报警和干预监测　本项监测的目的在于发现、预防和减轻重点人群的短期恶化。例如控制和缓解区域性、季节性和易发人群性某种营养失调的出现等。

三、资料的来源与监测指标

包括监测地区社会经济、医疗保健与人群营养三个方面的资料和指标。

第五节　膳食结构与膳食指南

一、膳食结构

膳食结构是指膳食中各类食物的数量及其在膳食中所占的比重。根据各类食物所能提供能量及各种营养素的数量和比例来衡量膳食结构的组成是否合理。

1. 世界不同地区膳食结构的类型

（1）东方膳食模式　是以植物性食物为主的膳食结构。大多数发展中国家（如印度、巴基斯坦、孟加拉国和非洲一些国家等）属于此类型。以植物性食物为主的膳食结构特点是植物性食物提供的能量占总能量近 90%，动物蛋白质一般少于蛋白质总量的 10%～20%。该类型的膳食能量基本可满足人体需要，但蛋白质、脂肪摄入量均低，来自于动物性食物的营养素（如铁、钙、维生素 A）摄入不足，以致营养缺乏、体质较弱、健康状况不良、劳动生产率较低。但膳食纤维充足，有利于冠心病、高脂血症的预防。

（2）日本膳食模式　是动植物食物平衡的膳食结构。该类型以日本为代表；该类型的膳食能量能够满足人体需要，又不至于过剩。蛋白质、脂肪和碳水化合物的供能比例合理。来自于植物性食物的膳食纤维和来自于动物性食物的营养素（如铁、钙等）均比较充足，同时动物脂肪又不高，有利于避免营养缺乏病和营养过剩性疾病，促进健康。

（3）经济发达国家膳食模式　是以动物性食物为主的膳食结构。此为多数欧美发达国家（如美国、西欧、北欧诸国）的典型膳食结构。其膳食结构特点是高能量、高脂肪、高蛋白质、低纤维。粮谷类食物量小，动物性食物及食糖的消费量大。这种膳食容易造成肥胖、高血压病、冠心病、糖尿病等营养过剩性慢性病发病率上升。

（4）地中海膳食模式　该膳食结构以地中海命名是因为该膳食结构的特点是居住在地中海地区的居民所特有的，意大利、希腊可作为该种膳食结构的代表。具体膳食结构特点为：①膳食富含植物性食物；②食物加工程度低，新鲜度较高；③橄榄油为主要食用油；④饱和脂肪摄入量低；⑤每天食用少量的奶酪和酸奶；⑥每周食用适量的鱼、禽、蛋；⑦新鲜水果作为饭后甜点；⑧每月食用几次红肉；⑨大部分成人有饮用葡萄酒的习惯。突出特点是饱和脂肪摄入量低，膳食含大量碳水化合物，蔬菜、水果摄入量高。

2. 中国居民的膳食结构

（1）中国居民传统的膳食结构特点　①高碳水化合物；②高膳食纤维；③低动物脂肪。

（2）中国居民的膳食结构现状及变化趋势　当前中国城乡居民的膳食仍然以植物性食物为主，动物性食品为辅。各地区、各民族以及城乡之间的膳食构成存在很大差别，富裕地区与贫困地区差别较大，随着社会经济发展，我国居民膳食结构向"富裕型"膳食结构的方向转变。

（3）中国居民膳食结构存在的主要问题　畜、禽、蛋等动物性食物及油脂消费过多，大多数城市脂肪供能比例已超过 30%，且动物性食物来源脂肪所占的比例偏高。谷类食物消费偏低，尤以杂粮摄入量下降明显。奶类食物的摄入量偏低，钙、铁、维生素 A 等营养素摄入不足。虽然膳食质量明显提高，但膳食高能量、高脂肪和体力活动减少造成超重、肥胖、血脂异常和糖尿病等慢性病的发病率快速上升。

二、中国居民膳食指南

中国营养学会与中国预防医学科学院营养与食品卫生研究所组成了《中国居民膳食指南》专家委员会，对中国营养学会 1997 年建议的《中国居民膳食指南》进行了修改，制定了《中国居民膳食指南》及其说明，并于 2007 年由中国营养学会常务理事会通过，正式公布。这一《指南》是以科学研究的成果为根据，针对我国居民的营养需要及膳食中存在的主要缺陷而制定的，具有普遍的指导意义。

1.《中国居民膳食指南》

《中国居民膳食指南》是根据营养学原则，结合国情制定的，是教育人民群众采用平衡膳食，以摄取合理营养促进健康的指导性意见。其具体内容包括 10 条。

（1）食物多样，谷类为主，粗细搭配。

（2）多吃蔬菜、水果和薯类。

（3）每天吃奶类、豆类或其制品。

（4）常吃适量的鱼、禽、蛋和瘦肉。

（5）减少烹调油用量，吃清淡少盐膳食。

（6）食不过量、天天运动，保持健康体重。

（7）三餐分配要合理，零食要适当。

（8）每天足量饮水，合理选择饮料。

（9）如饮酒应限量。

（10）吃新鲜卫生的食物。

2. 特定人群的膳食指南

（1）婴儿　①鼓励母乳喂养；②母乳喂养 4～6 个月后逐步添加辅助食品。

（2）幼儿及学龄前儿童　①每日饮奶；②养成不挑食、不偏食的良好饮食习惯。

（3）学龄儿童　①保证吃好早餐；②少吃零食，饮用清淡饮料，控制食糖摄入；③重视户外活动。

（4）青少年　①多吃谷类，供给充足的能量；②保证鱼、肉、蛋、奶、豆类和蔬菜的摄入；③参加体力活动，避免盲目节食。

（5）孕妇　①自妊娠第 4 个月起，保证充足的能量；②妊娠后期保持体重的正常增长；③增加鱼、肉、蛋、奶、海产品的摄入。

（6）乳母　①保证供给充足的能量；②增加鱼、肉、蛋、奶、海产品的摄入。

（7）老年人　①食物要粗细搭配，易于消化；②积极参加适度体力活动，保持能量平衡。

三、中国居民平衡膳食宝塔

《中国居民平衡膳食宝塔》是根据《中国居民膳食指南》结合中国居民的膳食结构特点设计的，它把平衡膳食的原则转化成各类食物的重量，并以宝塔图形表示，便于群众理解和在日常生活中实行。它直观地告诉居民食物分类的概念及每天各类食物的合理摄入范围，也就是说它告诉消费者每日应吃食物的种类和相应的数量，对合理调配平衡膳食进行具体指导，故称之为《中国居民平衡膳食宝塔》。

《中国居民平衡膳食宝塔》共分五层，包含每天应吃的主要食物种类。宝塔每层位置和面积不同，在一定程度上反映各类食物在膳食中的地位和应占的比重。谷类食物位居底层，每人每天应吃 250～400g；蔬菜和水果居第二层，每天应吃 300～500g 和 200～400g；鱼、禽、肉、蛋等动物性食物位于第三层，每天应吃 125～225g（鱼虾类 50～100g，畜、禽肉 50～75g，蛋类 25～50g）；奶类和豆类食物合居第四层，每天应吃相当于鲜奶 300g 的奶类及奶制品和相当于干豆 30～50g 的大豆及制品。第五层塔顶是烹调油和食盐，每天烹调油不超过 25g 或 30g，食盐不超过 6g。膳食宝塔没有建议食糖的摄入量，因为我国居民现在平均吃糖的量还不多，对健康的影响还不大。但多吃糖有增加龋齿的危险，尤其是儿童、青少年不应吃太多的糖和含糖高的食品及饮料。

平衡膳食宝塔提出了一个营养上比较理想的膳食模式。它所建议的食物量，特别是奶类和豆类食物的量可能与大多数当前的实际膳食还有一定距离，对某些贫困地区来讲可能距离还很远，但为了改善中国居民的膳食营养状况，这是不可缺少的。应把它看作是一个奋斗目标，努力争取，逐步达到。

在应用平衡膳食宝塔时要注意几点：①确定你自己的食物需要；②同类互换，调配丰富多彩的膳食；③要合理分配三餐食量；④要因地制宜、充分利用当地资源；⑤要养成习惯长期坚持。

第六节　营养配餐与食谱编制

一、营养配餐

1. 营养配餐的概念

营养配餐是按照人们的身体需要，根据食物中各种营养物质的含量，设计一天、一周或一个月的食谱，使人体摄入的蛋白质、脂肪、碳水化合物、维生素和矿物质等几大营养素比例合理，即达到平衡膳食。

营养配餐是一种科学健康的饮食方式，它以科学的营养理论为指导，建议对主食类、蛋白类、蔬果类、油脂类等均衡摄入；配合丰富多样的食材，以达到平衡营养、保持健康的效果。简单讲，就是要求膳食结构多种多样，谷、肉、果、菜无所不备。热能是生命活动的热源，缺少热能，人体中血糖下降，就会感觉疲乏无力，进而影响工作、学习的效率，但热能贮存过多，会使人体发胖，也会引起多种疾病。蛋白质是人体最需要的营养物质之一，人体的一切器官、细胞都是由蛋白质所构成，人体蛋白质平均每 80 天就要更新一半。因此，摄入蛋白质不仅是儿童、青少年身体成长的需要，也是成人的需要。均衡膳食首先要满足人体对热量的需要，三大产热营养素在总热量中的百分比应当是：蛋白质 10%～15%、脂肪 20%～30%、碳水化合物 55%～65%。均衡膳食还包括各种维生素和矿物质的摄取量。只有营养结构合理，身体才能健康。要进行营养配餐，首先要了解各种食物的营养成分及其含量，然后根据人体对热能、蛋白质、矿物质、维生素的需要，选择搭配食物，进行合理烹调。其次，每天三餐总食量的分配，按 3∶4∶3 的比例较为合理，即早餐占 30%、午餐占 40%、晚餐占 30%。

2. 营养配餐的目的和意义

（1）可将各类人群的膳食营养素参考摄入量具体落实到用膳者的每日膳食中，并按需要摄入足够的能量和各种营养素，防止过高摄入。

（2）可根据群体对各种营养素的需要，结合当地的实际情况，合理选择食物，达到平衡膳食。

（3）可指导食堂管理人员、家庭有计划的管理膳食，并有利于成本核算。

3. 营养配餐的理论依据

（1）中国居民膳食营养素参考摄入量。

（2）中国居民膳食指南和中国居民平衡膳食宝塔。

（3）食物成分表。

（4）营养平衡理论。

二、各类人群营养配餐的原则

1. 幼儿的营养配餐原则

（1）选择营养丰富的食品，多吃时令蔬菜、水果。

（2）配餐要注意粗细粮搭配、主副食搭配、荤素搭配、干稀搭配、咸甜搭配，充分发挥各种食物营养价值上的特点及食物中营养素的互补作用，提高其营养价值。

（3）少吃油炸、油煎或多油的食品、肥肉及刺激性强的酸辣食品等，不宜吃生冷寒凉及辛热苦辣食物。

（4）经常变换食物的种类，烹调方法多样化、艺术化。饭菜色彩协调，香气扑鼻，味道鲜美，可增进食欲，有利于消化吸收。

（5）宜少食多餐。

（6）多选用补气健脾和补肾养精的食物。

2. 老年人的营养配餐原则

（1）量供给合理，体重控制在标准体重范围内。

（2）适当增加优质蛋白质的供应量。

（3）控制脂肪摄入量，全日不超过 40g。食用动物油要适量。

（4）不要单一食用精米、精面。每天应食用适量粗粮。

（5）控制食盐摄入量，全日应控制在 4～6g。

（6）补充钙、磷和维生素，进食宜少荤多素。

（7）增加膳食纤维的摄入。

（8）注意一日三餐（或四餐）的能量分配，进食宜少食多餐。

（9）烹调宜煮不宜炸，饮食宜软不宜硬。

（10）调味宜清淡不宜过偏，食性宜少寒多温。

（11）老年人宜用粥养。

3. 青少年的营养配餐原则

（1）合理分配能量。

（2）合理的膳食组成。

（3）保证含钙、铁及维生素 A、维生素 B_2 和维生素 C 的食物。

（4）膳食多样化，应做到粗细搭配、干稀适度。

4. 肥胖人群营养配餐原则

（1）控制总能量。

（2）限制脂肪摄入量。

（3）碳水化合物的供应要适量。

（4）限制辛辣和刺激性食物及调味品。

（5）膳食中必须有足够量的新鲜蔬菜，尤其是绿叶蔬菜和水果。

（6）应注意烹调方法，多采用蒸、煮、炖、卤等方法，避免油煎、油炸和爆炒等方法，养成良好的饮食习惯。

（7）一日三餐要定时定量，早餐一定要吃，晚餐一定要少。

5. 孕妇营养配餐原则

（1）宜少食多餐。

（2）宜甘平不宜辛热。

（3）宜补肾安胎，补脾宜胃，滋养阴血为主。

（4）宜粗细粮搭配。

（5）宜多饮水。

（6）早期宜清淡，易消化饮食。

（7）中期宜加强滋补。

（8）晚期宜少盐。

6. 乳母营养配餐原则

（1）补气养血，活血化瘀。

（2）宜温补不宜寒凉。

（3）宜食汤羹粥类食物。

三、食谱编制

1. 食谱编制的原则

（1）保证营养平衡。

（2）三大产热营养素之间的比例：蛋白质占 $10\% \sim 15\%$，脂肪占 $20\% \sim 30\%$，碳水化合物占 $55\% \sim 65\%$。

（3）优质蛋白质应占蛋白质总供给量的 1/3 以上。

（4）饱和脂肪酸、单不饱和脂肪酸、多不饱和脂肪酸比例为 $1:1:1$。

（5）各种维生素配比适当。

（6）各种矿物质配比适当。

（7）照顾饮食习惯，注意饭菜口味。

（8）考虑季节和市场供应情况。

（9）兼顾经济条件。

2. 计算法制定营养食谱的步骤

（1）确定用餐对象全日能量供给量。

（2）计算宏量营养素全日应提供的能量。

（3）计算三种能量营养素每日需要数量。

（4）计算三种能量营养素每餐需要量。

（5）主副食品种和数量的确定。

（6）食谱的评价与调整。

（7）营养餐的制作。

（8）食谱的总结、归档管理等。

3. 食物交换份法制定营养食谱的步骤

（1）按照膳食指南，将常用食物分类。

（2）确定各类食物的每单位食物交换成分表。

（3）按照中国居民平衡膳食宝塔上标出的数量安排每日膳食。

（4）根据不同能量的各种食物需要量，参考食物交换成分表，确定不同能量供给量的食物交换份数。

（5）食谱的调整、总结。

第七节 营 养 教 育

一、营养教育的定义

营养教育是营养干预的一种有效手段，具有容易实施、成本低、效益高、受益面广等特点，对居民营养状况的改善和健康水平的提高具有重要作用。

二、营养教育工作的主要内容

（1）营养基础知识。

（2）健康生活方式。

（3）中国居民膳食指南、中国居民平衡膳食宝塔。

（4）我国人群的营养及存在的膳食营养相关疾病的状况和变化趋势。

（5）膳食营养相关慢性疾病的预防与控制。

（6）营养相关的法律、法规和政策。

三、营养教育的目的和意义

目的在于提高各类人群对营养与健康的认识，消除或减少不利于健康的膳食营养素，改善营养状况，预防营养性疾病的发生，提高人们的健康水平和生活质量。其意义是有利于提高广大群众的营养知识水平和合理调整膳食结构以及预防营养相关疾病的知识水平，有利于提高国民健康素质、全面建设小康社会。

四、营养教育相关理论

（1）健康传播理论在营养教育中应用的特点　①多种传播方式相结合；②传播的广度和深度相结合；③信息传播的侧重点不同。

（2）营养教育中运用到的几种行为理论　①知信行模式；

②健康信念模式；③合理行动模式；④计划行为理论。

五、营养教育的方法和步骤

①制订营养教育计划；②准备营养教育资料和预试验；③实施营养教育计划；④营养教育的效果评价。

第六章

营养强化与保健食品

第一节　营养强化食品

根据营养需要向食品中添加一种或多种营养素或者某些天然食品，提高食品营养价值的过程为食品营养强化，或简称食品强化。简而言之，食品强化就是调整（添加）食品营养素，使之适合人类营养需要的一种食品深加工。这种经过强化处理的食品称为强化食品。强化食品是加有维生素、矿物质、蛋白质等添加剂，使营养得到增强的食品。具体来讲，其实就是将人体所缺乏的微量营养素加入一种食物载体，以增加营养素在食物中的含量。这种措施的优点在于既能覆盖较大面积的人群，又能在短时间内见效，而且花费不多，还不需要改变人们的饮食习惯。所添加的营养素或含有营养素的物质（包括天然的和人工合成的）称为食品营养强化剂。我国《食品卫生法》规定，"食品营养强化剂是指为增强营养成分而加入食品中的天然的或者人工合成的属于天然营养素范围的食品添加剂"。

一、食品强化与食物新资源的开发

1. 食品强化的目的

食品强化是人类在饮食生活上摆脱靠天吃饭，积极干预自然的一种社会进步，也是文明社会发展到一定阶段的历史必然，是食物资源开发利用的一个重要方面。食品强化总的目的是保证人们在各生长发育阶段及各种劳动条件下获得全面的、合理的营养，满足人体生理、生活和劳动的正常需要，以维持和提高人类的健康水平。

（1）弥补天然食物的营养缺陷　除母乳以外，自然界中没有一种天然食品能满足人体的各种营养素需要。例如，以米、面为主食的地区，除了可能有维生素缺乏外，赖氨酸等必需氨基酸的含量偏低也可能影响食物的营养价值。新鲜果蔬含有丰富的维生素C，但其蛋白质和能源物质欠缺。至于那些含有丰富优质蛋白质的乳、肉、禽、蛋等食物，其维生素含量则多不能满足人类的需要，尤其缺乏维生素C。对于居住地区不同的人，由于地球化学的关系，食物可能缺碘，或者缺硒。因此，有针对性地进行食品强化、增补天然食物缺少的营养素，可大大提高食品的营养价值，改善人们的营养和健康水平。

（2）补充食品在加工、储存及运输过程中营养素的损失　多数食品在消费之前需要储存、运输、加工、烹调，才能到达消费者手中。在这一系列过程中，机械的、化学的、生物的因素均会引起食品部分营养素的损失，有时甚至造成某种或某些营养素的大量损失。例如在碾米和小麦磨粉时有多种维生素的损失，而且加工精度愈高，损失愈大，有的维生素损失高达70％以上。又如在水果、蔬菜的加工过程中，很多水溶性维生素和热敏性维生素均被损失50％以上。因此，为了弥补营养素在食品加工、储存等过程中的损失，满足人体的营养需要，在上述食品中适当增补一些营养素是很有意义的。

（3）简化膳食处理，方便摄食　由于天然的单一食物不可能含有人体所需的全部营养素，人们为了获得全面的营养就必须同时进食多种食物。例如，婴儿的膳食处理很繁杂。即使母乳喂养的婴儿，在6个月以后，也必须按不同月龄增加辅助食品，如肝泥、蛋黄、肉末、米粥或面片、菜泥、菜汤和果泥等，用于补充其维生素等的不足。原料的购买及制作均较麻烦，且易忽视，从而影响婴儿的生长、发育和身体健康。若在乳制品中强化多种维生素和矿物质等供给婴儿食用，可以很方便地满足婴儿的营养需要。

（4）适应不同人群的营养需要　对于不同年龄、性别、工作性质，以及处于不同生理、病理状况的人来说，他们所需营养是不同的，对食品进行不同的营养强化可分别满足其需要。例如，婴儿是人一生中生长发育最快的时期，需要有充足的营养素供给。婴儿以母乳喂养最好，一旦母乳喂养有问题，则需要有适当的"代乳食品"。此外，随着孩子长大，不论是以人乳或牛乳喂养都不能完全满足孩子的需要，也有必要给以辅助食品。人乳化配方奶粉就是以牛乳为主要原料，以类似人乳的营养素组成为目标，通过强化维生素，添加乳清蛋白、不饱和脂肪酸及乳糖等营养成分，使其组成成分在数量上和质量上都接近母乳，更适合婴儿的喂养。

（5）预防营养不良　营养强化是营养干预的主要措施之一，在改善人群的营养状况中发挥着巨大作用。从预防医学的角度看，食品营养强化对预防和减少营养缺乏病，特别是某些地方性营养缺乏病具有重要意义。例如对缺碘地区的人采取食盐加碘可大大降低甲状腺肿的发病率（下降率可达40%～95%），用维生素 B_1 防治食米地区的维生素 B_1 缺乏病，用维生素 C 防治维生素 C 缺乏病等。与营养补充剂或保健食品比较，营养强化食品对于改善营养缺乏不仅效果良好，而且价格低廉，适于大面积推广。在发达国家，营养强化已经具有很长的历史，并取得了很大的成功，积累了很多的先进经验。现在，越来越多的发展中国家也开始重视并采取多种措施大力推行食品的营养强化。

2. 营养强化剂的种类

营养强化剂主要包括维生素、氨基酸和矿物质三类。此外也包括用于营养强化的天然食品及其制品，如大豆蛋白、骨粉、鱼粉、麦麸等。维生素类，如维生素 A、维生素 D、维生素 E、维生素 C、B 族维生素、叶酸、生物素等；氨基酸类，如牛磺酸、赖氨酸等；矿物质类，如钙、铁、锌、硒、镁、钾、钠、铜等；其他营养素类，如二十二碳六烯酸（DHA）、膳食纤维、卵磷脂等。

营养强化剂不仅能提高食品的营养质量，而且还可提高食品的感官质量和改善其保藏性能。食品经强化处理后，食用较少种类和单纯的食品即可获得全面的营养，从而简化膳食。

（1）维生素强化食品　常用的维生素有维生素 A、B 族维生素、维生素 C、维生素 D 及其衍生物。如牛奶中加维生素 A、维生素 D（AD 钙奶），某些饮料中加维生素 C 等。

（2）氨基酸强化食品　常用的氨基酸有 8 种人体必需氨基酸及其衍生物。因赖氨酸在谷物蛋白质和一些其他植物蛋白质中含量很少；蛋氨酸在大豆、花生和肉类蛋白质中相对偏低，所以赖氨酸和蛋氨酸（尤其是赖氨酸）是按人体需要及其比例，在食物蛋白质中最显著缺乏的氨基酸（称为限制氨基酸）。目前世界上许多国家普遍采用赖氨酸加入大米、面条、面包、饼干以及饮料中，如市场上供应的赖氨酸面包和饼干等。

（3）矿物质强化食品　近年来推出的"平衡健身盐"或称"健康平衡盐"是微量元素应用的典型产品。根据高血压病患者是由于钠高、钾低、镁钙不足等原因造成的论断，人们有意识地改变食盐中钠、钾、镁、钙的配比，并增加其他有益微量元素的含量，补充和调节人体内几十种元素的平衡。经临床应用和上千万人食用证明有多种疗效：一是能调节体液中钾钠等多种元素的平衡，使人体处于最佳的元素构成状态，它能使 92% 的高血压病患者血压降至正常，也能使 78% 的低血压患者血压升至正常，并具有双向调节心律的作用。二是可促进儿童生长发育，改善儿童厌食症，并可延缓机体的衰老而减少老年病的发生。三是可降低胆固醇和三酰甘油，对心脏病有辅助疗效。健康人食用这种盐无不利影响。现在，全国各地已通过食物链生产和研制出如富硒营养蛋、富锌菜叶、葡萄糖酸锌等多种强化食品。

在使用营养强化剂时，应注意不要影响食品原有风味，并保持营养素的合理平衡，防止过量摄入而导致代谢紊乱，甚至中毒。

在某些食品中强化人体所必需的营养既能提高食品中营养素的价值，又能增强机体对营养素的生物利用率，是改善人民营养状况既经济又有效的途径，这在很多国家的实践中已经得到验证。

3. 食品新资源与新食品的开发

第一类：在我国无食用习惯的动物、植物和微生物。具体是指以前我国居民没有食用习惯，经过研究发现可以食用的对人体无毒无害的物质。动物是指禽畜类、水生动物类或昆虫类，如蝎子等。植物是指豆类、谷类、瓜果菜类，如金花茶、仙人掌、芦荟等。微生物是指菌类、藻类，如某些海藻。

第二类：以前我国居民无食用习惯的从动物、植物、微生物中分离出来的食品原料。具体包括从动、植物中分离、提取出来的对人体有一定作用的成分，如植物甾醇、糖醇、氨基酸等。

第三类：在食品加工过程中使用的微生物新品种。例如加入到乳制品中的双歧杆菌、嗜酸乳杆菌等。

第四类：因采用新工艺生产，导致食物原有成分或结构发生改变的食品原料。例如转基因食品等。

早在 1987 年，卫生部就颁布了第一部《新资源食品管理办法》，2007 年，《新资源食品管理办法》已是第二次修订。

新办法的最大变化是，在新资源食品的审批过程中，引入了发达国家采用的危险性评估与实质等同的原则。今后卫生部对批准的新资源食品将以名单形式公告，并根据食用情况，适时公布新资源食品转为普通食品的名单。

新食品包括各种用新原料、新配方、新工艺生产出来的，不同于市场已有的任何食品及其半成品。具有新食品开发和生产经营潜力的方向有：

① 运用现代科学技术调整食用农产品生产布局和开发新品种。

② 利废性质的开发。

③ 野生植物、野菜、野果的开发。

④ 有特殊生物学效应的物质，如魔芋、蜂花粉、蜂王浆、麦饭石等。

⑤ 食用油源，如核桃油、松子油、葡萄籽油等。

⑥ 优质微量元素食物来源，如通过饲料和动物体生产的高锌奶、高锌蛋等。

二、食品强化技术

食品的营养强化实际上是将营养强化剂与载体食物混合的过程。其目的是将添加的强化剂混合均匀，并要求对载体的特性没有太大的影响。

食品加工过程的某一工序加入强化剂并使之与食品混合均匀的强化方法，易造成强化剂在加工过程中因加热而造成损失，应注意使用稳定剂和选择适宜的添加工序。

直接在原料或必需食物中添加，如强化碘盐、维生素与矿物质强化的面粉、大米以及调味品。该方法简单，存在所强化的成分在贮存过程中损失的缺点；利用生物技术提高食物中某类营养成分的含量或改善其消化吸收性能是强化食品的发展趋势，也为食品工业提供了廉价的强化剂；酶技术处理豆浆、生物发酵法生产酸奶、发芽法生产豆芽和富硒豆芽、基因工程技术提高谷物中的赖氨酸含量、利用生物基因技术直接改良物种，使人类所食用的主食和蔬菜更富营养。这种趋势顺应了人类对食品安全不断增强的要求，更加利于人体吸收。

混合型强化食品是将具有不同营养特点的天然食物混合配成

一类食品。其营养学意义在于各种食物中营养素的互补作用，补充蛋白质的不足，或增补主食中的某种限制性氨基酸等；果汁与牛奶配制成的果奶，牛乳、豆乳和核桃乳配制成的复合奶，米糠、玉米胚芽油和豆油混合成的多维油等。

通过天然食物的相互搭配，而非添加强化营养剂的混合方式，更安全，更利于被消化吸收。

营养强化的实际生产过程常用的混合技术有固-固混合、固-液混合、液-液混合、胶囊化以及谷粒的重组等。

第二节 保健食品

一、保健食品的概念

1. 定义

保健食品是一类特殊的食品，是表明具有特定保健功能的食品。《保健食品注册管理办法（试行）》2005 年 7 月 1 日正式实施，严格定义：保健食品是指声称具有特定保健功能或者以补充维生素、矿物质为目的的食品，即适宜于特定人群食用，具有调节机体功能，不以治疗疾病为目的，并且对人体不产生任何急性、亚急性或者慢性危害的食品。

世界各国关于保健食品的定义不尽相同，但原则要求是一致的，即要求具有安全、明确的保健功能，在功能声称上与药品要有明确的界定。保健食品投入市场前，依法须经过一套严格的科学的评价程序，其适宜的特定人群是有理论依据的；其所具有的调节机体功能的功效是确切的；其食品的属性又限定其是不以治疗疾病为目的。

2. 保健食品与一般食品的区别

（1）共性　都能提供人体生存必需的基本营养物质（食品第一功能），都具特定色、香、味、形（食品第二功能）。

（2）区别

① 保健食品含一定量功效成分（生理活性物质），能调节人

体功能，具有特定功能（食品的第三功能）；而一般食品不强调特定功能（食品的第三功能）。

浓缩（或添加纯度较高的某种生理活性物质），使其在人体内达到发挥作用的浓度，从而具备了食品第三功能。

② 保健食品一般有特定食用范围（特定人群），而一般食品没有。

3. 保健食品与特殊营养食品的区别

食品中还有一类特殊营养食品，是"通过改变食品的天然营养素的成分和含量比例，以适应某些特殊人群营养需要的食品"。如适应婴幼儿生理特点和营养需要的婴幼儿食品、经添加营养强化剂的食品，都属于这类食品。

（1）共性　都添加或含有一定量的生理活性物质，适于特定人群食用。

（2）区别　前者不需要通过动物或人群实验证实；而后者须通过动物或人群实验证实有明显、稳定的功效作用。

4. 保健食品与药品的区别

药品是治疗疾病的物质；保健食品的本质仍是食品，虽有调节人体某种功能的作用，但它不是人类赖以治疗疾病的物质。

5. 保健食品的特点

综上可知，保健食品的特点是：

（1）保健食品是食品的一种特殊类型，具有食品的基本特征。

（2）保健食品除具有食品的一般特征外，还要具有特定的保健功能使之与普通食品相区别。

（3）保健食品是针对特定人群而设计的，食用范围不同于一般食品。

（4）安全，有功能，而无"适应证"、"禁忌证"和不良反应。不需在医生监督下食用，不以治疗为目的。

（5）保健食品的属性可以是传统食品属性，如酒、饮料，也可以是胶囊、片剂等属性。

（6）保健食品组成应有功效成分或产生功能作用的原料。

二、我国保健食品的发展概况

保健食品在我国历史悠久，一直以祖国医学中"药食同源"的理论为指导思想，自古民间就有各类药酒、药膳等饮食习俗。我国卫生行政管理机构已经正式批准，保健食品的生产和销售是属于法律法规正式承认的。

我国自 20 世纪 80 年代中期卫生部《新资源食品卫生管理办法》颁布后，开始出现第一代功能食品：营养强化食品，仅根据各类营养素或强化的营养素的功能推断该食品的营养功能。

1991 年昆明保健食品会议后，出现了第二代功能食品：对保健食品有了认可，允许存在，允许宣传功能，配方有科学依据，并经严格审批，强调科学性、真实性。

1995 年 10 月 30 日国务院发布的《中华人民共和国食品卫生法》中正式列出了保健食品的有关内容；1996 年 3 月 15 日国务院又发布了《保健食品管理办法》，对此，保健食品的管理有了法律依据，保健食品也有了合法地位，即出现了第三代功能食品：明确功效因子的结构、含量及功效因子在食品中的稳定性。第三代保健食品在我国正蓬勃兴起，代表了未来的发展趋势。

2000～2010 年，保健食品行业年均增速均超过两位数，2009 年消费品行业受到风投追捧，医疗保健更是成为了投资者最关注的领域。与之呼应的情况已经出现，并购重组不仅成为 2010 年的行业热点，而且推动整个行业快速发展。

我国保健食品今后的发展方向如下。

（1）大力加强保健食品的科学研究，不断增加保健食品技术挑战，改良提取分离各类功能因子的技术，引进新工艺、新装备，采用现代科学实验手段，提高科技含量。使用多种加工工艺生产保健食品，有助于优化保健食品。

（2）为适应保健食品快速化、多样化、复杂化发展趋势的要求，应不断完善、建立、健全保健食品的相关法律、法规管理体系。对保健食品的标签、说明书以及宣传广告等都应做出明确规定，使之得到法律的规范。加强打假力度，媒体真实报道。

（3）改变传统食品的概念，保健食品将越来越强调营养性和功能性。

（4）加快保健食品原料的普及，使原料系列化、多样化、专用化，从而进一步扩大食品原料范围，保障保健食品的大规模生产。

（5）国家政策给予支持，企业给予投入，科学研究者给予参与。政府部门应加强对保健食品的行业管理和宏观指导，严格产品审批，加强市场监督管理，良好生产规范；保健食品企业应当加大保健食品生产的技术和资金的投入；该领域的专家、研究者也要积极立足于企业生产，加快科学研究的步伐。

（6）逐步走向科学推动，而非市场推动。尽力避免低水平重复，一哄而上，一哄而散。

三、保健食品的功能及分类

1. 保健食品功能

2003 年 5 月 1 日起实施的《保健食品检验与评审技术规范》规定保健食品的申报功能为：

（1）增强免疫力。

（2）改善睡眠。

（3）缓解体力疲劳。

（4）提高缺氧耐受力。

（5）对辐射危害有辅助保护功能。

（6）增加骨密度。

（7）对化学性肝损伤有辅助保护功能。

（8）缓解视疲劳。

（9）祛痤疮。

（10）祛黄褐斑。

（11）改善皮肤水分。

（12）改善皮肤油分。

（13）减肥。

（14）辅助降血糖。

（15）改善生长发育。

（16）抗氧化。

（17）改善营养性贫血。

（18）辅助改善记忆。

（19）调节肠道菌群。

（20）促进排铅。

（21）促进消化。

（22）清咽。

（23）对胃黏膜有辅助保护功能。

（24）促进泌乳。

（25）通便。

（26）辅助降血压。

（27）辅助降血脂。

除以上，营养素类也纳入保健食品的管理范畴，称为营养素补充剂（如维生素、矿物质为主要原料的产品），以补充人体营养素为目的。

2. 保健食品分类

保健食品，一提供营养；二提供增加人体食欲的色、香、味、形；三调节人体功能。

标准规定，保健食品应有与功能作用相对应的功效成分及其最低含量。功效成分是指能通过激活酶的活性或其他途径，调节人体功能的物质，主要包括：

（1）多糖类　如膳食纤维、香菇多糖等。

（2）功能性甜味料（剂）　如单糖、低聚糖、多元糖醇等。

（3）功能性油脂（脂肪酸）类　如多不饱和脂肪酸、磷脂、胆碱等。

（4）自由基清除剂类　如超氧化物歧化酶（SOD）、谷胱甘肽过氧化酶等。

（5）维生素类　如维生素 A、维生素 C、维生素 E 等。

（6）肽与蛋白质类　如谷胱甘肽、免疫球蛋白等。

（7）活性菌类　如聚乳酸菌、双歧杆菌等。

（8）微量元素类　如硒、锌等。

（9）其他类　二十八醇、植物甾醇、皂苷等。

四、保健食品标识

天蓝色图案，下有保健食品字样，俗称"蓝帽子"。国家工商局和卫生部规定在影视、报刊、印刷品、店堂、户外广告等可视广告中，保健食品标识所占面积不得小于全部广告面积的1/36。其中报刊、印刷品广告中的保健食品标识，直径不得小于1厘米。

与普通食品、药品的区别：食品的批号是"卫食字"，虽食用安全，但没经功能试验，不允许宣传功能。药品批号是"药准字"，具有很好的治疗作用，但同时也有副作用。另外："药健字"在2004年前已被取消，市场上已不允许这种批号流通。

保健食品

卫食字(年份)第***号
中华人民共和国卫生部批准

2003年以前的国产保健食品
批准文号、保健食品标识

保健食品

卫食健进字(年份)第***号
中华人民共和国卫生部批准

2003年以前的进口保健食品
批准文号、保健食品标识

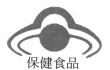

保健食品

国食健字G200*****
国家食品药品监督管理局批准

2004年以后的国产保健食品
批准文号、保健食品标识

保健食品

国食健字J200*****
国家食品药品监督管理局批准

2004年以后的进口保健食品
批准文号、保健食品标识

图 6-1　保健食品标识

必须标注批准文号：正规外包装盒上标出天蓝色形如"蓝帽子"的保健食品专用标识，标识正下方是保健食品的批准文号："国食健字G＊＊＊＊＊"/"国食健字J＊＊＊＊＊"，下面是"国家食品药品监督管理局批准"字样；或者是"卫食健字（年份）第＊＊号"/"卫食健进字（年份）第＊＊号"，下面是"中华人民共和国卫生部批准"字样。一个保健食品对应一个批准文号。标识正面还标有产品的名称、规格、净含量等。如图6-1。

第三节 保健食品常用的功效/标志性成分

功效成分是指存在于日常食物或植物中能通过激活酶的活性或其他途径，调节人体功能，产生保健作用的物质。根据在保健食品中发挥功能作用的功效/标志性成分分为：

（1）碳水化合物及磷脂类　包括低聚糖、多糖、脂肪酸及脂质。如低聚果糖、大豆低聚糖、低聚木糖、水苏糖、棉籽糖、粗多糖、膳食纤维、灵芝多糖、壳聚糖、芦荟多糖、甲基纤维素、亚油酸、大豆磷脂、亚麻酸、卵磷脂、花生四烯酸、二十碳五烯酸和二十二碳六烯酸等。

（2）含氮化合物（生物碱除外）　包括氨基酸、蛋白质及多肽类。如L-谷氨酰胺、牛磺酸、精氨酸、蛋白质、大豆多肽、超氧化物歧化酶、免疫球蛋白、谷胱甘肽、乳铁蛋白等。

（3）酚类化合物　包括微量类黄酮、黄酮与黄酮醇类、异类黄酮及新类黄酮类和醌类。如原花青素、茶多酚、橙皮苷、没食子酸酯、总黄酮、红景天苷、芍药苷、大豆异黄酮、葛根素、异黄酮、总蒽醌、芦荟苷、大黄素、蒽醌苷类等。

（4）萜类化合物　包括三萜皂苷类和类胡萝卜素类。如黄芪甲苷、甘草酸、人参总皂苷、总皂苷、绞股蓝皂苷、叶黄素、类胡萝卜素、番茄红素等。

（5）维生素类　如维生素A、维生素C、维生素E、β-胡萝卜素、维生素 D、维生素 K、维生素 B_1、维生素 B_2、烟酸、胆碱等。

（6）矿物质类　如铬、硒、钙、锌、镁、锰、活性铬、亚硒酸钠、碳酸钙、丙酮酸钙、乳酸锌等。

（7）真菌及益生菌类　如酿酒酵母、乳酸菌、双歧杆菌、两歧双歧杆菌、干酪乳杆菌干酪亚种、婴儿双歧杆菌、长双歧杆菌等。

一、碳水化合物及磷脂类

1. 功能性低聚糖

（1）概述　低聚糖亦称寡糖，是由 2～10 个单糖通过糖苷键连接形成直链或支链的低度聚合糖，分为功能性低聚糖和普通低聚糖两类。

蔗糖、麦芽糖、乳糖、海藻糖和麦芽三糖等属于普通低聚糖，是可被机体消化吸收，不是肠道有益菌双歧杆菌的增殖因子。功能性低聚糖包括水苏糖、棉籽糖、帕拉金糖、乳酮糖、低聚果糖、低聚木糖、低聚半乳糖、低聚乳果糖、低聚异麦芽糖、低聚帕拉金糖和低聚龙胆糖等，人体胃肠道内没有水解这些低聚糖的酶系统，故它们不被消化吸收而直接进入大肠内为双歧杆菌所利用，是肠道有益菌的增殖因子。

（2）功能性低聚糖的保健作用

① 热量低，难消化：功能性低聚糖很难或几乎不被人体消化吸收，因此，它所提供的能量值很低或根本不能提供。由于它具有一定的甜度，添加到食品中能最大限度地满足喜爱甜食又担心发胖者的要求。还可在适合于糖尿病患者、肥胖患者和低血糖患者的低能量食品中发挥作用。

② 活化肠道内双歧杆菌并促其生长繁殖：双歧杆菌是人体肠道内的有益菌，其菌数会随年龄的增大而逐渐减少，一些抗生素也可以破坏人体肠道内正常的菌群平衡。通过摄入功能性低聚糖来促使肠道内双歧杆菌等有益菌的自然增殖是十分必要的、有效的、切实可行的办法。

③ 不引起牙齿龋变：龋齿是口腔微生物特别是突变链球菌侵蚀而引起的，低聚糖不是引起齿龋的口腔微生物合适的底物和环境，因此，不会引起牙齿龋变。

④ 有水溶性膳食纤维的作用：功能性低聚糖不被人体消化吸收，属于水溶性膳食纤维，具有膳食纤维的部分生理功能。但与一般膳食纤维相比，又有以下优点：甜味圆润柔和，有较好的组织结构和口感特性；易溶于水，使用方便，且不影响食品原有的物质；在推荐范围内使用不会引起腹泻；整肠作用显著；日常需求小，约±3g。

2. 膳食纤维

（1）概述　膳食纤维定义："凡是不能被人体内源酶消化吸收的可食用植物细胞、多糖、木质素以及相关物质的总和。"这一定义包括了食品中的大量组成成分，如纤维素、半纤维素、木质素、胶质、改性纤维素、黏质、寡糖、果胶，以及少量组成成分，如蜡质、角质、软木质。

（2）分类

① 根据溶解特性分类

a. 水溶性纤维：包括树脂、果胶和一些半纤维，常存在于大麦、豆类、胡萝卜、柑橘、亚麻、燕麦和燕麦糠等食物中。水溶性纤维可减缓消化速度和加快胆固醇的排泄，所以不但可以将血糖和胆固醇控制在最理想的水平，还可以帮助糖尿病患者降低胰岛素和三油酸甘油酯。

b. 不溶性纤维：包括纤维素、木质素和一些半纤维素，主要来自食物中的小麦糠、玉米糠、芹菜、果皮和根茎蔬菜。不溶性纤维可降低罹患肠癌的风险，同时可以吸收食物中的有毒物质从而达到预防便秘和憩室炎的作用，并且减低消化道中细菌排出的毒素。

② 根据来源分类

a. 植物来源：纤维素、半纤维素、木质素、果胶、阿拉伯胶、愈创胶、半乳甘露聚糖等；

b. 动物来源：甲壳素、壳聚糖、胶原等；

c. 海藻多糖类：海藻酸盐、卡拉胶、琼脂等；

d. 微生物多糖：黄原胶等；

e. 合成类：羧甲基纤维素等。

（3）膳食纤维的化学组成

① 纤维状碳水化合物（纤维素）。

② 基质碳水化合物（果胶类物质等）。

③ 填充类化合物（木质素）。

其中①、②构成细胞壁的初级成分，通常是死组织，没有生理活性。来源不同的膳食纤维，其化学组成的差异可能很大。

（4）膳食纤维的保健作用

① 改善口腔及牙齿功能：增加膳食中的纤维素，可以增加使用口腔肌肉、牙齿咀嚼的机会，长期下去，就会使口腔得到保健，功能得以改善。

② 防治便秘：膳食纤维促进肠蠕动，缩短食物在肠道中的停留时间。另一方面，膳食纤维在大肠内经细菌发酵，直接吸收肠道中的水分，使大便变软，易于排泄，起到通便作用。

③ 预防结肠癌和直肠癌：这两种癌的发生主要与致癌物质在肠道内停留时间长以及与肠壁长期接触有关。增加膳食中的纤维含量，使致癌物质浓度相对降低，加上膳食纤维有刺激肠蠕动作用，致癌物质与肠壁接触时间也大大缩短。

④ 防治痔：由于膳食纤维的通便作用，可降低肛门周围的压力，使血流通畅，从而起到防治痔的作用。

⑤ 利于减肥：提高膳食中膳食纤维的含量，可使摄入的热能减少，在肠道内营养的消化吸收也下降，最终使体内脂肪消耗而起到减肥的作用。

⑥ 降低血脂，预防冠心病：由于膳食纤维中的果胶可结合胆固醇、木质素可结合胆酸，使其直接从粪便中排出，由此降低了胆固醇，从而有预防冠心病的作用。

⑦ 改善糖尿病症状：膳食纤维中的果胶可延长食物在肠道

内的停留时间、降低葡萄糖的吸收速度，使进餐后血糖不会急剧上升，有利于糖尿病病情的改善。

⑧ 防治胆结石：胆结石的形成与胆汁中胆固醇的含量过高有关，由于膳食纤维可结合胆固醇，促进胆汁的分泌、循环，从而可预防胆结石的形成。

（5）膳食纤维的缺点

① 束缚钙离子和一些微量元素。

② 束缚人体对维生素的吸收和利用。

③ 引起不良生理反应。

3. 活性多糖

（1）概述　由 10 个以上的单糖分子组成的糖称为多糖。由多种多糖（如香菇多糖、茯苓多糖、银耳多糖等）组成的复合物称为复合多糖，又称总多糖。复合多糖具有多方面的生物活性，是当今世界上优质且无任何副作用的免疫调节剂，能有效地全面提升人体免疫力，又是细胞和细胞器结构的重要部分，是人体细胞或脏器维系正常功能不可缺少的主要成分。

活性多糖专指具有某种特殊生物活性的多糖化合物，包括植物多糖、动物多糖及微生物多糖。我国是中药的起源之地，近年研究证明，许多具有强壮滋补、提高免疫功能的中药，其有效成分大多是多糖类物质。活性多糖已经是国际公认的天然、安全、高效的天然免疫调节剂。

（2）活性多糖的保健作用　活性多糖具有很多功能，其核心功能是增强机体免疫力，其他许多功能都以该功能为基础，不同多糖在功能方面有所侧重，分述如下。

① 增强机体免疫功能：多糖最为突出而普通的功能就是其对机体免疫功能的加强。

② 抗肿瘤：就多糖的抗肿瘤作用而言，可将抗肿瘤多糖分为具有细胞毒性的多糖和作为生物免疫反应调节剂的多糖两大类。

③ 抗突变：目前发现具有抗突变活性的多糖有人参多糖、

波叶大黄多糖、魔芋多糖、枸杞子多糖、紫芸多糖等。

④ 降血脂：现已发现的具有降血脂活性的多糖有海带多糖、褐藻多糖、甘蔗多糖、硫酸软骨素、灵芝多糖、茶叶多糖、紫菜多糖、魔芋多糖等。

⑤ 抗衰老：免疫系统与机体的衰老有密切的关系。多糖能从整体上提高机体免疫功能，在一定程度上延缓衰老，防治老年病。

⑥ 抗菌、抗病毒：近年来研究发现，许多经硫酸酯化的多糖，如香菇多糖、地衣多糖、右旋糖酐、裂幅菌多糖、木聚糖、茶叶多糖的硫酸酯具有明显的抑制 HIV-1 活性，其作用机制是干扰 HIV-1 对宿主细胞的免疫调节功能。

（3）影响活性多糖功能的因素

① 活性多糖的结构。

② 活性多糖的相对分子质量。

③ 活性多糖的分支度。

④ 活性多糖的溶解度。

⑤ 提取方法。

4. 多元糖醇

（1）概述　多元糖醇是由相应的糖经镍催化加氢制得的，是国际公认的食糖替代品，常用的有木糖醇、山梨糖醇、麦芽糖醇、甘露醇、乳糖醇等。它们的共同特点是：糖尿病患者食用后降低血糖值；不会产生龋齿，有一定的热量和甜度，所以常被称为营养性甜味剂或功能性糖醇。

（2）多元糖醇的共同特点

① 甜度较低：所有糖醇均有一定甜度，但比其原来的糖甜度有明显变化。总体来说，除了木糖醇其甜度和蔗糖相近外，其他糖醇的甜度均比蔗糖低。

② 溶解性好：糖醇在水中有较好的溶解性。

③ 溶解热高：糖醇的溶解热高于蔗糖 17.9，因而糖醇入口吸热，有清凉感。糖醇特别是木糖醇很适于制取清凉感的薄荷糖

等食品。

④ 黏度较低：纯的糖醇类比蔗糖相对黏度要低，尤其是高黏度和难结晶的糖醇，适于各种软性食品加工，如软糖、糕点、冰激凌等。

⑤ 吸湿性较大：糖醇除了甘露醇、乳糖醇和异麦芽酮糖醇，均有一定吸湿性，鉴于糖醇的吸湿性适于制取软式糕点和膏体的保湿剂。要注意在干燥条件下保存糖醇，以防止吸湿结块。

⑥ 热稳定性好：比蔗糖有较好的耐热性，在焙烤食品中替代蔗糖时，不产生褐变反应，因而适合制造色泽鲜艳的食品。

⑦ 能量值较低：与其他合成甜味剂不同，糖醇是一种营养性甜味剂，其热值均比葡萄糖的 4.06kcal/g 要低些。

（3）多元糖醇的保健作用

① 在人体中的代谢途径与胰岛素无关，摄入后不会引起血液葡萄糖与胰岛素水平大幅度波动，可用在糖尿病患者专用食品生产上。

② 不是口腔微生物的适宜作用底物（特别是突变链球菌），有些糖醇如木糖醇甚至可抑制突变链球菌的生长繁殖，长期摄入糖醇不会引起牙齿龋变。

③ 部分多元糖醇（如乳糖醇）的代谢特性类似膳食纤维，具备膳食纤维的部分生理功能，诸如预防便秘、改善肠内菌群体系和预防结肠癌的发生等。

5. 磷脂

（1）概述　磷脂是自然界中存在的一种复合脂，在动植物体内主要有卵磷脂、脑磷脂、肌醇磷脂、丝氨酸磷脂、心磷脂、神经鞘磷脂等，常见的化合物为卵磷脂和脑磷脂。

（2）磷脂的保健作用

① 构成生物膜的重要组成成分：磷脂是生物膜的主要构成成分，是"细胞的保护神"。生物膜的流动性主要取决于磷脂，由于磷脂的亲水、亲油性能使得膜具有通透性，能够运输营养物质进入细胞，同时排出代谢废物。

② 促进神经传导，提高大脑活力：磷脂和胆碱可促进大脑组织和神经系统的功能完善，提高记忆力、增强智力。此外，它们还能改善或配合治疗各种神经官能症和神经性疾病，有助于癫痫和痴呆等病症的康复。适量补充磷脂，可以阻止脑细胞的死亡，促使脑神经突触发达起来。

③ 促进脂肪代谢，防止脂肪肝的形成：磷脂是合成脂蛋白代谢脂肪的生物活性物质。适当补充磷脂既可以防止脂肪肝的形成，又可以促进肝细胞的再生。临床上有应用胆碱治疗肝硬化、肝炎和其他肝疾病，效果良好。

④ 促进体内转甲基代谢的顺利进行：在机体内，能从一种化合物转移到另一种化合物上的甲基称为不稳定甲基，该过程称为酯转化过程。胆碱是不稳定甲基的一个重要来源，蛋氨酸、叶酸和 B 族维生素等也能提供不稳定甲基。

⑤ 降低血清胆固醇、改善血液循环、预防心血管疾病：卵磷脂中含有多种不饱和脂肪酸，能与胆固醇酯化，生成胆固醇酯，使胆固醇不能沉积于血管壁上，减少了胆固醇的含量，起到了降血脂、预防心血管疾病的作用。

⑥ 此外，由于磷脂具有良好的乳化性能，因而能够降低血液黏度，促进血液循环，改善血液供氧循环，延长红细胞生存时间并增强造血功能。当人体补充磷脂后，可使血红蛋白含量增加，贫血症状有所减轻。

6. 多不饱和脂肪酸

（1）概述　多不饱和脂肪酸（PUPA）是指含有两个或两个以上双键且碳原子数为 16～22 的直链脂肪酸，分为 ω-3 和 ω-6 两个系列。α-亚麻酸和亚油酸分别是 ω-3 和 ω-6 系列的母体，在生物组织细胞中经一系列的催化过程，可衍变成该系列其他种类的多不饱和脂肪酸。

（2）多不饱和脂肪酸的主要来源　油科类植物种子是亚油酸、亚麻酸和花生四烯酸等 ω-6 系列多不饱和脂肪酸的最主要来源。在鱼油中花生四烯酸的含量为 0.2%，在某些原生动物、阿米巴、藻类及其他微生物中也含有花生四烯酸。月见草是 γ-亚麻酸的主要来源，此外，在某些含油的植物种子中也含有一定量的 γ-亚麻酸。

人体内的 ω-3 系列多不饱和脂肪酸主要来源于鱼油。在一般的陆地植物油中几乎不含 ω-3 系列的多不饱和脂肪酸如二十碳五烯酸（EPA）和二十二碳六烯酸（DHA），但在一些高等动物的某些器官与组织中，如眼、脑、睾丸及精液中含有较多的 DHA。在海藻类及海水鱼中的 EPA 和 DHA 含量较高。

一般鱼中含有 $5\%\sim16\%$ 的 EPA、$7\%\sim17\%$ 的 DHA。从鱼的种类来看，沙丁鱼等小型青背鱼油中 EPA 含量居多，金枪鱼和松鱼等大型青背鱼油中 DHA 含量较多，特别是金枪鱼和松鱼的头部 DHA 含量较高，而眼窝脂肪中 DHA 含量最高。

（3）多不饱和脂肪酸的保健作用

① 增进神经系统功能，益智健脑：多不饱和脂肪酸对于促进胎儿脑部发育完善，提高脑神经功能，增强记忆、思考和学习能力，以及增强视网膜的反射能力，预防视力退化等都起着重要作用。

② 抑制血小板凝集，防止血栓、脑卒中和老年痴呆：EPA 具有升高高密度脂蛋白（HDL）和降低低密度脂蛋白（LDL）的作用，此外，EPA 能抑制血小板血栓素 A_2（TXA_2）的形成，其本身转化为活性很低的血栓素 A_6（TXA_6），显示抗血栓及扩张血管的活性；DHA 可使心肌细胞膜流动性增加，稳定心肌细胞的膜电位，降低心肌兴奋性，同时还能影响 Ca^{2+} 通道，使 Ca^{2+} 降低，心肌收缩力降低，具有明显的抗心律失常的作用。

③ 降低血脂和胆固醇，预防心血管疾病：研究表明，γ-次亚麻油酸（GLA）、DHA 和 EPA 均具有明显的降低胆固醇（TC）功效。

④ 抑制肿瘤生长：富含 EPA、DHA 的鱼油可抑制癌细胞的发生、转移及降低肿瘤生长速度。DHA 还可降低治疗胃癌、膀胱癌、子宫癌等抗肿瘤药物的耐药性。

⑤ 抗炎、抑制溃疡及胃出血作用。

⑥ 其他功能：γ-亚麻酸还具有增强胰岛素作用、抗脂质过氧化以及减肥等作用。EPA 则具有保护视力、抗过敏等其他作用。

二、含氮化合物（生物碱除外）

1. 谷胱甘肽

（1）概述　谷胱甘肽（GSH）是广泛分布于哺乳动物、植物和微生物细胞内，最主要、含量最丰富的含巯基的低分子肽类物质。谷胱甘肽是由谷氨酸、半胱氨酸及甘氨酸组成的三肽，它有还原型（G—SH）和氧化型（G—S—S—G）两种形式，在生理条件下以还原型谷胱甘肽占绝大多数。谷胱甘肽还原酶催化两型之间的互变。它参与体内重要的代谢过程，特别是在解毒、蛋白质合成、细胞内调节、基因表达调控、抗氧化过程中起着重要作用。近年来，作为重要的生化药物、食品功能性因子、食品添加剂，在药品和食品工业中得到广泛应用。

（2）谷胱甘肽的保健作用

① 清除自由基作用：谷胱甘肽一方面清除 H_2O_2 和 ROOH，抑制自由基的生成，因为这些过氧化物往往是自由基的前身；另一方面可直接作用于自由基，使之转化为稳定的分子，从而起到清除自由基的作用。

② 参与解毒作用：谷胱甘肽能与进入机体的有毒化合物、重金属离子或致癌物质等相结合，并促其排出体外，从而起到解毒作用。

③ 维持红细胞的完整性：谷胱甘肽通过及时清除红细胞在代谢过程中经常产生的 H_2O_2 来保护红细胞的正常功能和完整性。

④ 保护肝细胞、促进肝功能作用。

⑤ 参与体内代谢调节作用。

⑥ 防治眼角膜疾病。

2. 大豆多肽

（1）概述　大豆多肽是指大豆蛋白质经蛋白酶作用后，再经特殊处理而得到的蛋白质水解产物，它由大豆蛋白水解后的许多种肽分子混合物所组成，产品中还含有少量的游离氨基酸、糖类和无机盐等成分。与传统大豆蛋白相比较，具有易消化吸收、能迅速给机体提供能量、无蛋白变性、无豆腥味、无残渣、分子量小、易溶于水且在酸性条件下也不产生沉淀等特点。另外，大豆多肽是一种活性多肽，具有独特的生理功能，具有降低血清胆固醇、降血压和促进脂肪代谢等功能，在食品工业上作为功能因子具有十分广泛的用途和较广阔的开发应用前景。

（2）大豆多肽的保健作用

① 营养价值：大豆多肽不仅具有与大豆蛋白相同的必需氨基酸组成，而且其消化吸收性比蛋白质更佳。在特殊身体条件下仍能有效作用，维持和改善蛋白质营养状态。因此，大豆多肽可以作为肠道营养剂和流态食品应用于康复期患者、消化功能衰退的老年人以及消化功能未成熟的婴幼儿服用。

② 降低胆固醇：大豆多肽不但能阻碍肠道内胆固醇的再吸收，并能促使其排出体外，而且大豆多肽降低血清胆固醇还有以下特殊的优点：a. 对于胆固醇值正常的人，没有降低胆固醇作用；b. 对于胆固醇值高的人具有降低总胆固醇值的功效；c. 胆固醇值正常的人，在食用高胆固醇含量的蛋、肉、动物内脏等食品时，也有防止血清胆固醇值升高的作用；d. 使胆固醇中有害的低密度脂蛋白（LDL）、极低密度脂蛋白（VLDL）值降低，但不会使有益的高密度脂蛋白（HDL）值降低。因此，大豆多肽可用于生产降胆固醇、降血压、预防心血管系统疾病患者的保健食品。

③ 降低血压：大豆多肽能抑制血管紧张素转换酶（ACE）活性，因而可防止血管末梢收缩，达到降血压作用。而且大豆多肽对正常血压没有降压作用，所以它对有心血管疾病的患者有显著疗效，而对正常人体又无害处，且安全可靠。

④ 促进脂肪代谢：大豆多肽具有较强的促进能量代谢的效果，可加速人体脂肪代谢，使之能量消耗更高，因此可以作为运动员增强体质、减轻体重的食品，同时作为肥胖患者减肥的良好食品。

⑤ 发酵促进作用：大豆多肽能促进乳酸菌、双歧杆菌、酵母、真菌及其他菌类的增殖作用，也能促进并增强面包酵母的产气作用。所以，大豆多肽对发酵生产有促进作用，并有增强产品风味、品质等效果。

3. 牛磺酸

（1）概述　牛磺酸又称牛胆酸，其化学名称为 2-氨基乙磺酸。为白色针状结晶、无臭、味微酸，溶于水，不溶于乙醇、乙醚和丙酮，无任何副作用。它最初是从雄牛的胆汁中发现的，是一种非蛋白质氨基酸，其广泛存在于生物体中，也是人体内一种具有特殊生理功能的机体内源性氨基酸。牛磺酸是一种含硫氨基酸，存在于动物体内，具有多种生理功能。

（2）牛磺酸的保健作用

① 强肝利胆作用：豚鼠实验表明，牛磺酸可解除胆汁阻塞，呈利胆作用。

② 解热与抗炎作用：通过对中枢 5-羟色胺系统或儿茶酚胺系统的作用降低体温。

③ 降压作用。

④ 强心和抗心律失常作用。

⑤ 降血糖作用。

⑥ 松弛骨骼肌和拮抗肌强直的作用。

4. 超氧化物歧化酶

（1）概述　超氧化物歧化酶（SOD）是一种广泛存在于生物体内，能催化超氧阴离子发生歧化反应的金属酶，其催化性质不仅取决于蛋白质部分，还取决于结合到活性部位的金属离子。

超氧化物歧化酶按金属辅基成分的不同分为三类。第一类含 Cu 和 Zn，称 Cu,Zn-SOD 型，呈绿色，主要存在于真核细胞质和高等植物的叶绿体基质及线粒体内膜间隙中；第二类含 Mn，称 Mn-SOD 型，呈紫色，主要存在于真核细胞以及线粒体的基质中；第三类含 Fe，称 Fe-SOD 型，呈黄褐色，主要存在于原核细胞及少数高等植物中，在高等植物中一般仅存在于叶绿体而不存在于线粒体中。三种酶都可催化超氧阴离子，歧化过氧化氢 H_2O_2 与超氧阴离子，但其性质有所不同，其中 Cu,Zn-SOD 与其他两种 SOD 差别较大，而 Mn-SOD 与 Fe-SOD 之间差别较小。

（2）超氧化物歧化酶的保健作用

① 可抑制心脑血管疾病：SOD 可清除人体内过多的有害的氧自由基，降低脂质过氧化物的含量，从而起到预防动脉粥样硬化和高血脂引起的心脑血管疾病的作用。

② 抗衰老作用：年龄的增长和某些体外因素会造成机体和皮肤组织自由基产生超过机体正常清除自由基的能力，导致衰老。SOD 能够清除自由基，因而可以延缓衰老。

③ 抵抗自身免疫性疾病：SOD 对各类自身免疫性疾病都有一定的抵抗作用，如红斑狼疮、硬皮病、皮肌炎等。对于类风湿关节炎患者应在急性期病变未形成前使用，疗效较好。

④ 抗辐射病及辐射防护：SOD 可用来抵抗因放疗引起的膀胱炎、皮肌炎、红斑狼疮及白细胞减少等疾病。

⑤ 抵抗老年性白内障。

三、酚类化合物

1. 茶多酚

（1）概述 茶多酚又名茶鞣质、茶单宁，是茶叶中酚类及其衍生物的总称，在茶鲜叶中含量一般为干物质的10％～20％。茶多酚主要由儿茶素类、黄酮及黄酮醇、花青素和酚酸及缩酚酸组成。茶多酚的主体成分是儿茶素类化合物，占茶多酚总量的70％左右。

（2）茶多酚的保健作用

① 清除自由基、增强机体免疫力：茶多酚可广泛地消除体内的自由基，是极强的消除有害自由基的天然物质。

② 抗衰老作用：实验表明，茶多酚能提高谷胱甘肽过氧化物酶和 SOD 的活性，减低细胞的脂质过氧化物，延缓心肌脂褐素的形成，从而起到抗衰延寿作用。

③ 抗辐射作用：实验表明，茶多酚可以增大各胱甘肽过氧化物酶和 SOD 活性，从而达到抗放射性损伤的效果。

④ 抗癌作用：茶多酚能抑制致癌基因和人体 DNA 的共价结合，降低诱变和致癌活性。其抑制作用与含儿茶素的量尤其是酯型儿茶素的量有密切关系。

⑤ 消炎、抑菌及抗病毒作用：现已发现，L-表没食子儿茶素和 L-表没食子儿茶素没食子酸酯具有抑制伤寒、副伤寒、霍乱和痢疾的作用。

⑥ 维持正常血管功能：茶多酚能保持人体微血管的正常坚韧性和通透性，对于微血管脆弱的糖尿病患者，可以恢复其正常功能，有利于糖尿病的治疗。

⑦ 防龋齿作用：茶多酚具有杀死龋齿细菌、抑制葡聚糖聚合酶活性的作用，使葡萄糖不能在牙表面聚合、病原菌无法在牙表面着床，龋齿形成便中断。

2. 大豆异黄酮

（1）概述　异黄酮是黄酮类化合物中的一种，主要存在于豆科植物中，大豆异黄酮是大豆生长中形成的一类次级代谢产物。由于是从天然大豆中提取的植物有效成分，又因其与雌激素的分子结构非常相似，对雌激素起到双向调节的作用，所以有时又被称为"植物雌激素"。大豆异黄酮的雌激素作用影响到激素分泌、代谢生物学活性、蛋白质合成、生长因子活性，是天然的癌症化学预防剂，容易被人体吸收，能迅速补充营养。

（2）大豆异黄酮的保健作用

① 抗癌作用：三羟异黄酮可明显抑制结肠癌的癌前病变发展过程，体外癌细胞培养研究证实，对乳腺癌、胃癌、肝癌、白血病及其他一些癌细胞系的生长、增殖具有抑制作用。

② 护肝作用：大豆异黄酮金雀异黄素-4'-葡萄糖苷可降低丙

氨酸转氨酶活性，异黄酮类成分可抑制肝脏微粒体脂质过氧化。

③ 抑制骨质丢失作用：用大豆中异黄酮对去卵巢大鼠骨丢失模型造成的低雌激素的影响；结果发现骨钙增高，骨密度加大，此作用类似雌激素，但效果弱于雌激素。

④ 降血脂作用：大豆异黄酮能降低大鼠高血三酰甘油，改善高脂所致体内过氧化状态异常，减轻对机体的过氧化损伤。

3. 原花青素

（1）概述　原花青素简称OPC，是有着特殊分子结构的生物黄酮。它是高效的辅助因子，是国际上公认的活性最强的天然抗氧化剂、清除自由基以及其抗衰老作用的物质。其抗氧化能力是维生素E的50倍、维生素C的20倍。

虽然原花青素有如此神奇的功效，但人体却无法产生原花青素，原花青素多集中在植物的皮、壳、籽、叶、秆上等部位，如葡萄籽、皮等；而最好的资源采自莲科植物的果实和叶，用莲科植物提取的OPC纯度可高于98％以上。值得注意的是，自然界中的皮、壳、籽、叶、秆未经提取加工，其中的OPC不能析取出来，自然人体不能吸收。

（2）原花青素的保健作用

① 增强人体免疫力：OPC通过减低细胞过氧化物含量或通过清除免疫反应途径中生成的过量自由基来调节免疫；OPC还具有内源性抗氧化剂和外源性抗氧化剂的双重特点，通过相互协调的综合效果，增强机体免疫功能。

② 抗衰老作用：OPC能竞争性地与自由基结合，终止自由基的反应，从而预防或减轻过量自由基对人体的损伤，达到祛病健身、延缓衰老的作用。

③ 对心脑血管疾病的防治作用：OPC能有效地防止人体低密度脂蛋白的过氧化，抑制血浆和肝脏中胆固醇升高，促进脂类化合物从粪便排出。同时还具有降低血液纤维蛋白原，防止血小板黏附，改善血流、起抗血凝作用，对预防动脉硬化、冠心病、脑卒中等具有良好效果。

④ 防癌、抗癌作用：OPC 对肿瘤形成的各个阶段都有预防和抑制作用。其作用机制是中断或阻止自由基的氧化反应，抑制肿瘤细胞 DNA 的复制，防止基因突变，并能引起癌细胞"自杀"死亡。

⑤ 抑菌、消炎、抗病毒作用：OPC 具有广谱抑菌作用，对食用细菌、口腔细菌、各种病毒等均有较强的抑制作用，另外，还能消除炎症组织产生的大量活性氧自由基，对伤口愈合、消炎有很好的作用。

⑥ 防辐射作用：OPC 能直接参与竞争辐射能量及清除辐射产生的自由基，避免了生物大分子的损伤，通过提高体内抗氧化酶的活性，提高细胞对辐射的抗性。

⑦ 美容养颜作用：OPC 能保护黑色素细胞的正常功能，抑制黑色素细胞的异常活动，减少黑色素分泌。当自由基过量时，会使皮肤失去张力和弹性，产生皱纹。OPC 不仅能高效清除过量的自由基，而且对增加皮肤弹性、清除色斑、保持皮肤水分有显著疗效，以及对因紫外线引起的皮肤肿瘤和癌变也有明显的防治效果。

四、萜类化合物

1. 类胡萝卜素

（1）概述 类胡萝卜素是一类重要的天然色素的总称，普遍存在于动物、高等植物、真菌、藻类和细菌中的黄色、橙红色或红色的色素中，主要是 β-胡萝卜素和 γ-胡萝卜素。迄今为止，已被发现了 600 多种，此类化合物都带有一定的色泽，如黄色、橙色以及红色，一般存在于深色的蔬菜、水果、花卉和坚果中。约有 50 种类胡萝卜素能在动物及人体内分解、转变成维生素 A，故有"维生素 A 原"之称。类胡萝卜素能直接和活性氧及自由基发生反应，在保护人体细胞免受各种氧化损伤中起着重要作用，其抗氧化、调节免疫等活性，对人体健康有一定的保健作用。

很多天然类胡萝卜素的名称是根据它们的来源，如从番茄中分离出的番茄红素，从胡萝卜中分离出的 β-胡萝卜素、γ-胡萝卜素以及 δ-胡萝卜素，从硅藻分离出的岩藻黄质等。这些俗名仍被沿用。

（2）分类　根据其化学组成和结构，类胡萝卜素可分为以下 3 类。

① 胡萝卜素：羟类化合物，特点是溶于石油醚。多数都具有 CH 的化学实验式。最常见的有番茄红素和 β-胡萝卜素、γ-胡萝卜素。

② 叶黄素：亦称胡萝卜醇，是胡萝卜素的非酸性氧衍生物。含氧基团有羟基、酮基、醚基、环氧基和类呋喃基。常见的有隐黄质、玉米黄质、叶黄素、辣椒红、辣椒玉红素、虾青素、虾红素、海胆烯酮、蒲公英黄质、新黄质、柠黄质、紫菌红素丁等。

③ 类胡萝卜素酸：胡萝卜素的羧酸衍生物，能溶于碱溶液。

（3）类胡萝卜素的保健作用

① 抗氧化作用：类胡萝卜素能猝灭单线态氧及直接捕获自由基而阻断自由基的链式反应，防止自由基对蛋白质、脂质和 DNA 的氧化损伤，进而有效预防多种慢性疾病和癌症的发生。β-胡萝卜素可以减少血中铜诱导的低密度脂蛋白氧化和减少血中脂质的过氧化。

② 免疫调节作用：类胡萝卜素能提高免疫细胞活性，增加免疫细胞的数目，以及刺激肿瘤坏死因子等的分泌，从而调节免疫系统功能。临床实验结果表明，使用 β-胡萝卜素补充剂可以显著提高老年人血中淋巴细胞的数目及活性。

③ 延缓衰老：类胡萝卜素具有抗氧化和免疫调节的作用，可以延缓随年龄增长所导致的组织器官功能减退或细胞组织形态结构老化。实验表明，类胡萝卜素尤其是 β-胡萝卜素不但能直接清除自由基，还能增加体内超氧化物歧化酶和谷胱甘肽过氧化物酶的含量。

④ 抗突变作用：类胡萝卜素在癌发生的三个阶段发挥不同的抗癌作用，除了与其抗氧化和免疫调节作用有关外，还通过促

进肿瘤坏死因子的分泌，作用于致癌基因，从而达到防癌、抗癌的效果。

⑤ 其他作用：类胡萝卜素可以减少低密度脂蛋白的氧化，从而部分阻断心血管疾病尤其是动脉粥样硬化的启动因素。类胡萝卜素还对一些与自由基或氧化伤害有关的疾病如白内障、关节炎、糖尿病、肝炎等具有一定的防治作用。类胡萝卜素中的叶黄素和玉米黄质是眼睛视网膜黄斑区的主要色素，并具有抗氧化和光过滤作用，它们对眼睛具有重要的保护作用。还能预防老年性黄斑变性、白内障等眼科疾病。研究还发现，血中高类胡萝卜素水平与降低心绞痛危险显著相关。

2. 番茄红素

（1）概述　番茄红素是类胡萝卜素的一种，是一种很强的抗氧化剂，具有极强的清除自由基的能力，对防治前列腺癌、肺癌、乳腺癌、子宫癌等有显著效果，还有预防心脑血管疾病、提高免疫力、延缓衰老等功效，有植物黄金之称，被誉为"21世纪保健品的新宠"。番茄红素在自然界中主要存在于番茄、西瓜、红色葡萄柚以及红色棕榈油中，其中在番茄中的含量最高。

（2）番茄红素的保健作用

① 抗氧化作用：番茄红素是迄今为止所发现的抗氧化能力最强的天然物质，它的抗氧化能力是 β-胡萝卜素的 2 倍，是维生素 E 的 100 倍。由此它具有防治心血管疾病、能提高机体免疫力、预防癌症、抑制癌细胞的繁殖等功能。

② 抗癌作用：番茄红素对预防前列腺癌、肺癌、胃癌、宫颈癌最有效，对胰腺癌、大肠癌、食管癌、口腔癌、乳腺癌等也有较好的预防作用。

③ 防紫外线作用：最近研究发现，限制性紫外线照射可使皮肤中番茄红素浓度下降 31%～46%，由此推断，皮肤中的番茄红素起着防紫外线的作用，即可防止紫外线所引起的色斑、黑点等。

④ 番茄红素还具有预防骨质疏松、降血压、改善男女生育功能、减轻运动引起的哮喘等多种生理功能。

⑤ 番茄红素可大大改善皮肤过敏症，驱除因皮肤过敏而引起的皮肤干燥和瘙痒感，令人感觉轻松愉快。

⑥ 番茄红素大量存在于体内各种黏膜组织，长期食用可以改善各种因体内黏膜组织破坏而引发的不适，如干咳、眼睛干涩、口腔溃疡、保护胃肠道黏膜组织等。

⑦ 番茄红素还具有极强的解酒作用。喝酒前食用番茄红素，可以大大增加酒量；而醉酒后服用，可减轻头痛、呕吐等醉酒症状。

3. 皂苷

（1）概述　皂苷又称皂素，是广泛存在于植物界的一类特殊的苷类，它的水溶液振摇后可生产持久的肥皂样的泡沫，因而得名。根据皂苷水解后生成皂苷元的结构，可分为三萜皂苷与甾体皂苷两大类。组成皂苷的糖常见的有葡萄糖、半乳糖、鼠李糖、阿拉伯糖、木糖及葡萄糖醛酸、半乳糖醛酸等。

（2）皂苷的保健作用　双向调节免疫作用；抗缺氧和抗疲劳作用；抗低温应激作用；抗脂质氧化作用；对中枢神经系统的作用和抗致突变作用等。

五、维生素类

1. 维生素 A

（1）概述　维生素 A 又称视黄醇（其醛衍生物为视黄醛），是一个具有酯环的不饱和一元醇，包括维生素 A_1、维生素 A_2 两种。视黄醇可由植物来源的 β-胡萝卜素合成，在体内 β-胡萝卜素-15，15′-双氧酶（双加氧酶）催化下，可将 β-胡萝卜素转变为两分子的视黄醛，视黄醛在视黄醛还原酶的作用下还原为视黄醇。故 β-胡萝卜素也称为维生素 A 原。

维生素 A 是构成视觉细胞中感受弱光的视紫红质的组成成分，视紫红质是由视蛋白和 11-顺-视黄醛组成，与暗视觉有关。

维生素 A 只存在于动物性食物中，维生素 A_1 存在于哺乳动物及咸水鱼的肝脏中，而维生素 A_2 存在于淡水鱼的肝脏中。植物组织中尚未发现维生素 A。

（2）维生素 A 的保健作用

① 维持正常的视觉反应。

② 维持上皮组织的正常形态与功能。

③ 维持正常的骨骼发育，促进生长。

④ 增强生殖力。

⑤ 清除自由基，抗衰老作用。

2. 维生素 E

（1）概述　维生素 E 是一种脂溶性维生素，因与生育有关，故又名生育酚，属于酚类化合物，是最主要的抗氧化剂之一。天然维生素 E 有多种，其结构上的差异仅在侧链 R^1、R^2 和 R^3 上。维生素 E 极易氧化，可保护其他物质不被氧化，是动物和人体内最有效的抗氧化剂，能对抗生物膜的脂质过氧化反应，保护生物膜结构和功能的完整，延缓衰老。

维生素 E 主要存在于植物油中，麦胚油、葵花子油、花生油和玉米油中含量丰富，蔬菜、豆类和谷类中含量也较多。维生素 E 被广泛地应用于保健食品中。

（2）维生素 E 的保健作用

① 清除自由基作用：维生素 E 的抗自由基功能是由于其自身结构是一种苯并吡喃的衍生物，在其苯环上有一个活泼的羟基，具有还原性，其次是在五碳环上有一饱和的侧链，这两点决定了维生素 E 具有还原性和亲脂性。当自由基进入脂相，发生链式反应时，维生素 E 起到捕捉自由基的作用。维生素 E 对抗自由基脂质过氧化作用的效率很高。

② 抗衰老作用：已研究几十年，目前说法不一，总体来看，维生素 E 对群体衰老的最长寿命影响不大，但对平均寿命具有延长作用。

③ 调节免疫功能：维生素 E 的缺乏对人类或动物的免疫功

能均有影响，不仅是体液免疫降低，而且对细胞免疫也有很大影响。

④ 降低心血管疾病患病风险：大量摄取维生素E可降低动脉粥样硬化的发病率，这可能与维生素E能阻碍动脉内皮细胞"泡沫化"及平衡内皮细胞胆固醇代谢有关。

⑤ 保护肝脏功能：研究表明，维生素E是肝细胞生长的重要保护因子之一。维生素E对多种急性肝损伤具有保护作用，对慢性肝纤维化有延缓作用。

⑥ 美容功能：维生素E本身是一种很好的抗氧化剂，它可以进入皮肤细胞具有抗自由基链式反应的作用，用于预防皮肤的角质化。

3. 维生素C

（1）概述　维生素C又叫抗坏血酸，是一种水溶性维生素。维生素C呈酸性，在干燥及无光线条件下比较稳定。很容易被氧化，加热或暴露于空气中、碱性溶液及金属离子（Cu^{2+}、Fe^{3+}）都能加速其氧化。自然界存在两种形式的维生素C：抗坏血酸（还原型维生素C）和脱氢抗坏血酸（氧化型维生素C），抗坏血酸易氧化成脱氢抗坏血酸，脱氢抗坏血酸又易还原成抗坏血酸。两种天然形式都可被人体利用，体内也能有效地利用两种合成的L-抗坏血酸。

维生素C主要来源于新鲜蔬菜和水果，水果中以酸枣、山楂、柑橘、草莓、野蔷薇果、猕猴桃等的含量较高；蔬菜中以辣椒含量最多，其他蔬菜也含有较多的维生素C，蔬菜中的叶部比茎部含量高，新叶比老叶高，有光合作用的叶部含量最高。在烹调与储存过程中维生素C容易损失，按照中国的烹调方法，其保存率在50%～70%。

（2）维生素C的保健作用

① 促进骨胶原的生物合成。利于组织创伤的更快愈合。

② 促进氨基酸中酪氨酸和色氨酸的代谢，延长机体寿命。

③ 改善铁、钙和叶酸的利用。

④ 改善脂肪和类脂特别是胆固醇的代谢，预防心血管疾病。

⑤ 促进牙齿和骨骼的生长，防止牙床出血。

⑥ 增强机体对外界环境的抗应激能力和免疫力。

六、矿物质类

1. 硒

（1）概述　硒的化学符号为 Se，是人体必需的微量元素之一，是一种比较稀有的准金属元素。有机硒的化合物比无机硒的化合物毒性低，天然食品中硒含量很少，目前的硒产品大多为含有机硒的各种制品。

动物性食物（如肝、肾）海产品及肉类都是硒的良好来源，粮食类的随着土壤的含量不同而不同。硒在机体内的组织分布随硒的摄取量不同而不同，肾、肝、胰腺、垂体和毛发浓度高，肌肉、骨骼、血液浓度低。被吸收的外源性硒主要通过与蛋白质结合，进入人体后通过肾脏排出体外，也有少量通过粪便和汗排出。

（2）硒的保健作用

① 抗癌作用：试验证明，硒有很好的抗化学致癌功效，其抗癌的机制如下。

a. 通过调节代谢和免疫功能，控制癌细胞的结构和功能，选择限制癌细胞的能量代谢，抑制癌细胞的生长。

b. 硒可抵抗环境致癌物质对细胞 DNA 的侵袭，并能修复被损伤 DNA。

c. 硒能选择性地抑制肿瘤细胞增殖蛋白的合成和 DNA 的复制，从而起到抑制癌症作用。

d. 硒通过在 GSH-Px 中的作用发挥其防癌和抗癌的功能，保护细胞的完整性，增强细胞的活性，调节体内不饱和脂肪酸的代谢而起到抗肿瘤转移的作用。

② 抗衰老作用：此作用起因于它对自由基的清除作用。阻止机体受到代谢过程中产生的自由基的攻击，维持细胞膜的结构与正常功能，延缓机体衰老。

③ 预防心血管疾病：硒有利于维持心血管系统正常的结构与功能，预防动脉硬化与冠心病的出现，维持机体正常的血压水平，对高血压有调节作用。清除自由基和抵抗过氧化作用带来的对机体的破坏。

④ 预防克山病和大骨节病：缺硒是克山病和大骨节病的重要原因，病情程度与体内外环境硒含量明显相关，摄入足量的硒可以预防这两种疾病的发生。

2. 锗

（1）概述 有机锗是人体需要的一种元素，它具有多种功能。由于它具有脱氢富集氧功能，能够使机体保持充足的氧，从而维护人体的健康。有机锗进入人体后，可均匀地分布在各器官组织中，24h后完全排出体外，属于不会在身体中蓄积的微量元素，其毒性极低，无副作用。人体各器官细胞在生命过程中产生废物，一部分经过分泌系统排出体外，还有一部分以自由基的形式存在于各器官中，形成病变，导致器官功能下降影响健康，有机锗能与这部分自由基结合后排出体外，增强器官生命。

锗由于具有多种药用保健功效，因此被广泛应用于食品、药品及化妆品添加剂行业。

（2）锗的保健作用 临床研究发现，目前被人们广泛认可的是有机锗对多种疾病有着良好的治疗作用。主要体现在抗肿瘤、治疗老年痴呆、增强免疫功能、延缓衰老、预防及治疗动脉硬化、降低血液黏稠度、抗类风湿关节炎、调节内分泌、镇痛消炎、降血压、治疗骨质疏松以及治疗慢性肝炎等方面。

3. 铬

（1）概述 铬是一种具有银白色光泽的金属，无毒，化学性质很稳定。常见的铬化合物有六价的铬酐、重铬酸钾、重铬酸钠、铬酸钾、铬酸钠等；以及三价的三氧化二铬（铬绿、Cr_2O_3）；二价的氧化亚铬。铬的化合物中以六价铬毒性最强，三价铬次之。

据研究表明，铬是哺乳动物生命与健康所需的微量元素。人体内各部分都存在铬，并主要以三价铬的形式存在，但铬在生物组织中的浓度极低。成人每天需 5～7mg。铬的最好来源是啤酒酵母、肉制品、乳酪等。谷类、蔬菜等植物性食物的铬含量很低。铬酸、重铬酸及其盐类对人的黏膜及皮肤有刺激和灼烧作用，并导致接触性皮炎。这些化合物以蒸气或粉尘方式进入人体，均会引发鼻中隔穿孔、肠胃疾病、白细胞下降以及类似哮喘的肺部病变等。

铬的污染主要由工业引起。铬的开采、冶炼、铬盐的制造、电镀、金属加工、制革、油漆、颜料、印染工业，都会有铬化合物排出。因此，防治铬的污染要从改革工艺和综合利用方面考虑。

（2）铬的保健作用

① 抗糖尿病作用：葡萄糖耐量、葡萄糖氧化为二氧化碳、葡萄糖转化为脂肪都需要铬的参与。铬具有抗糖尿病的作用。铬是唯一随年龄增加而体内含量下降的金属元素。当铬随年龄增长而降低时，糖耐量也随年龄的增长而降低。老年人易患糖尿病可能与此有关。

② 加强胰岛素的作用：铬的功能是通过胰岛素而实现的。铬的作用部位是细胞膜上的胰岛素受体，有可能是增加受体的数量并易化受体的作用。铬不是胰岛素的取代物，是促进胰岛素作用的"加强剂"，是胰岛素起作用的"共同要素"。缺铬使组织对胰岛素的敏感性降低。

③ 预防动脉粥样硬化：动物实验也证明，给铬可阻止动脉粥样硬化的形成。缺铬可引起脂肪代谢失调而促进动脉粥样硬化。补充铬可降低血清总胆固醇，增加高密度脂胆固醇。

七、真菌及益生菌类

1. 双歧杆菌

（1）概述　双歧杆菌属革兰阳性专性厌氧菌，归于放线菌科双歧杆菌属。广泛存在于人和多种动物肠道内，有部分菌种还存在于人类阴道和口腔。存在于人体内的双歧杆菌菌种有青春双歧杆菌、婴儿双歧杆菌、长双歧杆菌、短双歧杆菌、两歧双歧杆菌等。

双歧杆菌可分解多种糖类（如葡萄糖、果糖、乳糖、半乳糖等）产酸，在肠道形成酸性环境。此外，双歧杆菌还能利用低聚果糖、低聚半乳糖和大豆低聚糖等进行发酵，并且明显提高其生长速度和活力。研究表明，低聚果糖是人体肠道微生物中只有双歧杆菌和乳酸杆菌能利用的低聚糖，因此，低聚果糖是真正的双歧杆菌生长因子。

双歧杆菌有良好的合成人体所需营养物质的能力，如能合成多种维生素和生物酶，包括维生素 B_1、维生素 B_6、维生素 B_{12}、维生素 B_2、烟酸和叶酸等。

目前认为，双歧杆菌均无致病性，对人有益无害。双歧杆菌是人体的重要生理菌群，对维持人体微生态平衡起重要作用。

（2）双歧杆菌的保健作用

① 构成肠道生物学屏障：双歧杆菌可迅速在肠黏膜定植，密布于肠黏膜形成菌膜，组成一道生物学屏障，阻止有害的致病菌入侵，可有效防止各种慢性腹泻及一些感染的发生。

② 营养作用：双歧杆菌可合成维生素 B_1、维生素 B_6、维生素 B_{12}、维生素 B_2、叶酸、维生素 K、氨基酸等，维持机体正常代谢；可分泌多种酶类，促进食物的降解与吸收；可维持肠道酸性环境，分解含无机物的有机物，有利于 Ca^{2+}、Fe^{2+} 和维生素 D 及其他无机物的吸收利用，防止缺铁性贫血和软骨病。

③ 免疫增强作用：双歧杆菌能合成氨基酸类物质被肠道吸收利用，提高机体免疫力；能促进 IgA 及一些细胞因子产生，激活巨噬细胞活性，提高机体吞噬细胞的吞噬功能，从而提高机体抗感染力。这对婴幼儿来说极为重要。

④ 解毒保肝作用：肝炎、肝硬化患者，补充双歧杆菌，可以抑制腐败菌生长，降解肠道有毒物质，清除致病菌毒性代谢产物，减少内毒素分泌，防止内毒素吸收引起内毒素血症，达到解毒保肝、缓解症状的目的。

⑤ 抗肿瘤作用：双歧杆菌具有降解、清除致癌因子的能力，促进吞噬细胞的吞噬功能和肿瘤坏死因子、白细胞介素的分泌，抑制肿瘤形成和生长。可清除肠内致癌原如亚硝酸胺等，能明显降低实验动物的肿瘤发病率，延长肿瘤动物生存期。

⑥ 抗衰老作用：双歧杆菌可清除体内衰老因子氧自由基，提高机体适应外界的能力，同时还可降低胆固醇，改善脂质代谢，从而维持人体健康和延缓机体衰老。

2. 乳酸菌

（1）概述　指发酵糖类主要产物为乳酸的一类无芽孢、革兰阳性细菌的总称。乳酸菌同双歧杆菌一样也是人体的正常生理菌，作用仅次于双歧杆菌。在其发酵产物中只有乳酸的称为同型乳酸发酵，而产物中除乳酸外还有较多乙酸、乙醇、CO_2 等物质的称为异型乳酸发酵。

根据细胞为球状或杆状，可分为两大类，即乳酸链球菌族和乳酸杆菌族。其中，乳酸杆菌属最为重要，大多是工业上尤其是食品工业上的常用菌种。存在于乳制品，发酵植物食品如泡菜、酸菜，青贮饲料，及人的肠道尤其是乳儿肠道中。工业生产乳酸常用高温发酵菌。在国内外市场上，乳酸菌饮料、酸奶、泡菜、酸菜、酱、酱油以及口服液等乳酸菌及其制品已被公认为是一类比较好的保健食品。

（2）乳酸菌的保健作用

① 维持微生态平衡和肠管功能：乳酸菌在肠道中通过代谢产生乳酸，能抑制有害细菌的生长和繁殖，维持肠内生态平衡和肠道的正常功能，还能刺激肠道蠕动，增加粪便含水量，润肠通便，这一功能正符合清除肠中垃圾之所需，而且它对溃疡、下痢、腹泻、便秘也有显著治疗效果。

② 抗菌作用：能抑制腐败菌，如可杀灭李斯特菌、葡萄球菌和明串珠菌，以抑制和消灭革兰阴性菌、过氧化氢酶阳性菌、大肠杆菌和沙门菌等。

③ 改善肝功能：其原因是乳酸菌克制了腐败菌，使肝脏减

轻了解毒重荷。并且，由于能降低 pH 值，可使氨变成不易吸收的离子状态。

④ 降低胆固醇：乳酸菌能使肠道减少对胆固醇的吸收，并能将一部分胆固醇转变成胆酸盐而排出体外。

⑤ 增强免疫功能和抗肿瘤：这是因为乳酸菌对使人致癌的肠中亚硝胺有高达 98％的吸收率，可减少肠癌的发生。乳酸菌还能刺激肠黏膜淋巴结，增强免疫细胞和巨噬细胞的活性，为致病细菌的侵入和繁殖设置一道屏障。

（3）乳酸杆菌与双歧杆菌的不同之处

① 乳酸杆菌在机体内比双歧杆菌分布广泛：从口腔到直肠，乃至阴道内均有乳酸杆菌，而双歧杆菌仅限于肠道。

② 乳酸杆菌主要生境（经常生活的区域类型）与双歧杆菌不同：双歧杆菌主要栖居在结肠、盲肠，小肠末端也有一部分，而乳酸杆菌的生境主要在小肠内。

③ 双歧杆菌不耐酸，乳酸杆菌在 pH 为 3.5 时能生长。

④ 双歧杆菌形状为杆状或分支状，乳酸杆菌为杆状或小球杆状，多连成栅状和链状。

⑤ 乳酸杆菌在数量上远远不及双歧杆菌多。

第四节 保健食品的功能介绍

一、增强免疫功能的保健食品

1. 概述

免疫是生理防御、自身稳定和免疫监视的一种生理功能，人体依靠这种功能识别"自己"和"异己"成分，从而破坏和排斥进入人体的抗原物质，或人体本身所产生的损伤细胞和肿瘤细胞等，以维持人体的健康。人体免疫共有三道防线：第一道防线是由皮肤和黏膜构成的，它们不仅能够阻挡病原体侵入人体，而且它们的分泌物（如乳酸、脂肪酸、胃酸和酶等）还有杀菌的作用；第二道防线是体液中的杀菌物质和吞噬细胞；第三道防线主要由免疫器官（胸腺、淋巴结和脾脏等）和免疫细胞（淋巴细胞）组成。前两道防线是人类在进化过程中逐渐建立起来的天然防御功能，人生来就有，不针对某一种特定的病原体，对多种病原体都有防御作用，因此叫做非特异性免疫（又称先天性免疫），第三道防线是人体在出生以后逐渐建立起来的后天防御功能，是出生后才产生的，只针对某一特定的病原体或异物起作用，因而叫做特异性免疫（又称后天性免疫），分为 T 淋巴细胞介导的细胞免疫和 B 淋巴细胞介导的体液免疫两大类。

健全的免疫系统主要有防御、稳定清洁和监控三大功能。防御功能可保护机体不受损害，帮助机体消灭外来的细菌、病毒；稳定清洁功能可以不断清除衰老死亡的细胞，保持体内的净化更新；监控功能能及时识别和清除染色体畸变或基因突变的细胞，防止肿瘤和癌变的发生。当这三个功能处于协调、稳定、高效的工作状态时，人的免疫功能就能处于最佳状态。

在人的正常生理过程中，免疫力也不是一成不变的，它是一个从弱到强，再从强到弱的动态发展过程。刚出生婴儿和 12 岁以前的儿童因其免疫器官发育不完善，体内具有抗体活性的免疫球蛋白分泌量少，免疫功能不健全，这时期的孩子抵抗力差，容易生病。在 13～45 岁期间是免疫功能相对稳定和相对完善时期。理论上说这一时期的免疫力也相对较强，但是这一阶段的人容易受到学习、工作和生活压力的影响，使体内的抗体和生长因子分泌量大幅度波动，容易造成体内的免疫球蛋白含量不稳定，从而导致免疫力下降而生病。人在 46 岁以后免疫器官功能开始衰退，体内有抗体活性的免疫球蛋白和生长因子分泌量下降，因此免疫力也逐渐下降，这一时期开始罹患老年性疾病。

2. 功能机制

研究资料表明：氨基酸、蛋白质、维生素、微量元素、脂类、核酸、类黄酮等物质具有增强机体对疾病的抵抗力、抗感染以及维持自身生理平衡的作用，能够增强机体的免疫功能，其作用机制主要包括以下几点。

（1）参与免疫系统的构成　如蛋白质参与人体免疫器官及抗体、补体等重要活性物质的构成。

（2）促进免疫器官的发育和免疫细胞的分化　如维生素E、维生素A、锌、铁等能促进免疫细胞的正常生长和分化以及维持其功能和结构的完整性；以双歧杆菌、乳酸菌为代表的益生菌群具有广谱的免疫原性，能刺激负责人体免疫的淋巴细胞分裂繁殖，提高人体免疫力。

（3）诱导产生干扰素，增强免疫力　如锗能加速身体的新陈代谢，延缓细胞的衰老，能通过诱导人体产生干扰素而发挥其抗癌作用；类胡萝卜素含有丰富的干扰素诱导剂，具有免疫调节作用；维生素C能促进机体内干扰素的产生，具有抗病毒的作用，增强动物对病原体的抗感染能力，明显降低感染性疾病发病率等。

（4）增强机体的细胞免疫和体液免疫功能　如一些营养因子能提高血清中免疫球蛋白的浓度，促进免疫功能低下的老年动物体内的抗体形成；大剂量维生素C能提高具有吞噬功能的白细胞的活性，促进吞噬杀菌功能；维生素E的适量补充可提高人群和试验动物细胞和体液介导的免疫功能，增加吞噬细胞的吞噬能力。

3. 适宜人群和不适宜人群

（1）适宜人群　本保健品适宜免疫力低下的人群，如经常感冒；易疲劳，但无器质性病变；肠胃功能差，稍微吃得不合适就腹泻；伤口易感染、愈合慢和经常服用抗生素、经常熬夜、工作压力大、患有慢性病的人群以及中老年人。

（2）不适宜人群　保健品相关管理文件中没有规定不适宜人群，但是不同的这类产品要根据其选用的原材料有所区别对待。如含人参或西洋参成分的保健食品不适宜少年儿童服用。

二、抗氧化功能的保健食品

1. 概述

延缓衰老是抗氧化功能的作用之一，氧化过程在体内无时无刻不在发生，它在发生过程中产生的一些自由基对人体是有害的，它能使人体衰老加速、罹患各种慢性疾病。

自由基是指含有未配对的电子的原子、分子或基团。常见的有氧基自由基、氮氧自由基、超氧阴离子自由基、羟自由基、单线态氧、过氧亚硝基和过氧化氢等。

氧化是一个反应过程。由于自由基中含有未成对电子，所以不稳定，具有配对的倾向和高度的活性，若要保持稳定其必须向邻近的原子或分子夺取电子而使自己的电子成对，从而使得电子被夺的那个原子或分子成为新的自由基，引发连锁反应。这种争夺电子的过程就称为氧化。

正常情况下，人体内的自由基是处于不断产生与清除的动态平衡之中。如果这种平衡被打破，产生过多或清除过慢，体内高浓度的自由基都会通过攻击生命大分子物质及各种细胞，从而造成机体在分子水平、细胞水平及组织器官水平的各种损伤，进而加速机体的衰老进程并诱发各种疾病。研究表明：迄今为止，至少有 70 种以上的疾病与自由基有关。常见的有因自由基攻击DNA，导致细胞遗传信息的转变从而诱发肿瘤；因自由基攻击眼晶状体导致的白内障；因自由基破坏细胞结构，影响细胞发挥正常功能而导致的免疫力低下；因自由基产生的脂质过氧化而引起的动脉硬化等心脑血管疾病；因自由基侵犯脑细胞和神经导致的老年痴呆等。

抗氧化是指以直接清除自由基或是间接消耗掉容易生成自由基的物质的方式而达到的去除自由基的作用。机体抗氧化的能力越强，身体越健康，生命也越长久。

2. 功能机制

（1）提高抗氧化酶活性，清除氧自由基　在体内最重要的抗氧化酶包括超氧化物歧化酶（SOD）、过氧化氢酶（CAT）及谷胱甘肽过氧化物酶（GSH-Px）。如硒是谷胱甘肽过氧化物酶的重要组成物质，具有清除自由基和抑制脂质过氧化的作用；姜黄素能提高动物肝组织中超氧化物歧化酶、过氧化氢酶和谷胱甘肽过氧化物酶的活性等。

（2）保持 DNA 结构和功能的完整性　维生素 E 可以保护细胞膜和生命大分子（DNA）免受自由基攻击；大豆异黄酮和类胡萝卜素等具有抗 DNA 氧化损伤的生物学效应。

（3）保持多不饱和脂肪酸的结构和功能活性，防止脂质过氧化　如大豆异黄酮能降低细胞膜的流动性，从而降低自由基在脂质双层中的流动性，阻止自由基的渗入，减慢自由基反应，达到抑制脂质过氧化的作用。

3. 适宜人群和不适宜人群

（1）适宜人群　国家食品药品监督管理总局的相关文件规定，抗氧化保健食品的适宜人群是中老年人。因为这一年龄的人群体内产生的抗氧化物质的数量会随着年龄增长逐年减少，从而导致出现明显的衰老和非健康状态，所以需要补充。

（2）不适宜人群　国家规定的抗氧化保健食品不适宜人群是少年儿童。因为他们体内所产生的抗氧化物质能够满足其正常生理需要，除日常必需的维生素 C、维生素 E 外，一般不需要补充抗氧化保健食品。

三、辅助改善记忆功能的保健食品

1. 概述

记忆和学习在我们的工作和生活中发挥着举足轻重的作用。良好的记忆力是成才的先决条件，我们都深有体会：学习的过程就是与遗忘作斗争的过程，我们都希望自己有一个良好的记忆力，因为那样我们就可以轻松地去学习、去工作，为实现自己的理想打下一个良好的基础。

记忆的定义非常多，简单地说记忆是大脑存储和提取信息的能力，是对过去经验的保持和再现（回忆和再认）。人们感知过的事物、思考过的问题、体验过的情感和从事过的活动，都会在我们的头脑中留下不同程度的印象，如我们见过的人或物、听过的声音、嗅过的气味、品尝过的味道、触摸过的东西、思考过的问题、体验过的情绪和情感等都会在头脑中留下痕迹，并在一定条件下呈现出来，这就是记忆。研究表明，人的记忆随年龄的增长而产生并且不断增强，而后又随着年龄的增长而逐渐减退。人的生活习惯（如是否合理用餐，是否长期吸烟，是否保证高质量睡眠等）以及人的心理状态（心情是否愉快，是否经常处于压力和焦虑状态等）都对记忆能力有重要影响。日常生活中，我们有时会发现自己近期记忆力大不如从前了，经常丢三落四，常记不住事，甚至想不起刚刚做过的事情等，这就是我们通常所说的记忆力减退，医学上称之为健忘。

引起记忆力减退的原因多种多样，主要可以分为两大类：①器质性病变或外伤原因引起的。如脑外伤、脑肿瘤、脑炎、脑卒中等脑部疾患，还有如营养不良、动脉硬化、内分泌功能障碍、慢性中毒、颈椎病等的慢性疾病。②生理功能调节引起的。如年龄增长、工作生活压力大、摄入营养不足、嗜好烟酒等。少年儿童的记忆力下降多是因为营养问题和学习压力大而引起的。

2．功能机制

人的大脑是产生思维和意识的中枢，新陈代谢十分旺盛，大脑功能的正常运行需要多种营养物质的参与。此外，在进行脑力活动时，脑细胞需要大量的氧。如果供氧不足，就会影响大脑的思维功能。

（1）补充大脑正常运行的必需物质　例如乙酰胆碱的前体物胆碱、5-羟色胺的前体物色氨酸和多巴胺的前体物酪氨酸等。

（2）增加大脑细胞对氧的利用　如银杏叶提取物能穿透血脑屏障，促进脑细胞的新陈代谢。

（3）影响脑中核酸的合成及基因的转录　长期记忆是通过细胞核特殊 RNA 结构的变化得以经久保存的。据研究，锌是人体内许多重要酶的组成部分，可作为 RNA 聚合酶Ⅰ、聚合酶Ⅱ、聚合酶Ⅲ的活性中心组分参与基因表达，是构成和记忆力密不可分的核酸及蛋白质不可或缺的元素；另外，人参皂苷对中枢神经系统脑核酸和蛋白质合成有促进作用。

（4）减轻脑细胞的氧化应激损伤　研究资料显示，洋葱、姜以及茶叶、银杏等的效用与其抗氧化活性有关，对衰老以及阿尔茨海默病时的行为功能具有改善作用。

（5）预防心脑血管疾病　研究表明，二十碳五烯酸和二十二碳六烯酸可降低心脑血管疾发生的危险性，与痴呆的发生呈负相关。

3. 适宜人群和不适宜人群

（1）适宜人群　国家食品药品监督管理总局的相关文件规定适宜人群是需要改善记忆者，主要有以下几类人群：记忆力减退的中老年人、脑力劳动者、升学压力大的广大少年儿童。

（2）不适宜人群　保健食品相关管理文件中没有规定不适宜人群，但是这要根据这类保健食品的成分来确定。例如，普通深海鱼油就不适合少年儿童服用。

四、缓解体力疲劳功能的保健食品

1. 概述

现代人的生活节奏非常快，社会竞争也很激烈，我们常会因为工作、学习、生活等各方面的压力感到疲劳，一些"过劳死"的事件也常见于媒体，疲劳的问题近几年成为了社会各方关注的困扰着很多人的健康问题。疲劳是人们工作或运动到一定的时候出现的组织、器官甚至整个机体工作能力暂时下降的现象，表现为身体疲倦不适，它是一种生理性现象，是一种保护性的机制。这时身体提示我们要休息，以使身体状态得以恢复。

疲劳分为脑力疲劳、体力疲劳、心理疲劳和病理疲劳以及综合性疲劳5种。

（1）脑力疲劳　脑力疲劳是指人在长时间用脑后，引起的大脑血液和氧气供应不足，具体表现为注意力不集中、头昏眼花、反应迟钝、四肢乏力或嗜睡等症状，严重的可引起失眠、多梦、恶心、呕吐、性格改变等诸多问题。

（2）体力疲劳　又叫躯体性疲劳，是指在持续的长时间、大强度的体力活动或运动时，机体内产生的乳酸、二氧化碳、血清尿素氮等大量代谢产物在体内积聚，刺激人体组织细胞和神经系统而产生疲劳感。

（3）心理疲劳　心理疲劳是现代生活中最常见也是最复杂的一种疲劳，是由于持续性的紧张和高强度的压力所产生的。当人长期从事一些单调、机械的工作、学习活动时，中枢局部神经细胞会因为持续紧张而出现抑制，导致人对工作、对生活的热情和兴趣明显降低，直至产生厌倦情绪。产生心理疲劳的人，轻者出现厌恶和逃避工作、学习、生活的现象，重者还可患上神经衰弱、抑郁症、强迫行为以及孤僻等心理疾病。

（4）病理疲劳　病理疲劳是由于某些疾病所引起的人体虚弱、无力等症状。如病毒性肝炎、肺结核、糖尿病、心肌梗死、贫血。这种疲劳与以上三种生理性疲劳有所区别：①这种疲劳出现的时间不定，它是在健康人不应该出现疲劳时出现；②疲劳的程度严重，消除也慢，持续时间长；③这种疲劳出现时常伴有其他如低热、全身不适、食欲缺乏或亢进等症状。这类疲劳只有在疾病治愈后才会消除。

（5）综合性疲劳　是指以上两种或两种以上的疲劳同时出现，使各种单一疲劳的"症状"不很突出和典型，这种由非单一因素引起的疲劳称为"综合性疲劳"。

这些疲劳如果不是持久性、过度性的疲劳，一般都可以通过合理营养、平衡膳食等自我保健手段得以调理和消除。但病理性疲劳除外。

2．功能机制

（1）抑制自由基的产生和消除过量的自由基　抗氧化剂，如维生素 E、维生素 C、植物黄酮、多酚类物质等，可非特异性地防护组织细胞免受自由基和活性氧的损伤，从而消除疲劳及相关的其他不适症状。

（2）缓解中枢神经系统疲劳　灵芝多糖能帮助供能物质和某些神经递质、提神生物碱、氨基酸进入脑脊髓循环，并促进其中的代谢产物排出，从而提神醒脑和消除脑力疲劳。

（3）调节免疫，防止免疫平衡紊乱　如总黄酮有活化 T 细胞、调节 T 细胞亚群等功能，可促进细胞免疫，从而达到缓解机体疲劳的效果。

（4）降低皮质醇浓度，维持身体内环境稳定　疲劳会引起皮质醇的过剩分泌，从而使体内脂质、蛋白质代谢紊乱。目前，临床上将血、尿及唾液中的皮质醇浓度变化作为疲劳指标。研究结果表明，茶多酚可以降低疲劳时血中的皮质醇浓度，缓解疲劳。

3. 适宜人群和不适宜人群

（1）适宜人群　本类保健食品的适宜人群是易疲劳者，主要是指：①运动员、爱好运动和爱好健身的人；②从事军事活动人员；③高温作业人员；④夜班工作人员；⑤高原地区作业人员；⑥长途司机；⑦因短暂剧烈运动、旅游引起的疲劳的人等人群。

（2）不适宜人群　本类保健食品的不适宜人群是少年儿童。这是因为很多这类保健食品的成分会影响他们的正常生长发育。

五、减肥功能的保健食品

1. 概述

随着我国国民经济的迅猛发展，人民生活水平的提高以及人群膳食构成的变化，肥胖症在我国已成为引人注目的健康问题。我国目前体重超重者已达 22.4%，肥胖者为 3.01%，因此预防和控制肥胖症，已成为一个迫切的需要解决的问题。

肥胖是指机体内热量的摄入大于消耗，造成体内脂肪堆积过多，导致体重超常或由于人体生理功能的改变引起体内脂肪堆积过多，导致体重增加的现象。一般认为，体重超过标准体重10% 为超重，超过 20% 且脂肪量超过 30% 为肥胖。

国家食品药品监督管理总局如何认定保健食品的减肥功能？评价一种食品有没有减肥保健功能主要通过体脂、脂肪细胞数目及大小、三酰甘油、总胆固醇、高密度脂蛋白胆固醇含量和脂肪酶等指标来反映出来。通常，减肥保健食品的申报必须要进行动物实验和人体试食实验，以验证该产品是否有效和是否安全。

2. 功能机制

（1）减少能量的摄入　减少能量摄入不是简单地减少饮食，

是根据膳食纤维的吸水性强，吸水后体积膨胀，可填充胃肠，减少饥饿感；能抑制消化酶的活性，减少食物的消化和吸收；在胃肠道中可吸附各种营养成分，例如单糖；能促进胃肠蠕动，减少食物在胃肠中的停留时间，从而减少吸收和其本身含热量很低的特点，通过食用富含膳食纤维的保健食品来达到减少能量摄入。

（2）促进脂肪的转化　如左旋肉碱，它通过参与脂肪酸氧化去除机体内多余的脂肪及其他脂肪酸的残留物，加速脂肪分解，达到减肥目的。

（3）调节脂类代谢　一些功效成分可以通过调节血中三酰甘油和胆固醇的代谢来实现减肥。如大豆蛋白、单宁类物质、烟碱酸等。

（4）减少脂肪的吸收　如壳聚糖，它可以通过吸附脂肪使其不被肠道吸收和抑制消化酶的活性实现减肥。食物中脂肪在消化过程中首先由胆汁酸盐将脂肪中的大油滴变为小的乳糜微粒，这一过程称为乳化。脂肪经乳化后增大了脂肪酶与脂肪的接触面积，促进脂肪被消化成为单酰甘油、脂肪酸、甘油等被肠道吸收。如果有壳聚糖存在，这种作用就会受到抑制，因为壳聚糖极易与带负电的胆汁酸结合而将其排出体外，这样就造成了胆汁酸盐的缺乏，脂肪也就不能被消化，从而减少肠道对脂肪、胆固醇的吸收。另外，壳聚糖在胃酸环境中能聚集在带负电荷的油脂周围，形成屏障而阻碍人体对脂肪的吸收，从而达到减肥的目的。

3. 适宜人群和不适宜人群

（1）适宜人群　本类保健食品的适宜人群是单纯性肥胖者。而继发性肥胖患者需要对疾病进行治疗，仅服用保健食品效果很差，没有任何意义。

（2）不适宜人群　本类保健食品的不适宜人群是儿童、孕妇，因为减肥保健食品的减肥作用会干预脂肪的新陈代谢和影响维生素、微量元素的吸收，从而对儿童少年及胎儿的生长发育产生不利影响。

六、改善生长发育功能的保健食品

1. 概述

一个人从胚胎开始到婴儿、儿童、青少年、成年，是身体不断生长发育的过程。生长和发育是两个不同的概念，也是常人容易混淆的概念。生长是指身体各部分体积和重量的增加，表现为身体的高矮胖瘦。发育则是指身体各部分的构造和功能由简单到复杂的变化过程，是组织和器官的进行性分化，是获得其特有功能的过程。

影响人体生长发育的因素有很多种，如遗传因素、性别因素、内分泌调节因素、生活环境因素、疾病因素和营养因素等。其中营养因素在生长发育过程中起着举足轻重的作用。营养物质可以是构成机体细胞的重要成分，可以是组织器官生长发育的重要物质，可以是构成骨骼的重要原料，还可以是生长激素的重要组成等。科学实践证明，适当的锻炼、良好的睡眠和合理的营养是促进生长发育的有力保障。

2. 功能机制

（1）影响细胞分化和器官发育　研究资料表明，视黄酸可影响胎儿的生长发育，体内维生素 A、胡萝卜素的缺乏或过多，都会影响胎儿组织细胞的分化。另外，多种脂肪酸具有改变已分化的脂肪细胞中某些特定基因转录速率的能力，并且可通过一种转录因子的作用诱导前脂肪细胞分化为新的脂肪细胞，而影响细胞的数量。同时，研究资料还表明：微量元素锌和碘的补充与儿童生长发育速度呈正相关。

（2）促进骨骼生长　补钙能增强骨骼的生长和健康已经不容置疑。研究资料表明：磷、镁、锌、氟等矿物质和维生素 D、维生素 K 等都是骨骼矿化过程中的重要营养素，在促进骨骼生长过程中起着重要作用。

（3）促进营养素的吸收和利用　食欲缺乏、消化吸收不良是影响生长发育的一个重要因素，实验证明，补充适量的维生素和微量元素可以有效地纠正偏食和食欲缺乏等消化吸收不良症状。

3. 适宜人群和不适宜人群

（1）适宜人群　本类保健食品的适宜人群是生长发育不良的少年儿童。

（2）不适宜人群　本类保健食品没有规定不适宜人群。具体到某个品牌，可能会因为该产品所含的成分对某些特定人群发生作用而不适合，应区别对待。

七、对辐射危害的辅助保护功能的保健食品

1. 概述

随着科技的发展和经济水平的不断提高，我国核能工业的应用也越来越广泛，家电设备品种繁多，电子产品样式齐全，这些高科技产品在提高人们工作效率和生活水平的同时，也给大家带来了一些关于辐射的问题。

广义上说，辐射是指凡是能量非经由传导或对流方式，而是直接穿越空间传达至它处的方式统称为辐射。狭义的辐射分为高能量的游离辐射（通称放射线）和较低能量的游离辐射（通称电磁波），常见的高能量的游离辐射包括 X 射线、α 射线、β 射线、γ 射线等，如核弹、核电站、粒子加速器、放射源、射线诊疗设备（X 线机、γ 手术刀等）等；日常生活中常见的较低能量的游离辐射有微波炉、电磁灶、移动电话、电台、变电所、电脑、电视机等所发出的电磁波。辐射对生物体的危害较大，可以直接作用于细胞，破坏 DNA，使组织细胞变性、坏死，以致机体代谢紊乱，引起免疫、神经和内分泌系统的调节功能障碍等一系列病变。游离辐射大时可致人或生物死亡。

辐射是构成人类健康危害的一个严重的环境问题。经过科学家的深入研究和总结，世界卫生组织于 1998 年列出了辐射对人体健康的五大危害，它们分别是：①辐射是心血管疾病、糖尿病、癌突变的主要诱因；②辐射对人体生殖系统、神经系统、免疫系统造成损伤；③辐射是孕妇流产、不育、畸胎等病变的诱发因素；④辐射直接影响儿童的发育、骨髓发育，导致视力下降、视网膜脱落，肝脏造血功能下降；⑤辐射可使性功能下降，女性

内分泌紊乱、月经失调等。

电磁辐射危害人体的机制主要是热效应、非热效应、累积效应及产生氧化自由基等。

①热效应：因为人体70％以上是水，水分子受到电磁波辐射后会相互摩擦，引起机体升温，从而影响到体内器官的正常工作。②非热效应：是指人体的器官和组织都存在微弱的电磁场，它们是稳定和有序的，一旦受到外界电磁场的干扰，处于平衡状态的微弱电磁场即将遭到破坏，人体也会遭受损伤。③热效应和非热效应作用于人体后，对人体的伤害尚未来得及自我修复之前（指通常所说的人体承受力即内抗力），若再次受到电磁波辐射，其伤害程度就会发生累积，久而久之就会成为永久性病态，危及生命。对于长期接触电磁波辐射的人群，即使功率很小，频率很低，也可能会诱发多种病变，应引起关注。

2. 功能机制

（1）清除氧自由基，促进抗氧化　如黄酮可以通过消除氧自由基而起到抗辐射损伤的作用，能够有效地防止辐射所致的组织细胞损伤；茶多酚有较强的抗氧化能力及消除自由基的作用，可减轻射线辐射对细胞的影响，提高细胞功能状态。

（2）保护造血组织，改善微循环　多糖类物质具有抗辐射作用。多糖通过活化造血系统和增强免疫力来提高机体对辐射的防护能力。生物碱可以保护造血组织，通过改善微循环，增加放射损伤部位的供血和供氧，减轻放射引起的病理变化。

（3）改善骨髓抑制，促进抗辐射　鹿胶原等胶原物质对放射损伤所引起的骨髓抑制具有保护作用和治疗作用。另外，阿胶具有抗辐射损伤的作用。

3. 适宜人群和不适宜人群

（1）适宜人群　本类保健食品的适宜人群是接触辐射者，包括接触放射性射线人群和接触电磁辐射量较大的人群。

（2）不适宜人群　本类保健食品没有规定不适宜人群。具体到某个品牌，可能会因为某产品所含的成分对某些特定人群发生作用而不适合，应区别对待。

八、辅助降血脂功能的保健食品

1. 概述

血脂是指血浆中所含脂类的统称，主要包括有：①三酰甘油、二酰甘油及单酰甘油；②胆固醇和胆固醇脂；③磷脂，主要是磷脂酰胆碱，还有溶血磷脂酰胆碱、磷脂酰乙醇胺、神经磷脂等；④游离脂肪酸，即非酯化脂肪酸。

血浆中的脂类均不溶于水，它们在血液中必须与不同的载脂蛋白结合在一起，以亲水性"脂蛋白"的形式存在才能在血液中转动。大部分三酰甘油是从膳食中获得，少部分是由人体自身合成的。相反，胆固醇大部分是由人体自身合成，少部分是从饮食中获得。血脂因为转运于各组织之间，所以可以反映出体内脂类的代谢情况。

正常情况下，人体脂质的合成和分解总是保持一个动态平衡状态，血脂水平往往维持在一定范围内波动，如果这种平衡被打破就会出现血脂水平的异常升高，即高脂血症。那么何为高脂血症？简单地说，高脂血症就是血脂含量高于正常水平。我国一般以成人空腹血清总胆固醇含量高于 5.72mmol/L，三酰甘油含量高于 1.70mmol/L 时，诊断为高脂血症。高脂血症容易造成"血稠"，脂质在血管壁上沉积，逐渐形成小斑块（就是我们常说的"动脉粥样硬化"），这些"斑块"增多、增大，易堵塞血管，使血流变慢，严重时血流被中断。这种情况如果发生在心脏，就引起冠心病；发生在脑，就会出现脑卒中；如果堵塞眼底血管，将导致视力下降、失明；如果发生在肾脏，就会引起肾动脉硬化，肾功能衰竭；发生在下肢，会出现肢体坏死、溃烂等。此外，高血脂可引发高血压病、诱发胆结石以及胰腺炎，加重肝炎、导致男性性功能障碍以及老年痴呆等疾病。最新研究提示高血脂可能与癌症的发病有关。

2. 功能机制

在国家规定的 23 种保健功能中，辅助降血脂功能和减肥功能作用非常相近，凡能减肥的保健食品都具有降低血脂的作用，只不过相比减肥功能的保健食品来说，降血脂的保健食品起效较慢，服用时间相对较长。

（1）降低血胆固醇含量　葵花子油、玉米油、红花油、月见草油中的亚油酸可以与胆固醇结合成酯，然后降解为胆酸使其排出体外，从而起到降低血浆胆固醇的作用。同时，膳食纤维中的木质素可与胆酸结合，果胶可与胆固醇结合，促使其直接从粪便中排出体外，从而减少胆固醇的吸收。研究资料还表明，维生素C可在体内将胆固醇转变为能溶于水的硫酸盐而促进其排泄，另外，维生素C还参与肝脏胆固醇的羟化作用，使其降解为胆酸，从而达到降低胆固醇含量的目的。

（2）促进脂肪代谢　卵磷脂及其水解产物胆碱对脂肪有亲和和乳化作用，可以促进脂肪的代谢，使其排出体外，有效地防止了脂肪在体内的异常堆积。维生素 B_5 能促进肝脏脂肪的分解代谢和胆汁的分泌，从而起到降血脂的作用。

（3）降低血三酰甘油含量　维生素E作为体内的抗氧化剂，可抑制氧化型低密度脂蛋白的合成，提高高密度脂蛋白水平和卵磷脂胆固醇酰基转移酶活性，从而降低三酰甘油含量。研究结果显示，维生素 B_5 是很多辅酶的组成成分，它能抑制三酰甘油酶活性，从多个方面降低三酰甘油和极低密度脂蛋白水平。

3. 适宜人群和不适宜人群

（1）适宜人群　本类保健食品的适宜人群是血脂偏高和患有高脂血症的人群。

（2）不适宜人群　本类保健食品不适宜人群为少年儿童。青少年不宜服用二十碳五烯酸含量过高的食品，因为长期食用二十碳五烯酸含量很高的食品会影响青少年的性发育，容易性早熟。

九、辅助降血糖功能的保健食品

1. 概述

（1）血糖和高血糖　血液中所含的葡萄糖，称为血糖。它是糖在体内的运输形式。正常人空腹血浆血糖水平为3.9～

6.1mmol/L（葡萄糖氧化酶法测定）。饭后血糖可以暂时升高，但不超过11.79mmol/L。空腹血糖浓度比较恒定，所以通常以正常空腹血糖水平作为正常参考值。超过正常参考值上限者称为高血糖，短时间、一过性的高血糖对人体无严重损害。比如人在应激状态下或情绪激动、高度紧张时，可出现短暂的高血糖；一次进食大量的糖，也可以出现短暂的高血糖，但用不了多久血糖水平会逐渐恢复正常。但如果血糖长期维持在高水平状态则应引起高度警惕，因为长期的高血糖会使全身各脏器及组织发生病理改变，糖尿病就是典型代表。

（2）血糖的来源和代谢　正常人血糖的来源主要有3条途径：①饭后食物中的糖消化成葡萄糖，吸收入血，参与血液循环，这是血糖的主要来源；②肝脏储有肝糖原，空腹时肝糖原分解成葡萄糖进入血液，这是空腹时血糖的主要来源；③非糖物质如蛋白质、脂肪及从肌肉生成的乳酸可通过糖异生过程变成葡萄糖。

正常人血糖的去路主要有4条途径：①在全身各组织细胞中氧化分解成二氧化碳和水，同时释放出大量能量，供人体利用，这是血糖主要的消耗途径；②转变成肝糖原，以肝糖原的形式储存起来；③进入肌肉细胞，转变成肌糖原，储存于肌肉组织中；④转变为非糖物质，如脂肪、氨基酸、细胞等。

2. 功能机制

（1）降低肠道对碳水化合物和脂类的吸收　如膳食中的果胶可抑制肠道对某些碳水化合物和脂类的吸收，从而起到降血糖作用。

（2）改善机体对胰岛素的敏感性　增加血糖生成指数（GI）低的食物的摄入，可有效地控制血糖处于较低水平。如膳食纤维可改善机体对胰岛素的感受性，从而调节糖尿病患者的血糖水平。另外，增加纤维摄入量可有效调节血脂，这对糖尿病患者也是非常有利的。

（3）构成葡萄糖耐量因子的组成成分　微量元素硒、铜和铬对控制糖尿病患者的血糖水平有着很好的效果。特别是铬，作为胰岛素正常工作不可缺的一种元素，参与了人体的能量代谢，从而有效地改善葡萄糖耐量，使血糖维持在一合适水平。

3. 适宜人群和不适宜人群

（1）适宜人群　本类保健食品的适宜人群是血糖偏高的人群，特别是糖尿病患者。

（2）不适宜人群　本类保健食品不适宜人群为少年儿童。

十、辅助降血压功能的保健食品

1. 概述

随着人们的医疗卫生保健知识的不断提高，大家关心自己健康的意识也越来越强。血压是否正常是身体健康与否的众多指标中被关心最多的之一。事实上，高血压已经成为了全球最常见的心血管疾病，也是我国心脑血管疾病中发生最多的一种。所谓血压是指血液在血管内流动，对血管壁产生的侧压力。血压水平高于正常参考值时就称为高血压。1999年《中国高血压防治指南》规定正常成人的血压范围为：收缩压＜130mmHg，舒张压＜85mmHg。当在尽量减轻或排除各种干扰因素后，非同一天3次静息血压（静坐5～15min）测量值≥140/90mmHg（即收缩压大于或等于140mmHg，舒张压大于或等于90mmHg）则可诊断为高血压。

高血压根据病因可分为原发性高血压和继发性高血压两种。原发性高血压的病因目前尚不十分清楚，可能与遗传、吸烟、酗酒、缺乏锻炼、过量摄盐、肥胖、精神紧张等有关。继发性高血压是由其他疾病所引起，常见的有肾病、糖尿病、高脂血症等。

2. 功能机制

（1）限制钠盐摄入，适量补钙　高钠盐饮食是高血压发病的一个重要因素，限制钠盐摄入对防治高血压有着重要意义。另外，研究还发现，当摄取的钙盐不足，特别是在血钾降低、血钠水平上升，或长期进食钠盐过多时，会引起血压上升。因此，为防治高血压，应强调适当补钙。

（2）防止血管硬化，降低血胆固醇　亚油酸和镁能帮助血管舒张达到抗血管硬化的作用，从而有效地降低血压。维生素E、卵磷脂等，具有降低血清胆固醇的作用，以此实现防治高血压。

（3）多不饱和脂肪酸的降血压作用　一些研究资料显示，膳食中的 ω-3 和 ω-6 系列的多不饱和脂肪酸有降血压作用。

3. 适宜人群和不适宜人群

（1）适宜人群　本类保健食品的适宜人群是血压偏高和患高血压病的人群。其作用主要是针对患有原发性高血压人群。

（2）不适宜人群　本类保健食品不适宜人群为少年儿童。

十一、调节肠道菌群功能的保健食品

1. 概述

健康人的胃肠道内寄居着种类繁多的微生物，这些微生物称为肠道菌群。在人类胃肠道内的细菌可构成一个巨大而复杂的生态系统，一个人结肠内就有 400 个以上的菌种。肠道菌群中有对人有害的，被人们称为有害菌；有对人有益的，被称为有益菌（即益生菌）；也有介于二者之间的条件致病菌，即在一定条件下会导致人体生病的细菌。人体内对人有益的细菌主要有乳酸菌、双歧杆菌、放线菌、酵母菌等。

肠道菌群的存在有着非常重要的生理意义。正常情况下，它们能合成维生素（如维生素K、维生素 B_{12}、叶酸、泛酸等）、协助营养素的消化与吸收、产生糖皮质激素作用增强因子以及产生过氧化氢、硫化氢、各种酸和抗生素等物质，并结合其对宿主免疫功能的影响能力，在机体感染防御中起作用。

通常，肠道菌群在胃肠道中是按一定的比例组合的，各菌间互相制约，互相依存，在质和量上形成一种生态平衡，但当机体内外环境发生变化时（如长期应用广谱抗生素等），敏感肠菌就会被抑制，未被抑制的细菌则会乘机繁殖，从而引起菌群失调，原来的正常生理组合便遭到破坏而产生病理性组合，从而引起一系列的临床症状。这种病态症状称为肠道菌群失调症。

用于调节肠道菌群功能的保健食品主要指的是益生菌。益生菌是指改善宿主微生态平衡而发挥有益作用，达到提高宿主健康水平和健康状态的活菌制剂及其代谢产物，是一种对人体有益的细菌，它们可直接作为食品添加剂服用，以维持肠道菌群的平衡。

2. 功能机制

　　（1）营养作用　　益生菌在机体肠道内生长繁殖，能产生多种营养物质如维生素、氨基酸、促生长因子等，参与机体的新陈代谢。

　　（2）增强免疫功能　　增强免疫功能是益生菌的重要功能机制。大量的研究证明，乳酸菌可诱导机体产生干扰素、白细胞介素等细胞因子，通过淋巴循环活化全身的免疫防御系统，增强机体抑制癌细胞增殖。另外，研究还表明，口服双歧杆菌可以提高机体对卵清蛋白的抗体水平。短双歧杆菌可以促进小鼠对霍乱菌毒素的抗体产生水平。

　　（3）产生多种酶类，提高消化酶活性　　研究表明，一些益生菌能产生多种酶类，参与胃肠道的"酶池"，促进对营养物质的消化和吸收。

　　（4）拮抗病原菌，维持和调整肠道微生态平衡　　在正常情况下，肠道微生物种群间及其数量是处于一个动态的微生态平衡状态，当机体受到某些应激因素的影响，这种平衡可能被破坏，导致体内菌群比例失调，需氧菌（如大肠杆菌）增加，并使蛋白质分解产生胺、氨等有害物质。研究表明，乳酸菌可以产生多种抗有害菌物质，如有机酸、过氧化氢、酶类、细菌素等拮抗病原菌。产生的有机酸包括乳酸、乙酸、丙酸和丁酸等，对病原性细菌有抑制作用，产生的过氧化氢能够抑制病原菌的生长繁殖，使有益微生物在细菌种间的相互竞争中占优势。双歧杆菌和乳酸杆菌还产生胞外糖苷酶，可降解肠黏膜上皮细胞的特异性糖类，阻止致病菌和毒素对上皮细胞的黏附和侵入。

3. 适宜人群和不适宜人群

（1）适宜人群　本类保健食品的适宜人群是肠道功能紊乱者。

（2）不适宜人群　保健食品的相关法律法规对本类保健食品没有规定不适宜人群。

十二、增加骨密度功能的保健食品

1. 概述

骨密度的全称是"骨骼矿物质密度"，是指骨单位面积的骨质密度，反映骨组织结合的紧密程度，通常指骨矿物含量，是骨骼强度和骨质量的一个重要标志，是反映骨代谢状况的重要指标。骨密度越高，骨质强度越好。

骨密度值是一个绝对值，以克每平方厘米（g/cm^2）为单位。目前较为可靠的测定骨密度的方法有：双能量骨密度测定、超声波骨密度测定、CT骨密度当量测定。骨密度是最有效的骨折风险预测指标，骨折风险与骨密度呈几何级数关系。股骨的几何学测量、现存的骨折、体重、身高因素变化等，都与骨折风险有关。

骨质疏松症是一种症状不明显的、不断发展的全身骨骼系统疾病。表现为骨密度减低和骨脆性增加，易发生骨折。临床上分为原发性骨质疏松和继发性骨质疏松。人口老龄化现象在全世界范围内普遍存在，骨质疏松已经成为严重的社会问题。它直接威胁着老年人特别是绝经后妇女的健康。经研究发现，提高在青春期可达到的骨量峰值和预防生命后期的骨丢失是预防或延缓骨质疏松症的主要应对措施。

2. 功能机制

（1）构成骨骼的成分　钙和磷是骨骼和牙齿的必需矿物质，钙与磷2∶1的最佳比值是维系骨密度的基础营养，也是影响骨密度的一个重要膳食因素。当钙摄入或钙吸收不足时就会诱发甲状旁腺功能亢进，继而导致来自骨骼的骨动员，释放更多的钙以维持血清的钙稳定。骨丢失因此而发生。当磷吸收不良时易引起磷缺乏而导致骨量减少，最后发展为骨质疏松症。并且磷对钙吸收有干扰作用，在高磷摄入时，由于在食糜中与钙形成了复合物，所以降低了钙的吸收，从而干扰钙的营养。因此，钙和磷在预防和治疗骨质疏松症中的地位是非常重要的。

（2）促进钙的吸收和利用　人体维生素 D 的水平与骨密度密切相关，维生素 D 是钙吸收的主要调节因素，可以帮助人体吸收钙，有效地提高人体骨密度。维生素 D 缺乏或不足会导致人体对钙的吸收受到影响，当钙吸收不足 10% 时，会激发继发性甲状旁腺功能增高，增加骨转换，促进骨丢失，导致骨质疏松和骨折。

（3）参与内分泌调节，促进钙的吸收　大豆异黄酮和大豆皂苷可与破骨细胞上的雌激素受体结合，从而降低其活性，同时还能阻止破骨细胞酸的分泌，使骨质流失减少。另外，大豆异黄酮还能增强机体对钙的利用，从而增加骨密度。

3. 适宜人群和不适宜人群

（1）适宜人群　本类保健食品的适宜人群是中老年人。因为中老年人是骨质疏松高发人群，随着年龄不断增长，人体骨矿成分和骨基质等比例减少，骨质变薄，骨小梁数量减少，骨密度值降低，患骨质疏松或发生骨质疏松性骨折的可能性增大。

（2）不适宜人群　保健食品的相关法律法规对本类保健食品没有规定不适宜人群。尽管如此，但我们平时还是要注意根据该保健食品的成分来作选择。例如，含大豆异黄酮类增加骨密度的保健食品就不适合少年儿童服用。

十三、美容功能的保健食品

1. 概述

保健食品的美容功能主要包括祛痤疮、祛黄褐斑、改善皮肤水分和改善皮肤油分四个方面，是针对皮肤所进行的美容。

皮肤是人体最大的器官，覆盖全身，它使体内各种组织和器官免受物理性、机械性、化学性和病原微生物性的侵袭。皮肤具有防止体内水分、电解质和其他物质的丢失以及阻止外界有害物质侵入的屏障作用。一方面，保持着人体内环境的稳定，在生理上起着重要的保护功能；另一方面皮肤也参与人体的代谢过程，调节机体功能。

皮肤由表皮、真皮和皮下组织构成，并含有附属器官（汗腺、皮脂腺、指甲、趾甲）以及血管、淋巴管、神经和肌肉等。皮肤的主要功能如下。

（1）保护作用　皮肤裹住全身为身体与外界接触的第一防线，可防止水分流失和外界水分的渗入，也可分泌黑色素以阻止过多的紫外线深入皮肤；而皮脂腺分泌的皮脂和汗腺分泌的汗液混合后会在表皮形成弱酸性的油膜，以抵抗细菌的侵入；皮肤也可保护内脏器官免于受外界直接的压力与伤害。

（2）感觉功能　皮肤依靠真皮层的末梢神经将所接收到的感觉传至脑部，感受外界的各种刺激，产生触觉、痛觉、压力觉、热觉、冷觉等。

（3）调节体温　皮肤利用毛细血管网管壁的收缩、扩张及汗腺分泌的汗液来调节体温。

（4）分泌与排泄　主要是通过汗腺来实现，皮肤的汗腺可分泌汗液，皮脂腺可分泌皮脂。皮脂在皮肤表面与汗液混合，形成乳化皮脂膜，滋润保护皮肤及毛发。皮肤通过出汗排泄体内代谢产生的废物，如尿酸、尿素等。

（5）吸收功能　皮肤并不是绝对严密无通透性的，尽管对水分的吸收功能相当有限，但还是能够有选择地吸收外界的营养物质。

（6）合成维生素 D　阳光中的紫外线照射可使皮肤中含有的7-脱氢胆固醇转变为维生素 D。

（7）新陈代谢　皮肤细胞有分裂繁殖、更新代谢的能力。皮肤的新陈代谢功能在晚上 10 点至凌晨 2 点之间最为活跃，在此期间保证良好的睡眠对养颜大有好处。皮肤作为人体的一部分，还参与全身的代谢活动。皮肤中有大量的水分和脂肪，它们不仅使皮肤丰满润泽，还为整个机体活动提供能量，可以补充血液中的水分或储存人体多余的水分。

2. 功能机制

（1）维持皮肤的完整性，增强皮肤的弹性和提高光泽度　神经酰胺是皮肤角质细胞间脂质的主要成分，在发挥角质层屏障功能中起着重要作用。经常补充神经酰胺可恢复皮肤的正常结构，能够很好地改善皮肤的干燥、皱纹、粗糙等现象，改善全身皮肤的含水性，提高皮肤弹性，减少皱纹。另外，维生素 A 和不饱和脂肪酸，如亚油酸等可以改善皮肤干燥、有鳞屑现象，从而在维持皮肤的完整性，增强皮肤的弹性和提高光泽度方面起到很好的作用。

（2）促进皮肤新陈代谢，抑制黑色素生成　一些酚类和萜类化合物可促进皮肤的新陈代谢，有助于排出黑色素，有效减少沉淀所形成的色斑。

（3）抑制过氧化脂质的生成　研究表明，维生素 E、维生素 C、类黄酮等可通过抑制机体过氧化脂质作用，以减少黄褐斑形成。

（4）促进胶质和透明质酸合成，改善皮肤水分　胶原蛋白含亲水性的天然保湿因子，而且三螺旋结构能强劲锁住水分，让皮肤时刻保持湿润、水嫩的状态。透明质酸具有亲水性，可以防止水分蒸发与散失，能维持皮肤环境的水平衡。

3. 适宜人群和不适宜人群

（1）适宜人群　本类保健食品的适宜人群是有痤疮者、有黄褐斑者、皮肤干燥者、皮肤油分缺乏者。

（2）不适宜人群　本类保健食品多不适宜儿童，应视情况而定。含红花成分的保健食品不适合孕妇食用。

十四、改善睡眠功能的保健食品

1. 概述

中医中有"宁可食无肉，不可睡不寐"的说法，这句话是对睡眠重要性的高度概括。良好的睡眠是身体健康的有力保障，是工作、学习和生活的基础；良好的睡眠可以消除疲劳与恢复精神和体力，可以提高人体的免疫力、智力，促进生长，延长寿命。

由于生活节奏的加快，现代社会人们睡眠不足已经成为普遍现象，统计资料显示，我国城镇居民中 84％ 的人不能保证正常的睡眠，而 32％ 的人患有睡眠疾病，睡眠不佳状况严重，其中失眠是最常见的现象。

失眠是指睡眠的始发和维持发生障碍，致使睡眠的质和量不能满足身体的生理需要，主要表现为入睡困难、浅睡易醒、醒后难以入睡、多梦。失眠常常引起患者白日不同程度地自我感觉疲劳，躯体乏困，精神委靡，注意力不集中，思考困难，记忆力减退，反应迟钝，情绪低落、焦躁，头昏、心慌、嗜睡等。长期失眠，可导致免疫力下降，并发糖尿病、高血压病、心脑血管疾病等慢性疾病，出现食欲缺乏、头痛、眼花、耳鸣等症状。

2. 功能机制

（1）镇静安神　如人参中提取的人参皂苷与甾烷二醇具有很强的镇静安神作用。

（2）提高褪黑素水平　褪黑素是位于人脑内的一个腺体（松果体）分泌的一种激素。经科学论证，褪黑素具有改善睡眠的作用。

（3）调节神经递质平衡，激发神经肽分泌，恢复主动睡眠　大量研究资料显示，失眠是脑神经递质与神经肽的双重失调引起的，突触里的神经递质大约 50％ 为 γ-氨基丁酸，它是中枢神经系统最重要的一种神经递质，与人的睡眠和情绪有紧密关系。啤酒花中的一些氨基酸和萜类功效成分就是通过这一方式来改善睡眠的。

3. 适宜人群和不适宜人群

（1）适宜人群　本类保健食品的适宜人群是睡眠状况不佳

者。如中老年人、夜班工作者、精神紧张引起的睡眠障碍等人群。

（2）不适宜人群　本类保健食品不适宜人群为少年儿童。另外，孕妇、哺乳期女性也不适宜服用。

第一节 医院膳食

医院膳食种类可分为基本膳食、治疗膳食、特殊治疗膳食、儿科膳食、诊断和代谢膳食等。

一、基本膳食

基本膳食主要包括普食、软食、半流质饮食、全流质饮食。

1. 普食

（1）适用对象 ①体温正常、咀嚼和吞咽功能正常、消化功能正常；②恢复期患者；③在治疗上对膳食无特殊要求；④内、外、妇产、五官等科患者均可使用。

（2）膳食特点 ①接近正常人饮食；②每日供应早、中、晚三餐；③每餐之间间隔 4～6h。

（3）配膳原则和要求 ①均衡营养和接近正常膳食为原则；②每日提供的能量、蛋白质和其他主要营养素应该达到或者接近我国成人体力活动的参考摄入量；③每日供给的食物中应包括谷类、蔬菜、鱼肉、蛋类、奶类、肉禽类、豆类及适量的脂肪和少量调味品；④食物烹调应科学合理，尽量减少营养素的流失，应清淡、多样化，注意色、香、味。

（4）具体要求　①总能量：8786～10042kJ（2100～2400kcal）；②分配比例：蛋白质12%～14%，脂肪25%～30%，碳水化合物50%～65%；③总能量为8786kJ/d（2100kcal/d）时：蛋白质65～75g，脂肪60～70g，碳水化合物275～350g；④蔬菜每日不少于300g，其中黄绿色蔬菜>50%。

2. 软食

（1）适用对象　①咀嚼或吞咽不利者；②小儿、老年人；③低热、食欲缺乏、胃肠功能减弱；④手术恢复期。

（2）膳食特点　①质软、易咀嚼、易消化；②为半流质饮食到普食的过渡膳食；③每日供应3～5餐。

（3）配膳原则和要求　①基本同普食；②食物加工和烹调时要细、软、烂，不选粗纤维多的蔬菜，应清淡、少盐；③主食以发酵类面食为主；④长期食用软食的患者因蔬菜切碎、煮软过程中水溶性维生素和矿物质损失较多，应注意适当补充。

3. 半流质饮食

（1）适用对象　①食欲差、咀嚼及吞咽不便者；②发热、胃肠道炎性疾病、手术后恢复期者；③儿科、妇产科患者按其普食特点配餐，原则为平衡膳食、能量和营养成分基本同普食。

（2）膳食特点　①比较稀软、易咀嚼吞咽、易消化；②为流质到软食或普食的过渡膳食。

（3）配膳原则和要求　①每日总能量：6694kJ/d（1600kcal/d）左右；②分配比例：蛋白质12%～15%，脂肪20%～25%，碳水化合物60%～65%；③具体数量：每日供给蛋白质50～60g，脂肪40～50g，碳水化合物250g；④每日供给5～6餐（两餐间加餐）：早餐约25%，午餐约35%，晚餐约30%，加餐5%；⑤各种食物应细、碎、软，易咀嚼、易吞咽；⑥食物应为少粗纤维、无刺激性的半固体；⑦加餐食物的总容量为300mL左右；⑧腹部手术后禁食胀气食物，如牛奶、甜食、豆类等。

4. 全流质饮食

（1）适用对象　①高热、食欲差，咀嚼、吞咽极度困难者；②急性炎性胃肠疾病、急性腹泻、恶心、呕吐者；③体质重度虚弱者；④大手术后的第一次进食。

（2）膳食特点　①为液体状食物或在口腔可融化为液体的食物；②能量低，必需营养素不足，只能短期（1～2 天）使用。

（3）配膳原则和要求　①所用食物皆需制成液体或进口即能融化成液体；②营养成分：蛋白质 20%～30%，脂肪 30%，碳水化合物 30%；总能量 4079kJ/d（975kcal/d）左右；③每日供应 6～7 餐，每次容量 250mL 左右，每日总量 2000mL 左右；④避免过咸或过甜，甜咸要间隔食用；⑤根据病情不同，适当调整流质内容（如腹部手术后避免食用胀气的食物，口腔手术食用厚流质，咽喉部手术食用冷流质，胰腺炎患者用无油清流质等）。

二、治疗膳食

1. 高蛋白膳食

（1）适用对象　①各种原因引起的营养不良、贫血和低蛋白血症；②代谢亢进性疾病和慢性消耗性疾病（如甲状腺功能亢进症、烧伤、结核病、神经性厌食、精神抑郁症、肿瘤等）；③重度感染性疾病（如肺炎、伤寒、重度创伤、脓毒血症等）；④大手术前后。

（2）配膳原则和要求　①在能量供给充足的基础上，增加膳食中的蛋白质量（在总能量的 20% 左右），每日总量 90～120g，优质蛋白质（蛋、奶、鱼、肉）占 1/2～2/3；②食欲良好的患者在正餐中增加优质蛋白质；食欲差的患者采用含 40%～90% 蛋白质的高蛋白配方制剂（如酪蛋白、乳清蛋白、大豆分离蛋白等）；③原则上一日三餐，食欲差、儿童、老年人可增加餐次；④适当增加含钙丰富的食物；⑤食物选择应多样化，制作应清淡，并注意色、香、味；⑥能量估算与实际需要以及患者的接受程度有一定差距，应合理调整。

2. 低蛋白膳食

（1）适用对象　①肾脏疾病患者；②肝脏疾病患者。

（2）膳食原则和要求　①能量供给充足，碳水化合物不低于55%，必要时可采用纯淀粉食品及水果增加能量；②肾功能不全者在蛋白质定量范围内选用优质蛋白质；③肝功能衰竭患者应选用高支链氨基酸、低芳香族氨基酸等以豆类蛋白为主的食物（避免肉类蛋白质）；④维生素、矿物质等营养素应充分供给；⑤增加膳食纤维摄入量，细、软、烂，防止出血；⑥观察指标：肝肾功能；⑦注意对厨师、患者及家属的指导。

（3）低蛋白膳食的特点　①控制膳食中的蛋白质含量，减轻肝、肾负担；②在①的基础上，提供充足的能量、优质蛋白质和其他营养素，改善营养；③根据患者的肾功能损伤情况，控制蛋白质的摄入量，一般每日蛋白质总量在20～40g。

3. 低盐饮食

（1）适用对象　①高血压病患者；②心力衰竭患者；③急性肾炎患者；④妊娠毒血症患者；⑤各种原因引起的水肿患者。

（2）配膳原则　①食盐量以克为单位计算，每日1～4g；②根据具体情况确定每日膳食中的具体食盐量。如水肿明显者食盐量为1g/d，一般高血压病患者每天4g；③低盐膳食的用盐量在食物准备和烹调前应用天平称量后加入；④已明确含盐量的食物先计算后称重配制，其他营养素按正常需要。

（3）低盐饮食的特点　通过调整膳食中的钠盐摄入量来纠正患者体内水、钠潴留以维持机体水、电解质的平衡。

4. 无盐膳食

（1）膳食特点　①在食物选择和烹调加工中避免含盐、酱油和其他钠盐调味品；②全日膳食总含钠盐量在1000mg以下。

（2）膳食原则　①一般只能短期使用；②严格观察患者血钠水平，防止出现低钠血症；③禁用食盐和含盐调味品及盐腌食品（如咸鱼、咸肉、火腿等）；④必要时可用钾盐酱油代替食盐。

5. 低脂膳食

（1）适用对象　①肝胆疾病：急慢性肝炎、肝硬化、脂肪肝、胆囊疾病；②心血管疾病：高血压病、冠心病、高脂血症；③肥胖症。

（2）膳食原则　①清淡；②限制脂肪：轻度限制，占总能量的25％以下；中度限制，占总能量的20％以下；严格限制，摄入在15％以下；③限制烹调油；④烹调方法以蒸、煮、炖、烩为主。

（3）不宜食物　鸡蛋、肥肉、全脂奶、炸面筋、花生、核桃、油炸食品、重油糕点。

6. 低胆固醇膳食

（1）膳食特点　①在低脂膳食的前提下，控制每日膳食中的胆固醇含量在300mg以下；②饱和脂肪酸占总能量的10％以下。

（2）适用对象　①高血压病患者；②冠心病患者；③胆结石者；④高脂血症患者。

（3）膳食原则　①控制总能量的摄入，以控制体重；②控制脂肪总量，在低脂肪膳食的基础上，减少饱和脂肪酸和胆固醇的摄入量；③选用单不饱和脂肪酸含量丰富的用油（如茶油、橄榄油）以调整血脂；④多食用有助于调整血脂的食物（如香菇、木耳、海带、豆制品、橄榄菜等）；⑤增加膳食纤维的摄入量，有利于降低血胆固醇。

（4）不宜食物　①限用食物：油条、油饼、油酥点心、全脂奶、猪肉、牛羊肉、肥禽等；②禁用食物：动物内脏、蟹黄、鱿鱼、乌贼鱼等胆固醇含量高的食物。

7. 少渣膳食

（1）膳食特点　①少渣膳食（低纤维膳食）需要限制膳食中的粗纤维（植物纤维、肌肉、结缔组织）；②减少对消化道的刺激，减少粪便的数量。

（2）适用对象　①咽喉部疾病；②消化道疾病：食管狭窄、食管炎、食管静脉曲张、消化道手术、消化道出血等；③结肠过敏、腹泻、肠炎恢复期、伤寒、肠道肿瘤等。

（3）膳食原则　①食物制作要细、软、烂，蔬菜去掉粗纤维后制成泥状；②同时给予低脂膳食；③主食以白面、白米为主；④少量多餐，根据实际情况可采用少渣半流质饮食或少渣软食。

（4）不宜食物　①各种粗粮；②大块的肉；③油炸食品；④味道强烈的调味品；⑤整粒的豆；⑥各种坚果；⑦膳食纤维含量较丰富的各种蔬菜、水果。

三、特殊治疗膳食

1. 糖尿病患者膳食

（1）制定依据　①饮食治疗是糖尿病最基本的治疗措施，是临床治疗中的基础治疗；②通过饮食控制和调节可减轻胰腺负担，有利于胰岛细胞修复；③控制血糖，调节血脂达到或接近正常；④预防和延缓并发症的发生；⑤有利于提高患者的生存质量。

（2）膳食基本原则　①供给总能量以维持理想体重低限为宜；②碳水化合物供给量占总能量的 $50\%\sim60\%$；脂肪占总能量的 $20\%\sim25\%$，多不饱和脂肪酸：单不饱和脂肪酸：饱和脂肪酸为 $1:1:0.8$；胆固醇每天小于 $300mg$；蛋白质占总能量的 $12\%\sim20\%$，成人按 $1g/(kg \cdot d)$；出现负氮平衡者按 $1.2\sim1.5g/(kg \cdot d)$；动物蛋白质不应低于 30%；补充一定量的豆制品；增加膳食纤维（以可溶性膳食纤维为主）含量丰富的食物：每日在 $20g$ 以上，有利于调节血糖；供给充足的维生素和矿物质；每日食盐摄入量应少于 $6g$；③合理安排餐次：每日至少三餐；定时、定量；餐后血糖高，应在总量不变的前提下分为 $4\sim6$ 餐；④在两餐中间可加食点心或睡前加餐以预防低血糖；⑤特殊情况下的糖尿病膳食。

（3）不宜选择的食物　①糖类：如蔗糖、冰糖、红糖、麦芽糖、糖浆、蜂蜜、各种糖果等；②甜饮品：如汽水、可乐等；③含糖食品：如各种蜜饯、糖水罐头等；④高脂肪食品：如黄油、肥肉等；⑤油炸食品：如炸薯条、春卷等；⑥酒类：如米酒、啤酒、黄酒、果酒、各种白酒等。

2. 低嘌呤膳食

（1）适用对象 ①急慢性痛风；②高尿酸血症；③尿酸性结石。

（2）配膳基本原则 ①控制体重（肥胖或超重者）：适当控制能量，体重控制在理想体重的下限；总能量在6276～7531kJ/d（1500～1800kcal/d）或105kJ/（kg·d）［25kcal/（kg·d）］左右；鼓励患者适当增加体力活动；②适量的蛋白质：按理想体重为1g/（kg·d），全日50～65g；③低脂肪：占总能量的20%～25%；④食盐：每日2～5g；⑤水分：每日饮水量在2000～3000mL（肾功能正常）。

（3）禁食食物（原则：嘌呤含量高的食物） 如动物内脏、凤尾鱼、沙丁鱼、肉汁、鸡汁等。

3. 麦淀粉膳食的应用原理、适用对象

（1）应用原理 以麦淀粉为主食，部分或全部代替谷类食物，减少植物蛋白质，目的是减少体内含氮废物的积累，以减轻肝肾负担，根据肝肾功能限定摄入的优质蛋白质量，改善患者的营养状况，使之接近或达到正氮平衡，纠正电解质紊乱状态，维持患者的营养需要，增加机体抵抗力。

（2）适用对象 ①肝性脑病；②急慢性肾功能衰竭。

四、儿科膳食

儿科膳食配膳的基本原则如下。

（1）在考虑病情的同时根据患儿的不同年龄、体重和生长发育的需要进行科学安排。

（2）应采用细软、易咀嚼、易消化、易吸收的食物。

（3）不应给易误入鼻孔、气管的整粒硬果及豆粒类食物，鸡鸭鱼肉等食物均应去刺做成泥状或细末状。

（4）避免使用大块油炸食物及刺激性较大、过咸、过甜的调味品，烹调时应清淡少油脂。

（5）少量多餐，每日至少4餐，必要时也可每日5～6餐。

（6）按照儿童的心理特点，设计和配制容易引起儿童增加食欲的菜肴和点心。

1. 婴儿腹泻膳食

（1）基本要求　根据患儿腹泻的原因和症状，制定膳食配方和喂养方法，缓解病情，促使康复。

（2）病例和食谱示范　①病例：单纯性消化不良型腹泻；②食谱示范：急性期，口服葡萄糖和米汤1～2天，症状缓解后及时调整配方；好转期，低脂奶、脱脂奶、酸奶、蛋白、米糊等食物；痊愈期，根据病情逐渐过渡到正常半流质和软食。

2. 儿童糖尿病膳食

基本要求：①通过饮食治疗使患儿血糖、血脂接近或达到正常水平；②保证患儿正常生长发育的营养需要。

五、诊断和代谢膳食

1. 潜血试验膳食

（1）适用对象　①各种因素引起的消化道出血；②疑有消化性溃疡出血；③胃癌；④伤寒症肠出血；⑤原因不明的贫血患者。

（2）禁用食物　①含铁丰富的食品：如动物血、肉类、禽类、鱼类、蛋黄、绿叶蔬菜等；②桂圆、葡萄、酸枣、果脯等。

（3）应用期限　试验期3d。

2. 胆囊造影检查膳食

胆囊造影检查膳食的应用程序如下。

（1）造影前1天午餐进食高脂肪膳食。

（2）造影前1天晚餐进食无脂肪、低蛋白、低膳食纤维膳食（基本为纯碳水化合物）。

（3）造影前1天晚8时服碘造影剂，服药后禁食、禁水。

（4）检查当日禁食。

（5）检查当中按指定时间食用高脂肪餐。

3. 糖耐量试验膳食

（1）适用对象　①疑患糖尿病者；②血糖受损患者；③糖耐

量异常者。

（2）应用程序　①试验前一天晚餐后禁食。②试验日：卧床休息，清晨测空腹血糖，同时留尿标本。取葡萄糖75g溶于300mL水中口服或者食用75g馒头（5min内吃完），从吃第一口开始计时，30min、60min、120min、180min各抽血一次，同时留尿标本，做血糖定量和尿糖定性测定。

4. 纤维肠镜检查膳食

纤维肠镜检查膳食的应用程序如下。

（1）钡灌肠前1～2d，进食少油、少渣半流质，免用蔬菜、水果、肉禽等食物。

（2）用清蒸和烧煮的烹调方法，不用油煎炸的食物，

（3）检查当天禁食早餐。

5. 碘试验膳食

（1）适用对象　甲状腺功能检查。

（2）基本要求　试验期两周，忌食含碘食物以及其他影响甲状腺功能检查的药物和食物，避免使体内贮存过多的碘。

（3）禁用食物　①各种海产品；②凡烹调过海产品食物的用具均不能做碘试验膳食；③试验期间不能食用加碘食盐。

第二节　住院患者的营养评价

患者营养状况的优劣直接关系着临床治疗的效果及疾病的转归，已经被临床医学认识和重视。住院患者常见的营养问题是营养不良。

一、膳食调查的内容

（1）饮食习惯。

（2）食物摄入量调查（至少3天）。

（3）患病前后食物摄入量和种类的变化。

（4）接受有关疾病和营养知识方面的宣教情况。

（5）可以接受营养治疗费用的情况。

二、人体测量

1. 体重

（1）每次测量体重均应在保持测量条件基本一致的情况下进行。

（2）住院患者应在清晨排空大小便、着装一致时测量。

2. 皮褶厚度

（1）临床意义　可推算体脂肪储备与消耗，能间接反映能量的变化。

（2）准确测量的要点　①应在夹住部位停留 3s；②应在同一部位反复测量 3 次，取平均值；③观察营养治疗效果需测量多次，应固定同一上臂、同一测量仪、同一测量者。

3. 血清白蛋白

（1）持久性降低说明蛋白质摄入量不足，合成机体蛋白质基质不足。

（2）是判断蛋白质营养不良的可靠指标。

（3）白蛋白的半衰期为 20d，急性蛋白质丢失或短期内蛋白质摄取不足，白蛋白可以维持正常，如果白蛋白下降说明蛋白质摄入量不足已持续较长时间。

（4）临床观察营养治疗的效果，短期内不能以血清白蛋白作为依据。

4. 前白蛋白、运铁蛋白、视黄醇结合蛋白

（1）前白蛋白在肝脏合成，半衰期为 1.9d，反映急性蛋白质缺乏比白蛋白敏感。

（2）运铁蛋白的半衰期为 8d，能及时反映内脏蛋白质的急剧变化；能较快反映营养治疗的效果。

（3）视黄醇结合蛋白的半衰期为 10h，可极灵敏反映营养治疗的效果；因半衰期短，可快速反映营养治疗的效果，又称为体内快速反应蛋白。

5. 氮平衡

（1）计算公式

① 氮平衡＝摄入氮－（尿氮＋粪氮＋皮肤丢失氮）。

② 氮平衡（g/d）＝蛋白质摄入量（g/d）/6.25－[尿氮（g/d）＋3.5（g）]。

（2）临床意义

① 摄入氮＝排出氮，正常。

② 摄入氮＞排出氮，正氮平衡；合成代谢＞分解代谢。

③ 摄入氮＜排出氮，负氮平衡；合成代谢＜分解代谢。

6. 淋巴细胞计数

淋巴细胞计数的计算方法为：总淋巴细胞＝白细胞总数×淋巴细胞（％）

第三节 营养缺乏病的营养治疗

营养缺乏病指长期严重缺乏一种或多种营养素而造成机体出现各种相应的临床表现或病症，如缺铁性贫血，是由于铁等摄入不足造成的。近年来，由于国家经济的发展和国民营养水平的普遍提高，各种亚临床的营养缺乏也受到重视。营养缺乏病应该包括亚临床营养缺乏状态。

营养缺乏病的病因有原发性和继发性两种：原发性病因指单纯营养素摄入不足，可能是个别营养素摄入不足，而常见的是综合性的各种营养素摄入不足；继发性病因指由于其他疾病而引起的营养素不足，常见消化、吸收、利用不良导致的营养素不足，也有因为疾病导致需要量增加而出现营养缺乏。

1. 原发性营养缺乏病

因为各种原因使食物供给不足，不能满足人体生长发育的需要而出现的营养缺乏病，如长时期的自然灾害。

食物中营养素缺乏，自然环境中矿物质分布的不均匀，致使天然食物某些营养素缺乏，如地方性碘缺乏病。

饮食方式不科学，食品搭配不均衡，营养素摄入不平衡、长时期食用过度精制的食品、烹调过程中营养素的破坏和损失也可以导致营养缺乏病。预防和避免这类营养缺乏病出现的根本方法是普及营养知识，提高人民群众的营养认知水平。

2. 继发性营养缺乏病

天然食物中存在干扰营养素吸收和利用的物质，如茶和咖啡中的多酚限制了铁的吸收；草酸限制了钙的吸收。

胃、胰腺、胆道等疾病或消化酶的分泌减少都将严重影响食物的消化，使脂肪、碳水化合物、肽和氨基酸甚至维生素和矿物质吸收不良，甚至无法吸收。

在人体生长发育旺盛期及妊娠、哺乳等生理过程中，营养素需要量明显增加；发热患者的维生素 B_1、维生素 B_2 等与能量代谢有关的维生素的需要量增加。

营养素的破坏或丢失增加，维生素 B_1 与维生素 C 在碱性溶液中不稳定，在胃酸缺乏或用碱性药物治疗时可造成此类维生素的大量破坏，而发生继发性营养缺乏病。

发展食品生产供应，优化食物结构，粮食生产要有足够的数量，还应该开发多品种。增加动物性食品生产供应，开发食品新资源，让广大群众从根本上解决食品供给问题。

普及营养知识，指导食品消费，普及教育对改善人群营养十分重要，应该让群众了解营养与健康、营养与疾病的关系，并自觉重视营养，科学地生活。

食物应该多样化，各种食物所含的营养成分不完全相同，任何一种天然食物都不能提供人体所需的全部营养素，避免偏食挑食。

一、蛋白质-热能营养不良

蛋白质-热能营养不良（PEM）是由于能量和蛋白质摄入不足引起的营养缺乏病。蛋白质-热能营养不良多数由贫困和饥饿引起，蛋白质-热能营养不良已成为世界上许多发展中国家一个重要的公共卫生问题。

1. 病因

（1）食物摄入不足 由于社会、战争、自然灾害或贫穷等原因使食物短缺，人们处于饥饿状态。长期低蛋白质、低能量膳食，例如母乳不足未及时添加辅助食物；人工喂养时食物选择不当，如单纯谷类食物喂养；不良的饮食习惯如偏食、挑食、吃零食过多；长时期使用流质、软食，是引起患者蛋白质-热能营养不良的常见原因，如长期静脉输注葡萄糖作为维持生命的唯一能源，很快发生蛋白质-热能营养不良。

（2）需要量增多　多见于急、慢性传染病后的恢复期，双胎早产，生长发育快速阶段，急性发热性疾病，大面积烧伤，败血症，外科大手术。

（3）吸收不良　胃肠道疾病和胃肠切除是蛋白质-热能营养不良发生的两个重要原因，如幽门梗阻、迁延性腹泻、胃肠吸收不良综合征等。

2. 临床表现

（1）水肿型营养不良　多见于 4 个月至 5 岁的小儿。轻者仅有下肢水肿，重者于上肢、腹部及颜面等处均有凹陷性水肿，血清白蛋白低于 30g/L。患者体重在其标准体重的 60%～80%，主要表现为水肿、腹泻，常伴有突发性感染、头发改变、表情冷漠或情绪不好、虚弱无力等。

① 水肿：凹陷性水肿常见于腹部、腿部，也可能遍布全身，包括面部，最明显是下肢。

② 皮肤：其皮肤改变的特征是有色素沉着、皮肤红斑、皮肤过度角化和鳞样改变或剥脱，以下肢、臀部和会阴部的皮肤损害最常见、受损程度最严重，严重的病例出现褥疮。

③ 头发：细软、稀少，变色、变脆、易脱落。

④ 黏膜：口角炎、唇炎、舌萎缩，肛门周围可见溃疡。

⑤ 消化道：常见水样便或大量稀便，肝脏明显变大、变硬。

⑥ 贫血：常常存在一定程度的贫血。

⑦ 精神状态：表情冷漠或情绪不好是其特征。

（2）干瘦型营养不良　患者体重低于其标准体重的 60%，体温低于正常。生长发育迟缓、消瘦无力、贫血、无水肿、抵抗力下降。患者肌肉萎缩无力，皮肤黏膜干燥萎缩，皮下脂肪消失。皮包骨，两颧突出，额部有皱纹，外貌似"小老头"。对外界刺激反应淡漠或易激惹，哭吵不止。肌张力低下，腹部下凹或因肠充气而膨隆。

（3）混合型营养不良　患者体重低于标准体重的60%，有水肿。主要表现是皮下脂肪消失、肌肉萎缩、明显消瘦。生长迟滞，体重与身高低于正常儿标准，尤其体重下降更为明显。患儿表现烦躁不安、表情淡漠、明显饥饿感或食欲缺乏，常伴有腹泻、维生素缺乏等。免疫功能低下，易患各种感染。婴儿腹泻常迁延不愈，加重营养不良，造成恶性循环。

3. 诊断

（1）体质指数　青少年和成人可用体质指数（BMI）来评价。

$$体质指数 = 体重(kg)/身高^2(m^2)$$

BMI<18.5为营养不良，BMI<17.5为中度营养不良，BMI<16.0为重度营养不良。

（2）年龄别体重　可以作为人群中蛋白质-热能营养不良程度的分级指标，Ⅰ级为理想年龄体重的75%～90%，Ⅱ级为60%～74%，Ⅲ级<60%。

（3）皮褶厚度　可用皮褶厚度计测定腹部、背部的皮褶厚度。选用肱三头肌、肩胛骨下和脐旁三个测量点。三者之和低于10mm（男性）或20mm（女性），则可诊断为消瘦。

皮下脂肪消减先自腹部开始，以后依次为躯干、四肢、臀部，最后为面部。皮下脂肪恢复的顺序则与此相反。

常用的实验室检查指标有血清总蛋白、血红蛋白浓度和血清白蛋白（ALB）。

4. 治疗

治疗原则为消除病因、调整饮食（提供充足的蛋白质和能量，全面改善营养）、改进喂养方法、纠正并发症。

补充蛋白质和能量的数量：蛋白质-热能营养不良患者摄入

的蛋白质和能量应比正常人高。水肿型多补充蛋白质，干瘦型多补充能量。每天要摄入 2～2.5g/kg 优质蛋白质，能量为 502～628kJ/kg（120～150kcal/kg）。

补充蛋白质和能量的原则是逐步增加，蛋白质和能量同时补充。

5. 预防

合理膳食，减少感染，定期测量婴幼儿体重，早期诊断和治疗。

二、维生素 A 缺乏病

1. 缺乏原因

维生素 A 缺乏病是当前世界上营养缺乏病中最为广泛的一种。

（1）食物摄入量不足　因富含维生素 A 的动物性食物摄取量较少，如儿童挑食、少女减肥等情况。也可由于季节变化、食物来源减少引起。

（2）需要量增多　消耗性病症如急、慢性传染病后的恢复期，急性发热性疾病，大面积烧伤，败血症，外科大手术等，维生素 A 的需要量增加。生长发育快速的婴幼儿和儿童维生素 A 需要量也相对增加。此外，长期用眼者其维生素 A 的需要量也应适当增加。

（3）吸收不良　胃肠道疾病和胃肠切除是维生素 A 缺乏病发生的重要原因，如幽门梗阻、胃肠功能紊乱、胃肠吸收不良综合征等。

2. 临床表现

（1）眼部症状　眼部症状出现最早。

眼干燥症（干眼病）：眼部不适、发干、烧灼感、畏光、流泪。球结膜失去正常光泽和弹性，透亮度减低，呈浑浊的颜色，当眼球向左右转动时可出现球结膜的皱褶。毕脱斑对维生素 A 缺乏的诊断有参考意义，毕脱斑表现为眼结膜靠近角膜缘处，有灰白色微小泡沫状小点散在于表面，随后集成圆形或卵圆形，呈尖端向眼角的三角形，表面微隆起、干燥，不易擦去。

暗适应时间延长是维生素 A 缺乏的早期表现。人从亮处进入暗处，眼睛在黑暗中需要适应一段时间才能看到物体，这种生理现象称为暗适应。夜盲症是维生素 A 缺乏病的典型表现，夜盲症指在黑暗中看不见东西。

维生素 A 缺乏严重时可以出现角膜软化，初期会引起角膜干燥、角化，失去光泽，后期可出现软化、溃疡、穿孔，导致失明。

（2）皮肤症状　早期仅皮肤干燥，以后由于毛囊上皮角化，出现角化过度的毛囊性丘疹，上臂后侧与大腿前外侧最早出现。以后出现丘疹。皮肤干燥并有皱纹，因其外表与蟾蜍的皮肤相似，严重时皱纹明显如鱼鳞。

（3）骨骼系统症状　维生素 A 缺乏儿童可表现为骨组织停止生长，发育迟缓，出现齿龈增生角化，牙齿生长延缓，容易发生龋齿。

（4）生殖功能症状　维生素 A 缺乏，可影响女性受孕和怀胎，或导致胎儿畸形和死亡。

（5）免疫功能症状　维生素 A 缺乏患儿易发生反复呼吸道感染及腹泻等。

3. 诊断

根据临床表现、摄入情况、病史，特别是眼部和皮肤的改变，诊断一般较容易。

（1）血清视黄醇含量　儿童正常血浆视黄醇浓度大于 $1.05\mu mol/L$，正常成人血清视黄醇浓度为 $1.05\sim3.15\mu mol/L$。

（2）暗适应能力测定　暗适应降低可作为早期诊断维生素 A 缺乏的依据。

4. 治疗

（1）补充维生素 A　给予适当剂量维生素 A；同时补充维生素 E 和锌，可提高疗效。

单纯因摄取量不足而致维生素 A 缺乏者，临床可按缺乏程度轻重给予富含维生素 A 的食物，如动物肝脏、蛋黄、胡萝卜、菠菜、韭菜、芹菜、莴苣叶、金针菜或果类、杏干等。

（2）对症治疗　眼干燥症时双眼可滴消毒的鱼肝油。

5. 预防

摄入含维生素 A 丰富的食物，如动物性食品（肝脏、鱼类、蛋类、肉类、禽类、奶类及其制品等）、深绿色蔬菜、胡萝卜、番茄、红薯等食物，养成不偏食、不挑食的习惯。

三、维生素 B_1 缺乏病

1. 缺乏原因

（1）摄入不足　维生素 B_1 在体内贮存量少，容易排出。谷类食物是膳食维生素 B_1 的主要来源。米麦类食物加工过精，米过度淘洗，习惯吃捞饭弃去米汤，蔬菜切碎后浸泡过久，不食菜汤，在食物中加碱等，均可使维生素 B_1 大量损失，导致其缺乏。

（2）吸收利用障碍　胃肠道及肝胆疾病如胃酸分泌减少、吸收不良综合征、慢性腹泻、肠梗阻、慢性肝炎和肝硬化等均可使维生素 B_1 吸收和（或）利用障碍从而导致缺乏。

（3）需要量增加或消耗过多　长期发热、消耗性疾病、高温作业、重体力劳动、妊娠、哺乳等均可使维生素 B_1 需要量增多，可致维生素 B_1 缺乏。

（4）抗硫胺素因子　抗硫胺素因子（ATF）可使维生素 B_1 变构而降低其生物活性，影响维生素 B_1 的吸收、利用。咀嚼槟榔，喝浓茶、咖啡等可以影响维生素 B_1 的吸收和利用，导致缺乏。

（5）慢性乙醇中毒　酗酒是引起维生素 B_1 缺乏病的原因之一。乙醇使维生素 B_1 摄入减少，妨碍小肠的吸收；乙醇还损害维生素 B_1 的正常代谢，使维生素 B_1 转化为活性代谢物减少；乙醇对神经系统有直接的毒性作用，可使其对维生素 B_1 的利用降低。

2. 临床表现

（1）亚临床型　患者感觉疲乏无力、烦躁不安、易激动、头痛、恶心、呕吐、食欲缺乏，有时腹痛、腹泻或便秘、腹胀，下肢倦怠、酸痛。症状和体征不典型，容易被忽视。

（2）干性脚气病（神经型）　肢体远端、下肢感觉异常、发病较上肢早，呈上升性、对称性。有针刺或烧灼样感觉或过敏表现，肌肉酸痛，腓肠肌最为明显，有时可有腓肠肌抽搐、痉挛，甚至不能行走，腓肠肌常有按痛，患者蹲下时可因腓肠肌痛而不能起立。随着病情发展，患者常诉肢体麻痹，感觉障碍呈手套样或袜套样，触觉和痛觉减弱以至消失。

（3）湿性脚气病（心血管型）　水肿为湿性脚气病患者较常见的症状，足踝部水肿，皮肤略红，发展至小腿、膝、整个下肢甚至全身。感觉心悸、气促、心前区胀闷，舒张压降低，脉压差增大。严重者可出现胸腔、心包腔、腹腔等处积液，并可迅速发展至循环衰竭以至死亡。

（4）婴儿脚气病　多发生于出生数月的婴儿。食欲缺乏、呕吐、兴奋、腹痛、便秘、水肿、心跳快、呼吸急促及困难。晚期可发生发绀、心力衰竭、肺充血及肝淤血。严重者可出现脑充血、颅压升高、强直痉挛、昏迷、死亡。病情进展迅速，从发病到死亡可在 1～2 天内。治疗及时者可迅速好转。

3. 诊断

（1）尿中维生素 B_1 排出量测定　成人 24h 尿维生素 B_1 排出量少于 $90\mu g$，或每小时夜尿排出量少于 $1\mu g$，或空腹 2h 尿少于 $2\mu g$，可认为机体缺乏维生素 B_1。

（2）4h 负荷试验　成人 1 次口服 5mg 或肌内注射 1mg 维生素 B_1，留 4h 尿，测排出维生素 B_1 的量，$<10\mu g$ 为缺乏，$100\sim200\mu g$ 为不足，$>200\mu g$ 为正常。

（3）任意一次尿维生素 B_1 与肌酐排出量的比值　$\geqslant66\mu g$ 维生素 B_1/g 肌酐为正常，$27\sim65\mu g$ 维生素 B_1/g 肌酐为不足，$\leqslant27\mu g$ 维生素 B_1/g 肌酐为缺乏。

（4）红细胞转酮醇酶活性系数（ETK-AC）　$\geqslant16\%$ 为不足，$<25\%$ 为缺乏。

4. 治疗

口服维生素 B_1 10mg/次（3 次/天），同时可加用于酵母片及其他 B 族维生素。对急重患者应尽快注射维生素 B_1 50～100mg/d，7～14 天后可减少剂量，改为口服，直至患者完全康复。

5. 预防

（1）改良谷类加工方法，调整饮食结构。

（2）防止谷物加工过精细导致维生素 B_1 的损失。纠正不合理的烹调方法，淘米次数不宜过多，煮饭不要丢弃米汤，烹调食物不要加碱等。

（3）重点人群的监测和干预　对婴幼儿、儿童、孕妇、乳母等易感人群开展监测，及时发现亚临床缺乏者，给予纠正。

（4）开展健康教育活动　普及预防维生素 B_1 缺乏知识，使人民群众自觉注意食物的选择与调配。

四、维生素 B_2 缺乏病

1. 缺乏原因

单纯的维生素 B_2 缺乏很少见，通常是多种营养素联合缺乏。

（1）摄入不足　摄入不足仍是目前维生素 B_2 缺乏的主要原因，包括食物摄取不足，烹调不合理（如淘米过度、蔬菜切碎后浸泡等），食物在加热、暴露于阳光的过程中维生素 B_2 被破坏，食用脱水蔬菜或婴儿所食牛奶多次煮沸等均可导致维生素 B_2 摄入不足。

（2）吸收障碍　长期腹泻、消化道梗阻、胃酸分泌减少、小肠切除等因素均可影响维生素 B_2 的吸收。嗜酒者也可导致维生素 B_2 不足。

（3）需要量增加或消耗过多　妊娠、哺乳、寒冷、体力劳动、精神紧张等情况下，机体维生素 B_2 需要量增加。疾病过程中，如高热肺炎时，常因代谢加速、消耗增加而使得维生素 B_2 需要量增多。

2. 临床表现

维生素 B_2 缺乏的临床症状不像其他一些维生素缺乏的症状

那样特异。早期症状可包括：虚弱、疲倦、口痛和触痛、眼部烧灼感、眼痒。进一步发展可出现唇炎、口角炎、舌炎、鼻及脸部的脂溢性皮炎，男性有阴囊炎，女性偶见阴唇炎，称为"口腔生殖综合征"。

（1）舌炎　舌色紫红、舌裂、舌乳头肥大，舌头感觉疼痛与烧灼感。典型者舌头呈现紫红色或红紫相间，出现中央红斑，边缘界线清楚如地图样变化，称为"地图舌"。

（2）唇炎　唇黏膜水肿、有裂隙、溃疡及色素沉着，严重时可有唇黏膜萎缩。

（3）口角炎　表现为口角湿白、裂隙、疼痛、溃疡，常有小脓疱和结痂。

（4）脂溢性皮炎　好发于鼻唇沟、下颌、眉间、面颊等处，皮脂增多，皮肤有轻度红斑，有脂状黄色鳞片、丝状赘疣或裂纹。

（5）眼部症状　有视物模糊、畏光、流泪、视疲劳、角膜充血等症状。维生素 B_2 缺乏也使暗适应能力下降。

（6）阴囊炎　阴囊皮肤除有渗液、糜烂、脱屑、结痂、皲裂及合并感染外，还有浸润、增厚及皱褶深厚等变化。损伤范围可大可小，一般人于阴囊面积的 1/3。女性有会阴瘙痒、阴唇皮炎和白带过多等。

3. 诊断

因为维生素 B_2 缺乏病常合并其他维生素的缺乏，而唇炎、舌炎、口角炎和皮肤病变均无特异性，所以临床诊断比较困难。角膜血管增生虽是一项较好的诊断指标，但若与沙眼共存，往往不易诊断。详细了解膳食史有助于诊断，试验性治疗亦可用于诊断。实验室检查较为可靠，主要指标有：

（1）尿维生素 B_2 测定　24h 尿维生素 B_2 排出量 $>$ 0.32μmol/L（$>$120μg）为正常。按每克肌酐量计算，$\geqslant$80μg/g 肌酐为正常，$<$27μg/g 肌酐为缺乏。

（2）维生素 B_2 负荷实验　排出晨尿，口服 5mg 维生素 B_2

后，收集 4h 尿液测定维生素 B_2 的排出量，$\geqslant 3.45\mu\mathrm{mol}$（$\geqslant$ 1294μg）为正常，$1.33 \sim 3.45\mu\mathrm{mol}$（$499 \sim 1294\mu$g）为不足，$\leqslant 1.33\mu\mathrm{mol}$（$\leqslant 499\mu$g）为缺乏。

4. 治疗

补充维生素 B_2，每日 10mg 分 2 次口服，直至症状消失。同时应服用酵母片或复合维生素 B 片。

5. 预防

多食用富含维生素 B_2 的食物。含维生素 B_2 丰富的食物有动物肝、肾、心、蛋黄、乳类等。绿叶蔬菜中维生素 B_2 含量比根茎类和瓜茄类高，天然谷类食品的维生素 B_2 含量比较低。豆类的维生素 B_2 含量也很丰富。

五、烟酸缺乏病

烟酸缺乏病称为癞皮病，也叫糙皮病。色氨酸可以转化为烟酸，因此认为烟酸和色氨酸都缺乏导致癞皮病，因为皮肤粗糙而得名。

1. 缺乏原因

烟酸广泛存在于自然界，瘦肉、豆类、鱼类、花生中的含量较丰富。玉米等谷物中含有的烟酸是"结合型"烟酸，不能被消化酶水解利用，容易发生烟酸缺乏。

色氨酸是一种必需氨基酸，色氨酸在生物体内可转化为烟酸。动物蛋白食品多富含色氨酸，如果每天能从食物中获得 60g 优质蛋白质，一般可得到 10mg 烟酸。

2. 临床表现

常在春季、夏初急性发作。

本病主要累及皮肤（皮炎）、胃肠道（腹泻）、中枢神经系统（痴呆）。前驱症状为：疲倦、食欲缺乏、体重下降、乏力、腹泻或便秘、口腔有烧灼感以及精神和情绪的改变。

（1）皮肤损害　体表暴露部位，如面部、颈部、胸上部、腕部、手背及外伤淤血部位，表现为鲜红色或紫红色，酷似晒斑，与周围皮肤界限清楚。自觉灼热、肿胀、轻度瘙痒。重症者，红斑上可发生浆液性大疱、糜烂、结痂，从而继发感染。病情好转后，大块脱皮，留有棕黑色色素沉着。可反复发作，因而皮肤增厚、粗糙，称为"癞皮病"。

（2）消化道症状　首先出现舌炎和口腔炎，舌头肿胀、疼痛，呈"牛肉红色"，对热、咸或酸性的食物特别敏感。味蕾上皮细胞脱落，舌头外观如杨梅样，并有刺痛。发病早期可出现胃炎、腹痛，出现食欲缺乏、恶心、呕吐、心前区烧灼感等症状。非感染性炎症引起胃肠黏膜萎缩，有腹泻，量多而有恶臭，也可有出血。

（3）精神神经症状　早期有头晕、头痛、失眠、紧张、惶恐不安，以后出现下肢无力、四肢麻木、舌及四肢震颤，腱反射最初增强、最后低下或消失。周围神经炎症状：呈现手套或袜套样感觉减退，腓肠肌压痛，甚至可有小腿肌肉萎缩。重症可导致智力发育障碍，甚至痴呆。

（4）其他　严重烟酸缺乏者伴有巨幼细胞贫血。

3. 诊断

测定尿中烟酸及其衍生物的排出量，也对诊断烟酸缺乏病极有帮助。

（1）尿 N'-甲基烟酰胺（N-MN）　N-MN 是烟酸在人体的主要代谢产物之一，测定尿 N-MN 可反映机体烟酸的营养状况。不足：$1.5\sim2.49\mu g/g$ 肌酐；缺乏：$<1.5\mu g/g$ 肌酐。

（2）尿负荷试验　口服 50mg 烟酸后，收集 4h 尿，测定 N-MN 排出量：$3.0\sim3.9$mg 为正常，$2.0\sim2.9$mg 为不足，<2.0mg 为缺乏。

4. 治疗

烟酸或烟酰胺是治疗癞皮病的特效药，及时补充烟酰胺，直到急性症状消失，恢复正常饮食为止。同时补充适量复合维生素B 片及酵母片等。

5. 预防

预防癞皮病首先应合理调配膳食，改善营养状况。含烟酸较多的食物有肉类、肝脏、豆类、小麦、大米、花生等，且绝大部分为游离型烟酸，可直接为人体利用。在玉米中加入10%的黄豆，可改善食物中氨基酸的比例，有预防效果；玉米加碱处理后，从集合型烟酸中释放出游离烟酸；改良玉米品种，提高玉米中游离烟酸的含量，能预防以玉米为主食地区的癞皮病发生。

六、维生素C缺乏病

维生素C缺乏引起的营养缺乏病称坏血病，以牙龈肿胀、出血，皮肤瘀点、瘀斑、全身广泛出血为特征。

1. 缺乏原因

（1）摄入不足　食物中缺乏新鲜蔬菜、水果；食物加工过程中使维生素C破坏，导致维生素C供应不足。

（2）需要量增加　新陈代谢率增高时，维生素C的需要量增加。婴儿和早产儿生长发育快，需要量增加；感染等慢性消耗性疾病、严重创伤等时维生素C需要量增加。

（3）其他　酗酒、偏食者也容易发生维生素C缺乏。

2. 临床表现

维生素C在体内有一定数量的贮存，缺乏3～4个月后出现症状。早期出现面色苍白、倦怠无力、食欲减退以及抑郁等表现。

（1）出血症状　皮肤瘀点为典型表现，患者皮肤在受轻微挤压时可出现散在出血点，皮肤受碰撞后容易出现紫斑和瘀斑。随着病情进展，出现毛囊周围角化和出血。齿龈常肿胀出血，引起继发感染、牙齿松动、脱落。鼻出血、眼眶骨膜下出血，甚至消化道出血、血尿、关节腔内出血、颅内出血。

（2）贫血　由于长期出血，维生素C影响铁的吸收，晚期常有贫血、面色苍白。贫血常为中度。

（3）骨骼症状　骨膜下出血或骨干骺脱位引起疼痛，出现假性瘫痪。婴儿早期症状是四肢疼痛，四肢的任何移动都会使其疼痛以致哭闹，四肢只能处于屈曲状态而不能伸直。少数患儿出现串珠肋，称"坏血病串珠"。

3. 诊断

（1）毛细血管脆性试验（CFT，又称束臂试验）　对静脉血流施加一定压力后，出血点数目可反映毛细血管受损的程度，可了解维生素 C 是否缺乏。

（2）维生素 C 负荷实验　口服维生素 C 500mg，收集随后 4h 尿，测定总维生素 C，量大于 10mg，为正常；如排出量小于 3mg，表示缺乏。

（3）血浆维生素 C 含量测定　血浆维生素 C≤11.4μmol/L（≤2.0mg/L）为缺乏。

4. 治疗

轻症患者每天口服维生素 C，几天后症状逐渐消失，食欲恢复。对重症患者及有呕吐、腹泻或内脏出血症状者，应改为静脉注射。

5. 预防

预防维生素 C 缺乏病，应注意摄入富含维生素 C 的新鲜水果和蔬菜，如辣椒、韭菜、油菜、柑橘、橙、猕猴桃等。食物中的维生素 C 在加热、遇碱或金属时易被破坏而失去活性；蔬菜切碎、浸泡，也致维生素 C 损失。

七、维生素 D 缺乏病

维生素 D 缺乏病在不同年龄有不同的表现。婴幼儿时期维生素 D 缺乏可导致佝偻病的发生；成人阶段的维生素 D 缺乏则形成骨软化症。

1. 缺乏原因

维生素 D 及钙、磷的原发性缺乏和代谢异常可导致维生素 D 缺乏。引起维生素 D 缺乏的常见原因主要有：

（1）阳光照射不足　日光紫外线照射使人体皮肤中的脱氢胆固醇转变为维生素 D。

（2）维生素 D 摄入不足　动物性食品是维生素 D 主要的来源。海水鱼类、鱼肝油是维生素 D_3 的良好来源。

（3）钙、磷摄入不足　食物中的钙、磷含量及比例也与维生素 D 缺乏病有关。

（4）维生素 D 肠道吸收、利用障碍　维生素 D 是脂溶性维生素，随着脂肪的吸收而吸收。维生素 D 代谢需经肝、肾活化。胃肠道、肝、肾疾病都能引起维生素 D 缺乏。

2. 临床表现

（1）佝偻病

① 神经精神症状　多汗、夜惊、易激惹等，特别是入睡后头部多汗，与气候无关，由于汗液刺激，患儿经常摇头擦枕，形成枕秃或环形脱发。

② 骨骼表现　骨骼的变化与年龄、生长速率及维生素 D 缺乏的程度等因素有关。

a. 头部：颅骨软化为佝偻病的早期表现，闭合延迟，可迟至 2～3 岁才闭合。重者以手指按压枕、顶骨中央，有弹性，称"乒乓球样软化"。头颅呈现"鞍状头"或"十字头"。出牙晚，1 岁出牙，3 岁才出齐，牙齿排列不齐。

b. 胸部

ⓐ 肋骨串珠：在肋骨与肋软骨交界区呈钝圆形隆起，外观似串珠，称为"串珠肋"。

ⓑ 胸廓畸形：1 岁以内的患儿肋骨软化，沿胸骨下缘水平的凹沟，称"赫氏沟"。2 岁以上患儿可见有鸡胸等胸廓畸形；剑突区内陷，形成"漏斗胸"。

ⓒ 四肢及脊柱：出现"O"形腿或"X"形腿。脊柱发生侧向或前后向弯曲。

（2）骨软化症　多见于妊娠多产的妇女及体弱多病的老年人。常见症状是骨痛、肌无力和骨压痛。发病初期，骨痛往往是模糊的，常在腰背部或下肢，疼痛部位不固定，没有明显的体征。肌无力是维生素 D 缺乏的一个重要表现。

3. 诊断

（1）碱性磷酸酶　碱性磷酸酶活性升高在佝偻病病程中出现较早，而恢复最晚，临床诊断及治疗观察中价值较大。

（2）25-（OH）-D$_3$ 测定血清中 25-（OH）-D$_3$ 水平，常值为 10～80mmol/L，典型佝偻病患者几乎为零。

（3）X 线检查 以骨骼发育较快的长骨的 X 线改变为明显，尤以尺桡骨远端及胫腓骨近端更为明显。骨骺端轻度模糊，以尺桡骨端为明显；重症者出现骨骺端钙化、预备线消失，呈毛刷状，常有杯口状凹陷。

佝偻病诊断检查项目见表 7-1。

表 7-1 佝偻病诊断检查项目

项　目	主要条件	次要条件
临床症状	多汗、夜惊	烦躁不安
体征	乒乓头、方颅、串珠肋、鸡胸、手足镯、"O"形腿、典型肋软沟	枕秃、方颅、肋软沟
血液钙磷乘积	＜30	30～40
碱性磷酸酶活性（金氏法）	＞28 单位	20～28 单位
腕骨 X 线片（干骺端）	毛刷状/杯口状	钙化、预备线模糊

4. 治疗

佝偻病的治疗关键在早，重点在小，防止畸形和复发。初期或活动期可口服或肌内注射维生素 D 制剂，但要注意预防维生素 D 过量引起中毒。疾病在恢复期"夏季晒太阳，冬季服 AD"。

5. 预防

孕妇于妊娠后期（7～9 个月）开始服用维生素 D，鼓励孕妇晒太阳，食用富含维生素 D 和钙、磷及蛋白质的食品。新生儿应尽早开始晒太阳。早产儿、双胎及人工喂养儿或者冬季出生小儿，可于生后 1～2 周开始给予维生素 D 制剂。

八、巨幼细胞贫血

巨幼细胞贫血是指由叶酸、维生素 B$_{12}$ 缺乏或其他原因引起的 DNA 合成障碍所致的一类贫血。发病缓慢，以 6～18 个月婴幼儿多见，多为早产儿。也可见于孕妇和乳母，其他人群较少见。在我国，因叶酸缺乏所致的巨幼细胞贫血多见，而维生素 B_{12} 所致者较少见。

1. 缺乏原因

（1）叶酸缺乏的原因

① 摄入不足。

② 需要增加：妊娠期妇女每天叶酸的需要量为 $400\sim600\mu g$，生长发育的儿童及青少年以及慢性反复溶血、白血病、肿瘤、甲状腺功能亢进症及长期慢性肾功能衰竭用血液透析治疗的患者，叶酸的需要量都会增加，如补充不足就可发生叶酸缺乏。

③ 胃肠道功能紊乱：如长期腹泻、呕吐、肠炎、小肠部分切除后，叶酸的吸收降低。

④ 药物的影响：如甲氨蝶呤、氨苯蝶啶、乙胺嘧啶能抑制二氢叶酸还原酶的作用，影响四氢叶酸的生成。

（2）维生素 B_{12} 缺乏的原因

① 摄入减少：人体内维生素 B_{12} 的储存量为 $2\sim5mg$，每天的需要量仅为 $0.5\sim1\mu g$。正常时，每天有 $5\sim10\mu g$ 的维生素 B_{12} 随胆汁进入肠腔，胃壁分泌的内因子可足够地帮助重吸收胆汁中的维生素 B_{12}。故一般由于膳食中维生素 B_{12} 摄入不足而致巨幼细胞贫血者较为少见。

② 内因子缺乏：这类患者由于缺乏内因子，食物中维生素 B_{12} 的吸收和胆汁中维生素 B_{12} 的重吸收均有障碍。主要见于萎缩性胃炎、全胃切除术后和恶性贫血患者。

③ 其他：小肠内存在异常高浓度的细菌、先天性转钴蛋白 II（TCII）缺乏、寄生虫病或严重的胰腺外分泌不足也可影响维生素 B_{12} 的吸收。

2. 临床表现

（1）贫血　贫血起病隐匿，特别是维生素 B_{12} 缺乏者常需数月。而叶酸由于体内储存量少，可较快出现缺乏。某些接触氧化亚氮者、ICU 病房或血液透析的患者以及妊娠妇女，可在短期内出现缺乏，临床上一般表现为中度至重度贫血，除贫血的症状

（如乏力、头晕、活动后气短心悸）外，严重贫血者可有轻度黄疸，可同时有白细胞和血小板减少，患者偶有感染及出血倾向。

（2）胃肠道症状　胃肠道症状表现为反复发作的舌炎，舌面光滑，乳突及味觉消失，食欲缺乏、腹胀、腹泻及便秘偶见。

（3）神经系统症状　维生素 B_{12} 缺乏特别是恶性贫血的患者常有神经系统症状，主要是由于脊髓后、侧索和周围神经受损所致。表现为乏力、手足对称性麻木、感觉障碍、下肢步态不稳、行走困难。小儿及老年人常表现脑神经受损的精神异常、无欲、抑郁、嗜睡或精神错乱。部分巨幼细胞贫血患者的神经系统症状可发生于贫血之前。

上述三组症状在巨幼细胞贫血患者中可同时存在，也可单独发生。同时存在时其严重程度也可不一致。

3. 诊断

（1）有叶酸、维生素 B_{12} 缺乏的病因及临床表现。

（2）外周血呈大细胞性贫血（MCV＞100fl），大多红细胞呈大卵圆形，中性粒细胞核分叶过多，5 叶者＞5％或有 6 叶者出现。

（3）骨髓呈现典型的巨型改变，巨幼红细胞＞10％，粒细胞系统及巨核细胞系统亦有巨型改变。无其他病态造血表现。

（4）血清叶酸水平降低，＜6.81nmol/L。红细胞叶酸水平降低，＜227nmol/L；维生素 B_{12} 水平降低，＜75pmol/L。

4. 治疗

（1）一般治疗　治疗基础疾病，去除病因。加强营养知识教育，纠正偏食及不良的烹调习惯。

（2）供给富含叶酸、维生素 B_{12} 的食物　患者每日从膳食中摄入至少 50～100μg 叶酸，富含叶酸的食物有动物肝脏、鸡肉、猪肉、番茄、菠菜、油菜、莴苣、小白菜、芦笋、豆类及发酵制品（如腐乳、豆豉等）、麦麸、全麦及新鲜水果等。

供给富含维生素 B_{12} 的食物，如动物肝脏、肾脏、肉类、乳类、干酪、大豆、臭豆腐和豆腐乳等食物含维生素 B_{12} 亦很丰富。

供给富含维生素 C 的新鲜蔬菜。维生素 C 参与叶酸还原，合成 DNA，维生素 C 缺乏会影响叶酸的利用，降低叶酸的吸收率。因此，患者应多食富含维生素 C 的新鲜蔬菜和水果，如广柑、橘子、酸枣、猕猴桃等水果。橘子汁富含维生素 C 和叶酸，一杯橘子汁约含叶酸 $50\mu g$。

（3）补充叶酸或维生素 B_{12}

① 口服叶酸。胃肠道不能吸收者可肌内注射四氢叶酸钙，直至血红蛋白恢复正常。一般不需维持治疗。

② 肌内注射维生素 B_{12}，直至血红蛋白恢复正常。恶性贫血或胃全部切除者需终生采用维持治疗，每月注射 1 次。维生素 B_{12} 缺乏伴有神经症状者对治疗的反应不一，有时需大剂量、长时间（半年以上）的治疗。对于单纯维生素 B_{12} 缺乏的患者，不宜单用叶酸治疗，否则会加重维生素 B_{12} 的缺乏，特别是要警惕会有神经系统症状的发生或加重。

③ 严重的巨幼细胞贫血患者在补充治疗后要警惕低钾血症的发生。因为在贫血恢复的过程中，大量血钾进入新生成的细胞内，会突然出现低钾血症，对老年患者和有心血管疾病、纳差者应特别注意及时补充钾盐。

5. 预防

预防本病应从改善人群膳食结构及改变生活习惯着手。对易发病个体应提高药物预防意识。对蔬菜摄入量、加工方法应进行宣传指导，对素食者的膳食应有维生素含量的规定，对发病较高的农村应进行改变其生活习惯的宣传教育。

九、铁缺乏与缺铁性贫血

缺铁性贫血是常见的营养缺乏病，被认为是世界性营养缺乏病之一，亦是我国主要公共营养问题。在我国，儿童和孕妇是铁缺乏的高发人群，特别是中、晚期妊娠的孕妇，铁缺乏的患病率可高达 50% 左右。

1. 缺乏原因

（1）需铁量增加而铁摄入不足　多见于婴幼儿、青少年、妊娠期和哺乳期妇女。婴幼儿需铁量较加，若不补充蛋类、肉类等含铁量较高的辅食，易造成缺铁。青少年偏食易缺铁。女性月经增多、妊娠或哺乳，需铁量增加，若不补充高铁食物，易造成缺铁性贫血。

（2）铁吸收障碍　常见于胃大部切除术后，胃酸分泌不足且食物快速进入空肠，绕过铁的主要吸收部位（十二指肠），使铁吸收减少。此外，多种原因造成的胃肠道功能紊乱，如长期不明原因腹泻、慢性肠炎、克罗恩病等均可因铁吸收障碍而发生缺铁性贫血。

（3）铁丢失过多　慢性长期铁丢失而得不到纠正则造成缺铁性贫血。如：慢性胃肠道失血（包括痔、胃十二指肠溃疡、食管裂孔疝、消化道息肉、胃肠道肿瘤、寄生虫感染、食管/胃底静脉曲张破裂等）、月经量过多（宫内放置节育环、子宫肌瘤及月经失调等妇科疾病）、咯血和肺泡出血（肺含铁血黄素沉着症、肺出血-肾炎综合征、肺结核、支气管扩张、肺癌等）、血红蛋白尿（阵发性睡眠性血红蛋白尿、冷抗体型自身免疫性溶血、心脏人工瓣膜、行军性血红蛋白尿等）及其他（遗传性出血性毛细血管扩张症、慢性肾功能衰竭行血液透析、多次献血等）。

2. 临床表现

（1）常见症状　乏力、易倦、头晕、头痛、眼花、耳鸣、心悸、气短、纳差、苍白、心率增快。

（2）精神行为异常　如烦躁、易怒、注意力不集中、异食癖；体力、耐力下降。

（3）免疫功能下降　特别多见于小儿，易感染。

（4）影响生长发育　注意力不集中，记忆能力降低，严重者可引起智力低下；另外，儿童生长发育迟缓。

（5）消化道症状　口腔炎、舌炎、舌乳头萎缩、口角皲裂、吞咽困难。

（6）皮肤毛发变化　毛发干枯、脱落；皮肤干燥、皱缩。

（7）指（趾）甲变化　指（趾）甲缺乏光泽、脆薄易裂，重者指（趾）甲变平，甚至凹下呈勺状（反甲）。

3. 诊断

（1）贮存铁缺乏期

① 血清铁蛋白$<12\mu g/L$。

② 骨髓铁染色显示骨髓小粒可染铁消失，铁粒幼细胞少于 15%。

③ 血红蛋白及血清铁等指标尚正常。

（2）红细胞生成缺铁期

① 贮存铁缺乏期的① ＋②。

② 转铁蛋白饱和度<0.15。

③ 红细胞游离原卟啉（FEP）/Hb$>4.5\mu g/gHb$。

④ 血红蛋白尚正常。

（3）缺铁性贫血

① 红细胞生成缺铁期的①＋②＋③。

② 小细胞低色素性贫血：男性 Hb$<120g/L$，女性 Hb$<110g/L$，孕妇 Hb$<100g/L$；MCV（红细胞平均体积）$<80fl$，MCH（平均红细胞血红蛋白含量）$<27pg$，MCHC（平均血红蛋白浓度）<0.32。

（4）应强调病因诊断　只有明确病因，缺铁性贫血才可能根治；有时缺铁病因比贫血本身更为严重。例如，胃肠道恶性肿瘤伴慢性失血或胃癌术后残癌所致缺铁性贫血，应多次检查粪潜血，必要时做胃肠道 X 线或内镜检查；对月经期妇女，应检查有无妇科疾病。

4. 治疗

治疗缺铁性贫血的原则是：根除病因；补足贮铁。

（1）病因治疗　婴幼儿、青少年和妊娠妇女营养不足引起的缺铁性贫血，应改善饮食。月经多引起的缺铁性贫血应看妇科调理月经。寄生虫感染应驱虫治疗。恶性肿瘤应手术或放、化疗。

上消化道溃疡应抑酸治疗等。

（2）营养治疗

① 保证铁的足量摄入：膳食中铁的来源有两种，即动物性食物中血红蛋白铁和蔬菜中的非血红蛋白铁。动物全血、鱼肉、畜肉、禽肉的铁40％能被人体吸收，谷类、坚果类和蔬菜中的铁有10％能被人体吸收，而鸡蛋中的铁吸收率只达到3％。所以，缺铁性患者补铁应选择富含血红蛋白铁的动物全血、鱼肉、畜肉、禽肉、动物肝脏等动物性食物。

② 增加蛋白质的摄入量：患者高蛋白饮食可以促进铁的吸收，还可以为机体提供合成血红蛋白所需要的原料。患者每天蛋白质的摄入应达到1.5～2.0g/kg，而且食物中优质蛋白质所占的比例应在40％以上。

③ 碳水化合物的摄入充足：只有摄入足量的碳水化合物，才能保证体内蛋白质的充分利用和贮存。建议患者每天碳水化合物的摄入量以400～500g为宜。

④ 增加维生素C摄入：维生素C可促进非血红蛋白铁的吸收。如果患者补充富含维生素C的果汁，如橘子汁、柠檬汁等，可使机体对谷类、坚果类和蔬菜中非血红蛋白铁的吸收率增加2～3倍。

⑤ 避免干扰铁吸收的食物因素：茶叶中的鞣酸、咖啡和茶叶中的咖啡因，均会降低食物中非血红蛋白铁的吸收率，患者应避免将上述食物与含铁丰富的食物同时食用。

⑥ 其他：由于体内对铁、锌、钙等离子吸收存在相互竞争机制，所以患者应避免将锌制剂、钙制剂、抗酸制剂和铁制剂同时服用。患者如服用铁剂补铁，应避免和四环素同时服用。

（3）补铁治疗　治疗性铁剂有无机铁和有机铁两类。无机铁以硫酸亚铁为代表，有机铁则包括右旋糖酐铁、葡萄糖酸亚铁、山梨醇铁、富马酸亚铁和多糖铁复合物等。无机铁剂的副作用较有机铁剂明显。

首选口服铁剂。如：硫酸亚铁或右旋糖酐铁。餐后服用胃肠道反应小且易耐受。进食谷类、乳类和茶抑制铁剂吸收，鱼、肉类、维生素 C 可加强铁剂吸收。口服铁剂有效的表现先是外周血网织红细胞增多，高峰在开始服药后 5～10 天，2 周后血红蛋白浓度上升，一般 2 个月左右恢复正常。铁剂治疗应在血红蛋白恢复正常后至少持续 4～6 个月，待贮铁指标正常后停药。

若口服铁剂不能耐受或胃肠道正常解剖部位发生改变而影响铁的吸收，可用铁剂肌内注射。

5. 预防

重点放在婴幼儿、青少年和妇女的营养保健。对婴幼儿，应及早添加富含铁的食品，如蛋类、肝、菠菜等；对青少年，应纠正偏食，定期查、治寄生虫感染；对孕妇、哺乳期妇女可补充铁剂；对月经期妇女应防治月经过多。做好肿瘤性疾病和慢性出血性疾病的人群防治。

十、钙缺乏病

国民经济发展，人民生活水平提高，膳食结构发生了明显变化。但是，我国居民钙的摄入量仍然偏低，缺钙问题显得更为突出。

1. 缺乏原因

（1）婴儿缺乏原因　主要是因为母亲在怀孕期间钙摄入不足，或者是母乳中的钙含量过少。

（2）幼儿、学龄儿童、青少年缺乏原因　主要是因为饮食搭配不合理，含钙食物摄入过少；维生素 D 合成障碍导致肠道钙吸收障碍；受疾病的影响，如腹泻、肝炎、胃炎、频繁呕吐等，致使钙吸收不良或钙大量流失；另外，处于生长发育高峰期的儿童、青少年由于骨骼生长迅速，体内钙的需求量增加。

（3）孕妇缺乏原因　妊娠期孕妇体内大量钙通过胎盘转运至胎儿，导致母体自身钙的缺乏。

（4）中老年缺乏原因　中老年人性激素分泌异常是导致钙缺乏、引起骨质疏松症的重要原因之一。随着年龄增长，钙调节激素的分泌失调也致使骨代谢紊乱。老年人由于牙齿脱落及消化功能降低，食欲缺乏，进食少，致使多种营养素缺乏。

2. 临床表现

（1）婴幼儿、学龄儿童　不易入睡、不易进入深睡状态，入睡后爱啼哭、易惊醒，入睡后多汗；阵发性腹痛、腹泻，抽筋，胸骨疼痛，"X"形腿、"O"形腿，鸡胸，指甲灰白或有白痕；厌食、偏食；白天烦躁、坐立不安；智力发育迟、说话晚；学步晚，13个月后才开始学步；出牙晚，10个月后才出牙，牙齿排列稀疏、不整齐、不紧密，牙齿呈黑尖形或锯齿形；头发稀疏；健康状况不好，容易感冒等。

（2）青少年　青少年缺钙会感到明显的生长痛，腿软、抽筋，体育课成绩不佳；乏力、烦躁、精力不集中，容易疲倦；偏食、厌食；龋齿、牙齿发育不良；易过敏、易感冒等。

（3）青壮年　当经常出现倦怠、乏力、抽筋、腰酸背痛、易过敏、易感冒等症状时，就应怀疑是否缺钙。

（4）孕妇　处于非常时期的妇女，缺钙现象较为普遍。四肢无力、经常抽筋、麻木；腰酸背痛、关节痛、风湿痛；头晕，并罹患贫血、产前高血压综合征、水肿及乳汁分泌不足。

（5）老年人　成年以后，人体就慢慢进入了负钙平衡期，即钙质的吸收减少、排泄加大。老年人大多是因为钙的流失而造成缺钙现象。症状有老年性皮肤瘙痒；脚后跟痛，腰椎、颈椎疼痛；牙齿松动、脱落；明显的驼背、身高降低；食欲减退、消化道溃疡、便秘；多梦、失眠、烦躁、易怒等。严重者可造成骨质疏松症。

3. 诊断

婴幼儿突发无热惊厥，且反复发作，无神经系统体征者，首先考虑缺钙引起的手足抽搐症。结合血钙检测可确诊。

中老年人依据临床表现、骨量测定、X线片及骨转换生物化学指标等检测，进行综合判断，确诊一般不存在困难。

4. 治疗

补钙的方式有两种，钙剂和饮食补钙。

病情严重时，可根据不同病情，合理使用含钙制剂和维生素D制剂。

最常用、最传统的补钙食物莫过于奶类及奶制品，这类食物不仅含钙丰富，而且容易吸收。奶和奶制品还含有丰富的矿物质和维生素，其中的维生素D可以促进钙的吸收和利用。酸奶也是一类非常好的补钙食品，它不仅可以补钙，其中的有益菌还可以调节肠道功能，适合于各类人群。对于那些不喜欢牛奶或者对牛奶不耐受的人来说，可以多食用一些替代食物，如牡蛎、紫菜、大白菜、花椰菜、大头菜、青萝卜、甘蓝、小白菜等。

不过，补钙也应适量补之，过量则有害，所以补钙一定要在监测骨钙的基础上补才安全，且应以食补为主。

5. 预防

合理安排膳食，增加摄入富含钙和维生素D的食物；进行适当户外活动，接受日晒。

十一、锌缺乏病

婴儿、儿童、孕妇和育龄妇女是锌缺乏的高发病人群，应该特别予以关注。

1. 缺乏原因

（1）原发性因素　锌的膳食摄入量低，干扰锌吸收的因素多；大部分食物中锌的生物利用率较低。

妊娠、哺乳、快速生长发育和高强度运动或者高负荷劳动等，锌的生理需要量增加。

（2）继发性因素　肠吸收障碍，可导致严重的锌缺乏。

肾脏疾病时，因出现大量蛋白尿而丢失锌；烧伤、手术、发热、严重感染等增加锌的消耗和尿中锌的排泄量。

人体内锌的储备量很少，容易出现锌的耗竭，出现锌缺乏。

2. 临床表现

（1）生长发育障碍　生长发育过程中的胎儿、儿童和青少年的最主要、最明显的临床表现是生长发育障碍。锌缺乏影响生长发育，包括骨骼、内脏器官和脑的生长发育。锌能促进外科伤口的愈合，缺锌影响伤口愈合。

（2）味觉及嗅觉障碍　锌缺乏病的患者可出现味觉、嗅觉迟钝或异常，异食癖和食欲缺乏。

（3）免疫功能减退　锌缺乏病患者很容易被感染，而且会反复出现感染。

（4）皮肤表现　锌缺乏病患者面色苍白，有明显贫血面容。出现"匙状甲"，口角溃烂、口角炎，萎缩性舌炎，舌面光滑、发红，出现反复发作的口腔溃疡。眼、口、肛门等周围，肘、膝等处有对称性糜烂、过度角化的瘢痕。毛发变色，脱发。

（5）性发育障碍与性功能低下　性发育障碍是青少年锌缺乏的另一个主要表现，第二性征出现晚或没有。成人会出现阳萎、性欲减退、精子发育异常等表现。

（6）神经精神障碍　表现为精神萎靡、嗜睡，出现躯干和肢体的共济失调。

（7）胎儿生长障碍与畸形　胎儿无脑畸形可能与孕母缺锌有关。锌营养状况较差，妊娠结果较差，表现为早产儿、低出生体重儿和畸形儿的出生率高。

肠病性肢端性皮炎是常染色体隐性遗传性疾病。临床主要表现为皮炎、腹泻和脱发。好发于婴幼儿，特别是在断奶后。皮损好发于口周、外阴、肛周和四肢末端。头发稀疏、细软、无光泽，甲沟炎。常有口腔念珠菌感染。可有抑郁、淡漠等精神症状。

3. 诊断

锌缺乏缺少特异性的临床表现，缺少特异性强、敏感的生化评价指标，诊断应该结合对患者的临床检查、膳食营养状况和一些实验室生化检验以及诊断性治疗实验等综合进行。

4. 治疗

对锌缺乏病通常采用口服硫酸锌、醋酸锌、枸橼酸锌和葡萄糖酸锌等进行治疗。采用较小剂量，可达到相当的血锌水平，同时又可减少恶心、呕吐等胃肠道反应。口服剂量一般为锌元素

15～20mg。

5. 预防

原发性锌缺乏的预防，要调整膳食，选择适宜的食物，增加动物性食物的摄入量，特别是红肉、动物内脏类食物以及贝类食物等。继发于其他疾病的锌缺乏病时，应结合原发性疾病的治疗，及时补充锌的丢失，或者在原发性疾病的治疗过程中，注意锌的补充。

十二、碘缺乏病

缺碘引起的疾病称为碘缺乏病（IDD）。人体的碘来源于食物和饮水，自然环境缺乏碘引起本病，称为地方病，本病以甲状腺肿大为特征，也称为地方性甲状腺肿。

1. 缺乏原因

人类生活的外环境碘缺乏是造成本病大规模流行的最基本原因。高原、山区、丘陵地区土壤中的碘迁移、流失，使土壤、饮水的碘不足，生长的植物、动物也摄碘不足。长期生活在该地区的居民以当地的水、植物、动物为主要食物，导致碘摄入减少，易患地方性甲状腺肿。

长期生活在缺碘地区的居民，其子女胚胎时期和出生后早期碘缺乏，以及因为碘缺乏导致甲状腺功能低下，影响下一代中枢神经系统发育分化障碍，称为地方性克汀病。

长期摄入含有抗甲状腺素因子（β-硫代葡萄糖苷）的食物（萝卜、甘蓝、花椰菜等十字花科植物），抗甲状腺素因子干扰甲状腺对碘的吸收、利用，也导致碘的缺乏，出现碘缺乏病。

2. 临床表现

（1）地方性甲状腺肿　甲状腺可有不同程度的肿大，甲状腺两侧呈对称的弥漫性肿大，腺体表面平滑，质地柔软，能随吞咽上下移动。甲状腺肿大分为三度，以患者本人的拳头为标准，拳头的 1/3 为Ⅰ度，拳头的 2/3 为Ⅱ度，整个拳头为Ⅲ度。甲状腺肿一般增长很慢。

较大的单纯性甲状腺肿可压迫邻近器官而产生症状。常见气管受压。结节性甲状腺肿，可继发甲状腺功能亢进，也可发生恶变。

（2）地方性克汀病

① 精神发育迟滞：智力落后是克汀病的主要特点，思维缓慢迟滞。

② 聋哑：听力和言语障碍十分突出。

③ 斜视：是脑神经受损所致。

④ 运动功能障碍：下肢肌张力增强，腱反射亢进，出现病理反射，严重者呈痉挛性瘫痪。四肢屈肌为主的肌肉强直，表现为轻度屈曲前倾姿态，做被动运动时显示强直，类似帕金森病的表现。

⑤ 甲状腺肿：轻度甲状腺肿大。

⑥ 生长发育落后：表现为体格矮小，性发育落后，克汀病面容（典型的面容包括有：头大、额短、面方；眼裂呈水平状，眼距宽，塌鼻梁、鼻翼肥厚、鼻孔朝前；唇厚舌方，常呈张口伸舌状，流涎；表情呆滞，或呈傻相或傻笑）。

⑦ 甲状腺功能减退：主要表现为黏液性水肿；肌肉发育差、松弛、无力；皮肤粗糙、干燥；严重者体温低、怕冷；精神萎靡，表现迟钝或淡漠。

（3）碘缺乏病的疾病谱带　见表 7-2。

表 7-2　碘缺乏病的疾病谱带

发育时期	碘缺乏病的表现
胎儿期	1. 流产、死胎、先天畸形、围生期死亡率增高、婴幼儿期死亡率增高 2. 地方性克汀病 神经型：智力落后、聋哑、斜视、痉挛性瘫痪、不同程度的步态和姿态异常 黏肿型：黏液性水肿、侏儒、智力落后 3. 神经运动功能发育落后 4. 胎儿甲状腺功能减退

发育时期	碘缺乏病的表现
新生儿期	新生儿甲状腺功能减退、新生儿甲状腺肿
儿童期和青春期	甲状腺肿、青春期甲状腺功能减退、亚临床克汀病、智力发育障碍、体格发育障碍、单纯聋哑
成人期	甲状腺肿及其并发症、甲状腺功能减退、智力障碍、碘致性甲状腺功能亢进

3. 诊断

（1）地方性甲状腺肿诊断标准

① 患者居住在碘缺乏病区。

② 甲状腺肿大超过受检者拇指末节，或小于拇指末节而有结节者。

③ 排除甲状腺功能亢进症、甲状腺炎、甲状腺癌等其他甲状腺疾病。

病区 8～10 岁儿童的甲状腺肿大率大于 5%，尿碘低于 $100\mu g/L$，可以判定为地方性甲状腺肿流行。

（2）地方性克汀病诊断标准

① 出生、居住于低碘地方性甲状腺肿病区。

② 有精神发育不全，主要表现为不同程度的智力障碍。

③ 神经系统症状：不同程度的听力障碍、语言障碍和运动神经障碍。

④ 甲状腺功能减退症状：不同程度的身体发育障碍；不同程度的克汀病形象；不同程度的甲状腺功能减退症表现如黏液性水肿、皮肤、毛发干燥，X 线骨龄落后和骨骺愈后延迟，血清 T_4 下降、促甲状腺激素（TSH）升高。

4. 治疗

（1）应多食含碘丰富的海带、紫菜等。

（2）症状严重或疑有恶变者应及时行手术治疗，施行甲状腺大部切除术。

5. 预防

推广碘盐，碘缺乏病发病率已大大降低。地方性克汀病以预防为主。推行碘盐消灭地方性甲状腺肿，地方性克汀病亦随之消灭。

十三、硒缺乏与克山病

1. 病因

硒缺乏是克山病发病的重要原因，是一种地方性心肌病。

2. 临床表现

表现为头昏、恶心、呕吐等症状。血压下降，心音弱，尤以第一心音减弱为主，并常有心律失常。因为心肌病变广泛、严重，心肌收缩力明显减弱，心排血量在短时间内大幅度减少，重者出现心源性休克。

出现明显的心力衰竭，特别是急性左心衰竭，有咳嗽、呼吸困难、满肺水泡音等征象。严重者发生全心衰竭，出现颈静脉怒张、肝肿大及全身水肿等。

心脏代偿肥大，心腔扩张明显，表现为慢性心功能不全。

3. 诊断

目前没有特异的诊断方法，需结合流行病学特点和临床表现，排除其他疾病进行确诊。

4. 治疗

早发现、早诊断、早治疗。积极治疗急性心功能不全，防止转为慢性型。心源性休克患者应首选大剂量维生素 C 静脉注射法（10%～12.5%维生素 C 注射液 5～10g，单独或加 25%～50%葡萄糖液 20mL 直接静脉注射。2～4h 后，视病情变化可重复应用相同剂量 1～2 次）。

5. 预防

硒预防克山病的方法已证实有效。主张硒预防克山病的理由为：低硒是克山病流行的必要因素。因此，补充硒后，即使病区仍有其他致病因素存在，也不致引起克山病的流行。补充硒的方式如下。

（1）口服亚硒酸钠片或其他硒制剂，补硒量为 50 ～ 100mg/d。

（2）食物预防　硒盐（含亚硒酸钠 10～15mg/kg）及选择富硒食物（动物食品如猪肾、蛋类、禽肉，水产品小虾、鳝鱼、鳅鱼等，以及海产动物食品含硒量较高）。

第四节　代谢性疾病与营养

一、糖尿病

糖尿病是一组由于胰岛素分泌和作用缺陷所导致的碳水化合物、脂肪、蛋白质等代谢紊乱、而以长期高血糖为主要表现的综合征。糖尿病具有遗传倾向，是一种常见的内分泌疾病，中医称为消渴症。随着人们生活条件的不断提高，膳食结构发生变化，工作强度改善，应急状态增多，世界各地糖尿病发病率也随之有所增高。

2010 年中国成人糖尿病患病率男性为 12.1％，女性为 11.0％；城市居民患病率为 14.3％，农村居民为 10.3％。按照之前国际糖尿病联合会估计，现在全球共有超过 3 亿的糖尿病患者，新发布的中国糖尿病发病率数据意味着全球三分之一的糖尿病患者来自中国。

1. 临床特点

（1）1 型糖尿病　原来称作胰岛素依赖型糖尿病，胰腺分泌胰岛素的 B 细胞自身免疫性损伤引起胰岛素绝对分泌不足。在我国糖尿病患者中约占 5％。起病较急，多饮、多尿、多食、消瘦等"三多一少"症状明显，有遗传倾向，儿童发病较多，其他年龄也可发病。

（2）2 型糖尿病　多见于中老年人，占我国糖尿病患者的90％～95％，起病缓慢、隐匿，体态常肥胖，尤以腹型肥胖或超重多见，发病原因与饮食（为高脂、高碳水化合物、高能量）、少活动等因素有关。大多数患者起病缓慢，临床症状相对较轻，无酮症倾向。通常情况下不依赖胰岛素，但在感染或压力的情况下也有可能发生需用胰岛素治疗。

（3）妊娠糖尿病　指在孕期发生或在孕期第一次发现的葡萄糖不耐受情况。约有 2％的孕妇发生妊娠糖尿病，一般发生在第二期和第三期。多为体内胰岛素的敏感度降低而非缺乏所造成，若忽略未予以治疗，会引起巨婴儿、胎儿畸形、死胎、羊水过多、早产等不利胎儿生长发育现象。发病与妊娠期进食过多，以及胎盘分泌的激素抵抗胰岛素的作用有关。在大多数情况下，分娩后糖耐量恢复正常，但仍有少数会发展为真正的糖尿病。

（4）其他类型糖尿病　是指某些内分泌疾病、化学物品、感染及其他少见的遗传、免疫综合征所致的糖尿病，国内非常少见。

2. 治疗原则

糖尿病治疗方法有饮食治疗、运动治疗、口服降糖药物治疗、胰岛素治疗和自我监测与教育。对新诊断的糖尿病患者，一般先用饮食治疗，在用单纯饮食（包括运动）治疗1～2个月效果不佳时，才考虑选用口服降糖药，口服降糖药效果不佳时，再选用胰岛素。无论用何种药物，治疗方法都必须长期坚持饮食治疗。对于糖尿病患者来说，饮食、运动、药物三者科学地结合，再加上掌握预防糖尿病并发症的相关知识就能有效地控制病情。

3. 营养治疗

（1）限制总热量　合理节制饮食，摄入必需的最低热量，以达到或维持理想体重是糖尿病患者饮食调控的总原则。糖尿病患者应每周称 1 次体重，并根据体重不断调整食物摄入量和运动量。肥胖者应逐渐减少能量摄入并注意增加运动量，消瘦者应适当增加能量摄入，直至实际体重略低于或达到理想体重。糖尿病患者每天摄入的热能多在 1000～2600kcal，应根据个人身高、体重、年龄、劳动强度并结合病情和营养状况确定每天热能供给量。

对于是否选择体育锻炼应因人而异，1 型糖尿病患者体育锻炼宜在餐后进行，运动量不宜过大，持续时间不宜过长。过分消瘦者不提倡体育锻炼。2型糖尿病患者适当运动有利于减轻体重，提高胰岛素敏感性，改善脂肪代谢紊乱的现象。

（2）保证碳水化合物、蛋白质、脂肪按正常比例供给，保证平衡饮食

① 保证碳水化合物摄入。在胰岛素问世以前，糖尿病患者饮食中碳水化合物含量曾被严格限制在15%以下。后来人们发现提高碳水化合物的摄入，可以改善人体的葡萄糖耐量，提高对胰岛素的敏感性，而不增加胰岛素的需要量。每日碳水化合物的摄入量尽可能控制在250～350g，折合主食300～400g。肥胖者酌情可控制在150～200g，折合主食200～250g。但如果碳水化合物的摄入低于100g，可能发生酮症酸中毒。糖尿病患者最好选用吸收慢、含多糖的食物，如玉米、荞麦、燕麦、莜麦、红薯等；可用马铃薯、山药等根茎类食物代替部分主食；白糖和红糖等精制糖，这类糖易吸收、升血糖作用快，故糖尿病患者应忌食。

血糖生成指数是一个衡量各种食物对血糖可能产生多大影响的指标，测量方法是吃含100g葡萄糖的某种食品，测量吃后2h内的血糖水平，计算血糖曲线下面积，与同时测定的100g葡萄糖耐量曲线下面积比较所得的比值称为血糖生成指数。糖尿病患者在饮食中应以食物的血糖生成指数作为食物的选择依据，应该选用血糖生成指数低的食物，注意增加粗粮和面食。常见食物的血糖生成指数见表7-3。

表7-3　常见食物的血糖生成指数

食物种类	血糖生成指数	食物种类	血糖生成指数
小麦面包	105.8	西瓜	72.0
小麦馒头	88.1	菠萝	66.0
白米饭	80.2	芒果	55.0
荞麦面馒头	66.7	香蕉	52.0
小米粥	61.5	猕猴桃	52.0

食物种类	血糖生成指数	食物种类	血糖生成指数
荞麦面条	59.3	葡萄	43.0
南瓜	75.0	柑	43.0
煮红薯	76.7	苹果	36.0
米饭猪肉	73.3	梨	36.0
胡萝卜	71.0	鲜桃	28.0
煮土豆	66.4	柚子	25.0
老年奶粉	40.8	李子	24.0
藕粉	36.0	樱桃	22.0
嫩豆腐	31.9	麦芽糖	105.0
豆腐干	23.7	葡萄糖	97.0
绿豆	27.2	白糖	83.8
扁豆	18.5	蜂蜜	73.0
花生	14.0	蔗糖	65.0

② 蛋白质适量摄入。糖尿病患者由于体内糖原异生旺盛，蛋白质消耗量大，故应适当增加蛋白质摄入。蛋白质提供的能量应占膳食总能量的 15%～20%，或成人按每日每千克体重 1.0～1.5g 供给。

儿童、孕妇、乳母、营养不良及消耗性疾病者，可酌情增加 20%，可将蛋白质的摄入量增至每日每千克体重 1.5～2.0g。

有糖尿病肾病的患者，因尿中丢失蛋白质较多，在肾功能允许的情况下酌情增加蛋白质摄入，但在氮质血症及尿毒症期间，须减少蛋白质摄入，一般每日不超过 30～40g。

③ 限制脂肪摄入。早期在治疗糖尿病时，人们曾认为糖尿病患者应采用低糖、高脂肪饮食，认为高脂肪饮食能避免餐后高血糖又可提供能量。但在 1940 年以后，这一观点被否定了。目前主张糖尿病患者的脂肪每日摄入量占膳食总能量的 20%～35%，可按照每日每千克体重 0.6～1.0g 摄入脂肪。如是肥胖患

者，并伴有血脂蛋白增高者，或者冠心病等动脉粥样硬化者，脂肪摄入量宜控制在总热量的 30％以下，如 20％～25％。

给糖尿病患者烹调食物时，食物烹调油应多选择植物油。糖尿病患者需限制饱和脂肪酸摄入，应少吃富含饱和脂肪酸的食物，如牛油、羊油、猪油、奶油等食物，但鸡油、鱼油除外。糖尿病患者每日膳食胆固醇摄入量应低于 300mg，而合并高脂血症患者应低于 200mg/d。

④ 提倡膳食纤维饮食。高膳食纤维饮食可缓慢排空，改变肠运转时间。可溶性纤维在肠内形成凝胶时，可减慢葡萄糖的吸收，从而降低空腹血糖和餐后血糖，减少胰岛素释放与增高周围胰岛素受体的敏感性，加速葡萄糖代谢。目前临床上主张糖尿病患者每天高纤维饮食，每日膳食纤维的摄入量为 40g 左右。可在正常膳食基础上多食用富含膳食纤维的食品，如米糠、麸皮、麦糟、玉米皮、南瓜等，以利延缓肠道葡萄糖吸收以及减少血糖上升的幅度，改善糖尿病患者的葡萄糖耐量。

（3）注意维生素、微量元素供给，减少酒和钠的摄入

① 维生素是调节生理功能不可缺少的营养素，尤其在糖尿病病情控制不好，易并发感染和酮症酸中毒的患者，更应注意维生素的补充。

a. 糖尿病患者尿量较多，糖异生旺盛，致使 B 族维生素丢失，消耗增加，而 B 族维生素缺乏可导致和加重糖尿病神经病变。因此，糖尿病患者平时需多吃粗粮、干豆及绿叶蔬菜，必要时可使用维生素制剂。

b. 维生素 C 是人体血浆中最有效的抗氧化剂，大剂量维生素 C 有降血糖的作用。补充维生素 C 可防止缺乏而引起的微血管病变，其与糖尿病发生卒中有相关关系。因此，糖尿病患者应多补充维生素 C，多吃富含维生素 C 的食物，如柠檬汁、葡萄汁、橘子汁、木瓜、草莓、辣椒等。

c. 由于胡萝卜素转变为维生素 A 的途径受到限制，因此糖尿病患者还需注意维生素 A 的补充。

d. 在胰腺中发现维生素 D 受体和维生素 D 依赖性钙结合蛋白，维生素 D 减少，可引起胰岛素分泌减少。给维生素 D 缺乏动物补充维生素 D 后可改善其营养状况，增加血清钙水平，从而增加胰岛素分泌。因此，糖尿病患者应注意补充维生素 D。

e. 维生素 E 是强氧化剂，长期补充能抑制氧化应激反应，有助于糖尿病控制，并能预防和延缓糖尿病并发症的发生。研究表明，糖尿病患者因葡萄糖和糖基化蛋白质自动氧化等可产生大量自由基，而维生素 C、维生素 E、β-胡萝卜素是消除积聚自由基的重要物质。

② 与糖尿病关系最密切的微量元素和矿物质为铬、锌、钙、磷、镁。

a. 铬是人体不可缺少的多价微量元素，既有助于预防和延缓糖尿病的发生，还能改善糖尿病的糖耐量，降低血糖、血脂，增加胰岛素的敏感性。膳食铬的主要来源是谷类、肉类及鱼贝类。

b. 锌是人体重要的微量元素。锌不但参与胰岛素的合成，而且有稳定胰岛素结构的作用，并与胰岛素活性有关。糖尿病患者分解代谢亢进，组织中锌释放增多，从尿中排泄亦增多。多数患者有锌吸收不良，应及时补充。膳食锌的主要来源是贝壳类海产品、红色肉类、动物内脏等食物；坚果、谷类胚芽和麦麸等食物中也富含锌。

c. 糖尿病患者常伴有钙、磷代谢紊乱。糖尿病继发性骨质疏松的发生与大量钙、磷的丢失关系密切。1 型糖尿病的患者有时可发生特异性骨病，出现骨骼异常和风湿样表现。因此，在治疗糖尿病时应及时补充适量的维生素 D、钙和磷。

d. 人体缺镁可产生胰岛素抵抗作用，降低碳水化合物耐受性，加速动脉粥样硬化，影响血脂和血压。糖尿病患者补充镁是防止视网膜病变的有效措施。绿叶蔬菜、糙米、坚果中含有丰富的镁。

e. 钠是食盐的组成元素，糖尿病患者每天钠盐的摄入低于

7.6g，伴有高血压者应低于 6g 食盐，低钠饮食有利于糖尿病的控制及预防并发症。

③ 酒精虽不能转化为葡萄糖，但却能产热，过量的酒精可转化为脂肪。1g 酒精可产生 7kcal 热能，如病情稳定，糖尿病患者可适量饮酒，每周 1～2 次，每次白酒不超过 80mL、啤酒不超过 680mL，并避免空腹饮酒。

糖尿病患者食谱举例见表 7-4。

表 7-4　糖尿病患者食谱举例

餐次	食物名称	食物配料及重量
早餐	粥	粳米 50g
	蒸鸡蛋	鸡蛋 50g
	番茄	番茄 100g
早点	馒头	面粉 15g
	豆干炒白菜	豆干 50g,白菜 50g
午餐	米饭	粳米 50g
	清蒸鲈鱼	鲈鱼 100g
	油淋空心菜	空心菜 200g
	红烧冬瓜	冬瓜 200g,猪瘦肉 15g
午点	馒头	面粉 15g
	芹菜炒肉丝	芹菜 50g,猪瘦肉 20g
晚餐	米饭	粳米 50g
	韭菜肉末	韭菜 150g,猪瘦肉 50g
	凉拌黄瓜	黄瓜 150g

二、肥胖症

肥胖症是能量摄入超过能量消耗而导致体内脂肪积聚过多而达到危害程度的一种慢性代谢性疾病。

目前，肥胖在全球范围内广泛流行，在欧洲、美国和澳大利亚等发达地区，肥胖的患病率很高。欧洲中年人肥胖率为 15%～20%，美籍非洲人的肥胖率为 40%，而在澳大利亚土著居民中肥胖率甚至高达80%。近年来，儿童少年的肥胖率也在不断增加。欧美发达国家婴幼儿肥胖率为16%，14岁的为7%～10%。

在我国，肥胖人数也日益增多，肥胖已经成为不可忽视的严重威胁国民健康的危险因素。我国成人超重率为22.8%，肥胖率为7.1%，估计人数分别为两亿和6000多万（2002年"中国居民营养与健康状况调查"资料）。大城市成人超重与肥胖率分别高达30.0%和12.3%，儿童肥胖率为8.1%，与1992年相比，超重率上升了39%，肥胖上升了97%。

大量观察证实，许多成人肥胖始于童年肥胖。学龄前肥胖儿童成为肥胖的危险度是非肥胖儿童的20～26倍，学龄肥胖儿童是非肥胖儿童的3.9～5.6倍。我国学者曾对北京东城区肥胖者进行了从小学时期追踪观察，共10年时间，结果70%肥胖儿童10年后持续肥胖。因此，对于肥胖的防治应从儿童时期抓起。

1. 临床评价肥胖病的常用指标

（1）体质指数（BMI） 该指标考虑了身高和体重两个因素，常用来对成人体重过低、体重超重和肥胖进行分类，且不受性别影响，并且简便、实用，但是对于某些特殊人群如运动员等，体质指数就不能准确反映超重和肥胖的程度。BMI：18.5～23.9为正常；BMI：≥24为超重；BMI：≥28为肥胖。

（2）腰围（WC） 用来测定腹部脂肪的分布。测量方法是：双脚分开25～30cm，取髂前上棘和第12肋下缘连线的中点，水平位绕腹一周，皮尺应紧贴软组织，但不压迫，测量值精确到0.1cm。腰围与身高无关，但与BMI和腰臀比紧密相关，是腹内脂肪量和总体脂的一个近似指标。

WHO建议标准：男性>94cm、女>80cm作为肥胖的标准。

（3）腰臀比（WHR）

① 测量方法：臀部最隆起的部位测得的身体水平周径为臀围，腰围与臀围之比称腰臀比。

② 评价标准：男性>0.9或女性>0.8可诊断为中心性肥

胖，但其分界值随年龄、性别、人种不同而不同。目前有用腰围代替腰臀比来预测向心性肥胖的倾向。

（4）标准体重

计算公式：标准体重（kg）=身高（cm）−105

理想体重（kg）=[身高（cm）−100]×0.9（平田公式）

判断标准为：体重超过标准体重10%为超重，超过20%以上即认为是肥胖，其中超过20%～30%为轻度肥胖，超过30%～50%为中度肥胖，超过50%以上为重度肥胖，超过100%为病态肥胖。

（5）皮肤皱褶厚度　对均匀性肥胖者来说，以皮下脂肪厚度判断的肥胖程度与用体质指数判断的肥胖程度大致相同。测量皮下脂肪厚度可在一定程度上反映身体内的脂肪含量。

测量方法为：令受试者只穿背心短裤，自然站立。测量者右手持卡钳，左手捏起测量部位的皮褶（注意切莫将肌肉提捏在内），用卡钳钳住。钳头应靠近捏皮肤的手指处，相距约1cm。然后松开左手手指，读数。男性：<10mm为瘦；10～40mm为中等；>40mm为肥胖。女性：<20mm为瘦；20～50mm为中等；>50mm为肥胖。

2. 临床特点

肥胖症本身的症状多表现为非特异性，多数患者的症状与肥胖症的严重程度和年龄有着密切的关系。肥胖症患者的症状主要由机械性压力和代谢性紊乱两方面所引起，随着病情的发展可导致许多并发症的发生。

（1）一般表现

① 气喘：气喘是超重者的常有症状，由于肥胖常常使患者呼吸道受到机械性压迫，同时体内代谢率增加也使患者需要增加氧气的吸入，排出更多的二氧化碳，因此肥胖患者就像负重行走一样，患者走路往往感觉呼吸困难，气喘吁吁。另外，肥胖可加重患者原有呼吸系统疾病的症状，容易引起呼吸道感染，特别是手术后感染机会明显增多。

② 关节痛：肥胖患者常常都有关节痛的症状。引起关节痛的原因主要是机械性损伤、进行性关节损害及其症状加重引起的。超重患者多出现双手的骨关节病，而肥胖患者多伴有痛风症状。

（2）内分泌代谢紊乱　脂肪细胞不仅仅是机体贮存能量的地方，还可作为某些激素生成的场所，也可作为许多激素的靶细胞。因此，由于肥胖使患者脂肪细胞的激素作用发生了改变，使得腹内脂肪堆积更多。

① 高胰岛素血症：由于肥胖可使体内胰岛素作用下降，患者常出现高胰岛素血症，特别是腹部脂肪量明显增加的患者症状明显。

② 对生殖激素分泌的影响：肥胖患者性激素分泌作用改变明显。由于体内脂肪过多，特别是腹部脂肪过多而引起机体排卵功能障碍、雄激素明显增多，因此女性肥胖患者常可出现月经紊乱，甚至停经的现象。肥胖也可引起机体雌激素显著增加，故青春前期的肥胖女孩月经初潮的时间提前。男性肥胖患者由于体内雄激素分泌明显减少而雌激素显著增多，脸皮变得细腻，可出现性欲下降或阳萎症状。

（3）消化系统的表现　肥胖患者往往食欲很好，进食量大，多可出现便秘、腹胀等消化系统症状。不少肥胖患者可伴有不同程度的脂肪肝，也可出现胆囊炎和胆石症。

（4）肥胖症并发症

① 肥胖性心肺功能不全综合征：肥胖者由于机体组织的增加，呼吸的负载也增加，换气困难，体内二氧化碳潴留，可引起嗜睡症。二氧化碳在这种情况下起麻醉的作用，可导致患者在睡眠中正常呼吸暂停，从而加重二氧化碳潴留。重度肥胖患者呼吸功能不全，可使呼吸耗氧增加，加重了缺氧症状。

肥胖患者由于胸腔阻力增加，静脉回流受阻，静脉压升高，而出现右心功能不全综合征，如颈静脉怒张、肺动脉高压、肝肿大、水肿等。

肥胖者血液循环量增加、心输出量与心搏出量增加，也会加重左心负荷，造成高搏出量心力衰竭，而导致肥胖性心肺功能不全综合征。

② 睡眠呼吸暂停综合征：该综合征与肥胖病的气喘有关，发病隐匿，有时可能危及生命。该合并症的特点为睡眠中阵发性呼吸暂停，往往由其他人首先发现。肥胖患者如常常出现打鼾、睡眠质量差，醒后不能恢复精神的症状，提示可能患有这种综合征。病情严重时，患者由于较易发生低氧性心律失常，常可导致患者死亡。

③ 心血管疾病：重度肥胖患者由于脂肪组织增加，心脏排血量和心肌负担都相应加大，静脉回流受阻，静脉压和肺动脉压增高而使心脏长期负荷过重，出现心力衰竭。

④ 糖尿病：肥胖患者体内胰岛素受体异常，葡萄糖代谢异常，患者胰岛素的浓度往往是正常人的 2～3 倍。因此，肥胖妇女发生糖尿病的危险是正常妇女的 40 多倍。

⑤ 胆囊疾病：肥胖症是胆石症的一个危险因素，肥胖者发生胆石症的危险性是非肥胖者的 3～4 倍。发生胆石症的相对危险随体质指数增加而增加。肥胖者胆汁内胆固醇过饱和、胆囊收缩功能下降是胆石症形成的因素。此外，急慢性胆囊炎也在肥胖者中多见。

3. 治疗原则

控制食物摄入和坚持体育锻炼是目前治疗肥胖的有效方法。肥胖患者必须要有一个长期减肥计划，改变原有的不合理的饮食习惯，长期控制食物进食量，同时积极进行体育锻炼，增加机体热能的消耗，以改变患者体内热能积蓄过多的现象，达到减肥的目的。但肥胖患者在控制膳食热能摄入的同时，应注意保证机体蛋白质和其他各种营养素需要，使机体摄入的热能小于消耗的热能，并持之以恒，使体重逐渐降低，接近理想体重，以达到减轻体重的目的。

4. 营养治疗

（1）限制膳食总热能　肥胖患者应逐步减少膳食摄入总量，使机体逐步适应这种状况。患者不能在短时间内骤然减少热能摄入，以防止患者出现不适症状。同时，肥胖患者应坚持适宜的体育锻炼，以增加机体的热能消耗。应按照肥胖程度来制定减肥计划，轻度肥胖患者体重每月减轻 0.5～1.0kg 为宜，中度以上肥胖患者体重每月减轻 2.0～4.0kg 较为合适。以限制膳食总热能来治疗肥胖可分为下列 3 种疗法。

① 节食疗法：每天摄入的热能在 5020～7530kJ（1200～1800kcal），其中脂肪占总能量的 20%、蛋白质 20%～25%、碳水化合物 55%。适合轻度肥胖患者。

② 低能量疗法：每天摄入的热能在 2510～4150kJ（600～1000kcal）。如果患者每天减少热能摄入 500～700kcal，则需要 4～10 天时间达到治疗要求。

③ 极低能量疗法：每天摄入的能量控制在 2510kJ（600kcal）以下则称为极低能量疗法，也称为半饥饿疗法。

极低能量疗法不是肥胖膳食治疗的首选方法，而仅仅适用于节食疗法治疗不能奏效的肥胖患者或顽固性肥胖患者，而不适用于生长发育期的儿童、孕妇以及患有重要器官功能障碍的患者。极低能量疗法的治疗时间通常为 4 周，最长不超过 8 周。在医生的密切观察下接受治疗，不可在门诊或患者自己在家中进行。在执行极低能量疗法之前，需要进行2～4周的临床观察，在此期间确认使用极低能量疗法的必要性、可行性以及进行健康检查，然后转入极低能量疗法。

根据以往的研究结果，极低能量疗法在 1 周内男性患者可减重 1.5～2.0kg，女性患者可减重 1.0～1.5kg，1 个月可减重 7～10kg。在开始治疗前 2 周，减重效果比较明显，此后减重的速度逐渐减慢。在治疗的前 2 周，主要丢失的是水分和瘦体组织，出现负氮平衡在 3～4 周以后，负氮平衡逐渐恢复。

如果在治疗开始后 4 周，氮平衡为负氮平衡，并且白蛋白、视黄醇结合蛋白在正常值的下限以下，则应考虑停止使用极低能量疗法。如果在治疗过程中出现进行性的贫血、肝功能异常、严重的电解质紊乱特别是低钙血症、心律失常等症状，应及早停止极低能量疗法。

极低能量疗法的不良反应有较重的饥饿感、头痛、乏力、恶心、呕吐、腹痛、腹泻、注意力不集中等，但是这些症状在治疗开始1周以后便逐渐缓解。

在极低能量疗法停止以后，不可直接恢复到正常膳食，因为这样会突然加重肾脏负担，造成肾功能损害。可采用节食疗法继续进行减肥治疗，节食疗法可进行6～8周，在此期间体重可有反弹，但不会超过极低能量疗法之前的体重。

极低能量疗法在短期内的减肥效果是很明显的，但是在治疗后的1～2年，半数以上的患者出现体重大幅度的反弹，这是极低能量疗法的最大缺点。

（2）适当的营养素供给比例

① 供能营养素的热能比例：肥胖营养治疗的三大营养素分配原则是蛋白质占总热能的25%，脂肪占15%，碳水化合物占60%。在低能量疗法中，蛋白质摄入不宜过高。如果蛋白质摄入过多会导致肝肾功能损伤。采用低能量疗法中度以上肥胖患者，在蛋白质的选择中，动物性蛋白质可占总蛋白质的50%左右，蛋白质提供的热量占膳食总热能的20%～30%。

肥胖患者要控制膳食总热量的摄入，应限制脂肪供给，特别是限制动物脂肪。肥胖患者的烹调油应选择橄榄油、茶油、葵花子油、玉米油、花生油、豆油等。

② 保证维生素和矿物质的供给：肥胖患者在进行营养治疗时，往往因为膳食总量摄入减少而导致维生素和矿物质供给不足，肥胖患者体内容易出现维生素 B_1、维生素 B_2、烟酸、钙、铁等缺乏，因此患者必须注意合理选择食物和搭配膳食，如多吃新鲜蔬菜、水果、豆类等食品，每天饮用牛奶。如果肥胖患者有明显的维生素和矿物质营养素缺乏症状，可在医生的指导下，适

量服用多种维生素和矿物质制剂。

③ 增加膳食纤维摄入：肥胖患者常会有便秘的症状，适当增加膳食纤维的摄入不仅有助于缓解便秘症状，还可以减少机体对脂肪和糖的吸收。

④ 戒酒：肥胖患者在进行营养治疗时，最好不要饮酒，酒类主要成分为乙醇，1mL乙醇可提供能量29.3kJ（7kcal）。肥胖患者如不注意控制饮酒，常常导致减肥失败。

（3）改变不良的饮食习惯　肥胖患者常常会有许多不良的饮食习惯，如不吃早餐；午餐和晚餐特别是晚餐进食过多；爱吃零食、甜食；进餐速度过快等。如果肥胖患者改变这些不良的饮食习惯，对于其自身减肥具有事半功倍的作用。

5. 其他治疗方法

（1）运动疗法　运动的作用就是增加脂肪的氧化和燃烧，肥胖患者活动量要相当大，热能消耗才明显。肥胖患者往往因为自身太胖、运动不灵活而不愿意参加体育锻炼，可选择低强度容易坚持的活动项目来进行运动疗法，如散步、骑自行车等活动，可作为肥胖患者首选的活动项目。运动疗法应与营养疗法结合起来使用，而且必须持之以恒，才能取得理想的减肥效果。

（2）药物治疗

① 食欲抑制剂

a. 传统药物反苯环丙胺（硫酸苯环丙胺）是一种中枢兴奋药，抑制摄食中枢，降低食欲。成人 $5\sim10mg/d$，餐前口服。缺点是副作用明显，如失眠、不安、心率加快、血压升高等。

b. 近年采用盐酸芬氟拉明，无中枢兴奋作用，直接刺激饱觉中枢，降低食欲，还有降血脂和血压的作用。

② 口服降糖药：口服降糖药可引起患者胃肠道反应而导致食欲抑制，并能减少或延缓胃肠道对葡萄糖的吸收，增加脂肪排泄量，从而降低体重。如肾、肝功能不佳，老年人及心力衰竭患

者禁用降糖药。

③ 甲状腺制剂：甲状腺制剂可提高代谢率，使脂肪分解加速而达到减轻体重的作用。

④ 脂肪酶抑制：脂肪酶抑制三酰甘油的水解，减少单酸甘油酯和游离脂肪酸的吸收，从而降低体重。该减肥方法对具有遗传倾向的肥胖患者治疗效果较好。成人剂量为80～120mg/d，每日3次口服，长期服用没有明显副作用。

⑤ 中药：大黄、番泻叶等轻泻剂。防风通圣丸、防己黄芪丸等中成药都可用于肥胖症的治疗。

（3）心理治疗　部分肥胖儿童由于常常受到排斥和嘲笑，因而自卑感强，性格逐渐变得内向抑郁，从而不愿参加集体活动，抑郁寡欢，不愿活动，这些行为、心理方面的异常又常常以进食得到安慰。适当的心理治疗可以改变这种习惯，从而保持正常体重。

（4）外科手术治疗　各种方法治疗肥胖症失效后，在必要的条件下，求助外科手术，治疗肥胖。

① 将肠道缩短：通过切除手术，将肥胖患者的小肠缩短，减少小肠吸收营养素的面积，降低机体对热量的吸收而达到减肥的目的。

② 缩小胃的容积：通过切除1/3胃的手术，将胃的容量缩小，限制肥胖患者的进食量，从而达到减肥的目的。

③ 去脂肪术：可以根据患者的肥胖程度和肥胖特点，选择采用局部或全身性脂肪抽吸术或脂肪分离术。

a. 脂肪抽吸术是根据脂肪组织密度小、质地比较疏松的特点而设计的一种手术方法，比较受美容者的青睐。手术时医生先在患者欲消除脂肪部位的皮肤上切一个小口，然后将一根尾端连接在吸引器上、直径10～15cm、外壁有多个吸槽的不锈钢管（吸刮器）插入到患者皮下脂肪层内，然后启动吸引器，利用负压的原理将脂肪组织吸出体外。有报道说，施行这类手术时，一次可以抽吸出700～2000mL的脂肪组织。

b. 脂肪分离术是将患者欲消除脂肪部位的皮肤切开、掀起，然后把皮下脂肪层内的脂肪组织分离出来并给予切除，由于皮下脂肪层脂肪切除后，患者原来紧绷的皮肤和组织会变得比较松弛，因此在缝合皮肤的时候常常同时需要切除一部分多余的皮肤组织。与脂肪抽吸术相比，脂肪分离手术难度较大，对患者造成的创伤也比较重。

三、痛风

痛风是由于嘌呤代谢障碍及（或）尿酸排泄减少，使其代谢产物尿酸在血液中积聚，因血浆尿酸浓度超过饱和限度而引起组织损伤的一组疾病。

嘌呤是核蛋白代谢的中间产物，而尿酸是嘌呤代谢的最终产物。根据发病原因可将痛风分为原发性痛风和继发性痛风。

原发性痛风是由先天性或特发性嘌呤代谢紊乱引起。原发性痛风患者中，$10\% \sim 25\%$有痛风家族史，而痛风患者近亲中发现有$15\% \sim 25\%$患高尿酸血症。原发性痛风大部分发病年龄在40岁以上，多见于中老年；男性占95%，女性只占5%，在更年期后发病，常有家族遗传史。在原发性高尿酸血症和痛风患者中90%是由于尿酸排泄减少，尿酸生成一般正常。

继发性痛风是由慢性肾脏病、血液病、内分泌疾病以及药物引起。继发于其他先天性代谢紊乱疾病，如糖原贮积症。

随着我国经济快速持续增长，人群中痛风的发病率呈上升趋势。

1. 临床特点

根据痛风病情发展的特点，可将痛风病程分为4个阶段。

（1）无症状性高尿酸血症期　仅有尿酸持续或波动性增高。从尿酸增高到症状出现时间可长达数年至几十年，有些人终生不出现症状。但随着年龄的增大，一般最终有$5\% \sim 12\%$高尿酸血症的患者在高尿酸血症后$20 \sim 40$年发展为痛风。

（2）急性痛风关节炎　典型的痛风首次发作常在夜间，患者因为突然足趾疼痛而惊醒。疼痛持续$1 \sim 2$天，如刀割或咬噬样疼痛。最常侵犯的部位是第一足趾，以蹠趾和拇指多见，其次顺序为足背、足跟、膝、腕、指、肘等关节，关节周围及软组织出现明显红肿热痛。关节活动受限，可有发热、白细胞增高、血沉增快（容易被误诊为蜂窝织炎或丹毒）。一般在 3 天或几周后可自然缓解。此时受累关节局部皮肤可出现脱屑和瘙痒的症状。

（3）间歇期　在两次发作之间是间歇期，多数患者第二次发作是在 6 个月至 2 年之内，个别患者则无第二次发作。未经有效治疗的患者，发作频率增加，间歇期缩短，症状逐渐加重，炎症持续时间延长，受累关节部位增加。部分患者第一次发作直接进入亚急性期和慢性期而没有缓解期。

（4）慢性期　主要表现为慢性关节炎、痛风性肾炎、尿路感染以及痛风石。由于尿酸沉淀于结缔组织而逐渐形成痛风石，是痛风的特征性病变。痛风发作 10 年后约 50% 的患者有痛风石，以后逐渐增多。体表初次发生的痛风石表面呈黄白色，质地中等，一般没有明显的压痛和波动感。痛风石小的只有数毫米，如沙粒，称痛风沙粒。随着病情的进展，痛风石可逐渐增大，可如鸡蛋或有更大的痛风结节累积赘生。数目可从最初 1～2 个增加到十几个以上，并累及多个部位，国内报道痛风石最多的一例达 500 多个。

痛风石可发生在许多部位，甚至可累及心脏，典型部位在耳轮、蹠趾、指、腕、膝、肘等。它们直接侵犯关节及肌腱而使关节运动受限，造成肢体畸形和功能障碍。一般而言，不经过治疗的痛风石不会自然消失，只会随疾病的迁延而逐渐增多、增大。痛风石经积极治疗使血尿酸长期控制在正常范围内，痛风石可以消退。

2. 治疗原则

通过饮食和药物治疗，改善体内嘌呤代谢，降低体内血尿酸的水平，控制痛风患者病情的发展。对于原发性痛风患者，如处在痛风急性发作期，患者要尽快进行治疗，控制急性痛风性关节炎的症状，减轻患者的痛苦。饮食上减少富含嘌呤的食物摄入，降低体内尿酸的形成，用一切治疗方法促使体内尿酸排出。对于继发性痛风患者，要查寻清楚病因，对症治疗。

3. 营养治疗

（1）急性痛风症营养治疗

① 限制嘌呤饮食：正常嘌呤的摄入量为 600～1000mg/d。在急性期，患者应选择低嘌呤食物，每天嘌呤摄入量严格限制在 150mg 以下。在发病头 3 天内，选用基本不含嘌呤或含嘌呤很少的食物，对于尽快终止急性痛风性关节炎发作，加强药物疗效都是有利的。在急性发作期，患者宜选用第一类含嘌呤少的食物，以牛奶及其制品、蛋类、蔬菜、水果、细粮为主。

② 限制总热能，保持适宜体重：大多数痛风患者体重都超过正常体重，需要减肥。患者应适当控制膳食总热能摄入，每天比正常人减少 10%～15%，膳食总热量以 6.28～7.32MJ（1500～1750kcal）为宜，以达到理想体重，最好低于理想体重 10%～15%。对肥胖患者要有减肥措施，但不宜减得太猛，因突然减少热能摄入，会导致酮血症。另外，酮体与尿酸竞相排出，使尿酸排出减少，反而促进痛风发作。痛风患者应避免饥饿性酮症的发生及剧烈运动。

③ 适量蛋白质的摄入：高蛋白饮食可导致内源性嘌呤合成增高，有可能增加尿酸的前体物质，蛋白质摄入量按 0.8～1.0g/（kg·d）或 50～70g/d。因为合成嘌呤核苷酸需要氨基酸作为原料，高蛋白食物可过量提供氨基酸，使嘌呤合成增加，尿酸生成也多，高蛋白饮食可能诱发痛风发作。牛奶和鸡蛋不含核蛋白，可作为痛风患者主要蛋白质来源。患者也可补充植物蛋白。

④ 限制脂肪饮食：痛风患者大多有高脂血症，宜采用低脂肪饮食，而且摄入高脂食物可使尿酸排泄减少，而血尿酸增高，每日摄入量在 40～50g。

⑤ 多食碱性食物：当体内 pH 在 5.0 时，每升只能溶解尿酸

盐 60mg；pH6.0 时，尿酸盐可有 220mg 溶解；pH 在 6.6 时，几乎所有的尿酸盐都处在溶解状态。研究发现，大部分痛风患者尿液的 pH 较低，尿酸过饱和易出现肾结石。

尿酸在碱性环境中容易溶解，蔬菜和水果是碱性食物，痛风患者应多吃各种蔬菜和水果，如白菜、包心菜、菜花、冬瓜、海带、紫菜、西瓜、苹果、梨等，也可摄入一些硬果类食物，如花生、杏仁、核桃等。西瓜与冬瓜不仅是碱性食物，还有利尿作用，有助于痛风治疗。

动物性食物大多是酸性食物，只有牛奶是碱性食物。

⑥ 保证维生素和无机盐摄入：维生素供应要充足，特别是 B 族维生素和维生素 C，它们能使体内堆积的尿酸盐溶解，有利于尿酸排出。如果痛风患者伴有高血脂和高血压，应该注意控制食盐的摄入量，每天以 2～5g 为宜。

⑦ 补充充足的水分：充足水的摄入可促进体内尿酸溶解，有利于尿酸排出，预防尿酸肾结石，延缓病情发展。患者每日应饮水 2000mL 以上，折合 8～10 杯清水，患者如出现肾结石时补液量最好能达到 3000mL。为了防止夜尿浓缩，夜间亦应补充水分。患者可通过多喝饮料来补充水分，饮料以普通开水、淡茶水、矿泉水、鲜果汁、菜汁、豆浆等为宜。同时建议患者每天洗一个热水浴，亦可帮助促进体内尿酸排泄。

⑧ 禁酒：酒中主要成分是乙醇，乙醇能造成体内乳酸堆积，而乳酸对尿酸排泄有竞争性抑制作用，在过量饮酒时，可使血尿酸增高。经常饮酒，可促使嘌呤合成，而导致高尿酸血症。饮酒过多，会促使体内脂肪酸合成增加，提高三酰甘油水平。啤酒本身也含有大量嘌呤，可引起患者血尿酸浓度增高。酗酒与饥饿常为急性痛风发作的诱因，应严格限制饮酒，禁止使用辛辣调味品。

（2）缓解期营养治疗　患者可适量选含嘌呤中等量的第二大类食物，如肉类食用量每日不超过 120g，尤其不要集中一餐中进食过多。患者应保持理想体重，多饮水，控制食盐的摄入量。

（3）慢性关节炎期营养治疗　患者每周 5 天采用低嘌呤饮食，每天嘌呤摄入在 100～150mg，另 2 天采用不含嘌呤或嘌呤量很少的食物。患者应注意食物的摄入总量，将体重降低到理想范围，多吃牛奶与鸡蛋，限制脂肪摄入，多饮水，避免过度饥饿。烹调食物时，注意少用辛辣的调味品，食盐要少放，食物以清淡为主。

（4）建立良好的饮食习惯　暴饮暴食，或一餐中进食大量肉类常是痛风性关节炎急性发作的诱因，要定时定量，也可少食多餐。注意食物的烹调方法，多用蒸煮的方法，少用刺激性调味品，肉类煮后将汤滤去可减少嘌呤摄入量。

（5）合理运动　痛风患者通过合理运动，不仅能增强体质、增强机体防御能力，而且对减缓关节疼痛、防止关节挛缩及肌肉废用性萎缩大有益处。然而，无论是体力活动还是运动锻炼，都必须讲究科学，应该注意以下三点。

① 不宜剧烈活动：一般不主张痛风患者参加剧烈运动或长时间体力劳动，例如打球、跳跃、跑步、爬山、长途步行、旅游等。这些剧烈、量大、时间长的运动可使患者出汗增加，血容量、肾血流量减少，尿酸、肌酸等排泄减少，出现一过性高尿酸血症。另外，剧烈运动后体内乳酸增加，会抑制肾小管排泄尿酸，可暂时升高血尿酸。因此，痛风患者要避免剧烈运动和长时间的体力活动。

② 坚持合理的运动方法：痛风患者不宜剧烈活动，但可以选择一些简单运动，如散步、匀速步行、打太极拳、跳健身操、练气功、骑车及游泳等，其中以步行、骑车及游泳最为适宜。这些运动的活动量较为适中，时间较易把握，只要合理分配体力，可以既起到锻炼身体之目的，又能防止高尿酸血症。患者在运动过程中，要做到从小运动量开始，循序渐进，关键在于坚持不懈；要注意运动中的休息，如果总共安排 1h 的运动锻炼，那么，每活动 15min 即应停下来休息 1 次，并喝水补充体

内水分，休息 5～10min 后再度活动 15～20min，这样 1h 内可分为 3 个阶段进行，避免运动量过大和时间过长，是一种合理的运动安排。

③ 运动与饮食结合起来：单纯运动锻炼并不能有效降低血尿酸，但与饮食保健结合起来则会显著降低血尿酸浓度，从而起到预防痛风发作、延缓病情进展的作用。

养成良好的饮食习惯和生活方式，有劳有逸，避免精神紧张，再加以积极的运动锻炼，不仅可稳定患者病情，还可极大提高患者生活质量，是最主动的防治措施。

（6）食物选择　根据食物中嘌呤含量将食物分为 4 类。

第一类：嘌呤含量很少或不含嘌呤食物，每 100g 含量＜50mg。

① 谷薯类：大米、小米、糯米、糙米、大麦、小麦、麦片、面粉、米粉、玉米、挂面、面条、面包、馒头、白薯、马铃薯、芋头。

② 蔬菜类：白菜、卷心菜、青菜叶、空心菜、芥菜、芹菜、菠菜、茼蒿、韭菜、黄瓜、苦瓜、冬瓜、南瓜、丝瓜、西葫芦、菜花、茄子、豆芽菜、青椒、胡萝卜、萝卜、番茄、洋葱、泡菜、咸菜、姜、蒜头、葱、荸荠。

③ 水果类：橙、桃、苹果、梨、西瓜、哈密瓜、香蕉。

④ 乳类：牛奶、奶粉、炼乳、酸奶。

⑤ 硬果类：瓜子、杏仁、栗子、莲子、花生、核桃仁。

⑥ 其他：鸡蛋、鸭蛋、皮蛋、茶、咖啡、巧克力、可可、油脂（限量使用）、猪血、猪皮、海参、海蜇皮、海藻、花生酱、枸杞子、大枣、葡萄干、木耳、蜂蜜、苹果汁、糖浆、果干、果酱。

第二类：含嘌呤较少食物，每 100g 含 50～75mg。

米糠、麦麸、绿豆、红豆、花豆、豌豆、豆腐干、豆腐、青豆、黑豆、青鱼、鲑鱼、白鱼、金枪鱼、龙虾、螃蟹、火腿。

第三类：含嘌呤较高食物，每100g含75～150mg。

猪肉、牛肉、小牛肉、鸡肉、鸡肫、羊肉、兔肉、鸭、鹅、鸽、火鸡、牛舌、鲤鱼、草鱼、鳝鱼、大比目鱼、鱼丸、乌贼、虾。

第四类：含嘌呤高的食物，每100g含150～1000mg。

猪肝、牛肝、牛肾、猪小肠、脑、胰脏、白带鱼、白鲸鱼、沙丁鱼、凤尾鱼、鲢鱼、鲭鱼、小鱼干、牡蛎、蛤蜊、浓肉汁、浓鸡汤及肉汤、火锅汤、酵母粉。

【低嘌呤参考食谱】

早餐：花卷50g，牛奶250g，拌土豆丝120g。

加餐：香蕉150g。

午餐：大米150g，番茄鸡蛋（番茄120g，鸡蛋50g），肉丝圆白菜（圆白菜120g，猪瘦肉55g）。

加餐：苹果150g。

晚餐：馒头50g，大米粥50g，炒素冬瓜蛋清（冬瓜200g，蛋清40g）。

全日烹调用油20g，盐4g。

总热能7.98MJ（1909kcal），碳水化合物321.18g（67.2%），蛋白质63.8g（13.3%），脂肪40.9g（19.3%），胆固醇374.5mg，食物纤维9.43g，嘌呤64.4mg，钠1281.7mg。

第五节 循环系统疾病与营养

一、冠状动脉粥样硬化性心脏病

冠状动脉粥样硬化性心脏病（简称冠心病）是指由于冠状动脉硬化使管腔狭窄或阻塞导致心肌缺血、缺氧而引起的心脏病。

冠心病是一个全球性的健康问题，是欧美国家最常见的一种心脏病。发病年龄有相对年轻化趋势。在发达国家，心血管疾病是引起死亡的"第一号杀手"，冠心病是猝死的主要原因。发展中国家，包括中国在内，虽不如欧美国家多见，但随着生活水平的提高、膳食结构的不合理、吸烟等不良因素的影响，冠心病的发病率在逐年上升，十余年来增加了2～3倍，成为致死的主要原因之一。冠心病多发于40岁以上的人群，男性高于女性，且以脑力劳动者多见。我国冠心病的发病率和死亡率，城市高于农村，北方高于南方，近20年来均呈上升趋势。

冠心病的预防必须从儿童时期开始，必须养成良好的生活习惯，合理膳食，避免摄入过多的脂肪和大量的甜食，加强体育锻炼，预防肥胖、高脂血症、高血压病和糖尿病的发生。超重和肥胖者更应注意减少热量摄入，并增加运动量，将体重降低到理想范围。高脂血症、高血压病和糖尿病患者，要积极控制好血压、血糖和血脂，消除冠心病的危险因素。做好控烟工作，特别要防止青少年成为新一代烟民。

1. 临床特点

根据冠状动脉病变的位置、程度和范围不同，可以将冠心病分为5种类型。

（1）隐匿型　患者无明显临床症状，仅在体检时发现心电图呈缺血性改变或出现放射性核素心肌显像改变。此型也称为无症状性冠心病。

（2）心绞痛型　是由于冠状动脉供血不足，心肌急剧、暂时性缺血与缺氧所引起的临床综合征。主要表现为阵发性的胸骨后压榨样疼痛，可放射至心前区与左上肢，常常由于劳动或情绪激动引发病情，持续数分钟，休息或用硝酸甘油制剂后可缓解症状。

（3）心肌梗死型　此型为冠心病较为严重的类型，由于冠状动脉阻塞、心肌急性缺血性坏死所引起。患者有剧烈而较持久的胸骨后疼痛、发热、白细胞增多和进行性心电图变化，可导致心律失常、休克或心力衰竭出现。

（4）心肌硬化型　长期心肌缺血可导致心肌逐渐纤维化，表现为心脏增大、心力衰竭和心律失常。

（5）猝死　多为心脏局部发生电生理紊乱或起搏、传导功能发生障碍，引起严重心律失常，导致心脏骤停而死亡，患者可在发病 6h 死亡。

2. 治疗原则

患者可根据病情的轻重选择不同的临床治疗方法，同时积极配合饮食治疗，达到缓解症状、恢复心脏功能、延长患者生命、提高患者生活质量的目的。治疗冠心病的临床方法有药物治疗、介入性治疗和外科手术治疗三种。

3. 营养治疗

（1）控制总热量　40 岁以上人群应注意预防肥胖，尤其对有肥胖家族史者，其体重超过标准体重者，每日应减少膳食总热量摄入，以降低体重，力求达到标准体重。患者每天比正常供给量减少 600~800kcal 膳食热量摄入，每月可降低体重 3kg 左右。患者切忌暴饮暴食，要少量多餐，避免吃得过饱，每日最好 4~5 餐。

（2）限制脂肪　每天脂肪的摄入量应控制在总热量的 20%，不应超过 25%。动物脂肪量应低于 10%，不饱和脂肪酸和饱和脂肪酸之比应保持在 1.5 为宜，适当地吃些瘦肉、家禽、鱼类。海鱼的脂肪中含有多不饱和脂肪酸，它能够影响人体脂质代谢，降低血清胆固醇、血清三酰甘油、低密度脂蛋白和极低密度脂蛋白，从而保护心血管，预防冠心病。由此可见，多吃海鱼有益于冠心病的防治。

每天胆固醇摄入量应控制在 300mg 以下，应避免食用过多的动物性脂肪和富含胆固醇的食物。因为一个鸡蛋中的胆固醇接近于 300mg，以往均建议冠心病患者应控制鸡蛋的摄入，每日摄入半个鸡蛋或每两日一个鸡蛋。但现在的研究结果表明，鸡蛋蛋黄中富含卵磷脂，卵磷脂可以促使体内脂肪和胆固醇排出，使血中高密度脂蛋白增高，对心血管有保护作用，人们食入鸡蛋后对自身血胆固醇的浓度没有明显影响。美国医学家的临床实验报告指出，蛋黄中的卵磷脂具有从体内排出血清胆固醇的作用，是高血压、动脉粥样硬化和老年痴呆的"克星"。

（3）适量碳水化合物和蛋白质　碳水化合物摄入应占总热能的 65％左右，宜选用含多糖类食物，少用蔗糖和果糖，肥胖者主食应限制，可吃些粗粮、蔬菜、水果等纤维素高的食物。也可用马铃薯、山药、藕、芋艿、荸荠等根（块）茎类食物代替部分主食，这样可避免主食过于单调。

患者应摄入适量的蛋白质，以满足身体的需要，每日按照 $1.2 \sim 2.0 g/kg$ 供给，约占总热能的 15％。鱼类肉质嫩易于消化吸收，含有丰富的多不饱和脂肪酸，可每周吃 2～3 次，每次 200g 左右，烹饪方法以清炖和清蒸为主。黄豆及其制品含植物固醇较多，有利于胆酸的排出，可减少体内胆固醇的合成，可多吃豆腐、豆干、绿豆汤等食物。患者不必禁忌牛奶，因为 250mL 牛奶中仅含脂肪 9g、胆固醇 30mg，而且牛奶含有抑制体内胆固醇合成因子，因此，患者每天可饮 250mL 牛奶，并可吃 1 个鸡蛋。

（4）控制钠的摄入　冠心病患者往往合并高血压，每日钠盐摄入一般应控制在 5g 以下，中度以上心功能不全患者每天应控制在 3g 以下。

（5）补充维生素和矿物质　患者在平时应注意补充富含 B 族维生素、维生素 C、维生素 E 的食物，多食用新鲜绿叶蔬菜，深色蔬菜富含维生素 C 和胡萝卜素，并含有丰富的膳食纤维，可减少体内胆固醇吸收。

（6）禁饮烈性酒，提倡喝淡茶　患者应禁饮 56°以上的白酒，如喜欢饮酒，可少量饮用酒精浓度较低的啤酒、黄酒、葡萄酒。

茶叶中含有茶碱、维生素 C 和鞣酸。茶碱能吸附脂肪，减少肠道对脂肪的吸收，有助于消化并有收敛作用。茶油含有不饱和脂肪酸，有降胆固醇的功能。一般泡制的淡茶，每日 4～6 杯，能助消化及利尿。不要喝浓茶，因咖啡因量过多，影响睡眠，对冠心病不利。

（7）食物选择

① 适宜食物：谷类、牛奶、酸牛奶、脱脂牛奶、鸡蛋、鱼、虾、去皮鸡肉、猪瘦肉、蔬菜、水果、鲜菇、黑木耳、豆类及豆类制品、核桃仁、芝麻等。

② 限制食物：去脂肪的牛羊肉、火腿、贝类等。

③ 禁用食物：含动物脂肪高的食物，如肥羊、肥猪肉、肥鹅、剁碎猪五花肉的肉馅；高胆固醇食物，如动物的内脏、鱼子、蟹黄、猪皮、带皮猪蹄、全脂奶油、腊肠等；刺激性食物，如芥末、辣椒、白酒、浓咖啡、胡椒、咖喱等。

二、高血压病

高血压病是指动脉收缩压或舒张压增高，常伴有以心、脑、肾和视网膜等器官功能性或器质性改变为特性的全身性疾病。

当收缩压≥140mmHg和（或）舒张压≥90mmHg，可诊断为高血压病。

高血压病可分为原发性高血压病和继发性高血压病，病因不明的高血压病称为原发性高血压病，占所有高血压病患者的90%以上。血压升高是由某些疾病引起，病因明确，称为继发性高血压病。

高血压病是常见的全身性慢性疾病，在各种心血管病中患病率最高。高血压病对心、脑、肾、眼等器官造成损害，引起严重的并发症，是脑卒中和冠心病的重要危险因素。

近年来，随着社会经济的发展、生活方式的改变以及人口老龄化的加速，我国高血压病患病率在持续上升，且上升速度逐年加快。现在，我国15岁及以上人群高血压病患病率为24%，全国高血压病患者人数2.66亿，每5个成人中至少有1人患高血压病。

由于高血压病通常不表现症状，大部分人并不知道自己患有高血压病，在不知不觉中成了高血压病的牺牲品。因此，人们把高血压病称为"无声的杀手"。针对我国高血压病呈持续上升趋势，卫生部决定把每年10月8日定为"全国高血压病日"，以使高血压病发病率得到控制。

1. 临床特点

高血压病患者起病隐匿，病情发展缓慢，患者在早期多无不适症状，常在体检时才发现。患者早期血压不稳定，容易受情绪、生活变化的影响而波动。随着血压持续增高，患者会出现头痛、头晕、头颈疼痛。长期高血压病可引起肾、心和眼睛的病变；出现精神情绪变化、失眠、耳鸣、日常生活能力下降、生活懒散、易疲劳、厌倦外出和体育活动、易怒和神经质等症状。

2. 治疗原则

高血压病与食盐的过量摄入、大量的酒精摄取、肥胖、能量过剩、睡眠不足、失眠等因素有关。轻型高血压病无器官损害的患者，可先行饮食治疗，治疗 3～6 个月如效果不好再同时用药物治疗。

中度和重度高血压病患者，有靶器官损害者，或合并糖尿病、冠心病者均采用药物降压治疗。选用一种降压药，如效果不理想，可选用另一种药物，必要时可同时选用三类药物治疗。高血压病患者因目前无高血压病特殊治疗药物，只能通过长期服用降压药来稳定血压，因此，应选用副作用小的降血压药物。

3. 营养治疗

高血压病营养治疗的目的是通过营养素的平衡摄入，限制食盐和减少酒精的摄入，使心排血量恢复正常，总外周阻力下降，降低血压、减少药物用量，最终达到血压恢复正常和减少高血压病的并发症。

（1）限制食盐，适当补钾　食盐含大量钠离子，人群普查和动物试验都证明，吃盐越多，高血压病患病率越高，每天吃 10g 盐，发病率为 10%，而每天 20g 则为 20%，限盐后血压降低。

低钠饮食时，全天钠的摄入应保持 500mg，以维持机体代谢，防止低钠血症，供给食盐以 2～5g/d 为宜。美国对高血压病患者提出每日摄入钠盐的量为小于 2g。在日常膳食中，天然含钠盐为 2～3g，因此，烹调时，仅能加入 1g 盐，这对吃惯口味重的膳食的患者来说是很不习惯的，一定要慢慢适应，坚持清淡饮食。

钾离子能阻止过高食盐饮食引起的血压升高，对轻型高血压病还具有降压作用。增加钾离子摄入量有利于钠离子和水的排出，有利于高血压病的治疗。患者多吃新鲜的绿叶菜、豆类、水果、香蕉、杏、梅等食物。

（2）热能的限制　肥胖是导致高血压病的原因之一，体重每增加 12.5kg，收缩压可上升 1.3kPa（10mmHg），舒张压升高 0.9kPa（7mmHg），说明体重增加，对高血压病治疗大为不利。肥胖者应节食减肥，不能减肥过快，体重减轻每周以 0.5～1kg 为宜，尽可能达到理想体重。中度以上肥胖者宜限制每天摄入热量 5021kJ（1200kcal）以下，或每千克体重 63～84kJ（15～20kcal）。

（3）补钙、补镁　钙离子与血管的收缩和舒张有关，钙有利尿作用，有降压效果。摄入含钙丰富的食物，能减少患高血压病的可能性，补钙食物有牛奶、海带、豆类及新鲜蔬菜等。但补钙对慢性肾功能不全的患者是不妥的。

镁离子缺乏时，血管紧张肽和血管收缩因子增加，可能引起血管收缩，导致外周阻力增加。补充镁离子的食物有香菇、菠菜、豆制品、桂圆等。

（4）戒烟、限酒、喝茶　传统医药认为少量酒可扩张血管，活血通脉，助药力，增食欲，消疲劳。但长期饮酒危害大，可诱发酒精性肝硬化，并加速动脉硬化，高血压病发病率增多。

香烟中的尼古丁刺激心脏，使心跳加快，血管收缩，血压升高，促使钙盐、胆固醇等在血管壁上沉积，加速动脉硬化的形成。

茶叶含有多种对防治高血压病有效的成分，以绿茶为好，但不宜喝浓茶。

（5）合理选择食物　高血压病患者应多吃保护血管和降血压的食物，如芹菜、胡萝卜、番茄、荸荠、黄瓜、木耳、海带、香蕉等。

患者也应多吃降脂食物，如山楂、大蒜、洋葱、海带、绿豆、香菇等。此外，草菇、香菇、平菇、蘑菇、黑木耳、银耳等蕈类食物营养丰富，味道鲜美，对防治高血压病、脑出血、脑血栓等均有较好效果。

有些食物高血压病患者应该禁忌，如所有过咸食物及腌制品、蛤贝类、皮蛋，烟、酒、浓茶、咖啡，以及辛辣的刺激性食物。

（6）建立良好的饮食习惯　高血压病患者应定时定量进餐，宜少量多餐，每天4～5餐，避免过饱。

（7）注意营养素与药物的相互作用　患者在治疗高血压病时，常用单胺氧化酶抑制剂如帕吉林（优降宁）等治疗，用药期间患者不宜食用含高酪胺的食物，如扁豆、蘑菇、腌肉、腌鱼、干酪、酸奶、香蕉、葡萄干、啤酒、红葡萄酒等食物。因为酪胺可促使去甲肾上腺素大量释放，使血压升高而发生高血压危象。患者还不宜服用天然甘草或含甘草的药物，如甘链片，因为甘草酸可引起低钾血症和钠在体内滞留。茶叶容易和药物结合沉淀，降低药物效果，故服降压药时忌用茶水送服。

4. 高血压病食疗验方

（1）鲜芹菜500g，用冷开水洗净，捣烂取汁，再加蜂蜜50mL调匀，每日1剂，分3次饮服。也可将芹菜洗净，捣烂、绞汁服。15天为1个疗程。

（2）黑木耳6g，洗净，清水浸泡1夜。放锅内蒸1h，再加冰糖适量，睡前服。连续服用，可治疗高血压病眼底出血。

（3）香蕉，1天3次，每次1～2个，连吃一段时间。也可用香蕉皮30～60g，水煎服。

（4）绿豆、海带各100g，先放水煮开，再放大米150～250g，煮成粥，长期当晚饭吃。

（5）苹果汁，每日3次，每次100mg。轻度高血压病者，可以吃苹果，1天3次，每次250g。

（6）鲜山楂10个，捣碎，加冰糖适量，水煎服。

（7）花生米浸醋，5天后食用。每日早上吃10～15粒。

三、高脂（蛋白）血症

高脂（蛋白）血症是指血浆中胆固醇（TC）浓度超过220mg/dl或三酰甘油（TG）浓度超过110mg/dl时，称为高脂（蛋白）血症。

由于血浆中的胆固醇和三酰甘油是疏水分子，不能直接在血液中被转运，必须与血液中的蛋白质和其他类脂（如磷脂）一起组合成亲水性的球状巨分子复合物——脂蛋白。所以，高脂（蛋白）血症是血浆中某一类或某几类脂蛋白血症。

高脂（蛋白）血症是现代富贵文明病之一。随着人们生活质量的提高，食入高蛋白、高脂肪饮食机会增多，加上运动量减少，血中的脂肪由于没法燃烧消耗而积聚，从而导致高脂（蛋白）血症。在中国，患有高脂（蛋白）血症的人群随着经济的发展而增加，而且越来越年轻化，令人担心。

45岁以上中年人、肥胖者、有高脂（蛋白）血症家族遗传史者、经常参加吃喝应酬者、从事高度精神紧张工作者，都属于高危对象，应定期每年至少一次检查血脂。

1. 临床特点

高脂（蛋白）血症对身体的损害是隐匿、逐渐、进行性和全身性的。早期的高脂（蛋白）血症患者多数没有临床症状，这也是很多人不重视早期诊断和早期治疗的重要原因。大量研究资料表明，高脂（蛋白）血症是脑卒中、冠心病、心肌梗死、心脏猝死独立而重要的危险因素。此外，高脂（蛋白）血症也是促进高血压病、糖耐量异常、糖尿病的一个重要危险因素。

高脂（蛋白）血症主要是由于体内脂质代谢异常引起的，是临床常见血液循环疾病之一。用超速离心法可将血浆脂蛋白分为4大类：乳糜微粒（CM）、极低密度脂蛋白（VLDL）、低密度脂蛋白（LDL）、高密度脂蛋白（HDL）。用电泳方法可将脂蛋白分为α-脂蛋白、前β-脂蛋白、β-脂蛋白和乳糜微粒四种。

（1）乳糜微粒（CM） 由小肠黏膜细胞合成，是食物脂类吸收以后的运输工具，主要是运输外源性脂类，特别是外源性三酰甘油进入血循环。三酰甘油约占乳糜微粒重量的 80% 以上。

（2）极低密度脂蛋白（VLDL） 相当于电泳法中的前β-脂蛋白。极低密度脂蛋白由肝细胞合成，肝脏细胞能将体内过剩的葡萄糖（CHO）转变成三酰甘油（TG），与脂蛋白中动员出来的脂酸合成极低密度脂蛋白，分泌进入血液，极低密度脂蛋白的主要功能是运输内源性脂类，尤其是内源性三酰甘油。

（3）低密度脂蛋白（LDL） 是运输胆固醇的主要形式，正常情况下，低密度脂蛋白是极低密度脂蛋白的降解产物，它所携带的胆固醇是肝内合成的，为内源性胆固醇，低密度脂蛋白可通过细胞膜上的受体使胆固醇进入外周细胞而被利用。当血液中的低密度脂蛋白过多，超过生理需要时，它可通过内皮系统的吞噬细胞清除，即"清道夫"途径。

（4）高密度脂蛋白（HDL） 高密度脂蛋白是由肝脏合成，小肠壁也可合成少量，乳糜微粒的残体也可形成高密度脂蛋白。高密度脂蛋白能将周围组织中包括动脉壁内的胆固醇转运到肝脏进行代谢，还具有抗低密度脂蛋白氧化的作用，并能促进损伤内皮细胞修复。

临床上根据脂蛋白电泳的结果将高脂（蛋白）血症分为5型：

Ⅰ型：为高乳糜微粒血症，由于脂蛋白脂酶（一种负责把乳糜微粒从血中清除出去的酶）缺陷或缺乏，导致乳糜微粒水平升高。

Ⅱa型：为β-脂蛋白和胆固醇增高，三酰甘油正常。患者可出现皮肤、肌腱、角膜上出现黄色脂肪沉积，动脉硬化加快，可引起肝功能不全、肾病及甲状腺功能亢进症等并发症。

Ⅱb型和Ⅲ型：为高β-脂蛋白和高前β-脂蛋白血症。患者皮肤上可出现黄色或橙色瘤体，动脉硬化加快。

Ⅳ型：为前β-脂蛋白增高。临床上多见于30岁以上肥胖患者，发病多与遗传因素和饮食不当密切相关。患者可出现血尿酸增高，葡萄糖耐量异常。

Ⅴ型：为乳糜微粒和前β-脂蛋白都升高，是Ⅰ型和Ⅱ型的混合型。患者可出现皮肤黄斑、肝脾肿大，血尿酸增高，葡萄糖耐量异常。

2. 治疗原则

饮食治疗是高脂（蛋白）血症治疗的基础，无论是否采取任何药物治疗之前，患者首先必须进行饮食治疗。饮食治疗无效果或患者不能接受饮食治疗时，才可采用药物治疗。患者在服用降脂药物期间也应注意饮食控制，以增强药物的疗效。

3. 营养治疗

（1）注意热量平衡　很多高脂（蛋白）血症患者都是肥胖患者，可通过限制膳食热量摄入，同时增加运动，以促进体内脂肪分解，达到理想体重。一般每天供给热量 2007～2868kcal 为宜。

高脂（蛋白）血症患者应在确保必要营养的前提下，逐步减少热量的摄入，不可勉强。有些人为了控制饭量，一天吃两顿饭或是一顿饭。这样做会导致机体热量摄入不足，引起机体对营养素吸收能力增加，相反更容易变胖。为了防止肥胖，应该一日三餐，有规律地吃饭，避免暴饮、暴食，不吃过多甜食。

（2）限制富含高胆固醇膳食　胆固醇是人体不可缺少的物质，但摄入过多会对身体产生危害。高脂（蛋白）血症患者每天膳食胆固醇供给量一般在 300mg 以下，如摄入量超过 700～800mg，血胆固醇增高可能性很大。富含胆固醇食物有蛋黄、奶油、动物脑、鱼子、动物内脏，特别是肝脏及脂肪丰富的肉类，患者要少吃。患者禁食肥肉、动物内脏、奶油蛋糕等。

植物固醇存在于稻谷、小麦、玉米、菜籽等植物中，植物固醇在植物油中呈现游离状态，具有降低胆固醇的作用，而大豆中的豆固醇有明显的降血脂作用，因此提倡患者多吃豆制品。

（3）限制高脂肪膳食　食物中的脂肪都是三酰甘油，摄入后 90% 由肠道吸收，每天脂肪摄入量应控制在总热量的 30% 以内。患者每日摄入 20～30g 脂肪为宜。

饱和脂肪酸摄入过多，脂肪容易沉积在血管壁上，增加血液的黏稠度。饱和脂肪酸长期摄入过多，可使三酰甘油升高，并有加速血液凝固作用，促进血栓形成。而多不饱和脂肪酸能够使血液中的脂肪酸向着健康的方向发展，能够减少血小板凝聚，并增加抗血凝作用，能够降低血液的黏稠度。因此提倡多吃海鱼，以保护心血管系统，降低血脂。烹调时，应采用植物油，少吃动物油。

（4）供给充足的蛋白质　蛋白质的来源非常重要，宜选择富含优质蛋白质的食物，且植物蛋白质的摄入量要在50%以上。

（5）多吃蔬菜、水果和薯类　患者应多吃富含维生素、矿物质和膳食纤维的食物，应多吃各种水果和蔬菜，这些食物含有丰富的维生素C、矿物质和膳食纤维，能够降低三酰甘油、促进胆固醇的排泄，特别是要多吃深色和绿色蔬菜。膳食纤维大量存在于糙米、麦片等未经深加工的谷类，以及深色蔬菜、海藻、蘑菇、豆类等食物中。

（6）加强体力活动和体育锻炼　体力活动不仅能增加热能的消耗，而且可以增强机体代谢，提高体内某些酶，尤其是脂蛋白酶的活性，有利于体内三酰甘油的运输和分解，从而降低血中的脂蛋白水平。

（7）戒酒　酗酒或长期饮酒，可以刺激肝脏合成更多的内源性三酰甘油，使血液中低密度脂蛋白的浓度增高引起高脂血症。因此，中年人还是以不饮酒为好，如要饮酒，以少量饮用红酒为好。

（8）避免过度紧张　情绪紧张、过度兴奋，可以引起血中胆固醇及三酰甘油水平升高。患者如果出现这种情况，可注射小剂量的镇静药。

（9）吃清淡少盐的食物，多喝清水，成人每日6～8杯水。

四、心肌梗死

心肌梗死的主要原因是由于冠状动脉粥样硬化导致冠状动脉闭塞，心肌严重而持续缺血，引起局部坏死，造成临床上一系列严重的心血管及胃肠道症状。

急性心肌梗死的发病率随年龄增长而逐渐增高。在男性，发病高峰为 51～60 岁，女性为 61～70 岁。在 35～55 岁之间，男性患心肌梗死的危险性比女性高 6 倍。60 岁以上的老年人群中，女性与男性心肌梗死的发病率没有显著性差异。有高血压病、高胆固醇血症、吸烟、糖尿病的患者，在青年时即可发生心肌梗死。急性心肌梗死的死亡率和致残率相当高，而且病情变化快。目前，全球每年有 1700 万人死于心血管疾病，其中有一半以上死于急性心肌梗死。近 10 年来，我国急性心肌梗死的发病率明显上升，已接近国际平均水平。

1. 临床特点

临床上主要表现为突发持续严重的心绞痛，硝酸甘油治疗不缓解，并可伴血压下降，大汗淋漓，甚至有濒死感觉。

2. 治疗原则

心肌梗死成功治疗的关键是进行积极抢救，最佳方法是急诊介入治疗。其目的是挽救濒死的心肌，缩小心肌缺血面积，防治并发症，减少复发率等。饮食治疗也是心肌梗死治疗的重要组成部分，合理的饮食安排对患者康复和预防并发症的发生有着非常重要的作用。急性心肌梗死营养治疗原则为低脂肪、低胆固醇和高多不饱和脂肪酸。

3. 营养治疗

（1）急性期发作期，患者在发生急性心肌梗死时，应卧床休息，在发病的 1～2 天内应禁止进食。在发病后 3 天，根据患者症状的恢复状况，给予患者一些流质饮食，可选米汤、菜泥、藕粉、去油肉汤等。患者每日进食总量 1000～1500mL，可分 5～6 次给予，以避免一次食入量过大而加重心脏负担，预防心律失常。此阶段禁用牛奶、豆浆、浓茶、咖啡、浓肉汤等有刺激性或胀气食物。

（2）进入稳定期后，患者可选用半流流质饮食，食物应清淡而易消化，如面条、面片、嫩碎蔬菜、肉末、馄饨、粥、鱼类、鸡蛋羹及水果等。随着病情好转，再过渡到软食。患者不宜过热过冷，保持大便通畅，排便时不能用力过猛，预防再次发作。

（3）患者在病情稳定后，可慢慢恢复活动，可逐渐增加进食量。每天脂肪的摄入量在 40g 以内，胆固醇低于 300mg，肥胖患者应设法将体重调整到理想范围之内。

（4）患者应注意保持体内钾钠平衡，适当增加镁的摄入。因为镁离子有助于保护缺血心肌。成人每天镁需要量为 300～400mg，主要存在于香菇、菠菜、豆制品、桂圆、面粉、深色蔬菜、小米、海产品等食物中。

（5）进入恢复期后，营养治疗方法与禁忌食物应与冠心病的要求相同，特别应注意防止复发。

第六节 消化道疾病与营养

消化道由口腔、食管、胃、十二指肠、空肠、回肠、结肠、直肠、肛门组成。口腔分泌唾液淀粉酶；胃分泌胃蛋白酶初步消化蛋白质；十二指肠分泌十二指肠液；空肠、回肠吸收 95％营养素；大肠吸收矿物质、水，降解膳食纤维。

长期摄入对黏膜有强烈刺激的食物，如烈酒、浓茶、咖啡、辣椒；不合理的饮食习惯如进食无规律，咀嚼不充分，食用过咸、过酸、过于粗糙的食物以及暴饮、暴食等均可引起消化道疾病。

一、食管炎

食管是一个具有黏膜的肌性管道，只分泌黏液，不产生消化酶，也不具备吸收作用，因此食管的功能只具将食物往胃转运的作用。食管功能紊乱可以影响正常的吞咽和食物的通过。常见的食管疾病有胃食管反流、急慢性食管炎等。

1. 临床特点

食管炎通常发生在下食管部分，分急性与慢性两种，主要症状有心灼热感、食物反流、胸痛、吞咽困难。急性食管炎可由上呼吸道感染、食管烧伤、长期使用胃管、过度呕吐等原因引起。

慢性食管炎病因是胃酸分泌过度造成胃食管反流，侵蚀食管黏膜造成发炎的结果。

2. 治疗原则

预防发炎的黏膜再受刺激，防止食物逆流，减少胃容量及胃酸的刺激。

3. 营养治疗

急性期应提供液体食物，因可减少对食物摩擦的刺激，且患者对液体的接受性较好。采用少量多餐，可预防胃胀及胃酸分泌过多。使用低油食物。避免引起心灼热感的食物。避免含有咖啡因及碳酸的饮料、刺激性食物及含酸性较高的食物，如巧克力、咖啡、茶、可乐、胡椒、辣椒、橙汁、柠檬汁、番茄汁、甜点等。

二、消化性溃疡

消化性溃疡是指胃肠与胃液接触部位的慢性溃疡，是消化系统常见的慢性病之一。其形成和发展与幽门螺杆菌、胃酸、胃蛋白酶等的影响有关。因溃疡部位主要在胃和十二指肠，所以又被称为胃和十二指肠溃疡。发病率高，可见于任何年龄，但以20～50岁为多见，男性多于女性。

1. 临床特点

消化性溃疡有上腹部疼痛，疼痛具规律性、周期性、季节性和长期性。胃溃疡是"进食、进食后疼痛，饥饿时缓解"；十二指肠溃疡是"饥饿时疼痛，进食，疼痛缓解"。

2. 治疗原则

减轻机械和化学性刺激，缓解和减轻疼痛，改善营养状况，促进溃疡面愈合，避免并发症，减少复发诱因。

3. 营养治疗

（1）定时定量，每天5～7餐，每餐量不宜多。

（2）避免机械性和化学性刺激的食物　不宜食用含粗纤维多的食品。不宜食用产气多的食物。忌用强刺激胃酸分泌的食品和调味品。烹调方法宜选用蒸、煮、汆、烩、焖等方法，不宜采用爆炒、滑熘、干炸、生拌、烟熏、腌腊等方法。食物要细嚼慢咽，以减少对消化道过强的机械性刺激，并注意进餐情绪。

（3）供给充足的营养物质　消化性溃疡的膳食视病情轻重不一，通常饮食治疗可按病情轻重不同分4个时期进行调配。

① 消化性溃疡Ⅰ期膳食：即流质饮食，适用于消化性溃疡急性发作时，或出血刚停止后的患者。食物宜选用易消化而无刺激性的食品，并注意甜咸相间。以蛋白质和糖类为主。可选用牛奶、豆浆、米汤、水蒸蛋、蛋花汤、藕粉、杏仁茶、豆腐脑等。通常牛奶及豆浆加5%的蔗糖，以防胃酸分泌增加及腹胀。

② 消化性溃疡Ⅱ期膳食：即少渣半流质饮食，适用于无消化道出血，疼痛较轻，自觉症状缓解，食欲尚可者。食物选择仍应为极细软、易消化的食物，如鸡蛋粥、肉泥烂面片等，每天6~7餐。加餐可用牛奶、蛋花汤等。注意适当增加营养，以促进溃疡愈合。

③ 消化性溃疡Ⅲ期膳食：即半流质饮食，适用于病情稳定，自觉症状明显减轻或基本消失者。可食粥、面条、面片、小馄饨、小笼包、清蒸鱼、软烧鱼、氽肉丸等。避免过饱、防止腹胀，仍禁食含粗纤维多的蔬菜、避免过咸等。

④ 消化性溃疡Ⅳ期膳食：即胃病5次饭（表7-5），适用于消化性溃疡病情稳定、进入恢复期的患者。主食可不加限制。仍禁食冷的、粗纤维多的、油炸的和不易消化的食物。每日5餐，除了主餐外，加餐2次。

表 7-5　胃病 5 次饭

餐次	食物名称	食物配料及重量
早餐	稀饭	粳米50g
	馒头	面粉70g
	鸡蛋	鸡蛋50g
早点	牛奶	牛奶250mL
	饼干	面粉20g

餐次	食物名称	食物配料及重量
午餐	米饭	粳米 60g
	清蒸鲈鱼	鲈鱼 80g
	红烧茄子	茄子 100g
	番茄炒蛋	番茄 50g,鸡蛋 50g
午点	百合粥	粳米 20g,百合 15g
	豆沙包	面粉 30g,红豆 15g,白糖 15g
晚餐	米饭	粳米 60g
	五香豆腐干	豆干 60g
	胡萝卜烧肉	胡萝卜 50g,瘦肉 50g
	清炒花椰菜	花椰菜 100g

4. 并发症营养治疗

（1）大出血　若患者不伴有恶心、呕吐和休克，均可给少量冷流质，可中和胃酸，减少胃酸对溃疡的刺激。每日进餐 6～7次，每次 100～150mL，出血停止后改为消化性溃疡Ⅰ期饮食。以后根据病情分期治疗。

（2）幽门梗阻　初期，胃潴留量少于 250mL 时只可进食清流质，如少量米汤、藕粉等。每次限 30～60mL，逐渐增加至150mL。待梗阻缓解后，按急性期膳食调配。对脂肪加以限制。梗阻严重者应予禁食。

（3）穿孔　急性和慢性穿孔的患者，均需禁食。

三、胃炎

胃炎可分为急性胃炎和慢性胃炎。胃炎时，胃黏膜呈局限性或弥漫性充血、水肿，表层上皮细胞坏死脱落可产生浅表糜烂，引起出血或血浆外渗，但糜烂一般不超过黏膜肌层。

1. 临床特点

引起急性胃炎的原因主要是各种急性刺激，如饮食过量、过度饮酒或吸烟、过量服用非甾体消炎药，以及变态反应，如对水生贝壳类食物过敏等。外伤、外科手术、发热、黄疸、烧伤及放射治疗后的应激反应在某些情况下也可引起急性胃炎。

慢性胃炎是指不同病因引起的慢性胃黏膜炎症。慢性胃炎分为浅表性胃炎、萎缩性胃炎和肥厚性胃炎 3 种。浅表性胃炎可和萎缩性胃炎同时存在，部分萎缩性胃炎可由浅表性胃炎迁延而成。浅表性胃炎可以完全治愈，但也可能转变为萎缩性胃炎。

2. 治疗原则

急性胃炎的营养治疗是去除致病因素、饮水补液。慢性胃炎的营养治疗是去除病因、少量多餐，进食少渣软食。

3. 营养治疗

（1）急性胃炎的营养治疗

① 去除致病因素：通过致呕吐反应使胃排空，必要时还可采用冲洗结肠或服用轻泻药。为了保证胃休息及恢复，通常要禁食 24～48h。

② 饮水补液：因呕吐、腹泻失水量较多，宜少量多次饮水，每次 100～150mL，宜饮糖盐水、补充水和钠，有利于毒素排泄；若发生失水、酸中毒应由静脉注射葡萄糖盐水及碳酸氢钠溶液。

③ 流质饮食：禁食期过后，按患者的具体情况补充流质。急性发作期最好用清流质，症状缓解后，逐渐增加牛奶、蒸蛋羹等。然后再用少渣清淡半流质饮食，继之用少渣软食。若伴有肠炎、腹泻、腹胀，应尽量少用产气及含脂肪多的食物，如牛奶、豆奶、蔗糖等。

（2）慢性胃炎的营养治疗　胃酸多者，禁成酸性食品，宜进食适量的牛奶、肉泥、菜泥、面条、馄饨、面包等食物。胃酸少者，给成酸性食品，胃酸分泌不足如萎缩性胃炎者，可给浓肉汤、浓鱼汤及适量的糖醋食物，以刺激胃酸的分泌，帮助消化，增进食欲。

四、慢性结肠炎

1. 临床特点

慢性结肠炎临床表现有慢性腹泻，粪便排出脓血、黏液，轻者每天 2～3 次，重者每天多达 20～30 次，也有粪便呈血水样。腹痛常为阵发性、痉挛性绞痛，疼痛后即有便意，排便后疼痛缓解。患者常有不同程度的厌食，体重下降明显。

2. 治疗原则

对症治疗，加强饮食控制。饮食应以柔软、易消化为宜，供给充足的营养素，通过改善患者营养状况，减少慢性结肠炎的急性发作。

3. 营养治疗

（1）少渣软食　避免多纤维蔬菜，采用合理的烹调方法，如高压烹制等，使食物更容易消化吸收。在急性期应给予流质或无渣半流质饮食。

（2）充足的优质蛋白质　多选用鸡蛋、瘦肉等富含优质蛋白质的食物，可促进肠壁的自我修复，改善病情。但是，忌用牛奶及其他奶制品，因为奶类食品可加重腹泻。

（3）限制刺激性食物　戒烟禁酒，忌肥肉、坚硬及含食物纤维多的蔬菜、生冷瓜果、油脂点心等。

五、腹泻

腹泻是消化系统较为常见的病症之一。其主要症状为进食后未经完全消化吸收即被排出体外，排便次数增加，每天均在 2 次以上，粪便稀薄或含有脓血、黏液。分为急性腹泻和慢性腹泻。

1. 临床特点

急性腹泻病因常为急性肠管病、急性中毒和全身性疾病所致。一般是由传染性病毒如轮状病毒、腺病毒、化学毒物、饮食不当、气候突变或结肠过敏等原因所引起。急性腹泻起病急，病程在两个月以内。

慢性腹泻病因常为胃源性、肠源性、器质性和功能性疾病以及全身性疾病等所致。腹泻达 2～3 个月以上，如肠结核、慢性胰腺炎等均可引起慢性腹泻，急性腹泻久治不愈也可以转变为慢性腹泻。

大多数腹泻是由各种病因引起消化不良而产生的。根据消化不良的营养成分不同可以将消化不良分为发酵性消化不良、腐败性消化不良、脂肪性消化不良、混合性消化不良。其中以混合性消化不良最为常见。

发酵性消化不良多因各种原因导致肠道内嗜酸性细菌增多。当摄食过多的碳水化合物食物或发酵食物时，便可引起腹泻。

腐败性消化不良多因患者缺乏胃酸，肠内腐败作用增强导致蛋白质食物消化障碍而引起，也有的人虽然消化道功能正常，但也可由于对蛋白质丰富的食物咀嚼不充分和进食过快而导致腐败性消化不良。

脂肪性消化不良是由于消化道的脂肪消化功能受到障碍而引起的。

混合性消化不良是指消化道对碳水化合物、蛋白质、脂肪等多种营养物质的消化功能均发生障碍而引起的。

2. 治疗原则

预防并纠正水及电解质平衡失调；供给充足营养，改善营养状况。避免机械性及化学性刺激，使肠管得到适当休息，有利于病情早日恢复。

3. 营养治疗

（1）急性腹泻营养治疗

① 腹泻严重时需禁食，必要时由静脉输液。

② 发病初宜给清淡流质，如蛋白水、果汁、米汤、薄面汤等，以咸为主。早期禁牛奶、蔗糖等易产气的流质。

③ 症状缓解后改为低脂流质或低脂少渣、细软易消化的半流质。

④ 腹泻基本停止后，可供给低脂少渣半流质和软食，少量多餐，以利于消化。如面条、粥、馒头、烂米饭、瘦肉泥等。仍

应适当限制含食物纤维多的蔬菜、水果等，以后逐渐过渡到普食。

⑤ 补充维生素。注意补充 B 族维生素和维生素 C，如鲜橘汁、果汁、番茄汁、菜汤等。

⑥ 限制刺激性食物，禁酒，忌肥肉、坚硬及含食物纤维多的蔬菜、生冷瓜果、油脂点心等。

（2）慢性腹泻营养治疗

① 低脂少渣：每天脂肪 40g 左右，烹调方法以蒸、煮、汆、烩等为主，禁用油煎炸等。注意少渣。当腹泻次数多时，最好暂时不吃或少吃蔬菜和水果，可给予鲜果汁等补充维生素。

② 高蛋白、高热能：慢性腹泻病程长，易造成体内贮存的热能消耗，为改善营养状况，应给予高蛋白、高热能饮食，并用逐渐加量的方法，以免加重胃肠负担。可供给蛋白质 100g/d 左右，热能 10.46～12.55MJ（2500～3000kcal）。

③ 禁忌食物：如含膳食纤维多的蔬菜；不易消化的食物；刺激性食物；高脂肪食物等。

六、便秘

便秘是消化系统常见病症之一，多因粪便在肠内停留时间过长，所含水分被吸收，粪便干硬，不能顺利排出，正常排便频率消失。通常食物通过胃肠经消化、吸收，所剩余残渣在 24～48h 后排出，若排便间隔超过 48h，可疑为便秘。如果本身的排便频率为每 48h 一次，则不为便秘。便秘可分为无张力性便秘、痉挛性便秘和梗阻性便秘，以无张力性便秘最为常见。

1. 临床特点

（1）无张力性便秘　亦称无紧张性便秘，因大肠肌肉失去原有敏感性或紧张力，致使推动粪便的蠕动缓慢，使粪便蓄积。此型多见于老年体弱、多次妊娠、营养不良、肥胖以及运动过少者，此外，还见于无定时排便习惯者，食物质地过细、纤维素过少及饮食中缺乏糖类、脂肪、水分、B 族维生素和经常使用泻药或灌肠药等情况。

（2）痉挛性便秘　因肠道神经末梢刺激过度，使肠壁肌肉过度紧张或痉挛收缩。常见的原因有患胃肠道疾病或某种神经失调，使用泻药过量、过久，食用过于粗糙的食物，食用化学刺激物过多等。

（3）梗阻性便秘　因机械性或麻痹性肠梗阻或因肿瘤压迫肠道而引起肠道不全或完全梗阻。如粪便过度壅塞于直肠、乙状结肠，可出现左下腹胀和压痛，并有欲便不畅感。由于粪便坚硬，可引起痔，便秘时间过长，可出现纳差、口苦、恶心、乏力、精神不振、贫血和营养不良等症。

2. 治疗原则

饮食营养治疗应根据不同的类型，给予适当的饮食。养成定时排便的习惯，避免经常服用泻药和灌肠药，适当增加体力活动。

3. 营养治疗

（1）无张力性便秘营养治疗

① 高纤维饮食：多供给含粗纤维食物，刺激肠道，促进胃肠蠕动，增加排便能力。食物可选择粗粮、带皮水果等。

② 多饮水：多饮水及饮料，使肠道保持足够的水分，有利于粪便排出。

③ 供给B族维生素：尤其是维生素 B_1。维生素 B_1 不足可影响神经传导而减慢肠蠕动。食物可选择粗粮、酵母、豆类及其制品等。

④ 多食产气食物：多食易产气食物，促进肠蠕动加快，有利于排便，如洋葱、萝卜、蒜苗等。

⑤ 高脂肪：适当增加高脂肪饮食能直接润肠，且分解的产物脂肪酸有刺激肠蠕动作用，如花生、芝麻、核桃等，每天脂肪总量可达 100g。供给润肠通便食物，如洋粉及其制品、蜂蜜、香蕉、银耳等。

⑥ 药膳：常用的食疗方剂有炖参汤、香蜜茶、葱味牛奶等。香蜜茶是在 65g 蜂蜜中加入 35g 香油，然后加水冲调而成。葱味

牛奶是将少许葱汁、60g 蜂蜜兑入 250mL 鲜牛奶中，煮开后，再用小火温 10 余分钟即可。

⑦ 禁忌：禁烟酒及辛辣食物等，

（2）痉挛性便秘营养治疗

① 无粗纤维低渣饮食：先食低渣半流质饮食，禁食蔬菜及水果，后改为低渣软食。

② 适当增加脂肪：脂肪润肠，脂肪酸增加肠蠕动，有利于排便，但不宜过多，应以小于 100g/d 为宜。

③ 多饮水：饮水及饮料，保持肠道粪便中水分，以利于通便，如早晨饮蜂蜜水等。

④ 进食洋粉食品：洋粉在肠道吸收水分，使粪便软滑，有利排泄。

⑤ 禁食刺激性食物。

（3）梗阻性便秘营养治疗　若为器质性病变引起的，应首先治疗疾病，去除病因，如直肠癌、结肠癌等。若为不完全性梗阻，可考虑给予清流质。饮食仅限于提供部分热能，并最低限度控制食物残渣，以胃肠外营养作为供给能量的主要方式。

第七节　肝胆胰疾病与营养

一、肝胆胰与营养

人体内重要的消化腺有肝脏、胆囊和胰腺。肝脏分泌胆汁，储存在胆囊中，促进食物中脂肪的消化。肝脏是人体最重要的器官之一，是体内各种物质代谢的中心，是各种营养素主要代谢场所。胰腺是具有多种功能的腺体，分泌的主要消化酶有胰蛋白酶、胰脂肪酶、胰淀粉酶等。因此，肝脏、胆囊、胰腺发生疾病之后，必然影响体内各种营养素的代谢，发生新陈代谢紊乱。

1. 肝脏与营养

肝脏是人体最大的腺体，是人体新陈代谢最旺盛的器官，经胃、小肠吸收的绝大部分营养物质，在肝细胞内进行合成、分解、转化、贮存。肝脏位于人体的右下腹部，外形像一个锥形，粗端居右，细端居左。肝脏分为左叶和右叶，右叶最大。肝脏由韧带"悬挂"在腹腔内，而韧带又有一定的伸缩性，所以肝脏的位置可随腹腔压力和容积的改变而变化。

我国成人肝脏的重量，男性为 $1230\sim1450g$，女性为 $1100\sim1300g$，占体重的 $1/50\sim1/30$。肝的重量在 $26\sim40$ 岁时最重，以后逐渐减轻。

肝脏的主要功能如下。

① 分泌胆汁：胆汁能乳化脂肪，增加酶对脂肪分解作用的面积，促进脂肪的消化吸收。

② 参与物质代谢：肝脏对糖代谢的主要作用是维持血糖浓度的恒定；由消化道吸收的氨基酸通过肝脏时，其中 80% 的氨基酸在肝内进行蛋白质合成、脱氨基和转氨基等作用；肝脏是脂肪运输的枢纽，还能利用糖和某些氨基酸合成脂肪、胆固醇和磷脂。肝脏可将胡萝卜素转变为维生素 A 并加以贮存。肝脏可将维生素 K 转变为凝血酶原，B 族维生素在肝内可形成各种辅酶，参与各种物质代谢。

③ 与红细胞的生成和破坏有关：肝脏内可合成为红细胞发育成熟所必需的维生素 B_{12}，肝参与促红细胞生成素的合成，在血红蛋白代谢中亦起重要作用；肝脏能把血液运来的间接胆红素转变为直接胆红素，由胆汁排入肠内。

④ 与血浆蛋白及多种凝血因子的合成有关：血浆蛋白中的全部白蛋白和 80% 的球蛋白在肝内合成；多种凝血因子（如纤维蛋白原、凝血酶原等）也在肝内合成。与凝血有关的维生素 K 及抗凝血的肝素也全部或部分地在肝内合成。

⑤ 与血液循环有关：肝脏血管经常贮存相当分量的血液，是体内贮血库之一，当肝静脉出口受阻时，肝内会淤积大量血液，严重时会影响回心血量，造成血液循环功能困难；肝脏还有潜在的造血功能。

⑥ 与激素代谢有关：肝脏是多种内分泌腺所分泌的激素失

活的主要器官，如肾上腺皮质激素和性腺激素等都在肝内失活；许多激素在肝脏经过处理失去活性。

⑦ 解毒作用：肝脏是人体主要的解毒器官。肝脏还是一个强大的免疫器官，肝内有丰富的巨噬细胞，能吞噬和清除血液中的异物和肠道吸收来的毒物、细菌，还能进行残留药物的解毒等。

2. 胆道系统与营养

（1）胆道结构　胆道就是那些将肝脏分泌的胆汁输送到十二指肠的管道结构。胆道系统由肝内和肝外两部分构成。

① 肝内部分：输胆管道肝内自胆小管开始，起始于肝内毛细血管，逐渐汇成胆小管、小叶间胆管、肝左管和肝右管。

② 肝外部分：肝左管和肝右管自肝门出肝脏之后，汇成一条肝总管下行，与胆囊管汇合，共同形成胆总管。其末端与胰腺管汇合，开口于十二指肠乳头，其外有肝胰壶腹（Oddi）括约肌围绕。肝总管与胆囊管汇合成胆总管，胆总管长 7～9cm，胆总管直径 0.6～0.8cm，大于 1cm 为病理性。

③ 肝管：接受肝细胞分泌的胆汁，送入胆囊。胆总管与胰管汇合，开口于十二指肠乳头。

④ 胆囊：胆囊为梨形囊性器官，其功能为贮存、浓缩与输送胆汁。胆道系统如同一条河，由多个小溪逐渐形成大河，而胆囊则如同一个湖或一个水库。

（2）胆汁的生成　成人每天由肝细胞、胆管分泌胆汁 800～1200mL。胆汁中 97％是水分，其他成分是胆汁酸、胆盐、胆固醇、磷脂酰胆碱（卵磷脂）、胆色素、脂肪酸、氨基酸、酶类、矿物质、刺激因子等，胆汁呈中性或弱碱性。

（3）胆汁的生理功能

① 乳化脂肪。胆盐随胆汁进入肠道后与食物中的脂肪结合使之形成能溶于水的脂肪微粒而被肠黏膜吸收，并能刺激胰脂肪酶的分泌和激活，水解脂类，促使脂肪、胆固醇和维生素 A、维生素 D、维生素 E、维生素 K 的吸收。

② 胆盐有抑制肠内致病菌生长繁殖和内毒素形成的作用。

③ 刺激肠蠕动。

④ 中和胃酸。

（4）胆囊的生理功能

① 浓缩储存胆汁：胆囊容积仅为 40～60mL，但 24h 内能接纳约 500mL 的胆汁，胆囊黏膜有很强的选择性吸收水和钠、氯的功能，胆囊黏膜可吸收胆汁中的水、钠、氯，使胆汁浓缩 5～10 倍。进入胆囊的胆汁，90％的水分被胆囊黏膜吸收，可使胆汁浓缩后储存于胆囊内。

② 排出胆汁：胆汁的分泌是持续的，而胆汁的排放则随进食而断续进行，通过胆囊平滑肌收缩和肝胰壶腹（Oddi）括约肌松弛来实现。受神经系统和体液因素（胃肠道激素、代谢产物、药物等）的调节。每次排胆汁时间的长短与食物的种类和数量有关。每次胆汁排出完成后仍约有 15％的胆汁留在胆囊内。

③ 分泌功能：胆囊黏膜每小时分泌约 20mL 黏液性物质，主要是黏蛋白，可保护和润滑胆囊黏膜免受胆汁的溶解，并使胆汁容易通过胆囊管。胆囊管梗阻，胆汁中胆红素被吸收，胆囊黏膜分泌黏液增加，胆囊内积存的液体呈无色透明，称"白胆汁"。积存"白胆汁"的胆囊称胆囊积水。当胆囊存在炎性和梗阻时，胆囊还可以分泌钙。

3. 胰腺与营养

胰腺是人体的第二大消化腺，在胃的后方，横行于腹后壁，相当于第一、二腰椎间的水平。胰腺呈长条状，淡红色，分头、体、尾三部分，胰头膨大位于右侧，被十二指肠环抱，胰腺管的末端穿入十二指肠壁，会合胆总管，开口于十二指肠乳头。

胰液是所有消化液中消化食物最全面、消化力最强的一种。如果胰液分泌发生障碍，即使其他消化液分泌正常，也会影响脂肪和蛋白质的消化和吸收。由于大量的蛋白质和脂肪不能消化吸收而随粪便排出，产生胰性腹泻。脂肪吸收障碍又可影响脂溶性维生素的吸收，产生相应的维生素缺乏病。但糖的消化和吸收一般不受影响。胰腺的功能如下所述。

（1）胰腺的外分泌腺由腺泡和腺管组成，腺泡分泌胰液，腺管是胰液排出的通道，腺泡分泌的胰液通过胰管与胆总管汇合，胰头就在胰管开口处。胰液中含有碳酸氢钠、胰蛋白酶、脂肪酶、淀粉酶等。胰液通过胰腺管排入十二指肠，有消化蛋白质、脂肪和糖的作用。

（2）胰腺的内分泌腺由大小不同的细胞团——胰岛所组成，分泌胰岛素，调节糖代谢。胰岛素分泌不足，可引起糖尿病。

二、肝硬化

肝硬化是一种常见的慢性进行性肝脏疾病，是各种原因所致的肝脏慢性、进行性的弥漫性改变，由多种原因引起的肝纤维化发展而来，是各种肝损伤共同作用的最终结果，其特点是肝细胞变性和坏死。

85％的肝硬化发生在 21～50 岁，男性明显高于女性，比例为 3.6：1～8：1。导致肝硬化的原因有多种，西方国家以慢性酒精中毒引起的酒精肝硬化多见，我国以病毒性肝炎导致的肝硬化多见。

1. 临床特点

大部分患者可无症状或症状较轻，症状常无特异性。患者可出现食欲减退、乏力、恶心、呕吐、消化不良、右上腹隐痛和腹泻等症状，其中较为突出的症状是乏力和食欲缺乏。患者多因劳累或伴发病而出现上述症状，多呈间歇性，经休息后可缓解。患者一般无异常，体征不明显，肝脏大小正常或轻度肿大，部分患者伴有脾肿大，并可出现肝掌和蜘蛛痣。患者肝功能多在正常范围内或有轻度异常。随着病情发展，患者肝功能减退，出现胃底静脉曲张、轻度或中度黄疸和门脉高压。75％以上患者晚期可出现腹水，并有出血倾向和凝血障碍。根据肝硬化的原因可以把肝硬化分为 5 种类型。

（1）酒精中毒型肝硬化　由于长期酗酒影响肝脏无法正常代谢，使脂肪大量堆积在肝脏内而形成脂肪肝，久而久之形成肝硬化。乙醇能为机体提供大量热量，1g乙醇能产生29.7kJ（7.1kcal）热量。乙醇进入人体后不能在机体中储存，而被机体迅速代谢，90%～95%在肝脏中氧化。如果有大量乙醇摄入，就会影响肝脏对其他营养素的代谢作用，如使蛋白质和脂肪代谢发生障碍，大量脂肪堆积在肝脏中形成脂肪肝，引起肝脏发生纤维化，形成肝硬化。

（2）肝炎后肝硬化　慢性乙型肝炎患者体内长期携带乙肝病毒，病毒进入肝细胞后，使肝细胞破坏，产生纤维因子，使肝脏内纤维组织逐渐增多而发生纤维化，形成肝硬化。

（3）胆汁性肝硬化　任何原因引起的肝内、外胆管疾病，导致胆汁在肝脏中发生淤积而导致的肝硬化。

（4）化学毒素或药物性肝硬化　长期接触某种化学毒物（如磷、砷）或长期服用某种药物（如辛可芬）而导致的慢性中毒性肝炎发生，最终发展成为肝硬化。

（5）营养缺乏性肝硬化　患者长期营养缺乏，特别是蛋白质、维生素E、B族维生素和胆碱等营养素的缺乏，引起脂肪肝，肝细胞坏死、变性，最终演变为肝硬化。

2. 治疗原则

目前，治疗肝硬化尚无特效药物，肝硬化的治疗以综合治疗为主。肝硬化早期以保养为主，防止病情进一步加重；患者如处在失代偿时期除了保肝、恢复肝功能外，还要积极防治并发症。肝硬化患者一般食欲较差，消化功能下降。因此，妥善安排肝硬化患者的饮食，保证患者的营养摄入，在肝硬化治疗过程中起到举足轻重的作用。肝硬化患者通过合理营养，有利于恢复肝细胞功能，稳定病情。由于肝功能受到损害的程度轻重不一，往往出现不同的并发症，因而对饮食的要求也不一样。但肝硬化患者饮食的一般原则是相同的。肝硬化患者采用高热量、高蛋白、高维生素和适量脂肪饮食，即"三高一适量"膳食。

3. 营养治疗

（1）要有足够的热量　充足的热量可减少体内对蛋白质的消

耗，减轻肝脏负担，有利于组织蛋白的合成，以及有利于肝细胞的修复和再生。肝硬化患者每日食物热量以2500～2800kcal较为适宜，或每日每千克体重需热量35～40kcal。

（2）适量的蛋白质　较高的蛋白饮食对保护肝细胞、修复已损坏的肝细胞有重要意义。当血浆蛋白过低而引起腹水和水肿时，蛋白量可增加。患者一般情况下每日需要供给蛋白质100～120g。当患者血浆蛋白减少时，则需大量补充蛋白质，按照体重每日可供1.5～2g/kg，有腹水或使用糖皮质激素治疗患者每日蛋白质的摄入可增至2～3g/kg。但患者肝功能严重受损或出现肝昏迷先兆症状时，则不应给予高蛋白饮食，而要严格限制食物蛋白质摄入量，以减轻肝脏负担和减少血中氨的浓度。

（3）脂肪不宜过多　肝硬化患者的肝脏胆汁合成及分泌均减少，使脂肪的消化和吸收受到严重影响。进食过多脂肪后，过多的脂肪在肝脏内堆积，引起脂肪肝，而且会降低肝脏合成肝糖原的能力，使肝功能进一步减退。因此，患者在烹调菜肴时，禁用动物油，只能使用少量植物油。一般来说，每日供给脂肪以40～50g为宜。如果是胆汁性肝硬化的患者则应采用更低脂肪、低胆固醇饮食。

（4）糖类供应要充足　每日碳水化合物供给以300～500g为宜。充足的碳水化合物摄入可保证肝脏合成并贮存肝糖原，防止毒素对肝细胞的损害。但是一定要适量，过多摄入碳水化合物，不仅影响食欲，而且容易造成体内脂肪的堆积，引起脂肪肝，患者体重也会日渐增加，进一步加重肝脏的负担，导致肝功能逐渐降低。可以多选用葡萄糖、白糖、蜂蜜、蜂乳、果汁或水果等容易消化吸收的单糖、双糖类食物。蜂蜜具有健胃、助消化、提高肝糖原含量和血红蛋白水平、增加肝脏解毒能力等保肝和强健机体的功效，更适用于肝硬化患者经常食用。

（5）补充多种维生素　B族维生素对促进消化、保护肝脏和防止脂肪肝有重要生理作用。维生素C可促进肝脏新陈代谢、保护肝细胞、促进肝细胞再生并具有解毒功能，特别是伴有腹水的患者更需要大量补充维生素C。脂溶性维生素A、维生素D、维生素E对肝都有不同程度的保护作用。患者可在医生的指导下服用维生素制剂。

（6）摄入适量的矿物质　研究结果发现，肝硬化患者体内缺乏锌和镁离子，锌缺乏会使患者食欲缺乏，患者在日常饮食中应适量摄取含锌和镁丰富的食物，如牡蛎、海产品、猪瘦肉、牛肉、羊肉、鱼类、核桃仁、绿叶蔬菜、豌豆和乳制品等。

（7）食盐和水摄入要适量　有轻度腹水或水肿患者应采用低盐饮食，每日食盐的摄入量以 $1.0 \sim 1.5g$ 为宜，最多不超过 $2.0g$。饮水量应限制在 $2000mL$ 以内。对于严重的腹水患者或水肿患者应采用无盐饮食，每日食盐的摄入量应严格控制在 $500mg$ 以下，水的摄入量在 $1000mL$ 以内。

（8）食物应多样化　肝硬化患者的消化功能一般都有所下降，食欲不佳，所以应注意食物的搭配和多样化，选择一些患者喜爱的食物，讲究烹调方法，注意食物的色、香、味、形，以增加患者的食欲。

（9）建立良好的就餐习惯　患者应定时定量进餐，少量多餐，可采用一日五餐制。肝硬化患者的消化能力降低，而且由于静脉回流不畅，食管静脉常常曲张，容易破裂，所以平时宜进软食、流质、半流质饮食，而不宜食用干硬、粗糙等易划伤食管和难以消化的食物。

（10）禁忌食物　患者不宜食用酒及含乙醇饮料，因为乙醇在体内主要是通过肝脏进行代谢而排出体外，饮酒进一步加重肝脏负担，加重肝硬化的程度。辛辣有刺激性的食物和调味品以及油炸食品不适合患者食用。患者也不宜食用含有大量粗纤维的食物如芹菜、韭菜、笋等蔬菜，以及容易产气的食物，如豆类和薯类等。

三、脂肪肝

脂肪肝又称肝内脂肪变性，是指由各种原因引起的肝细胞内脂肪蓄积过多，脂肪含量超过肝重的 10%，甚至最高可达

40%～50%；或在组织学上超过肝实质 30%时，称为脂肪肝。

肝脏是脂类合成代谢和分解代谢的中心，是脂肪和胆固醇暂时贮存的器官，但它并不能大量储存脂肪。当肝内脂肪的分解与合成失去平衡，或运出发生障碍时，三酰甘油和自由脂肪酸就会在肝实质细胞内过量积聚，发生脂肪肝。引起肝脏脂肪代谢紊乱的原因可以是单一的，也可以是多种因素共同作用的结果。例如长期酗酒者也可能因为不良的饮食习惯而长期营养失调。在我国，由高脂血症、肥胖、肝炎和糖尿病引起的脂肪肝比较多见。近年来，随着人民生活水平的提高，因酗酒而患脂肪肝的患者有增多的趋势。此外，营养失调、药物中毒、妊娠也可能引发脂肪肝。

1. 临床特点

根据脂肪肝发病原因，脂肪肝分为肥胖性脂肪肝、酒精性脂肪肝、营养失调性脂肪肝、药物性脂肪肝、妊娠急性脂肪肝、糖尿病性脂肪肝等。脂肪肝一般无特殊症状，有时可出现食欲减退、恶心、呕吐、腹胀及右上腹压迫感或胀满感。这些症状可能与肝脂肪浸润导致肝细胞损害及肝肿大有关。由于脂肪肝合并胆囊炎、胆石症多见，患者可出现较明显的右上腹疼痛不适以及返酸等症状。50%左右的患者（多为酒精性脂肪肝）可有各种维生素缺乏的表现，如末梢神经炎、口角炎、皮肤瘀斑、角化过度等。重度脂肪肝患者可有腹水和下肢水肿。

2. 治疗原则

脂肪肝的治疗首先是去除病因，治疗原发病。如严重的肥胖患者就应该先减肥，减轻体重有助于治疗脂肪肝。在治疗原发病的基础上，还应注意合理饮食，以促进脂肪酸的氧化，加速肝内脂肪的排出。病因明确的患者更应注意饮食治疗。

3. 营养治疗

（1）控制总热量 为避免剩余的热量转化为脂肪，应适当控制热量摄入，以防止诱发脂肪肝。对正常体重者，从事轻体力工作时，热量可按每日 125.5kJ/kg（30kcal/kg）供给；体重超重者按 83.68～104.60kJ/kg（20～25kcal/kg）供给热量，通过体重的降低而有利于肝功能恢复。

（2）适量摄入脂肪　磷脂的合成必须有必需脂肪酸的参与，磷脂可促使脂肪从肝脏中排出，有利于预防脂肪肝，但过多的脂肪摄入又不利于患者脂肪肝的治疗，因此患者应适量摄入脂肪，每日按 0.5～0.8g/kg 供给脂肪，即每日 30～50g，同时要限制高胆固醇类食品，如鱼子、脑髓、肥肉、动物内脏等。烹饪用富含不饱和脂肪酸的植物油。

（3）供给高蛋白饮食　蛋白质能帮助肝内脂肪运转，色氨酸、苏氨酸和赖氨酸等必需氨基酸都有抗脂肪肝作用，适当提高摄入蛋白质的数量和质量，可以避免体内蛋白质损耗，有利于肝细胞的修复与再生，纠正低蛋白血症。因此，患者蛋白质的摄入量要高，每日按照 1.2～1.5g/kg 供给。患者可选用脱脂牛奶、少油豆制品（如豆腐、豆腐干），以及牛瘦肉、鸡肉、兔肉、淡水鱼、虾等。

（4）降低碳水化合物的摄入　过量摄取碳水化合物，可刺激肝脏大量合成脂肪酸，是造成肥胖和脂肪肝的重要因素。因此，与降低脂肪相比，控制碳水化合物的摄入，更有利于减轻体重和治疗脂肪肝。患者应该禁食纯糖食物、果酱、蜂蜜、果汁、糕点等甜食。

（5）摄入足量的膳食纤维　食物中的纤维有助于减少肠道对脂肪，特别是对胆固醇的吸收，膳食纤维也可促进肠蠕动，促进体内废物排出，预防便秘和直肠癌。所以，患者饮食不宜过分精细，患者应注意主食粗细搭配，多用蔬菜、水果和菌藻类食物，以保证足够数量的膳食纤维摄入。

（6）摄入充足的维生素　肝脏中储存多种维生素，肝功能不好时维生素的贮存能力降低，如不及时补充，就会导致体内维生素缺乏。为了保护肝细胞，应该多食富含维生素的食物。因此，患者要多食新鲜蔬菜，还可吃些柑橘、苹果、香蕉、草莓等水果。

（7）戒酒　酒精对肝细胞有毒性，能降低肝脏外运脂肪细胞的能力，导致脂肪在肝内堆积，引起或加重脂肪肝。因此，如果患者已经发生脂肪肝，戒酒是有效的治疗方法。患者同时要少吃刺激性食物。

四、肝性脑病

肝性脑病是由于肝功能严重衰竭或门体分流手术后出现的一系列代谢紊乱，以异常和昏迷为主的中枢神经系统功能失调综合征。

肝性脑病主要是由慢性肝病引起，也可由重症急性病毒性肝炎、急性中毒性肝炎、急性药物性肝炎和急性毒蕈中毒等引发病症。肝性脑病是由于肝脏功能的损害，使肝脏在血氨转化清除过程中力量不足，致血中氨含量增高，由于氨的含量增高，大脑功能发生紊乱，这就是肝性脑病的氨中毒说。

1. 临床特点

肝性脑病可分为前驱期、昏迷前期、昏睡期和昏迷期，临床表现和大脑损伤程度轻重有关。主要症状为精神改变、性格改变、行为失常、智力降低、语言障碍、双手扑翼样颤抖、语无伦次、昏睡、昏迷等，还可以有出血倾向、心肾肝综合征等。

2. 治疗原则

降低或防止血氨升高，促进氨等有毒物质的清除，纠正氨基酸代谢紊乱。保护大脑，预防或延缓肝昏迷的发生。通过饮食治疗控制总热量和蛋白质的摄入量，减少体内代谢氨的产生。

3. 营养治疗

（1）适当控制热量摄入　在控制膳食热量摄入的同时要保证大脑的能量需要，减少组织蛋白质分解，保护肝功能。

① 患者处在昏迷期，每日膳食热量控制在 $5021\sim6694$kJ/d（$1200\sim1600$kcal/d）。由于葡萄糖可减少组织分解、降低血氨，促进氨与谷氨酸合成谷氨酰胺，因此用葡萄糖供给患者所需的热量，禁止蛋白质摄入，补充多种维生素，可由鼻饲或静脉供给。

② 患者复苏后，每日热量的摄入可提高到 $6276\sim8368$kJ/d

（1500～2000kcal/d）。

（2）严格限制蛋白质供给量　患者应采用低蛋白饮食，并根据病情每隔 2～3 天调整一次供给量。植物蛋白可提供支链氨基酸，还能增加排便量，减少氨的吸收。但长期无优质蛋白质摄入，影响肝组织的修复，在控制蛋白质摄入总量的前提下，植物蛋白质和动物蛋白质可交替食用。

① 患者处在昏迷期时，停止蛋白质摄入，是治疗肝功能衰竭和肝昏迷的重要治疗方法，但不宜停用过久，长时间不供给蛋白质，内源性蛋白质分解增加，也可以引起血氨升高。

② 患者复苏后，每日蛋白质的摄入控制在 0.5g/kg 左右，即蛋白质供给量以 20～30g/d 为宜，如病情稳定 3 天后可试探性每隔 2～3 天增加蛋白质的摄入量，每次增加 10g，每日最多不能超过 50g，以植物蛋白质为主。

轻中度血氨升高的患者如无神经精神症状者，每日蛋白质的供给量为 0.5g/kg，病情好转后，逐步增加，直到每日 50g/d 左右。患者应选择含支链氨基酸丰富、产氨少的食物。

（3）脂肪供热占总能量的 20%～25%，患者膳食脂肪量以每日 30～40g 为宜，食用植物油。

（4）膳食碳水化合物供热占总热能的 60%～70%。

（5）供给充足的维生素　患者应注意补充富含 B 族维生素、维生素 C、维生素 A、维生素 E、维生素 K、叶酸、泛酸、烟酸等的食物。

（6）注意补充矿物质和水　低蛋白饮食常常会引起患者缺乏钙、铁，患者肝衰竭时脑中铜、锌含量减少，可能是引起肝昏迷的原因之一，应注意补充这些矿物质；腹水者应减少食盐摄入量，应采用低盐饮食或低钠饮食，每日食盐摄入量应低于 4g，并需要限制液体摄入量。

（7）禁食粗糙、坚硬、含粗纤维丰富、刺激性的食物。

（8）为预防便秘，患者应食用蔬菜补充膳食纤维，蔬菜应加工成蔬菜泥给患者食用，防止食管-胃底静脉曲张破裂出血。

（9）患者应少食多餐，每日以5～6餐为宜。

（10）食物应清淡少油、易消化、软烂、少渣、易吞咽。

（11）患者昏迷不能进食时，可采用鼻饲或静脉营养。

五、肝豆状核变性

肝豆状核变性是以青少年为主的遗传性代谢缺陷病，是由于铜代谢发生障碍，引起铜在体内过度蓄积，损害肝、脑等器官而导致的疾病。

本病在各国都有散见的患者，发病率约为1/16万。患者大多在10～25岁出现症状，男性稍多于女性。儿童期发病症状多为急性，可在数月或数年内发生死亡，30岁以上的患者症状多为慢性型。

1. 临床特点

早期主要以消化道症状为主，可出现消化不良、食欲缺乏、反复出现疲乏、呕吐、黄疸、水肿或腹水等症状。继而出现肝脏缩小、变硬，表面出现结节，最终发展成为坏死性肝硬化。患者精神状态可出现记忆力减退、性格异常、语言表达能力出现障碍。

2. 治疗原则

减少铜的摄入和增加铜的排出，以改善其症状。

3. 营养治疗

（1）低铜高蛋白饮食　患者在进行驱铜治疗时，应采用高蛋白饮食，严格限制铜的摄入量，每日食物中铜的摄入量应小于1mg。患者应避免食用含铜量高的食物，如动物肝脏、动物全血、瘦肉、羊肉等，坚果类（如核桃、腰果、板栗等），干豆类（如黄豆、黑豆、绿豆等），以及芝麻、巧克力、可可、樱桃等。禁用含有龟甲、鳖甲、珍珠、牡蛎、地龙等含高铜的药物。

（2）补充充足的维生素和矿物质　为防止患者因缺钙和缺磷而出现的骨骼软化的现象，患者应多补充维生素B_6和维生素D。如果患者同时伴有贫血的症状，应给予铁剂治疗。对出现神经症状的患者应根据病情给予对症治疗，如给予调节神经系统药物左旋多巴，同时给予合理的保肝药物，减轻肝脏的损伤。

六、胆囊炎和胆石症

肝脏分泌的胆汁通过胆管进入胆囊，胆囊是浓缩、贮存胆汁的器官。胆囊炎可分为急性和慢性两种，是由于胆道结石、胆道蛔虫等使胆管阻塞和细菌感染而引起胆囊的炎症性疾病。胆石症是指胆道系统，包括胆囊及胆管在内的任何部位发生结石的一种疾病。胆囊炎和胆石症是胆管最常见疾病，两种疾病常常同时存在，互为因果。

胆囊炎临床多见，尤以肥胖、多产、40 岁左右的女性发病率较高。胆石症无论在国外还是国内都是常见疾病。西方国家胆石症的发病率为 10％～20％，老年人胆石症发病率为 11.9％，女性约为 25％，男性约为 10％。在我国发生胆石症的人也很多，并且近几十年来发病率有上升趋势。从年龄上看各年龄的人都可患胆石症。儿童及青年人较少，40 岁以后胆石症的发生率即逐步提高。胆石症发病的高峰年龄为 50～60 岁。从性别看，患胆石症的女性患者明显比男性多，为（2～3）：1。城市人群中胆石症的发病率比农村人高，脑力劳动者的发病率比体力劳动者高，而轻体力劳动者又比重体力劳动者为高。

1. 临床特点

急性胆囊炎患者表现为右上腹持续性疼痛、阵发性加剧，可向右肩背放射，常伴发热、恶心呕吐，但寒战少见，黄疸轻。患者往往在晚餐后半夜发病，因进食油腻多脂食物后能使胆囊加强收缩，而平卧又易于小胆石滑入并嵌顿胆囊管。慢性胆囊炎患者多数表现为消化不良、厌油腻食物、上腹部闷胀、嗳气、胃部灼热等症状。

胆石症的临床表现在很大程度上取决于胆石的大小、部位、动态、是否并发感染及造成阻塞的程度。胆囊内结石一般不产生绞痛，常有右上腹胀饱闷感，伴嗳气、恶心、大便不调等消化不良症状，当进食油腻食物后更加明显。胆管中有结石可引起平滑肌痉挛或梗阻时，常有胆绞痛发生，多在饱餐或进高脂餐后数小时内发作。开始右上腹持续钝痛，以后阵发性加剧，难以忍受，疼痛常放射至右肩胛或右背部，伴恶心呕吐、面色苍白、大汗淋漓、弯腰打滚，发作后还可有发热、黄疸等症状出现。

2. 治疗原则

急性胆囊炎的治疗一般分药物疗法和手术疗法。急性胆囊炎的患者一般经非手术治疗，症状多可缓解，以后再择期手术。慢性胆囊炎的治疗要依据起病的因素及合并症等因人而异，针对具体病情，采用适当灵活的治疗原则。胆囊炎和胆石症除用药物和外科手术治疗外，营养治疗有一定的辅助作用。通过控制脂肪的摄入量，减轻或解除患者的疼痛和预防结石的发生。急性发作期的重症患者应禁食，应进行静脉营养。慢性胆囊炎多伴有胆石症，应经常采用低脂肪、低胆固醇饮食。

3. 营养治疗

（1）急性发作期的重症患者应禁食，可静脉补给各种营养素；当能进食时，应禁食脂肪和刺激性食物，短期可食用含高碳水化合物的流质饮食。病情逐渐缓解后，可给予患者低脂半流质或低脂少渣软食，如米汤、藕粉、豆浆等食物，每日应少食多餐，应限制含脂肪多的食物摄入。

（2）患者在缓解期应保证食物热量正常供给。如果患者体重过重，应给予低热能饮食，使患者体重减轻。低热能饮食中含脂肪量也要少，以适合对胆囊炎患者限制脂肪的要求。一般每日供给热量 7531～8368kJ（1800～2000kcal）。对于消瘦者则应适量增加能量供应，以利于康复。

（3）为了保持身体健康、增进食欲、促进胆囊收缩利于胆囊排空，慢性胆囊炎患者应尽可能提高饮食中蛋白质比例，每日蛋白质供给量以 1～1.2g/kg 为宜。患者应选择富含优质蛋白质的食物，如豆制品、瘦肉、鱼虾、鸡蛋等食物。

（4）含脂肪多的食物可促进胆囊收缩而引起剧烈疼痛，故在发作期应严格限制脂肪摄入量。患者每日脂肪供给量应低于 20g 或禁食，病情好转后可适量进食，但每日应控制在 40g 以下。但要避免摄入过量的胆固醇。

（5）患者应控制含胆固醇高的食物摄入以减轻胆固醇代谢障碍，防止结石形成。患者每天胆固醇的摄入量应低于300mg，重度高胆固醇血症患者应控制在200mg以内。患者应禁止食用富含胆固醇的食物，如肥肉、动物内脏、鱼子、蟹黄等食物。

（6）患者应食用含多糖为主的食物，适当限制纯糖食物，如蔗糖、葡萄糖。患者每天碳水化合物摄入300～350g，以达到补充热量、增加肝糖原、保护肝细胞的作用。

（7）患者应补充多种维生素，特别要注意补充维生素A、B族维生素和维生素C。因为维生素A可防止胆结石形成，有利于胆管疾病患者恢复。同时患者还应选择富含钙、铁、钾等的食物。

（8）膳食纤维能增加胆盐排泄，抑制胆固醇吸收，降低血脂，减少形成胆石的机会。患者可选择富含膳食纤维的食物，如绿叶蔬菜、萝卜、豆类、水果、粗粮、香菇、木耳等食物。

（9）患者应多喝水和饮料，可以稀释胆汁，促使胆汁排出，有利于胆道疾病的恢复。患者每天饮水量以1000～1500mL为宜。

（10）少量进食可减少消化系统负担，多餐能刺激胆道分泌胆汁，保持胆道畅通，有利于胆道内炎性物质引流，促使疾病减缓和好转。因此，患者应少量多餐，定时、定量进餐。

（11）患者应禁止食用刺激性食物和强烈调味品，如辣椒、咖喱、芥末、酒、咖啡等。患者还应禁止食用油炸和易产气食物，如牛奶、洋葱、蒜苗、萝卜、黄豆等食物。

4. 食疗方

（1）冬瓜皮（60～90g，鲜品加倍）加水浓煮，一天2～3次，作为急性胆囊炎的辅助治疗。

（2）鲫鱼一尾，赤小豆120g，陈皮6g，煮烂食用。适用于慢性胆囊炎。

（3）核桃仁、冰糖、香油混合捣泥服用，可供给不饱和必需脂肪酸，有利胆作用，适用于胆石症。

低脂半流质饮食见表 7-6。

表 7-6　低脂半流质饮食

餐　次	食物名称	食物配料及重量
第一次	粥	大米 20g，白糖 20g
	馒头	面粉 25g
第二次	豆浆	豆浆 250g，白糖 20g
	面包	面包 50g
	苹果	苹果 50g
第三次	米饭	粳米 100g
	青菜肉末	青菜 100g，猪瘦肉 50g
第四次	藕粉	藕粉 30g，白糖 20g
第五次	米饭	粳米 100g
	油淋空心菜	空心菜 100g
	清蒸鲈鱼	鲈鱼 120g
第六次	绿豆汤	绿豆 20g，白糖 20g
	饼干	饼干 20g
	橘子	橘子 50g

七、胰腺炎

胰腺是具有多种功能的腺体，胰腺分为外分泌腺和内分泌腺两部分。外分泌腺分泌消化液，内分泌腺分泌胰岛素。

急性胰腺炎是胰腺消化酶被激活后，对自身及其周围脏器产生消化作用而引起的炎症性疾病。引起急性胰腺炎的最常见病因是胆道疾病、大量饮酒及暴饮暴食，两者占 80%～90%，我国则以胆道疾病为主。本病好发年龄为 20～50 岁，女性较男性为多见。

慢性胰腺炎可发生于任何年龄，以 30～50 岁为多见，男性多于女性。

1. 临床特点

胰腺炎的发生，多因胆石症、过量饮酒、暴饮暴食、肿瘤、外伤等原因引起。胰腺炎可分为急性胰腺炎和慢性胰腺炎。

急性胰腺炎主要症状为在饱餐、酗酒后突然发病，呈持续性刀割样，以上腹部为主，向背部放射，患者常卷曲身体来缓解疼痛。患者出现高热，可持续2～3天，如果持续不退，可能发展为胰腺脓肿。患者恶心、呕吐剧烈，呕吐后疼痛症状反而加重。患者可出现全身性黄疸。

急性胰腺炎反复发作可转变为慢性胰腺炎。慢性胰腺炎可出现间歇性发作，患者伴有腹部疼痛、消化不良、脂肪泻等症状，容易出现多种营养素缺乏症状。随着病情发展，患者可出现胰腺功能降低。

2. 治疗原则

减少胰液分泌，减轻胰腺负担，维持有效血容量及防止和治疗并发症。急性胰腺炎发病突然，病情严重，变化多，应及时住院，并通过调整饮食来进行治疗，营养治疗是临床治疗成功的保证。患者应从禁食、禁饮到流质饮食，再到半流质饮食。

3. 营养治疗

（1）急性胰腺炎

① 急性期：为了抑制胰液的分泌，避免胰腺损伤加重，患者应至少3天禁食。给予患者胃肠外营养时，每天热量的补充不超过2000kcal，以避免引起消化液分泌增加，待患者病情基本稳定后行饮食过渡。

② 恢复期：患者病情缓解后，在不停止胃肠外营养的同时，给予少量无脂无蛋白的清流试餐，每次100～150mL，如米汤、稀藕粉、果汁、菜水，试餐2～3天。待患者适应后，给予无脂无蛋白全流质食物，如稠米汤、稠藕粉、果汁、菜水，可食用2～3天。患者病情稳定后，饮食量可增加，可食用无脂低蛋白厚流质，如烂米粥、米糊、稠藕粉、菜泥粥、清汤面片、清汤龙须面、蒸鸡蛋白羹等。患者可停止胃肠外营养，逐步给予无脂低蛋

白半流质饮食、低脂低蛋白软食、低脂软食，促进患者恢复。

③ 禁忌食物：患者应禁食含脂肪多的和有刺激性的食物，如肉汤类、动物脂肪、畜肉、刺激性调味品和煎炸食物，应绝对禁酒。

④ 多餐少量：患者每天5～6餐（表7-7），每餐给予1～2种食物。

表 7-7　低脂流质饮食食谱

餐　次	食物名称	食物配料及重量
第一次	粥	大米 20g，白糖 20g
第二次	橙汁	橙子 250g
第三次	藕粉	藕粉 25g，白糖 20g
第四次	大枣汤	大枣 25g，白糖 20g
第五次	米汤	粳米 10g
第六次	糖渍番茄	番茄 150g，白糖 20g
第七次	脱脂奶	脱脂奶粉 25g，白糖 20g

⑤ 烹调方法：食物要清淡少油、易消化、无刺激，采用煮、烧、卤、烩等方法烹调食物，禁用油炸、烘烤、烙等方法。

（2）慢性胰腺炎

① 急性发作期的营养治疗与急性胰腺炎相同。

② 腹痛等症状基本消失后，可给予患者高碳水化合物、低脂肪少渣半流质饮食。

③ 蛋白质摄入不宜过多，每天 50～70g 为宜，选用脂肪含量低的优质蛋白食物，如鱼肉、鸡肉、鸭肉等。

④ 脂肪摄入量需要限制，每日 30g 左右，最多不超过 50g。胆固醇的摄入量应小于 300mg。

⑤ 多食富含维生素 A、B 族维生素和维生素 C 的食物，每天维生素 C 的摄入量应大于 300mg。

⑥ 少量多餐。患者每日 5～6 餐，待病情稳定后，可逐渐增加摄入食物量。

⑦ 食物要易消化、清淡，禁食刺激性食物。

⑧ 病情稳定时，患者应禁酒，忌暴饮暴食和大量食用脂肪含量高的食物，防止复发。

第八节 呼吸系统疾病与营养

呼吸系统疾病占我国内科疾病的 1/4，并呈逐年上升趋势。机体的营养状况直接影响着呼吸系统的各个环节，如能量和营养物质供给、做功效率、组织修复、防御能力和抗疲劳能力。营养不良可导致呼吸肌（膈肌）萎缩和呼吸肌力减弱。人的呼吸肌群主要由膈肌、肋间肌和腹肌组成。呼吸系统疾病主要导致呼吸肌负荷增加和呼吸肌缺氧。过量或不合理的营养素供给都可能加重呼吸系统的负担。

一、肺炎

肺炎是常见病、多发病。发病的原因很多，多为细菌感染所致。发病以冬春季多见。

1. 临床特点

肺炎起病急，常有上呼吸道感染史。症状有寒战、发热、咳嗽、胸痛等。体温可在数小时内上升到 39～40℃，发病 2～3 天后，咳嗽频繁，痰多。

2. 治疗原则

根据病因进行对症治疗，饮食以提高机体抵抗力为主，防止呼吸道感染恶化。

3. 营养治疗

（1）高热能 肺炎患者因为长时间高热，体力消耗严重，所以每天供给的热能应保持在 2000～2400kcal。脂肪应适当控制，多选择优质蛋白质，如牛奶、鸡蛋、瘦肉和豆制品等。

（2）供给充足维生素和矿物质 水和电解质以及酸碱失调是肺炎常见的症状，应多供给新鲜的蔬菜和水果，以补充电解质，有助于纠正水、电解质失调。另外，充足的维生素的供给有利于机体抵抗力的恢复。

（3）**忌刺激性食物**　禁食葱、姜、蒜等刺激性食物，以免加重咳嗽、气喘等症状。可多吃一些具有清热止咳作用的食物，如梨、橙皮。

二、支气管炎

支气管炎是由炎症引起的呼吸道疾病，表现为急性和慢性两种。

1. 临床特点

急性支气管炎通常发生在感冒或流行性感冒之后，可有咽痛、鼻塞、低热、咳嗽及背部肌肉疼痛。

慢性支气管炎往往因长期吸烟所致，可有呼吸困难、喘鸣、阵发性咳嗽和黏痰。患者在起病前多数有急性支气管炎、流行性感冒或肺炎等呼吸道症状。慢性支气管炎反复发作，可发展为慢性肺气肿。

2. 治疗原则

控制炎症，供给足够热能、蛋白质和维生素，以增加机体抵抗力，减少反复感染的机会。

3. 营养治疗

（1）急性支气管炎的营养治疗

① 饮食调整：应供给患者高热能、高蛋白饮食。采用少量多餐的进餐方式，每天提供 5～6 餐。蛋白质应以动物蛋白和大豆蛋白为主。高蛋白、高热能有利于支气管受损组织的修复。

② 补充维生素：足够的维生素，特别是维生素 A 和维生素 C，有利于支气管上皮细胞的修复，改善气管通气状况。每天以供给维生素 C 100mg、维生素 A 1500μg 为宜。

③ 补充水分：大量地饮水有利于痰液稀释，每天的饮水量应控制在 2000mL 以上。

④ 控制奶类食品：奶类食品易使痰液变稠，使感染加重。

⑤ 忌刺激性食物：过冷、过热、辛辣的食物等均可引发阵

发性咳嗽，应尽量避免食用。

（2）慢性支气管炎的营养治疗

① 急性发作期的营养治疗同急性支气管炎的营养治疗。

② 临床缓解期的营养治疗

a. 止咳化痰：蔬菜中的萝卜、冬瓜、丝瓜等，水果中的梨、枇杷、藕等均有止咳化痰的功效，日常生活中可多选用。

b. 提高免疫力：菌类（如香菇、木耳、灵芝等）能提高机体的抵抗力。长期食用可预防慢性支气管炎的急性发作。

c. 忌刺激性食物：过冷、过热、辛辣的食物等均可引发阵发性咳嗽，不利于病情的改善与控制，应尽量避免食用。

三、哮喘

哮喘常与食物过敏有关，特别是高蛋白食物。哮喘典型发作前，常有先兆症状，如打喷嚏、咳嗽、胸闷等。如不及时治疗，可以急性发作，表现为呼吸困难，多被迫采取坐位，两手前撑，两肩耸起，额部冷汗。

1. 临床特点

哮喘临床上可分为三种类型，分别是吸入型、感染型和混合型。吸入型哮喘又称外源性哮喘，多有明显的季节性，幼年发病，发病前多有鼻痒、咽痒等症状。感染型哮喘又称内源性哮喘，无明显季节性，诱因多为反复上呼吸道感染，常在成年发病，发病时有咳嗽、脓痰等症状。混合型哮喘兼有两型的特点，病史较长，起病常为吸入型，以后反复发作，逐步成为终年哮喘而无缓解季节。

2. 治疗原则

在使用解痉止喘药物的同时，注意饮食控制。有部分哮喘的发作与食物过敏有关，找出致敏食物，加以排除。

3. 营养治疗

（1）排除致敏食物　高蛋白食物易引起过敏反应，如牛奶、鱼、虾、蟹等，应尽量避免食用。

（2）保证营养供给　除致敏食物外，应丰富食物的供给，加强营养。保证各种营养素的供给量，以提高机体的免疫功能。

（3）忌刺激性食物　尽量避免刺激性食物，戒烟忌酒。

四、肺结核

结核病是由结核杆菌引起的疾病，可在全身各个部位发病，如肠结核、淋巴结核、肺结核、结核性脑膜炎等，其中以肺结核最为常见。

1. 临床特点

肺结核早期常有不规则的低热，午后、傍晚时低热、盗汗，并有疲倦乏力、食欲缺乏、体重减轻等症状。患者多有干咳，若有空洞形成，则痰多且为脓性，有时可见痰中带血，甚至咯血。

2. 治疗原则

由于结核病的病程较长，且易出现反复，故除针对结核病的药物治疗外，营养治疗对于结核病来说也十分重要。营养治疗以增加机体营养、提高机体抵抗力为主。

3. 营养治疗

（1）高热能饮食　热能每天按 40～50kcal/kg 给予，但应避免过分油腻，以免引起消化不良。

（2）高蛋白质　蛋白质每天按 1.5～2g/kg 给予，以动物蛋白和大豆蛋白等优质蛋白质为主，如鸡蛋、猪瘦肉、牛肉、牛奶等。

（3）高维生素、矿物质　多食用新鲜的蔬菜和水果，以增加维生素和矿物质的摄入量。充足的维生素和矿物质可促进机体恢复，防止病情加重。

（4）忌刺激性食物　戒烟忌酒，以及辛辣等有刺激性的食物。

第九节　泌尿系统疾病与营养

泌尿系统主要由肾脏、输尿管、膀胱和尿道组成。

肾脏是人体泌尿系统重要的器官。肾脏除有分泌尿液、排泄代谢废物、调节水和电解质的平衡以及调节酸碱平衡等功能外，肾脏还是人体重要的内分泌器官，分泌的激素有前列腺素族（PGs）、肾素-血管紧张素、血管舒缓素、激肽系统、活性维生素D_3、促红细胞生成素等。活性维生素D_3的作用是促进胃肠道对钙、磷的吸收，促进骨骼生长及软骨钙化。活性维生素D_3与甲状旁腺素有协同作用，促进肾小管对钙、磷的重吸收。

常见的泌尿系统疾病有急性肾小球肾炎、慢性肾小球肾炎、肾病综合征、急性肾功能衰竭、慢性肾功能衰竭以及泌尿系统结石等。

一、急性肾小球肾炎

急性肾小球肾炎简称急性肾炎，是机体对某些疾病因素，大多数是由溶血性链球菌感染后，产生免疫反应，抗原抗体复合物沉积在肾小球引起的病理改变。造成肾小球炎症和损伤。

1. 临床特点

此病可发生在任何年龄，但以儿童多见。临床症状为水肿，大部分患者为晨起时发现面部，特别是眼睑水肿，数天后渐及全身。由于肾小球肿胀，钠与水滤过率减低，而肾小管无严重病变，回吸收正常，因而使钠水在体内大量潴留，而导致水肿、尿频、尿急、尿量减少，尿中出现蛋白、红细胞、白细胞，甚至血尿素氮增高。发病初有波动性高血压，以及全身不适、腰痛、头昏、头痛、恶心、厌食等症状。

2. 治疗原则

药物治疗主要为对症治疗和卧床休息治疗为主。营养治疗以不增加肾脏负担为原则，结合病情，逐步调整，减少肾脏的负担，同时也要利于其功能的修复。选含必需氨基酸高的动物性食物，限制豆类蛋白及其制品。

3. 营养治疗

（1）低蛋白质饮食　蛋白质供给量据病情而定，血尿素氮（BUN）＜14mmol/L，蛋白质可以不限制，症状较轻者控制在每天20～40g，以减轻肾脏的负担。低蛋白饮食时间不宜过长，以防止贫血。血中尿素氮、肌酐清除率接近正常，无论有无蛋白尿，蛋白质供给量应逐步增加至每天0.8g/kg，以利于肾功能的恢复。血尿素氮（BUN）＞21.4mmol/L，蛋白质供给量为每天0.5g/kg。选用含必需氨基酸多的优质蛋白，如鸡蛋、牛奶、羊奶、鱼、瘦肉等，不宜选用豆类及其制品。

（2）限制钠水　发病初期，水肿为主要症状，肾脏不能正常地排泄水和钠。限制饮水和忌盐，是消除水肿的好方法。应根据病情、尿量及水肿情况，给予低盐、无盐或少钠饮食。少钠饮食除不加食盐或酱油外，还要避免用含钠高的食品。一般食盐摄入量以1～2g为宜。儿童每日补水量为不显性失水量（15～20mL/kg）加尿量，成人每日补水量为600mL加尿量。600mL是每日不显性失水900mL减去内生水300mL。

（3）控制钾盐　少尿或无尿时，应严格控制钾供给量，水分限制在每天500mL以下。避免食用含钾高的食品，如干蘑菇、香菇、大枣、贝类、豆类、紫菜、香蕉、橙子等。

（4）适量热量　每天供给热能不必过高，按每天25～30kcal/kg，全天以1600～2000kcal为宜。

（5）足够糖类，适量脂肪　饮食热能大部分由碳水化合物供给。补充足够碳水化合物，可以防止热能不足，也使由食物供给的少量蛋白质完全用于组织修复和生长发育。不需要严格限制脂肪总量，但少给含动物油脂多及油炸的食物。

（6）足够维生素　多食用新鲜的绿叶蔬菜及水果。新鲜蔬菜能增进食欲，除非是在少尿期限制钾时，需要严格限制蔬菜。否则，应多供给新鲜蔬菜。

（7）限制香料和刺激性食物　香料和刺激性食物如茴香、胡椒等食物的代谢产物含嘌呤，由肾脏排出，可增加肾脏的负担，故不宜多吃。

二、慢性肾小球肾炎

慢性肾小球肾炎简称慢性肾炎。可发生在不同年龄，以青中年为多见。多因急性肾炎治疗不及时，或是治疗措施不当，病程迁徙而导致慢性肾性。

1. 临床特点

慢性肾小球肾炎有很多的病理类型，尿液的改变有蛋白尿、血尿、管型尿等，临床表现为水肿、高血压等。

2. 治疗原则

对症治疗（降压、降脂、减轻蛋白尿等），使用可以延缓肾功能损害的药物，避免使用肾毒性的药物。

3. 营养治疗

（1）根据肾功能损害的程度来定蛋白质的量，以及限制钠盐。

（2）水肿及高血压时，采用低盐、无盐或低钠饮食。

（3）以糖类和脂肪作为热能的主要来源。

（4）急性发作按急性肾小球肾炎治疗原则处理。

（5）出现大量蛋白尿时，按肾病综合征的治疗原则处理。

三、肾病综合征

肾病综合征的主要临床特征是蛋白尿、严重水肿、血清白蛋白过低和血胆固醇过高。

1. 临床特点

临床表现为大量蛋白尿〔成人$>3.5g$；儿童$>50mg/(kg \cdot d)$〕，血清白蛋白低（成人$<30g/L$；儿童$<25g/L$），严重水肿，高脂血症（血清胆固醇$>6.5mmol/L$）。常见并发症有营养不良、低钙血症、缺铁性贫血、容易感染、血栓形成等。

2. 治疗原则

对症治疗，维持电解质平衡，降脂。营养治疗以控制蛋白质、钠盐为主。

3. 营养治疗

（1）高蛋白质饮食　如肾功能良好，应给予患者高蛋白质饮食，成人每天$1.5\sim2g/kg$，总量为每天$100\sim200g$，以纠正和防止血浆蛋白降低、贫血和营养不良性水肿。

（2）足够热能　热能的供给保持在每天$30\sim35kcal/kg$为

宜，肥胖者可适当降低。

（3）食物多样化，注意色、香、味、形。

（4）限制钠盐　根据水肿情况来确定钠的摄入量，一般钠的摄入量为 1～2g/d。食盐每天不超过 2g，或酱油＜10mL。水肿严重的患者，钠的摄入量应小于 0.5g/d，禁食含钠的食品，如酱豆腐、咸菜、咸蛋、松花蛋等，禁止含碱主食以及含钠高蔬菜如白萝卜、菠菜、小白菜等。

四、急性肾功能衰竭

急性肾功能衰竭病因分为肾前性、肾性、肾后性。临床表现因病因不同而不同。

1. 临床特点

主要表现为原发病的恶化。最初的症状为口干、皮肤弹性不足、低血压、尿量减少、头昏等有效血容量不足的表现，历时短，数小时至 1～2 日，少尿（尿量＜400mL/24h 或＜17mL/h）或无尿（尿量＜50mL/24h），典型表现为高血钾、高血镁、低血钠、低血钙、水中毒、代谢性酸中毒、尿毒症（两高两低三中毒），平均 7～14d。尿量增加超过 400～500mL/d，即可以为是利尿早期的开始，利尿期的一日尿量最高可达 6000mL/d，尿毒症和代谢性酸中毒症状仍明显。4～5d 后，尿量 2000mL/d，水肿消失，血压下降，注意电解质的情况，病情好转，但较虚弱，2～3 月才可康复，也有可能发展成为慢性肾衰。

2. 治疗原则

去除病因，积极治疗原发病。尽量减少蛋白质的分解程度，改善负氮平衡；提供适当的能量；结合病情调整水和电解质的补充。常规补充维生素 K 和 B 族维生素。

3. 营养治疗

（1）控制水分　早期应严格控制水分的摄入。利尿期应根据尿量的多少来补充水分。

（2）适当热能　适当的热能可以减少机体蛋白质的分解程度，改善负氮平衡。

（3）优质蛋白质　蛋白质的量应严格控制，主要供给优质蛋白质。

五、慢性肾功能衰竭

慢性肾功能衰竭，不是独立的病，是各种疾病引起的肾脏损害并进行性恶化的结果。

1. 临床特点

临床表现主要有水电解质紊乱、酸碱失衡、代谢紊乱、贫血等。

2. 治疗原则

维持水电解质、酸碱平衡；积极治疗原发病。营养治疗以改善机体营养状况、增加机体抵抗力为主。

3. 营养治疗

（1）非透析者的营养治疗

① 适当热量：热量推荐摄入量为每天 35kcal/kg，年龄大于 60 岁的患者，热能供给以每天 30kcal/kg 为宜。

② 限制蛋白质：每天蛋白质的供给量为 0.8～1.0g/kg，其中优质蛋白质应占 50％以上。

③ 脂肪：降低饱和脂肪酸和胆固醇的摄入，增加多不饱和脂肪酸的摄入。

④ 碳水化合物：保证适量碳水化合物的供给，过多的碳水化合物不利于血脂水平的降低，过少又不利于机体的修复。

⑤ 纤维：保证每天 20～25g。

⑥ 矿物质和维生素：需要补充维生素 B 65mg/d、维生素 C 60mg/d、叶酸 1.0mg/d，不需补充维生素 A、维生素 K、维生素 D_3，可以补充 α-生育酚，男性为 10mg/d，女性为 8mg/d。水、钠的控制应根据个人病情轻重的具体情况来确定。

（2）维持性血液透析患者的营养治疗　维持性血液透析影响患者营养的原因主要有厌食、情绪抑郁，经济困难，血透过程蛋白、氨基酸的丢失，血透本身导致分解代谢等。通过营养治疗达到和维持患者良好的营养状态，预防或减轻肾衰带来的代谢紊乱引起的尿毒症症状和其他营养问题。

① 及时补充蛋白质：血液透析患者，食物蛋白质需要量不少于 1.0g/kg，其中优质蛋白质应占 50％以上。腹膜透析患者，蛋白质的需要量为 1.2～1.5g/kg，其中优质蛋白质应占 60％～70％为宜。

② 保证热能供给：血液透析患者，每天热能的供给为 30～35kcal/kg，腹膜透析患者的热能供给则维持每天 35～45kcal/kg。

③ 合理限钠、补钾：维持性透析患者应视血清电解质水平、尿量、透析液中的离子水平以及患者病情的严重程度来确定钾、钠的摄入量。一般患者适当的限钠、补钾有利于治疗。但是糖尿病合并肾病患者在血液透析时，则要适当限制钾的摄入量。

④ 适量碳水化合物、脂肪：维持性透析患者，适当减少碳水化合物和脂肪的供给量，有利于血脂降低。忌食动物油脂。

⑤ 补充维生素：透析时血液中的水溶性维生素严重丢失，所以必须补充足够的 B 族维生素和维生素 C。

肾病的食物选择见表 7-8。

表 7-8　肾病的食物选择

食物类型	宜选择	不宜选择
主食类	麦淀粉、地瓜、粉皮、粉条、粉丝、藕粉、芋头、山药等	精粉面食（如面条、馒头、油条），烤麸、面筋，豆类及其制品
副食类	鸡蛋白（1 个/天）、牛奶（50g/d）、羊奶、猪瘦肉（50g/d，水煮去汤食用）、黑鱼、鲫鱼、鲤鱼；白糖、蜂蜜；植物油等	动物内脏、海产品、蛋黄、腌制品及加工品、罐头制品（如酱菜、辣豆瓣酱、咸肉、火腿、腌雪菜、香肠等）
菜果类	新鲜青菜、水果，如大白菜、芹菜、荠菜、茭白、莴苣、萝卜、南瓜、冬瓜、黄瓜、丝瓜、番茄；甘蔗、菠萝、荔枝、桃、杏、鸭梨、葡萄、苹果、西瓜、苦瓜等	大蒜、大葱、韭菜、辣椒、紫菜、香椿、香菜、茶、咖啡、瓜子、花生、香蕉、核桃、茄子、马铃薯、菠菜、菜花等

六、泌尿系统结石

结石可在泌尿系统的任何部位形成。在我国，泌尿系统结石的发病率男性高于女性，男性以尿酸结石多见，女性则以含钙结石多见。结石的种类主要有尿酸结石、磷酸钙或磷酸镁铵结石、草酸钙结石、胱氨酸结石等。

1. 临床特点

泌尿系统结石的临床表现随病因、结石大小、形状、部位、活动度、有无梗阻以及感染等而异。典型表现有疼痛、血尿，疼痛常位于肋脊角、腰部、上腹部，可向下腹部、大腿内侧、会阴部放射。疼痛可于劳动、运动、颠簸等情况而发作或加重，可为钝痛，也可为绞痛。

2. 治疗原则

营养治疗的基本原则是多饮水；根据结石性质，调节尿液的酸碱度。多饮水可稀释尿液是防治结石的重要措施，每天的进水量维持在 2500mL 左右，使尿量大于 2000mL/d。病情严重的患者可通过药物或手术的方法去除结石。

3. 营养治疗

（1）尿酸结石营养治疗

① 限制蛋白质：由于尿酸主要是含氮物质在体内的代谢产物，所以蛋白质的供给量控制在每天 0.8～1.0g/kg。

② 增加新鲜蔬菜、水果：尿酸结石在碱性尿液中易于溶解，故应增加蔬菜、水果等碱性食物的摄入量。

③ 低热能：尿酸结石患者多肥胖，应限制热能供给，适当减轻体重，有利于控制病情。

④ 宜、忌食食物：因粗粮生成较多嘌呤，故谷类以细粮为主，肉类的摄入量应控制在每天 100g 以内，鸡蛋和牛奶可适当食用。高嘌呤食物，如牛肉、猪肉、内脏、肉汤、沙丁鱼、蛤蜊、蟹、豆类、菜花、蕈类、酒类、浓茶、咖啡等均不宜食用。

⑤ 多饮水。

（2）**磷酸钙或磷酸镁铵结石营养治疗**

① 低钙、低磷饮食：每天钙的供给量应控制在700mg以下，磷1300mg以下。忌食含钙丰富的食物（如牛奶、黄豆、豆腐等），以及含磷丰富的食物（如动物蛋白、内脏、脑髓等）。

② 多食成酸性食物：磷酸钙或磷酸镁铵结石在酸性尿液中易于溶解，故应多食用米、面等成酸性食物。

③ 药物治疗：用氯化铵等药物使尿液酸化，还可口服磷结合剂，减少其在肠道内的吸收。

④ 多饮水。

（3）草酸钙结石营养治疗　饮食难以控制，患者可在多饮水的基础上，尽量避免食用含草酸的食物，如菠菜、番茄、芹菜、红茶等。

（4）胱氨酸结石营养治疗

① 低蛋白饮食：严重时可采用低蛋氨酸饮食。

② 限制成酸性食物，多食成碱性食物；减少动物肉类的摄入，增加蔬菜、水果的摄入。调节尿液酸碱度，使尿液略呈碱性。

③ 多饮水。

第十节　内分泌疾病与营养

一、甲状腺功能亢进症

甲状腺功能亢进症（简称甲亢）是指各种原因导致甲状腺功能增高、分泌激素增多或因甲状腺素在血循环中的水平增高所致的一组内分泌疾病。

本病起病缓慢，多为女性，男女比例为1∶（4～6），以20～40岁人群多见。临床上多表现为高代谢症候群、甲状腺肿大和伴有不同程度的突眼症。

1. 临床特点

本病起病缓慢，少数患者在精神刺激后可急剧发病。患者神经过敏，易激动，舌和双手平伸试验有细震颤，失眠，焦虑，多疑，思想不集中。患者可出现怕热、多汗、皮肤温暖湿润症状，患者也常出现低热、心悸、食欲亢进、体重下降的现象，患者易发生乏力，工作效率低。患者的甲状腺可呈弥漫性对称性肿大，质软，吞咽时上下移动，并呈现双眼突出。患者心率加快，皮肤可出现紫癜，有贫血症状。女子患者可出现月经减少、经闭的现象，男子患者则出现阳萎，少数可出现乳房发育。

2. 治疗原则

除药物治疗外，通过高热量、高蛋白、高维生素及钙磷的补充，纠正患者因代谢亢进而引起的消耗，改善全身营养状况，防止营养不良的发生。食物应清淡易消化，饮食有规律，避免暴饮暴食，注意饮食卫生。

3. 营养治疗

（1）充分保证能量供给　每天给予患者充足的碳水化合物，能够纠正过度的能量消耗，防止体重继续下降，努力增加体重。患者每天能量供给可达到 12552～14644kJ（3000～3500kcal），比正常人增加 50％～70％，以满足过量的甲状腺素分泌引起的代谢率增加。

（2）保证蛋白质供给　患者由于甲状腺功能亢进，机体极易出现负氮平衡，需增加蛋白质的供给，患者每日蛋白质的摄入量应在 1.5g/kg 以上，蛋白质摄入总量在每日 100g 或更高，并保证优质蛋白质的摄入量占总量的 1/3 左右。

（3）增加碳水化合物摄入和适量摄入脂肪　增加碳水化合物供给以满足机体对能量的需要，能起节约蛋白质的作用，碳水化合物通常占总能量的 60％～70％。脂肪的供给量与正常人相同。

（4）充足的维生素供给　由于高代谢消耗能量而消耗大量的酶，患者体内多种水溶性维生素容易缺乏，尤其是 B 族维生素。维生素 D 是保证肠钙、磷吸收的主要物质，应保证其充足供给。同时患者要注意补充维生素 A 和维生素 C。因此，患者应多食动物肝脏、新鲜绿叶蔬菜，必要时补充维生素类制剂。

（5）适当的钙、磷摄入　为了防止骨质疏松症及其并发的病理性骨折，患者应适量增加钙、磷的摄入，特别是对于症状长期不能控制和老年甲状腺功能亢进症患者。

（6）适当增加餐次　由于每日能量供给量增加，为了避免一次性摄入过多的食物，患者应适当增加餐次，在每日三餐外，还可以在两餐间增加点心或富含营养素的食物，以改善机体的代谢紊乱现象。

（7）增加水的摄入量　患者由于出汗较多，应多饮水以补充身体丢失的水分。患者每日饮水量应在3000mL以上。

（8）忌用食物和药物　碘是合成甲状腺素的原料，患者摄入大量的碘可加速甲状腺激素的合成，从而诱发甲状腺功能亢进症，或使甲状腺功能亢进症症状加剧，因此患者应忌用含碘量高的食物和含碘药物，对各种含碘的造影剂也应慎用。含碘量高的食物有海带、海鱼、海虾、紫菜等海产品和发菜。患者应禁食具强烈刺激性的食物，如浓咖啡、浓茶、白酒。患者应少食辛辣食品，如辣椒、葱、姜、蒜等，最好戒烟。中药的牡蛎、昆布、海藻、丹参等药物患者也应忌用。

4. 食谱举例

早餐：米粥（大米50g），面包（富强粉110g），白糖发糕（白糖5g、面粉50g）。

中餐：肉片豆干炒芹菜（肉片50g、芹菜100g、豆腐干50g），鸡丝豆芽汤（鸡肉40g、豆芽50g），米饭（大米150g）。

下午：苹果1个（200g）。

晚餐：猪肉烧黄豆（猪肉50g、黄豆25g），木耳白菜（木耳50g、白菜150g），米饭（大米150g）。

睡前：牛奶250g。

全天烹调用油40g。

合计：蛋白质88g，脂肪60g，碳水化合物464g，总热量3048kcal。

二、甲状腺功能减退症

甲状腺功能减退症（简称甲减）是由于甲状腺激素合成或分

泌不足而导致的机体代谢率降低为主要临床表现的全身性疾病。根据发病年龄、病理生理改变的不同，又将本病分为呆小病、幼年型和成年型三类。功能减退始于胎儿期或新生儿期，称为呆小症；始于发育期或儿童期，称为幼年型甲状腺功能减退症；始于成年期，称为甲状腺功能减退症。幼年型、成年型病情严重时可表现为黏液性水肿。甲状腺功能减退症按其病因分为原发性甲状腺功能减退症、继发性甲状腺功能减退症及周围性甲状腺功能减退症三类，临床上以原发性甲状腺功能减退症为常见。本病临床上并不少见，各年龄人群均可发病，以中老年妇女多见，男女患病之比为1：10。

1. 临床特点

起病隐匿，病程发展缓慢，可长达10多年之久。患者早期有乏力、畏寒、少汗、食欲缺乏、记忆力下降、月经紊乱等症状，随着病情发展可出现嗜睡、腹胀、便秘、反应迟钝和体重增加现象。患者可出现皮肤干燥，毛发干枯、稀少、易脱落。患者体温低，心率减慢，心脏扩大，可见掌心发黄。半数患者有胃酸缺乏，导致恶性贫血与缺铁性贫血。女性月经过多，久病闭经，不育症；男性阳萎，性欲减退。严重时患者可出现痴呆、木僵和黏液性水肿昏迷。患有呆小症的儿童可表现为发音低哑，表情呆滞，颜面苍白，眶周水肿，两眼距增宽，鼻梁扁塌，唇厚流涎，舌大外伸，四肢粗短、鸭步。幼年型甲状腺功能减退症的儿童可出现身材矮小、智力低下、性发育延迟的现象。

2. 治疗原则

应首先内科治疗，补充一定量的甲状腺激素，药物剂量不宜过大。给予一定量的碘和忌用可能导致甲状腺肿大的食物，保证蛋白质供给，改善和纠正甲状腺功能。

3. 营养治疗

（1）保证蛋白质供给　患者由于体内分泌消化液的功能受到影响，对蛋白质的吸收率下降，因此应增加蛋白质的摄入量。患者每日蛋白质的摄入量应在1.5g/kg以上，蛋白质摄入总量在每日 100g 或更高，并保证优质蛋白质的摄入量占总量的 1/3 左右。

（2）限制富含脂肪和胆固醇的食物摄入　甲状腺功能减退症患者由于体内脂肪代谢发生紊乱，常伴有高脂血症，因此患者应限制富含脂肪和胆固醇的食物摄入。患者每日摄入脂肪应占总热量的 20% 以下，胆固醇的摄入量应控制在 200mg 以下。患者应限制高脂肪类的食物摄入，如肥肉、五花肉、奶酪、火腿、动物油等食物。患者对富含胆固醇的食物如奶油、动物脑组织、鱼子和动物内脏等食物应限制食用。

（3）补充富含铁的食物　甲状腺功能减退可使患者骨髓造血功能降低、铁吸收发生障碍，导致患者出现贫血的症状。因此，患者应补充富含铁的食物，如动物全血、鱼肉、畜肉、禽肉、动物肝脏等动物性食物。

（4）补充适量碘　由于碘的摄入不足导致的甲状腺功能减退症，患者可通过碘盐、加碘面包来补充碘，也可选用适量的海带、紫菜来补充碘。患者食用量一定不可过多，如长期食用碘化物或碘有机物质，也可发生碘化物过高导致的甲状腺功能亢进。

（5）忌用食物　芥菜、萝卜、大豆、花菜、油菜、木薯、核桃等食物中含有少量致甲状腺肿物质，这种物质会干扰甲状腺对碘的吸收利用，产生致甲状腺肿的作用。因此，患有甲状腺肿之人应当忌吃这些蔬菜。患者在食用含碘食物时，忌同时食用卷心菜，因卷心菜含有有机氰化物，会抑制碘的吸收。

三、骨质疏松症

骨质疏松症是由各种原因引起的一组骨病，其特点为单位体积内骨组织量减少，但存在的骨组织有正常的钙化，致使骨的脆性及骨折危险性增加的全身性骨骼疾病。

据国际骨质疏松症基金会与世界健康组织有关统计，在欧盟每 30 秒即有一例由于骨质疏松症而骨折的事情发生。骨质疏松性骨折医疗费用耗资巨大，欧洲和美国每年为治疗 230 万骨质疏松性骨折的直接医疗费为 270 万美元。随着亚洲、非洲、南美洲老年人的增多，今后 50 年中，75% 的髋骨骨折将出现在发展中国家。随着我国社会老龄化趋势的加深，骨质疏松症正严重威胁着中老年人的身体健康。目前我国已是世界上拥有骨质疏松症患者最多的国家，约有患者9000万，约占总人口的7％。在我国每14人中就有1人患有不同程度的骨质疏松，而且年龄越大，患病概率越高，其中50～60岁人群的发病率是21％，60～70岁人群发病率是58％，而70～80岁人群的发病率几乎为100％。

据研究发现，骨质疏松症的发病率随年龄的增长而增加。人在35岁以前，骨代谢非常旺盛，摄入机体的钙很快被吸收进入骨骼中沉淀，骨骼生成迅速，骨钙含量高，骨骼最为强壮。由于成骨细胞的作用，在此期间骨形成大于骨丢失。40岁以后，由于胃肠道功能逐渐减退，钙的吸收减少而流失增加，体内的钙呈负平衡。45岁以后，每10年骨骼脱钙率为3％。如果在35岁以前让骨骼尽量储存更多的钙，对预防和减轻骨质疏松症具有重要意义。

1. 临床特点

（1）疼痛　原发性骨质疏松症最常见的症状以腰背痛多见，占疼痛患者中的70％～80％。疼痛沿脊柱向两侧扩散，仰卧或坐位时疼痛减轻，直立时后伸或久立、久坐时疼痛加剧，日间疼痛轻，夜间和清晨醒来时加重，弯腰、肌肉运动、咳嗽、大便用力时加重。一般骨量丢失12％以上时即可出现骨痛。

（2）骨折　这是退行性骨质疏松症最常见和最严重的并发症，它不仅增加患者的痛苦，加重经济负担，还严重限制患者活动，甚至缩短寿命。

（3）身长缩短、驼背　多在疼痛后出现。脊椎椎体前部几乎多为松质骨组成，而且此部位是身体的支柱，负重量大，尤其第11～12胸椎及第3腰椎，负荷量更大，容易压缩变形，使脊椎前倾，背曲加剧，形成驼背，随着年龄增长，骨质疏松加重，驼背曲度加大，致使膝关节痉挛显著。每人有24节椎体，正常人每一椎体高度约2cm，老年人骨质疏松时椎体压缩，每椎体缩短2mm左右，身长平均缩短3～6cm。

（4）呼吸功能下降　胸、腰椎压缩性骨折，脊椎后弯，胸廓畸形，可使肺活量和最大换气量显著减少，肺上叶前区小叶型肺气肿发生率可高达40％。老年人多数有不同程度肺气肿，肺功能随着增龄而下降，若再加上骨质疏松症所致胸廓畸形，患者往往可出现胸闷、气短、呼吸困难等症状。

2. 治疗原则

骨质疏松症的预防比治疗更为重要。患者椎体一旦发生骨折，立即平卧硬板床休息。注意褥疮护理，疼痛过于剧烈时可以用些镇痛药。疼痛消失后即应开始锻炼，并逐日增加活动量。可适当补充雌激素进行治疗，但治疗时间不宜过长。患者通过饮食补充钙、维生素D及其他相关营养素，预防或治疗骨质疏松症。

3. 营养治疗

（1）供应充足的钙　成人每日需要从食物中摄入800mg钙，老年人和更年期后的妇女每天需要摄入的钙应更高一些，以1000～1500mg为宜。患者要常吃含钙量丰富的食物，如排骨、脆骨、虾皮、海带、发菜、木耳、柑橘、核桃仁等，还可以吃一些含胶原蛋白丰富的食物，如蹄筋、猪蹄等。如果患者饮食中钙摄入不足，可通过钙制剂来补充钙。常用的钙制剂有碳酸钙、乳酸钙、葡萄糖酸钙、枸橼酸钙等。

（2）适量蛋白质的摄入　蛋白质摄入不足可能是导致营养不良儿童出现骨骼生长迟缓和骨质量减少的重要原因。但每日蛋白质摄入量超过100g以上，可促进体内尿钙排出，导致负钙平衡。因此，患者要适量摄入蛋白质，可选用牛奶、鸡蛋、鱼、鸡、瘦肉、豆类及豆制品等富含优质蛋白的食物。

（3）注意补充脂溶性维生素　维生素D不仅可以提高骨密度，也可提高骨强度。维生素A对骨骼钙化有利。因此，患者应多吃富含维生素D和维生素A的食物，如牛奶、鱼类、虾蟹、蛋黄、猪肝以及深绿色、黄红色蔬菜和水果。必要时，可口服鱼肝油制剂。

（4）适量摄入磷　由于动物实验发现补充大量磷可致实验性

骨质疏松症，因此患者每日从食物中摄入 1250mg 磷为宜。

（5）忌用食物和药物　患者应忌用高磷盐添加剂、动物内脏等食物，因动物内脏含磷量比钙高 20～50 倍。患者避免食用过量的茶、咖啡等刺激性物质。老年人应慎用药物，如利尿药、四环素、异烟肼、抗肿瘤药、泼尼松等均可影响骨质的代谢。不要将含草酸多的食物（如菠菜、苋菜、莴笋）和鱼汤、骨头汤等高钙食物一起食用，以免草酸和钙结合成草酸钙而影响钙的吸收。

（6）戒烟限酒。

（7）注意烹调方法　含草酸高的菠菜、冬笋、茭白、洋葱头等，应先在沸水中焯一下后再烹调。少吃食油腻煎炸食物。

4. 保健药羹

（1）羊乳鸡蛋羹　鲜羊乳 250mL，生鸡蛋 1 个，红糖适量。将鸡蛋打入碗中搅匀，加大红糖，用煮沸的羊乳冲熟即成。可益气补阳，适用于老年骨质疏松症属肾阳虚者。

（2）甲鱼补肾汤　甲鱼 1 只，枸杞子 30g，熟地黄 15g。甲鱼洗净，去肠杂、头、爪及鳖甲，切成小块，同洗净的枸杞子、熟地黄一起放入锅中，加水适量，文火炖熟即成。可补益肝肾，滋阴养血，适用于老年骨质疏松症属肝肾阴虚者。

（3）甲鱼猪髓汤　甲鱼 1 只，猪脊髓 200g，调料适量。猪脊髓洗净后放碗内。甲鱼用开水烫死后去甲、头、爪、内脏，置锅内，加水武火烧沸后，加姜、葱、胡椒粉，文火煮至将熟时，加猪脊髓，同煮至熟，放入味精。食肉饮汤。可滋阴补肾，填精益髓，适用于老年骨质疏松症属肾阴不足者，症见头晕目眩、多梦遗精、腰膝酸痛等。

（4）何首乌粥　制何首乌 30g，粳米 100g，大枣 3 枚，冰糖适量。将制何首乌放入砂锅内，加水适量，煎取浓汁，去渣备用。将粳米、大枣、冰糖放入何首乌汁中，加水适量，煎煮成粥。可滋补肝肾，益气养血，适用于老年骨质疏松症，症见驼背弯腰、腰背（或腰腿）酸痛、头晕耳鸣、五心烦热、口干咽燥或足跟疼痛等症。

（5）枸杞子羊肾粥　枸杞子 30g，羊肾 1 只，肉苁蓉 15g，粳米 60g，盐适量。将羊肾剖开，去内筋膜，切碎，同枸杞子、粳米、肉苁蓉放入锅中，加水适量，文火煎煮，粥将成时，加入食盐调匀。可补益肝肾，滋阴壮骨，适用于老年骨质疏松症属肝肾阴虚者，症见腰脊疼痛、足膝软弱、眩晕耳鸣、五心烦热、虚烦不寐等。

（6）羊肉粥　精羊肉 160g，人参 5～10g（去芦头），黄芪 30g，白茯苓 30g，大枣 5 枚，粳米 80g，葱白 2 根，盐少许。羊肉切细。人参水煎取汁。黄芪、白茯苓、大枣水煎，去渣取汁，对入人参汁内，加入羊肉及粳米煮粥，将熟时下葱白及盐少许。可温肾助阳，大补气血，适用于老年骨质疏松症者、体质羸瘦者、神疲乏力者等。

（7）生地黄鸡　乌骨鸡 1 只，生地黄 250g，饴糖 150g。乌骨鸡宰杀后除去鸡毛及内脏，洗净。将生地黄洗净切成细条，与饴糖相混合，放入鸡腹中，用棉线扎紧。将鸡放入瓷锅中，文火炖熟，不加盐、醋等调味品。可填精补髓，益肾滋阴，适用于老年骨质增生属肾虚者，症见腰背酸痛、不能久立、乏力少气、身重盗汗等。

第十一节　骨科疾病与营养

一、骨折

骨折指骨头或骨头的结构完全或部分断裂。多见于儿童及老年人，中青年也时有发生。

发生骨折的主要原因是外伤，如打伤、撞伤、挤压、跌伤；其次是全身性疾病及骨头本身的疾病所引起，如骨肿瘤、骨软化症、骨质疏松症等。

1. 临床特点

骨折常引起骨折部位剧烈疼痛、肿胀，甚至造成骨骼突出、失去知觉、刺痛或骨折部位麻痹。重要部位的骨折，如上肢或下肢，常出现骨折部位脉搏虚弱，不能负荷。

2. 治疗原则

骨折必须及时送医院，由专科医生诊断、处置。

（1）手术或手法复位，石膏或夹板固定。

（2）开放性骨折还要清创、缝合、抗感染治疗等。

（3）根据病程，在医师指导下进行适量锻炼，促进康复。

（4）营养保健，按照营养饮食原则进行膳食的摄入。

3. 营养治疗

（1）骨折初期（1～2周）　受伤部位肿胀疼痛明显，经络阻滞不通，气血运行不畅，此时的治疗以活血化瘀，行气消肿为主。宜食三七、山楂、薤白、荠菜、韭菜、螃蟹等活血化瘀、消肿止痛的食物。饮食上以清淡为主，宜多食蔬菜、蛋类、豆制品、水果、鱼汤、瘦肉等。

（2）骨折中期（2～4周）　骨折处的淤肿有所减轻，但瘀伤尚未化尽，骨痂开始形成。治疗应以和中止痛、祛瘀生新、接骨续筋为主。宜食补肝肾、续筋接骨的食物，如枸杞子、杜仲等。饮食上宜适当地补充高营养，可再增加骨头汤等，补充更多的维生素 A、维生素 D、钙及蛋白质。

（3）骨折后期（4周以上）　骨折部淤肿已基本吸收，骨痂开始生长，治疗宜补益肝肾气血，促进更牢固的骨痂生成。饮食上可以补虚为主，食谱可再配以老母鸡汤、猪骨汤等。

骨折术后患者由于活动减少，食欲减退，消化功能减弱，经口摄入食物应根据患者的口味和饮食习惯进行调整，并尽量做到供给易于消化而富含营养素的饮食。选择食物时要求高蛋白食物，并富含维生素和矿物质，以利于骨折的修复和愈合。

骨骼的主要成分是钙，因此适量的补充钙是需要的。骨折时人体对钙的吸收率、利用率增加。应在饮食中适量补充钙，多食用含钙的食物。牛奶是含钙丰富的食物，还含有容易吸收利用的蛋白质，建议睡前服用，这是钙吸收最佳时间，还有助于睡眠。维生素 D 能促进钙的吸收和利用，宜增加摄入。摄取充足的富含维生素 D 的食物，能增加钙的吸收，减少钙排泄，促进钙沉积到骨骼。

醋和酸性的食物能增加体内的酸度，增加体内钙的溶解，不利于骨折愈合。骨折患者，避免食醋或减少酸性食物摄入，柑橘类水果、果汁都是酸性食物。

4. 食谱举例

（1）骨折初期（1～2周）

桃仁粥：取桃仁 15g，红糖适量。将桃仁捣烂，水浸后研汁去渣，加入红糖、粳米，加水 400mL，一起熟烂成粥即可。每天吃 2 次，连续吃 7～10 天，具有活血化瘀、消肿止痛的作用。

（2）骨折中期（2～4周）

当归排骨汤：取当归 10g，骨碎补 15g，续断 10g，新鲜猪排骨或牛排骨 250g，加水炖煮 1h 以上，连汤带肉一起服用，每天 1 次，连吃 1～2 周。有助于祛瘀续断。

（3）骨折后期（4周以上）

当归生姜羊肉汤：取当归 20g，生姜 12g，羊肉 300g，加水1500mL，一起放入锅中煮烂至熟即可。食肉喝汤，每天 1 次。本方具有养血活血、温经散寒、止痛的作用，特别适于骨折后期及年老体虚患者。

二、颈椎病

颈椎病是颈椎退行性脊椎病的简称。病变部位多在颈部第5～6 椎体及第 6～7 椎间盘，常伴有骨赘增生。由于颈椎间盘退行性变、颈椎骨质增生以及颈部损伤等引起脊椎内外平衡失调，刺激或压迫颈部血管、神经、脊髓而产生一系列病症。

21 世纪初，在世界卫生组织（WHO）公布的《全球十大顽症》中，颈椎病排序第二，仅次于心脑血管疾病。在全球 60 多亿人口中，颈椎病的患病人群高达 9 亿。在美国每年因此造成的经济损失高达 50 亿美元。据日本 9 大医院统计，颈椎病在骨科和神经科均占门诊首位，分别为 11% 和 9%。目前我国报道该病的发病率为 17.3%，全国有 2 亿多患者，每年用于颈椎病治疗的费用高达 5 亿多元人民币。

多发生在中老年人，男性发病率略高于女性。40 岁以上患者约占 80%。颈椎病的病因很多，主要原因有外伤、颈部的慢性劳损以及颈椎的退行性变。

1. 临床特点

主要表现为颈肩痛、头晕、头痛、上肢麻木，重者双下肢痉挛，行走困难。

（1）神经根型 起病缓慢，主要表现为颈肩部的绞痛、钝痛、灼痛，且向上肢放射，影响工作和睡眠。颈部后伸、咳嗽、打喷嚏、用力大便时疼痛加剧。部分患者有头晕、头痛、耳鸣、上肢酸软无力，握力减退或持物易坠落；手指前臂同时伴有麻木感。

（2）脊髓型 本病表现为慢性四肢性瘫痪，早期单侧或双侧下肢麻木，疼痛，僵硬发抖无力，行走困难。继而双上肢发麻，握力减弱，易失落物品。伴便秘、排尿困难与尿潴留或尿失禁症状。重者卧床不起，并发头晕、眼花、吞咽困难等。

（3）椎动脉型 本型发病年龄较高，多见 50～60 岁，症状随年龄增高而加重。患者常有头晕头痛，颈后伸或侧弯时眩晕加重，甚则猝倒。猝倒后因颈部位置改变而立即清醒。伴有耳鸣耳聋，视物不清，肢体麻木，感觉异常，持物落地。

2. 治疗原则

（1）物理疗法。

（2）椎体牵引法。

（3）颈椎制动疗法。

（4）推拿按摩疗法。

（5）针灸疗法。

（6）中医药治疗。

（7）营养保健。

3. 营养治疗

（1）适量地增加钙的摄入，补充维生素 C、B 族维生素或复合维生素；增加蛋白质摄入，有利于机体组织的修复、恢复。

（2）宜进食滋养筋脉、充益气血的食物，如蹄筋、鱼唇、鱼鳔、海参等。但不可过量，以防助痰生湿反而增加病痛。

（3）宜服食偏温性的蔬菜、水果，如韭菜、香菜、胡萝卜、山药、桃子、葡萄、橘子、杏仁、核桃仁等。

（4）少食油腻及煎炸类食品。

三、腰肌劳损

腰肌劳损又称"功能性腰痛"或"腰背肌筋膜炎"。多由急性腰扭伤后失治、误治，反复多次损伤；或由于劳动中长期维持某种不平衡体位，腰部肌肉长期紧张，形成损伤性炎症。由于长期从事弯腰工作，习惯性姿势不良等引起。

1. 临床特点

主要症状是腰部酸痛，日间劳累加重，休息后可减轻，日积月累，形成长期慢性腰背痛。

（1）腰部酸痛或胀痛，部分刺痛或灼痛。

（2）劳累时加重，休息时减轻；适当活动和经常改变体位时减轻，活动过度又加重。

（3）不能坚持弯腰工作。常被迫时时伸腰或以拳头击腰部以缓解疼痛。

（4）腰部有压痛点，多在骶棘肌处、髂骨脊后部、骶骨后骶棘肌中点处或腰椎横突处。

（5）腰部外形及活动多无异常，也无明显腰肌痉挛，腰部活动稍受限。

2. 治疗原则

通过卧床休息、药物治疗、理疗、推拿、持续牵引、加强腰背肌功能锻炼以及改变体位和生活习惯等保守方法得到缓解。

（1）消除致病因素　如劳损原因为工作姿势关系，应针对性改变条件和改善劳动体位。

（2）加强锻炼　增加有针对性的体育疗法，如太极拳、保健体操等。

（3）休息与固定　腰骶部慢性劳损患者有剧痛时应该卧床休息，也可用宽腰带加以保护。工作时可配宽腰带，以减少腰肌牵拉，但每天必须解除宽腰带，作腰背肌及腰肌锻炼。

（4）改善血液循环　利用按摩、牵引、局部透热、离子导入、超短波等方法，缓解肌肉痉挛，改善血液循环。

（5）镇痛　对有局限性压痛点者，可用醋酸泼尼松龙或醋酸氢化可的松 1mL，加 1％普鲁卡因 5～10mL 作痛点注射，5～7 天 1 次，3～4 次为一疗程。

（6）针灸和中药　针刺、拔火罐有一定疗效，可缓解疼痛，中药以祛邪扶正为主。

（7）镇痛解痉药　阿司匹林、吲哚美辛（消炎痛）等在疼痛时可用，但勿长期使用，以免形成依赖或降低作用。

（8）营养保健　可用枸杞子 15g、山药 30g、核桃仁 15g 煲猪瘦肉常服；也可将杜仲 15g、川续断 15g、枸杞子 20、肉苁蓉 15g 用白酒 1000g 浸泡，7 天后每晚服药酒 25～50mL。

腰肌劳损是因为腰部肌肉的过度劳累，反复从事机械性的活动或运动，或姿势不正确，从而导致了肌肉的损伤，与人体是否缺钙关系并不大，补钙的用处不大。

四、类风湿关节炎

类风湿关节炎又称类风湿（RA），是一种病因尚未明了的慢性全身性炎症性疾病，属于自身免疫性疾病。

据统计，类风湿关节炎在中国的发病率为 0.32％～0.36％，有患者 1 亿以上。患病率农村高于城市，汉族的患病率明显高于其他民族。类风湿关节炎的患者，女性比男性多，一般女性为男性的 2～3 倍。本病可发生于任何年龄，发病率一般随年龄增加而升高。妇女的发病高峰在 40～49 岁。

据美国健康中心的调查，全美约有 360 万人患有类风湿关节炎，近年来估计已增加到近 500 万人，每年大约有 5 万名新发的类风湿关节炎患者，大部分是妇女。国外统计的发病率为 0.5％～3％。类风湿关节炎可在任何年龄发病，通常 35～50 岁为发病高峰期。女性的发病至少是男性的 2 倍，女性 40～65 岁是高发病年龄段。现在，世界上没有一个国家或地区完全无类风湿关节炎，就连最炎热的国家巴西，患病率也占 0.1%。

1. 临床特点

类风湿关节炎好发于手、腕、足等小关节，反复发作，呈对称分布。早期有关节红、肿、热、痛和功能障碍，晚期关节可出现不同程度的僵硬畸形，并伴有骨和骨骼肌的萎缩，极易致残。起病缓慢，多先有几周到几个月的疲倦无力、体重减轻、胃纳不佳、低热和手足麻木刺痛等前驱症状。

（1）关节症状

① 晨僵：关节的第一个症状，常在关节疼痛前出现。早晨或睡醒后有关节僵硬、活动不灵。严重时又有关节僵硬感，起床活动或温暖后即觉缓解或消失。

② 关节肿痛：多呈对称性，常累及掌指关节、腕关节、肩关节、趾间关节、踝关节及膝关节。关节红、肿、热、痛、活动障碍，这几乎是所有类风湿关节炎患者的必有症状，且绝大多数患者是以关节肿胀开始发病的。它往往表现为关节周围均匀性肿大，手指近端指关节的梭形肿胀是类风湿关节炎患者的典型症状之一。

关节症状具有游走性、对称性现象。在类风湿关节炎症期，运动关节时检查的手常感到细小的捻发音或有握雪感，以肘、膝关节为典型。晚期关节活动受限，常见类风湿手如鸡爪样、鹅颈样等。

（2）关节外表现

① 类风湿结节：见于 15%～20% 的患者，多见于前臂常受压的伸侧面，如尺侧及鹰嘴处。在皮下摸到软性无定形活动小结或固定于骨膜的橡皮样小结。血清类风湿因子强阳性者皮下类风湿结节更常见。

② 类风湿血管炎：表现为远端血管炎、皮肤溃疡、周围神经病变、心包炎、内脏动脉炎、肢端骨溶解症。

③ 类风湿心脏病：表现为二尖瓣关闭不全或狭窄，严重者可致心力衰竭、心肌梗死。

④ 其他：还有类风湿肺病、肾脏损害、消化道损害等。

手部或手腕部位的 X 线检查是否发现有骨头边缘的侵蚀或关节周边的骨质疏松现象。

2. 治疗原则

（1）非甾体类消炎药　通常称一线药。

（2）类固醇激素　激素是一个非常好的镇痛抗炎药，宜短期治疗冲击，并联合二线药治疗。

（3）慢作用抗风湿药　治疗类风湿关节炎起效慢，长期使用对类风湿关节炎病情有一定缓解作用，故也称病情改善药。

（4）免疫抑制药　常用有甲氨蝶呤、环磷酰胺等。

3. 营养治疗

类风湿关节炎是一种慢性消耗性疾病，有的患者伴有长期发热，有的伴有贫血，在疾病后期有全身性骨质疏松，长期服用治疗类风湿的药物，引起胃肠道反应，导致患者缺乏蛋白质、各种维生素及钙等。饮食宜清淡、容易消化；以平补为宜，避免刺激性食物。在饮食中应增加营养，注意补充多种营养素，补充足够的蛋白质和多种维生素，尤其是维生素 C 及维生素 D，另外服用含钙多的食物，如牛奶、鸡蛋、豆浆、瘦肉类等。

（1）应多摄入的食物　患者体内缺乏或对缓解症状有益的食物应该多摄入，主要有鱼油等，多食用富含硒、维生素的食物；食用大量的橄榄油，各种青菜、水果与鱼类，黄豆芽、绿豆芽、丝瓜、冬瓜等。

① 苦瓜、丝瓜等食物：具有清热解毒的功效，可缓解局部发热、发痛等。

② 豆腐、芹菜、山药、扁豆等食物：具有健脾利湿的功效，可用于缓解肿胀症状。

③ 多种青菜、水果：可满足人体对维生素、微量元素和纤维素的需求，同时具有改善新陈代谢的功能，可起到清热解毒、

消肿止痛的作用，从而缓解局部的红、肿、热、痛症状。

④ 香菇、黑木耳等食物：具有提高人体免疫力的作用，可缓解局部的红、肿、热、痛等症状。

（2）应少摄入或不摄入的食物　可加重类风湿关节炎症状的食物应少摄入或不摄入。

① 高脂肪类：脂肪在体内氧化过程中，能产生酮体，而过多的酮体对关节有较强的刺激作用，故患者不宜多吃高脂肪类食物，如牛奶、肥肉等，炒菜、烧汤也宜少放油。

② 海产类：患者不宜多吃海产品，如海带、海参、海鱼、海虾等，因其中含有尿酸，被人体吸收后，能在关节中形成尿酸盐结晶，使关节症状加重。

③ 过酸、过咸类：如花生、白酒、白糖以及鸡、鸭、鱼、肉、蛋等酸性食物摄入过多，超过体内正常的酸碱度值，则会使体内酸碱度值一过性偏离，使乳酸分泌增多，且消耗体内一定量的钙、镁等离子，而加重症状。同样，若吃过咸的食物如咸菜、咸蛋、咸鱼等，会使体内钠离子增多，而加重患者的症状。

④ 少用糖类及脂肪：因为治疗类风湿关节炎常选用糖皮质激素治疗，导致糖代谢障碍，血糖增高；而脂类可使血脂胆固醇升高，造成心脏、大脑的血管硬化。类风湿关节炎患者的食盐用量应少于正常人，盐摄入过多会造成钠盐潴留。

⑤ 茶叶、咖啡、柑橘、奶制品：也可能会使类风湿关节炎患者的症状加重。

第十二节　儿科疾病与营养

一、小儿营养不良

营养不良是由于食物摄入、吸收、利用不足和（或）需要量增多和（或）消耗过多而引起的一种以蛋白质和热量不足为主的慢性营养缺乏病。

1. 临床特点

小儿营养不良多为蛋白质和热量不足引起，现在所见到的营养不良多由于喂养不当、习惯不好、精神因素或继发于其他疾病所致。

① 食物量不足：如母乳不足或牛奶、奶粉配制过稀，且未及时添加辅食。

② 食物品质不好：蛋白质质量差，还有一些单纯用米糊、奶糕、稀粥或面食喂养，缺乏蛋白质和脂肪。

③ 饮食失调：饮食无规律，饥饱不均，偏食等。

④ 消化吸收少：消化道畸形、长期腹泻、寄生虫寄生等，前者可使食物摄入不足，后者可使食物不能充分消化、吸收和利用。

⑤ 吸收利用差、消耗多：消化系统的慢性消耗性疾病等导致的小儿进食少、吸收利用差、消耗过多等。

小儿营养不良主要有如下三种临床表现。

（1）水肿型营养不良　多见于 4 个月至 5 岁的小儿，轻者仅有下肢水肿，重者在上肢、腹部及颜面等处均有凹陷性水肿，血清白蛋白低于 30g/L。患儿体重在其标准体重的 60%～80%，主要表现为水肿、腹泻，常伴有突发性感染，生长迟缓；头发细软、稀少、变色、变脆、易脱落；皮肤色素沉着、红斑、过度角化和鳞样改变或剥脱，严重者可类似广泛烧伤，甚至形成褥疮；出现口角炎、唇炎、舌萎缩，精神委靡、表情淡漠等。

（2）干瘦型营养不良　主要表现为生长发育迟缓、消瘦无力、贫血、身体抵抗力下降，容易感染其他疾病而导致死亡。患儿极其消瘦，体重低于其标准体重的 60%，病程长者其身高也多低于相应标准。精神状态差，对外界刺激反应淡漠或易激惹，哭吵不停；记忆力减退，注意力不集中；头发枯干；常见腹泻，多为水泻或稀便，量多，呈酸性。

（3）混合型营养不良　介于上述两型之间，体重低于其标准体重的 60%，有水肿。主要表现为皮下脂肪消失、肌肉萎缩、明显消瘦；生长迟缓，体重与身高均低于正常儿童标准，尤其体重下降更为明显；患儿表情淡漠、急躁不安，有明显饥饿感或食欲缺乏，常伴有腹泻和维生素缺乏等。

2. 治疗原则

（1）治疗原发病　积极治疗那些引起营养吸收和消耗的原发病，如消化道的畸形、感染性疾病和消化系统的慢性消耗性疾病等。

（2）治疗并发症　纠正水、电解质紊乱。积极治疗各种继发感染及并发症，矫治贫血与维生素和微量元素缺乏病。

（3）防治结合　平时注意合理安排膳食；生活要有规律；尽量减少感染；早发现、早治疗。

3. 营养治疗

补充蛋白质和能量，改善营养状况。

（1）根据患儿的病情和消化能力调整饮食习惯和结构。

（2）补充蛋白质和能量，所用蛋白质以牛奶、酪蛋白、禽蛋和鱼类蛋白为好，较大儿童可适当加入大豆蛋白，也可使用低容量的高蛋白能量浓缩补剂，同时补充钾、镁、锌、铁及各种维生素。

（3）根据不同的情况选择口服、管喂、静脉营养等合适的补充途径，对于还能母乳喂养的孩子，要尽量保证母乳喂养。

二、感冒

感冒是最常见的上呼吸道病毒感染疾病，一年四季均可发病，尤以冬、春季较为多见。

1. 临床特点

根据病因，感冒可分为病毒性感冒、细菌性感冒和衣原体性感冒。临床上主要表现为鼻塞、流涕、打喷嚏、咳嗽、头痛、发热、全身不适等。

2. 治疗原则

（1）对症治疗　根据感冒症状在医生指导下进行对症治疗。

（2）预防原则

① 尽量与患感冒和打喷嚏者保持1m以上距离（空气传染的病毒微粒所能达到的距离为1m左右）。

② 长期处在封闭的空间时，应多喝水，保持体内水分。

③ 勤洗手，并尽量不让手接触眼睛和鼻子。

④ 经常消毒洗碗布，最好每周消毒2～3次，因为许多感冒患儿是由家中洗碗布传染的。

⑤ 注意饮食。

3. 营养治疗

（1）鼓励患儿多喝水，此举既可以补充发热消耗的水分，也可以增加排尿，起到降温排毒的作用。通常宜饮用开水或凉开水，也可用菜汤代替，另外也可饮用新鲜水果汁，如梨汁、西瓜汁、橘汁等。

（2）饮食宜清淡，食用些稀饭、蛋汤、牛奶、配方奶、豆浆或豆奶等。

（3）如出现食欲缺乏、腹胀或腹泻、恶心或呕吐等，则应以提供易于消化的素食为主，如烂面、粥、菜泥或馄饨等。

（4）每天食物中至少包括两次水果和蔬菜，能够保证营养，提高免疫力。

（5）感冒时忌食各种油腻、辛辣、油炸等食品。

4. 食疗方剂

（1）橘皮饮　取鲜橘皮30g或干橘皮15g，加水750mL，煎至500mL，加白糖适量，趁热饮服其中水汁。

（2）大蒜生姜红糖饮　取大蒜、生姜各15g，切片加水500mL，煎至250mL，加红糖适量，取汁一次服下。

（3）生姜芥菜汤　鲜芥菜500g洗净切断，生姜10g切片，加水2000mL煎至1000mL，用食盐调味后，分2次饮服。

（4）生姜炒米粥　生姜30～50g切片，炒米50g，共煮成粥，以食盐、花生油等调味后食用。

（5）冰糖梨　生梨1个，洗净连皮切碎，加冰糖隔水蒸烂，取梨和汁一起服用。适用于风热咳嗽。

三、儿童糖尿病

糖尿病是因胰岛素缺乏造成的糖、脂肪、蛋白质代谢紊乱性疾病。儿童时期的糖尿病是指 15 岁或 20 岁以前发生的糖尿病，过去统称为儿童（少年）糖尿病。由于儿童期糖尿病的病因不一，临床表现和治疗、预后也不同。根据世界卫生组织最新统计，全世界已有糖尿病患者 1.25 亿，其中儿童糖尿病占 10％～15％，并且其发病率正在逐年增加。儿童糖尿病多见于肥胖或有家族遗传倾向的少年儿童，各年龄均可发病，小至出生后 3 个月，但以 5～7 岁和 10～13 岁二组年龄多见，患病率男女无性别差异。我国儿童糖尿病发病率约为 0.6/10 万。

1. 临床特点

本病临床上主要表现为起病较急，多数患儿可由于感染、情绪激惹或饮食不当等诱因起病，出现多饮、多尿、多食和体重减轻的症状，即通常上所讲的"三多一少"症状。但是，婴儿的多尿多饮不易被发觉，容易很快发生脱水和酮症酸中毒；幼年儿童因夜尿增多可发生遗尿。多食并非必然出现的症状，部分儿童食欲正常或减低，但体重减轻或消瘦很快，疲乏无力、精神委靡也常见。

儿童糖尿病病程较久，控制不好时可影响生长发育，身材矮小、智力发育迟缓、肝大等，临床上称为糖尿病侏儒。晚期可出现白内障、视力障碍、视网膜病变，甚至双目失明，还可有蛋白尿、高血压等糖尿病肾病，最后致肾功能衰竭。糖尿病主要分为胰岛素依赖型（1 型）和非胰岛素依赖型（2 型）两种。儿童糖尿病中 95％以上为胰岛素依赖型，多由于患儿自身不能分泌足够的胰岛素供应机体的需要所致。治疗儿童糖尿病，关键在于补充胰岛素以免血糖过度升高。糖尿病虽然不容易完全治愈，但如果能正确使用胰岛素，加强饮食管理，也可终身维持普通生活。

2. 治疗原则

（1）使用胰岛素治疗　儿童糖尿病在药物治疗上的特点是，他们绝大多数是胰岛素依赖型糖尿病，要做长期打胰岛素的精神和物质准备。

（2）饮食控制　饮食控制对任何胰岛素依赖型糖尿病都是行之有效的、最基本的治疗措施。药食结合，尤其是轻型患者，经饮食控制和调节，通常不需服药或少量服药，血糖、尿糖即可恢复正常，症状消失。中重型患者，经饮食控制和调节后，也能起到促使病情稳定，减轻或预防并发症发生。总之，糖尿病饮食控制既要有利于疾病恢复，又要能维持正常生理及活动需要，对于儿童还要考虑到生长发育的需要，以减轻胰脏的负担，促进糖尿病的康复。

3. 营养治疗

（1）治疗要求

① 每日总能量以碳水化合物占 50%、蛋白质占 20% 和脂肪占 30% 的比例计算出所需的碳水化合物、蛋白质和脂肪的量（g）。同时可适当增加餐次，如全日热能分为三餐和餐后三次点心，早餐为每日总热量的 25%、午餐 25%、晚餐 30%，三餐间 2 次点心各 5%，睡前点心或加餐 10%。

② 总能量的计算方法与成人不同，公式如下：

$$日总能量（kcal）＝1000＋100×（年龄－1） \qquad (7-1)$$

③ 蛋白质：糖尿病患儿糖原异生作用增强，蛋白质消耗增加，常呈负氮平衡，要适当增加蛋白质供给。按每天 2.0～3.0g/kg 供给。动物蛋白不低于蛋白质总量的 33%，同时补充一定量豆类蛋白。

④ 脂肪：心脑血管疾病及高脂血症是糖尿病常见并发症，因此糖尿病饮食应适当降低脂肪供给量，占总能量的 20%～25% 比较合适，增加含多不饱和脂肪酸的植物油的摄入，至少占总脂肪的 1/3 以上，尽量限制动物脂肪和饱和脂肪酸摄入。

⑤ 碳水化合物：高碳水化合物饮食可改善糖耐量，也不增加胰岛素供给，还可提高胰岛素敏感性。但碳水化合物不宜太高，过高可使血糖升高而增加胰岛负担。太低容易引起脂肪过度分解，易导致酮症酸中毒，通常碳水化合物占总能量的 50% 比

较合适。碳水化合物数量虽未严格限制，但对质量要求严格；食物碳水化合物组成不同，血糖生成指数不同。荞麦面、莜麦面、二合面（玉米面和黄豆面）、三合面（玉米面、黄豆面和白面）的血糖生成指数均低于白米、白面，表明粗粮升高血糖速度低于细粮。糖尿病饮食中碳水化合物最好全部来自复杂碳水化合物，尽量不用单糖或双糖来补充。应严格限制蜂蜜、蔗糖、麦芽糖、果糖等纯糖制品，甜点心、水果等尽量不食用。如一定要吃甜食，可用甜叶菊、木糖醇、阿斯巴糖等甜味剂代替蔗糖。如食用水果，应适当减掉部分主食，时间要妥善安排，最好放在两餐之间。

⑥ 维生素：维生素与糖尿病关系密切，尤其是维生素 B_1、维生素 C、维生素 B_{12} 和维生素 A 等。维生素 B_1 在糖代谢的多个环节中起重要作用，糖尿病易并发神经系统疾病，这可能与维生素 B_1 供给不足有关。另外，患者不能将 β-胡萝卜素转变为维生素 A，临床上常见的糖尿病并发视网膜病变，可能这是其中原因之一，应引起重视，并加以补充，必要时补充维生素类制剂。

⑦ 矿物质和微量元素：应适当限制钠盐摄入，以防止和减轻高血压病、冠心病、高脂血症及肾功能不全等并发症。适当增加钾、镁、钙、铬、锌等元素的补充。血镁低的糖尿病患者容易并发视网膜病变，适当补充镁，是防止视网膜病变的有效措施。补钙不足在成人可导致患者骨质疏松，儿童糖尿病缺钙可能影响发育。三价铬是葡萄糖耐量因子组成部分，是胰岛素的辅助因子。铬对碳水化合物代谢有直接作用，铬能促进蛋白质合成和激活胰岛素，缺铬时周围组织对胰岛素敏感性下降，增加铬供给可以改善糖耐量。锌不但参与胰岛素合成，并有稳定胰岛素结构的作用，能协助葡萄糖在细胞膜转运，并与胰岛素活性有关。患者分解代谢亢进，组织锌释放增多，从尿中排泄也增多。此外，多数糖尿病患者伴有锌吸收不良，应及时补充。

⑧ 膳食纤维：流行病学调查和临床研究都已证实膳食纤维可治疗糖尿病，膳食纤维有降低血糖和改善糖耐量的作用，摄入

膳食纤维较高的地区，糖尿病发病率较低。果胶水溶液有一定黏滞度，与血糖降低呈正相关，可以促使抑胃多肽分泌减少。而抑胃多肽过高，会使餐后血糖升高，且可刺激胰岛素分泌。但膳食纤维增加太多，可影响矿物质和微量元素的吸收，适量便可。

（2）注意事项

① 糖尿病饮食是称重治疗饮食，除盐不称重外，对其他一切食物，包括主食、副食、蔬菜和烹调油，均应在烹调前将皮、根、骨等不能食用部分去除后称重、加工，然后进行烹调。

② 糖尿病饮食烹调原则不加糖、不用糖醋烹调法，葱、姜等调料不加限制。

③ 禁食葡萄糖、蔗糖、麦芽糖、蜂蜜、甜点心等纯碳水化合物食品。凡含淀粉高的食物，如马铃薯、山芋、芋艿、粉丝等，原则上不用，如需食用，应减少部分主食取代之。

④ 糖尿病患儿按规定数量摄入食品，不得任意添加其他食物。如饥饿难忍，且病情许可时，征得医护人员同意，添加体积大、能量低的食物，如青菜、白菜、黄瓜、冬瓜、番茄等。

⑤ 糖尿病需终身营养治疗，平时既要按营养治疗要求摄取营养素，又要照顾患儿饮食习惯，尽可能做到花色品种丰富，美味可口。病情稳定后，可根据劳动强度和活动量，适当放宽限制，以保证正常工作和活动的开展。

四、婴儿腹泻

本病主要发生在婴幼儿，原因如下。

① 婴儿胃肠道发育不够成熟，酶的活性较低，但营养需要相对较多，胃肠道负担重。

② 婴儿时期神经、内分泌、循环系统及肝、肾功能发育均未成熟，调节功能较差。

③ 婴儿免疫功能也不完善。血清大肠杆菌抗体滴度以初生至 2 周岁最低，以后渐升高。因而婴幼儿易患大肠杆菌肠炎。母乳中大肠杆菌抗体滴度高，特别是初乳中致病性大肠杆菌分泌型 IgA 高，所以母乳喂养儿较少发病，患病也较轻。另外，婴儿轮

状病毒抗体滴度低，同一集体流行时，婴儿患病多。

④ 婴儿体液分布和成人不同，细胞外液占比例较高，且水分代谢旺盛，调节功能又差，较易发生体液、电解质紊乱。婴儿易患佝偻病和营养不良，易致消化功能紊乱，此时肠道分泌型IgA不足，腹泻后易于迁延。

一些感染也常导致腹泻，主要分为消化道内感染和消化道外感染，以消化道内感染为常见。

① 消化道内感染：致病微生物可随污染的食物或水进入小儿消化道，因而易发生在人工喂养儿。哺乳喂养时所用器皿或食物本身如未经消毒或消毒不够，也有感染的可能。病毒也可通过呼吸道或水源感染。其次是由成人带菌（毒）者的传染，如病房内暴发细菌性（或病毒性）肠炎后部分医护人员受染，成为无症状肠道带菌（毒）者，可导致病原传播。

② 消化道外感染：消化道外的器官、组织受到感染也可引起腹泻，常见于中耳炎、咽炎、肺炎、泌尿道感染和皮肤感染等。腹泻多不严重，年龄越小者越多见。引起腹泻的原因一部分是因为肠道外感染引起消化功能紊乱，另一部分可能是肠道内外均为同一病原（主要是病毒）感染所引起。

③ 滥用抗生素所致的肠道菌群紊乱：长期较大量地应用广谱抗生素如氯霉素、卡那霉素、庆大霉素、氨苄西林、各种头孢菌素，特别是两种或两种以上并用时，除可直接刺激肠道或刺激自主神经引起肠蠕动增快、葡萄糖吸收减少、双糖酶活性降低而发生腹泻外，更严重的是可引起肠道菌群紊乱。此时，正常的肠道大肠杆菌消失或明显减少，同时耐药性金黄色葡萄球菌、变形杆菌、铜绿假单胞菌或白色念珠菌等可大量繁殖，引起药物较难控制的肠炎。

消化功能紊乱导致的婴儿腹泻常见于：①饮食因素；②乳糖不耐受；③食物过敏；④药物影响等。除此之外。如不清洁的环境、户外活动过少、生活规律的突然改变、外界气候的突变等，也易引起婴儿腹泻。

1. 临床特点

（1）根据病情不同可分为轻型腹泻和重型腹泻

① 轻型腹泻：主要表现为大便次数增多，每日数次至 10 多次。大便稀，有时有少量水，呈黄色或黄绿色，混有少量黏液。每次量不多，常见白色或淡黄色小块，系钙、镁与脂肪酸化合的皂块。偶有少量呕吐或溢乳，食欲减退，体温正常或偶有低热。面色稍苍白，精神尚好，无其他周身症状。体重不增或稍降。体液丢失在 50mL/kg 以下，临床脱水症状不明显。预后较好，病程 3～7 天。在佝偻病或营养不良患儿，腹泻虽轻，却常每日 3～7 次，色黄，常有黏液，有恶臭。大便检查可见少量白细胞。大便性状和次数不稳定。持续时间越长，营养情况越恶化，越容易继发泌尿道、中耳或其他部位感染。

② 重型腹泻：可由轻型加重而成。每日大便十数次至 40 次。开始转为重型时，便中水分增多，偶有黏液，呈黄或黄绿色，有腥臭味，呈酸性反应。换尿布不及时者，常腐蚀臀部皮肤，表皮剥脱而发红。随病情加重和摄入食物减少，大便臭味减轻，粪块消失而呈水样或蛋花汤样，色变浅，主要成分是肠液和少量黏液，呈碱性反应。大便量增至每次 10～30mL，多者可达 50mL。镜下见脂肪滴、游动的细菌、黏液，重症偶见红细胞，白细胞可达每高倍视野 10 个左右。患儿食欲低下，常伴呕吐。多有不规则低热，重者高热。体重迅速降低，明显消瘦。如不及时补液，脱水、酸中毒逐渐加重。少数重症起病急，高热达 39～40℃，频繁呕吐、泻水样便，迅速出现水和电解质紊乱的症状。近十余年来，由于能提早就诊，严重的重型腹泻已明显减少。

（2）水和电解质紊乱症状　以脱水、酸中毒为主，有时有低钾、低钙、低镁症状。

2. 治疗原则

（1）在较少影响营养的情况下，给消化道以适当的休息。

（2）控制肠道内外感染。

（3）纠正水与电解质紊乱。

3. 营养治疗

（1）补给足够的流体以防脱水　从腹泻开始就要给小儿喂比平日更多的水，能喝多少就给多少，像白开水、自制的糖盐水、口服补液盐。6个月以上的小儿可喂些茶汤、米汤，直到腹泻停止。但一定不要给小儿喝高糖饮料、甜茶、汽水等，因为它们可使腹泻加重。如果经口服摄入不足时应采用肠外营养。

（2）提供足够的食物预防营养不良　遵循少量多餐原则，6个月以下喂母乳的小儿继续母乳喂养，但应注意比原来次数多加几次，而且喂母乳的妈妈应该少食脂类食物；喂牛奶或奶粉的小儿，在所喂的奶中加相当于平时2倍的温开水；已经添加断乳食品的小儿可喂食稀粥、烂面条、鱼肉末、少量蔬菜、新鲜水果汁、香蕉泥等，适当地在食物中加少许盐。原则上不要给小儿禁食，这样会导致脱水和逐渐消瘦，易发生营养不良而影响体重增长，但当呕吐频繁时，应暂停进食，从静脉补充液体和营养物质，待呕吐好转即应及时恢复进食，但应遵守从少量流质开始逐渐增加的原则，流质的能量密度也要从低到高进行逐步调整。

（3）单纯性消化不良引起的腹泻在开始时可以口服葡萄糖电解质溶液和米汤，但这种无脂肪和蛋白质的流质，能量和营养素不足，只能用1～2天，待好转后，应立即调整配方，可食用低脂或脱脂的奶、酸奶、蛋白米糊等。根据病情逐渐过渡到正常半流质和软食。

（4）代乳品喂养者最好在医生指导下酌情选用半乳糖豆制配方奶粉或含有双歧杆菌（一种肠道内有益于人体的厌氧菌）的配方奶粉。6月龄以上的小儿，也可选用酸奶、面条或烂粥等易消化食物，避免食用油腻和菠菜、韭菜等食物。

4. 食疗方剂

（1）姜茶饮　绿茶、干姜丝各3g，加水150mL煮开后随意饮用。

（2）姜粥　生姜5g，大米30g，加水适量煮粥，再调一点糖和盐食用，每天2次，具有祛寒止泻作用。

（3）胡萝卜汁　鲜胡萝卜250g，洗净切碎入锅，加细盐3g，适量水煮烂后去渣取汁，每天分2～3次服用，有健脾、消食、止泻作用，适用于脾虚型腹泻。

（4）苹果泥　适用于6月龄以上的小儿，每天2～3次，每次30～60g。

（5）苹果汤　苹果1个，洗净切碎，加盐0.8～0.9g、糖5g、水250mL，共煎汤，分2～3次饮用，因其内含有鞣酸，也有止泻作用。

（6）鸡蛋黄油　将鸡蛋1～2个煮熟，去蛋壳和蛋白，留蛋黄放锅内用小火炼取油后，每天分2～3次服用。此方法适用于6月龄以上小儿，连用3天为一个疗程，有补脾益胃和止泻作用。

（7）栗子糊　栗子3～5个，去壳捣烂，加水适量煮成糊状，再调点白糖后一次服用，每天2～3次，具有温中止泻作用。

（8）山药汤　山药60g，加水200mL煎煮成100mL去渣后服用，每日2～3次。

（9）山药粥　山药500g，糯米250g，加水适量煮粥食用，每日2～3次，其有健脾止泻作用。

（10）石榴茶　鲜石榴2个，去皮后掰碎，加水500mL，小火煎至150mL，去渣后加适量白糖，分2～3次服用，其有调理脾胃、收敛止泻作用。

（11）白扁豆汤　白扁豆60g，加水400mL，煎至150mL，去渣后分3次服用，其有利湿止泻作用，特别适用于小儿夏秋季腹泻。

五、苯丙酮尿症

苯丙酮尿症（PKU）是由于体内苯丙氨酸代谢途径中酶缺乏导致的较为常见的常染色体隐性遗传性疾病。其发病率随种族而异，为$1/25000\sim1/6000$，我国发病率约为$1/16500$。

1. 临床特点

苯丙氨酸是人体代谢过程中必需的氨基酸之一，正常小儿每

日需要的摄入量为 $200 \sim 500mg$，其中 1/3 供蛋白合成，2/3 则通过肝细胞中苯丙氨酸-4-羟化酶（PAH）的作用转化为酪氨酸，以供给合成甲状腺素、肾上腺素和黑色素等多种用途。在苯丙氨酸羟化作用过程中除了苯丙氨酸-4-羟化酶外，还必须有辅酶四氢生物嘌呤的参与，人体内的四氢生物嘌呤来源于鸟苷三磷酸，在其合成和再生途径中必须经过鸟苷三磷酸环化水合酶、6-丙酮酰四氢嘌呤合成酶和二氢生物嘌呤还原酶的催化。苯丙氨酸-4-羟化酶、鸟苷三磷酸环化水合酶和二氢生物嘌呤还原酶的编码基因已经分别定位于 12q24.1、14q11、4p15.1～p16.1；对 6-丙酮酰四氢嘌呤合成酶编码基因的研究还在进行中。上述任一编码基因的突变都有可能造成相关酶的活力缺陷，致使体内苯丙氨酸发生异常累积，从而导致高苯丙氨酸血症。患儿初生时一般正常。一般 3～6 个月出现症状，1 岁左右症状明显。病程早期出现呕吐、易激惹、生长迟缓等现象。未经治疗者在 4～9 个月间开始有明显智力发育迟缓，语言发育障碍明显。约 1/4 病儿有癫痫发作，多见于有严重智力低下者。本病为少数可治性遗传性代谢病之一，应早期确诊和治疗，避免产生神经系统的不可逆损伤。

本病按酶缺陷不同可大致分为典型高苯丙氨酸血症和四氢生物嘌呤缺乏型两种。典型高苯丙氨酸血症是由于患儿肝细胞缺乏苯丙氨酸-4-羟化酶，不能将苯丙氨酸转化为酪氨酸，因此，苯丙氨酸在血、脑脊液、各种组织和尿液中的浓度极度增高，同时产生了大量苯丙酮酸、苯乙酸、苯乳酸和对羟基苯乙酸等旁路代谢产物并自尿中排出。高浓度的苯丙氨酸及其旁路代谢物能导致脑细胞受损。同时，由于酪氨酸来源减少，致使甲状腺素、肾上腺素和黑色素等合成也不足。四氢生物嘌呤缺乏型是由鸟苷三磷酸环化水合酶、6-丙酮酰四氢嘌呤合成酶或二氢生物嘌呤还原酶等酶缺乏所导致，四氢生物嘌呤是苯丙氨酸、酪氨酸和色氨酸等芳香氨基酸在羟化过程中所必需的共同的辅酶，缺乏时不仅苯丙氨酸不能氧化成酪氨酸，而且造成多巴胺、5-羟色胺等重要神经递质的合成受阻，加重了神经系统的功能损害，故四氢生物嘌呤缺乏型的临床症状更重、治疗也不易。绝大多数本病患儿为典型高苯丙氨酸血症病例，仅 1% 左右为四氢生物嘌呤缺乏型，后者约半数系 6-丙酮酰四氢嘌呤合成酶缺陷所致。

当苯丙氨酸含量＞0.24mmol/L（40mg/L），即 2 倍于正常参考值时，便应复查或采静脉血定量测定苯丙氨酸和酪氨酸。通常，患儿血浆苯丙氨酸可高达 1.2mmol/L（200mg/L）以上。

2. 治疗原则

（1）早发现、早诊断、早治疗、早控制。

（2）饮食控制为主，其他治疗为辅。

3. 营养治疗

此病的最主要治疗全靠早期发现，早给低苯丙氨酸饮食以减小其对大脑的损害。

由于大多数蛋白质中均含有 4%～6% 的苯丙氨酸，因此必须控制蛋白质的摄入，而以低或无苯丙氨酸奶粉的形式补充蛋白质，同时，配以天然食品补充机体所需的最小量的苯丙氨酸、蛋白质和其他营养素，以保证足够的热量，维持婴幼儿的正常生长发育。对婴儿可喂给特制的低苯丙氨酸奶粉；为幼儿添加辅食时应以淀粉类、蔬菜和水果等低蛋白质食物为主。

由于苯丙氨酸是合成蛋白质的必需氨基酸，缺乏时亦会导致神经系统损害，故仍应按每日 30～50mg/kg 适量供给，以能维持血中苯丙氨酸浓度在正常水平。饮食控制至少需持续到青春期以后。

苯丙氨酸是人体的必需氨基酸，治疗中，既要限制苯丙氨酸的摄入量，防止苯丙氨酸及其代谢产物的异常蓄积，又要满足机体需要，保证患儿的正常发育。为此，需定量监测血苯丙氨酸浓度、血红蛋白、白蛋白及体格、智力发育情况，必要时，进行血氨基酸分析，测定酪氨酸水平、支链氨基酸与芳香氨基酸的比值，以保证疗效。

六、蛔虫病

蛔虫病是最常见的小儿肠道寄生虫病。婴幼儿生活环境被蛔虫卵污染，是其感染的主要来源。蛔虫卵主要通过手和食物经口进入人体体内。小儿喜欢用手抓食物吃，喜欢吮指头，还喜欢把一些不洁的玩具放入口中，或者生吃未洗净的瓜果、蔬菜，都会将蛔虫卵带入口中，进入胃肠道而感染得病。

1. 临床特点

蛔虫病的轻重，不完全取决于蛔虫数目的多少，而与蛔虫所在寄生部位有关。寄生在肠道的蛔虫可无症状，偶有轻度食欲缺乏，脐周或脐上轻度疼痛，这种疼痛不定时，反复发作，持续时间也不定。个别患儿会有异食癖。大量蛔虫寄生会消耗营养，造成贫血、营养不良，严重者可影响到精神乃至智力。精神神经症状有：精神委靡、兴奋、头痛、易怒、睡眠不安、磨牙等。有的还有全身过敏症状，如荨麻疹、皮肤瘙痒等。蛔虫病的合并症很多。蛔虫可造成蛔虫性肠梗阻、胆道蛔虫症、蛔虫性肝脓肿、蛔虫性阑尾炎以及蛔虫性肠穿孔、腹膜炎等。更为严重者，当孩子患重病时，如用大量镇静药或昏迷时，蛔虫上窜，经咽部进入气管，可造成窒息。蛔虫有"无孔不入"的习性，可钻进胆管、胰腺管、泌尿道等处，造成相关器官的疾患。

蛔虫病虽不算大病，但给孩子们造成的危害还是很大的。蛔虫的成虫可在人的肠道里生活1～2年。几条或十几条蛔虫在肠道内（严重者可达数百条、上千条）掠夺宿主营养的同时，还分泌酶的抑制剂，影响宿主对蛋白质的消化和吸收，造成营养不良。患儿可见面黄、消瘦、贫血、发育迟缓，严重者可影响到精神乃至智力。这对于处在生长发育阶段的孩子是很有害的。

2. 治疗原则

（1）预防为主　预防本病主要是让儿童养成良好的卫生习惯，做到饭前便后洗手；生吃瓜果蔬菜要洗净消毒；不定期进行粪便检查及早发现等。

（2）中西医结合治疗

① 解痉止痛。

② 驱虫排虫：本病以药物治疗为主，常用的驱虫药物有哌

嗪（驱蛔灵）、司替碘铵（驱蛲净）及中药使君子、槟榔等。因为所有的驱虫药都有一定的毒性，滥用会给小儿带来不良反应，所以一定要在医生指导下，按时、按量服药。

③ 消炎利胆：病初可暂不用抗生素，如并发胆道感染则使用抗生素（头孢菌素类、氧氟沙星、甲硝唑）。

（3）手术治疗

① 基本手术方式为胆总管探查、取净肝内外胆管中蛔虫或结石、引流胆管。

② 经纤维十二指肠镜，置于圈套器将蛔虫体套住后取出，对嵌顿在十二指肠乳头或钻入胆总管内的蛔虫均可取出。

3. 营养治疗

维持营养、水电解质和酸碱平衡。对胆道感染者，全身中毒症状严重，或腹痛、呕吐频繁或出现并发症者，应予以禁食、输液、补充维生素。

七、遗尿

遗尿症俗称尿床，通常指小儿在熟睡时不自主地排尿，夜间常尿湿自己的床铺，白天有时也有尿湿裤子的现象。遗尿症在儿童期较常见，据统计，4 岁半时有尿床现象者占儿童的 $10\%\sim20\%$，9 岁时约占 5%，而 15 岁仍尿床者只占 2%。

1. 临床特点

本病多见于男孩，男孩与女孩的比例约为 $2:1.6$。遗尿症的患儿，多数能在发病数年后自愈，女孩自愈率更高。但也有部分患儿，如未经治疗，症状会持续到成年以后。没有明显尿路或神经系统器质性病变者称为原发性遗尿，占 $70\%\sim80\%$。继发于下尿路梗阻（如尿道瓣膜）、膀胱炎、神经源性膀胱障碍（神经病变引起的排尿功能障碍）等疾患者称为继发性遗尿，患儿除夜间尿床外，日间常有尿频、尿急或排尿困难、尿流细等症状。

引起儿童遗尿症的原因有多种，如泌尿生殖器官的局部刺激，如包茎、包皮过长，外阴炎、先天性尿道畸形、尿路感染；

遗传因素；功能性膀胱容量减少；睡眠过深；心理因素；排尿习惯训练不良等。

2. 治疗原则

针对遗尿的原因，采取相应的治疗措施。应避免用粗暴惩罚的态度对待遗尿的儿童。家长要帮助儿童树立克服遗尿的信心，养成良好的卫生习惯，加强排尿功能的训练。

（1）建立合理的生活制度　应该使孩子的生活、饮食起居有规律。应避免孩子过度疲劳及精神紧张。最好能坚持睡午觉，以免夜间睡得太熟，不易被大人唤醒起床小便。

（2）睡前不宜过度兴奋　应养成孩子按时睡眠的习惯，睡前家长不可逗孩子，不可让孩子兴奋，不可让孩子剧烈活动，不可看惊险紧张的影视片，以免使孩子过度兴奋。

（3）临上床前把小便排干净　要养成孩子每天睡前把小便排干净、彻底的习惯，以使膀胱里的尿液排空。有条件的家庭，应尽可能在临睡之前给孩子洗澡，使其能舒适入睡，这样可减少尿床。

（4）及时更换尿湿的被褥衣裤　孩子睡觉的被褥要干净、暖和，尿湿之后，应及时更换，不要让孩子睡在潮湿的被褥里，这样会使孩子更易尿床。

（5）建立条件反射　从治疗开始起，要求家长每天在患儿夜晚经常发生尿床的时间前，提前半小时至 1h 用闹钟将患儿及时唤醒，起床排尿，使唤醒患儿的铃声与膀胱充盈的刺激同时呈现，经过一段时间的训练后，条件反射建立，患儿就能够被膀胱充盈的刺激唤醒而达到自行控制排尿的目的。此外，要鼓励患儿自己去卫生间小便，目的在于使患儿在比较清醒的情况下把尿排泄干净。

（6）膀胱功能锻炼　督促患儿白天多饮水，尽量延长两次排尿的间隔时间，促使尿量增多，使膀胱容量逐渐增大，鼓励患儿在排尿中间，中断排尿，数 1～10 个数，然后再把尿尽，以提高膀胱括约肌的控制能力。

（7）心理治疗　遗尿可使患儿害羞、焦虑、恐惧及畏缩。如果家长不顾及患儿的自尊心，采用打骂、威胁、惩罚的手段，会使患儿更加委屈和忧郁，加重心理负担，症状不但不会减轻，反而会加重。对待遗尿症的患儿，只能在安慰及鼓励的情况下进行治疗，这一点甚为重要，是治疗成败的先决条件。

（8）药物治疗　服用氯米帕明，每天睡前 1h 服药 1 次，7 岁以下者每次 7～10mg，7 岁以上者每次 10～20mg，一般在见效后持续服药 3 个月，然后逐渐减量，用同样的剂量每 2 天睡前服药 1 次，持续 1 个半月，直至停药，总疗程 6 个月。其作用机制是该药对膀胱具有抗胆碱能作用，使膀胱容量扩大，并可刺激大脑皮质，使患儿容易惊醒而起床排尿。在使用过程中发现个别患儿在治疗开始时，可出现睡眠不安、胃口下降、容易兴奋的现象，一般未经处理 1～2 周可自行消失。

3. 营养治疗

在保证各年龄段营养素需要量的供给前提下，可考虑在每天下午 4 点以后少饮水，晚饭最好少吃流质，宜偏干些，临睡前不要喝水（夏天除外），也不宜吃西瓜、橘子、生梨等水果及牛奶，以减少夜里膀胱的贮尿量。

4. 食疗方剂

（1）猪膀胱 1 个洗净，装入益智仁 10g，炖熟后食用，每天一次，连用 3～5 次。

（2）韭菜根 50g 洗净，纱布包好榨汁，加热后饮用，每天 2 次，连服 1 周。

（3）大枣 20g，荔枝干 15g，糯米 50g，加水煮粥食用。

（4）羊膀胱 1 个洗净，装入白果 10 粒、菟丝子 10g，炖熟后食用。

八、水痘

水痘是一种传染性极强的儿童期出疹性疾病，是由水痘-带状疱疹病毒所引起的急性呼吸道传染病。水痘是原发性感染，多见于儿童。本病多发生在冬末、初春季节，主要是通过直接接触、飞沫、空气等方式传播。90％患儿年龄小于 10 岁，高峰为 6～9 岁，但亦可发生在任何年龄包括新生儿期。水痘结痂后病毒消失，故传染期自出疹前 24h 至病损结痂（7～8 天）。潜伏期 10～21 天，一般 2 周左右。

1. 临床特点

水痘病毒经口、鼻侵入人体，首先在上呼吸道内增殖，然后进入血液产生病毒血症，引起皮肤及黏膜损害而发病。如果病毒侵入血中为间歇性，临床表现为分批出现的皮疹。有免疫缺陷或免疫功能受抑制者可发生全身性播散性水痘。炎症可深入累及真皮。

儿童初次感染时引起水痘，恢复后病毒可长期潜伏在脊髓后根神经节或脑神经的感觉神经节内，少数人在青春期或成年后，受冷、热、药物、创伤、恶性病或放射线等因素影响，病毒被激活导致带状疱疹。一次感染水痘可获终身免疫，但在免疫功能受损者或已接受过水痘疫苗者，也可有第 2 次感染，但症状轻微。

本病临床表现为皮肤黏膜出现瘙痒性水疱疹，全身症状轻微。潜伏期 14～16 天，婴幼儿常无前驱症状。年长儿或成人可有发热头痛、全身不适、纳差及上呼吸道症状，1～2 天后才出疹。偶可出现前驱疹。出疹期间，发热的同时或发热 1～2 天后出疹，皮疹有以下特点：先见于躯干、头部，后延及全身。皮疹发展迅速，开始为红斑疹，数小时内变为丘疹，再形成疱疹，疱疹时感觉皮肤瘙痒，然后干结成痂，此过程有时只需 6～8h，如无感染，1～2 周后痂皮脱落，一般不留瘢痕；皮疹常呈椭圆形，3～5mm，周围有红晕，疱疹浅表易破。疱液初为透明，后浑浊，继发感染可呈脓性，结痂时间延长并可留有瘢痕；皮疹呈向心性分布，躯干最多，其次为头面部及四肢近端。数目由数个至数千个不等；皮疹分批出现，同一部位可见斑疹、丘疹、疱疹和结痂同时存在；口腔、外阴、眼结合膜等处黏膜可发生浅表疱疹，易破溃形成浅表性溃疡，有疼痛。常见并发症有皮肤继发感染、血小板减少、水痘肺炎、心肌炎、心包炎、心内膜炎、肝炎、肾小球肾炎、关节炎及神经系统损害等。

2. 治疗原则

（1）水痘减毒活疫苗接种　疫苗接种副作用少，接触水痘后立即给予即可预防发病，即使患病亦极轻微，故凡使用激素或患恶性病患儿在接触水痘后均应予以注射。

（2）控制传染源　隔离病儿至皮疹全部结痂为止；托幼机构中已经接触的易患者应检疫3周。

（3）使用水痘带状疱疹免疫球蛋白，提高免疫力　对使用大剂量激素、免疫功能受损和恶性病患者，在接触水痘72h内可给予水痘带状疱疹免疫球蛋白125～625U/kg进行肌内注射，可以起到预防作用。易感孕妇在妊娠早期接触水痘者亦应给予水痘带状疱疹免疫球蛋白进行被动免疫；如患水痘，终止妊娠则为最佳选择，母亲在分娩前5天或后2天内患本病的新生儿，亦推荐使用水痘带状疱疹免疫球蛋白。

（4）隔离，卧床休息，加强护理，防止疱疹破溃感染　皮疹已破溃可涂以甲紫（龙胆紫）或新霉素软膏。继发感染者应及早选用敏感的抗生素。瘙痒者可给予炉甘石洗剂及抗组胺药物。

（5）无合并症的水痘不需特殊处理，仅需对症治疗　如剪短患儿指甲，戴连指手套，以防抓伤；勤换内衣，用消毒水洗浴，减少继发感染；局部或全身使用止痒镇静剂；水痘肺炎或免疫功能受损者患水痘时可给予阿昔洛韦静脉注射。继发细菌感染时给予抗生素治疗。

3. 营养治疗

罹患水痘并没有特殊的治疗方法，家长一定要注意把孩子隔离好。宜给予易消化及营养丰富的流质及半流质饮食。宜饮绿豆汤、银花露、小麦汤、粥、面片、龙须鸡蛋面等；发烧期在饮食上要清淡易消化；忌食辛辣、油腻及一切刺激性食物。在出水痘期间，患病的孩子因发热可出现大便干结，此时需要补充足够的水分，要多饮水，多吃新鲜水果及蔬菜，如饮用西瓜汁、鲜梨汁、鲜橘汁和番茄汁。多吃些带叶子的蔬菜，如白菜、芹菜、菠菜、豆芽菜。带叶子的蔬菜中含有较多的维生素和粗纤维，可有助于通大便；也可吃清热利湿的冬瓜、黄瓜等。

4. 食疗方剂

（1）取绿豆 10g，赤小豆 10g，黑豆 10g，生甘草 3g。把 3 种豆子洗净，加水浸泡 1h 后与甘草一同放入锅内，加水适量，煮沸后改用小火，煮至熟适当饮料喝。

（2）取鲜香菜 150g，鲜胡萝卜 200g，栗子 15g，鲜荸荠 100g。分别洗净后切碎，一同放入砂锅内，加水适量，煎沸后去渣取汤。

（3）赤小豆适量煮汤代茶饮，或适量加水，慢火煮粥食用。

（4）冬瓜皮 30g 或冬瓜子 15～30g，水煎汁，加冰糖饮用。

（5）百合 10g，杏仁 6g，赤小豆 60g，煮粥食用，连服数日。

（6）鲜梨 1 个。将梨切成薄片，放在冰镇凉开水内，浸数日，经常饮用。

九、麻疹

麻疹是一种由麻疹病毒引起的具有高度传染性的急性出疹性传染病。临床以发热、结膜炎、流泪羞明、麻疹黏膜斑和全身斑丘疹、疹退后有糠麸样脱屑及棕色色素沉着为其特征。患者为唯一传染源。一般认为出疹前后 5 天均有传染性。患者咳嗽、打喷嚏时，病毒随飞沫排出，直接到达易感者的呼吸道或眼结膜而致感染。间接传播很少。未患过麻疹，也未接种麻疹疫苗者均为易感者。病后有较持久的免疫力。本病的潜伏期为 10～14 天。

1. 临床特点

本病临床表现上的典型经过分为三期，即前驱期、出疹期和恢复期，各期表现如下所述。

（1）前驱期 又称出疹前期，持续 2～4 天，但体弱、重症或滥用退热剂者可延至 7～8 天。主要表现为上呼吸道炎症，急起发热、咳嗽、流涕、打喷嚏、畏光流泪、结膜充血、眼睑水肿。咳嗽逐日加重。少数患者病初 1～2 天在颈、胸、腹部出现风疹样或猩红热样皮疹或荨麻疹，数小时即退。

（2）出疹期　于病后第 4 天左右开始出疹，一般持续 3～5天。皮疹首先开始于耳后发际，渐及前额、面颈、躯干与四肢，待手脚心见疹时，则为"出齐"或"出透"。皮疹初为稀疏淡红色斑丘疹，直径 2～4mm，逐渐皮疹增多，融合呈卵圆形或不规则形，疹间可见正常皮肤，皮疹出透后转为暗棕色。病情严重时，皮疹可突然隐退。本期全身中毒症状加重，体温高达 40℃，精神委靡、嗜睡、面部水肿，皮疹，眼分泌物增多，甚至粘连眼睑不易睁开，流浓涕，常称为麻疹面容。

（3）恢复期　皮疹出齐后，中毒症状明显缓解，体温下降，1～2 天降至正常。精神、食欲好转，呼吸道炎症迅速减轻，皮疹按出疹顺序消退并留有糠麸样细小脱屑及淡褐色色素沉着，以躯干为多，1～2 周退净。无并发症的典型麻疹全程为 10～14 天。

2. 治疗原则

（1）患者应在家隔离、治疗至出疹后 5 天。有并发症患者应住院隔离治疗，隔离期延长 5 天。

（2）保持室内温暖及空气流通，保持皮肤及眼、鼻、口、耳的清洁，用温热水洗脸，生理盐水漱口；用抗生素（红霉素）眼膏或（氯霉素、诺氟沙星）眼药水保护眼睛，防止继发感染。

（3）对症治疗。

（4）治疗肺炎、喉炎、心血管功能不全等并发症。

3. 营养治疗

饮食宜清淡，要食用易消化而又富含营养的流质或半流质食物。要多喝温开水或米汤，或用新鲜鲫鱼或鲜虾炖汤也可使麻疹透发。3～4 天后，患儿麻疹出齐时，要防止肺炎的发生，注意给患儿保暖，选用流质膳食，饮食以牛奶、豆浆、稀粥为主，每天 6～7 餐。10 天以后，患儿已恢复正常，可食用少渣软食，每天 3 餐，再加 1～2 次点心。在恢复期间，除少吃油腻、生冷、酸辣的食品外，不必忌口，因为长期的忌口会导致小儿营养不良。

4. 食疗方剂

（1）竹笋鲫鱼汤　鲜竹笋 150g，活鲫鱼 300g，香菜 50g，精盐、味精、植物油适量。鲫鱼去鳞、内脏、鱼鳃，洗干净。鲜竹笋去皮，先切片再切成丝，洗干净，在沸水中煮一会儿。取锅置火上加入植物油，放入鲫鱼略煸一下，加水适量以大火烧开，熬之汤浓白时，把鱼捞出（也可不捞同食）。放竹笋煮 10 分钟，加精盐、味精、香菜调味即可食用。可分数次食用。此膳有益气清热的功效，对麻疹、风疹、水痘初期均有辅助治疗作用。

（2）百合绿豆汤　百合、绿豆各 100g，冰糖适量。将绿豆洗净，百合掰成瓣洗净。锅里加水适量烧开，把绿豆放入锅里煮 25min，再加百合煮熟，放冰糖即可食用。此膳有清热透疹、消肿胀的功效，对麻疹恢复期有辅助治疗作用。

第十三节　妇产科疾病与营养

一、妊娠剧吐

1. 临床特点

妊娠剧吐是一种妊娠早期的正常反应。现代妇产科学研究认为：女性怀孕之后，胎盘即分泌出绒毛膜促性腺激素，抑制了胃酸的分泌，使消化酶的活力大大降低，从而影响孕妇的食欲和消化功能。这时，孕妇就会出现恶心、呕吐、食欲缺乏等症状。一般孕妇表现为晨吐，在妊娠 40～80 天这段时间里，早晨空腹时有轻度的恶心呕吐，以后自然消失，也有的会持续一段时间不思饮食。但一些学者研究认为，孕妇晨吐实为排毒，是避免有害物质侵害的一种积极反应。妊娠 20～60 天内，正是胚胎组织细胞分化形成器官的旺盛期，这段时间，孕妇特别敏感，嗅觉也特别灵敏，对于某些食物的气味、味道都会引起恶心。也有研究者发现，此时，食物在孕妇胃部停留的时间延长了，一旦有微量有害物质，则"一吐为快"，以保障胚胎健康生长。正常情况下，在妊娠约 12 周前后呕吐会自然消失，不需特殊处理。

2. 治疗原则

（1）精神安慰，解除思想顾虑，保持心情安定与舒畅。

（2）保证充足睡眠，严重者卧床休息。

（3）注意饮食卫生，调整饮食，给予患者喜欢、富于营养、易于消化的食物。

（4）居室尽量布置得清洁、安静、舒适。避免异味的刺激。呕吐后应立即清除呕吐物，以避免恶性刺激，并用温开水漱口，保持口腔清洁。

（5）为防止脱水，应保持每天的液体摄入量，平时宜多吃一些西瓜、甘蔗、水果等。

（6）重者采取镇静止吐治疗、输液治疗、纠正水电解质失衡和酸中毒情况。重症者久治不愈应终止妊娠。

3. 营养治疗

孕期饮食以清淡可口为宜，忌油腻，多吃含钙、铁、锌等矿物质和维生素丰富的食物。有些妇女妊娠期爱吃酸性食物，这是由于酸性食物能够刺激胃液分泌，提高消化酶的活力，促进胃肠蠕动，增加食欲，有利于食物的消化吸收，对孕妇早期恶心、呕吐的症状会有不同程度的改善。但是，孕妇在选食酸性食物时也应讲究科学，如人工腌制的酸菜、醋制品，有些营养成分基本遭到破坏，而且有些腌制食品还含有致癌物亚硝酸盐等，食后对母体、胎儿健康均不利；市售山楂片虽然酸甜可口，但会加速子宫收缩、甚至引起流产，故孕妇不可多吃；孕妇最好多选择番茄、杨梅、石榴、樱桃、葡萄、橘子、苹果等新鲜的水果，它们不但香味浓郁，而且营养丰富。同时可选用一些食疗方，减轻妊娠呕吐，保持妊娠期精神的愉快和营养的充足。

4. 食疗方剂

（1）甘蔗姜汁　鲜姜汁1汤匙，甘蔗汁1杯，共调匀，加热温服。

（2）鲜姜饮　鲜姜15g，萝卜籽15g，柚皮15g。用水1碗，煮成半碗后服食。

（3）生姜韭菜饮　鲜姜 200g，韭菜 200g，白糖适量。将韭菜、生姜切碎，捣烂取汁，用白糖调匀饮汁。本方用于治疗怀孕后恶心呕吐、不思饮食之症。

（4）生姜茯苓饮　生姜 12g，茯苓 12g，半夏 6g。用水煎服。

（5）老姜柚子皮　老姜 9g，柚皮 18g。姜切成片，和柚皮一起入锅，加 1 杯水，待煮至半杯水的量，取出残渣，等凉后再食用。

（6）鸡蛋白醋汤　鸡蛋 1 个，白糖 50g，米醋 100g。加水适量同煮，熟后吃蛋喝汤，每日 2 次。

（7）姜豆汁　生姜 5g，绿豆 10g，扁豆 15g，刀豆 15g。煎水代茶。

二、妊娠高血压综合征

妊娠高血压综合征（简称妊高征）是孕产妇特有的一种全身性疾病，严重威胁母婴安全，是引起孕产妇和围生儿死亡的主要原因。本病多发生在妊娠 20 周以后至产后 2 周，发病率可高达10％左右。年轻的初孕妇及高龄初产妇；家族中有高血压或肾炎、糖尿病病史者；多胎妊娠、羊水过多、葡萄胎患者和营养不良、重度贫血者等易患。同时寒冷季节、气压升高时发病增多。

1. 临床特点

本病临床上表现为高血压、水肿、蛋白尿，严重的出现头晕、头痛、视觉障碍、上腹不适、胸闷、恶心呕吐等，甚至死亡。

2. 治疗原则

（1）提高产前检查及处理，可使本病引起的孕产妇死亡率明显降低。

（2）根据其好发因素以及病理生理变化特点采取解痉、降压、利尿及适时终止妊娠等原则治疗。

3. 营养治疗

本病在营养治疗方面提倡"三高一低"饮食，即高蛋白、高钙、高钾及低钠饮食。

（1）每日蛋白质摄入量为 100g，应多吃鱼、肉、蛋、奶等优质蛋白质，但猪肉的蛋白质含量较低而脂肪含量较高，因此应调整以猪肉为主的肉食结构。

（2）如果孕后期热能摄入过多、每周体重增长过快会增加妊娠高血压综合征的发病危险，因此孕妇摄入热能应以控制体重每周增重 0.5kg 为宜。同时应减少动物脂肪的摄入，由饱和脂肪酸提供的热能应低于 10%。

（3）根据调查，妊娠高血压综合征孕妇血清锌的含量较低，膳食供给充足的锌能够增强身体的免疫力。同时补充维生素 C 和维生素 E 能够抑制血中脂质过氧化作用，有助于降低妊娠高血压综合征的反应。

（4）钠盐在防治高血压中发挥非常重要的作用，每天食入过多的钠，周围血管阻力增大，导致血压上升。中国居民膳食指南提出每人每天食盐用量不超过 6g。因此妊娠高血压综合征妇女应严格控制钠盐的摄入，每天限制在 3～5g 以内为宜。同时也要回避所有含盐量高的食品，如调味汁、腌制品、熏干制品、咸菜、酱菜、油炸食品等。

三、妊娠水肿

妊娠水肿是一种生理性的水肿，是妊娠过程中常有的一种现象，分娩以后能自然消退。

1. 临床特点

妊娠性水肿在临床上表现为：妊娠后孕妇发生肢体面目水肿，同时伴有小便少、蛋白尿或其他症状，多只有脚部水肿，平卧后能消退又不伴有其他症状。

2. 治疗原则

（1）适当进行轻微的运动，促进血液循环，如慢走等。

（2）加强营养，保持心情舒畅。

3. 营养治疗

（1）进食足够量的蛋白质　每天一定要保证食入如畜、禽、肉、鱼、虾、蛋、奶等动物性食物及豆类食物。这类食物含有丰富的优质蛋白质。贫血的孕妇每周还要注意进食2～3次动物肝脏以补充铁。

（2）进食足量的蔬菜、水果 蔬菜和水果中含有人体需要的多种维生素，它们可以提高机体抵抗力，促进新陈代谢，还具有解毒、利尿等作用。

4. 食疗方剂

（1）赤小豆炖鲫鱼 赤小豆100g，鲫鱼1条（250g）。将鲫鱼去鳞、鳃及内脏洗净，赤小豆淘洗浸胖，共置于瓷罐内，加入少许作料，加水500mL，隔水用旺火炖烂。分2～3次服食，7天为一疗程。

（2）鸭汤粥 鸭汤1000g，粳米50g。将粳米淘洗干净，与鸭汤一起放入锅内，用大火烧沸后，转用小火煮熟即可。每日2次，分成早、晚餐食用。

（3）黑豆鲤鱼汤 黑豆60g，鲜鲤鱼1～2条。先将鲤鱼去鳞、鳃及内脏，黑豆淘净浸胖后放入鲤鱼腹中，加水煎至烂熟，吃鱼喝汤。常食之有效。

（4）鸭煮大蒜 老鸭1只，大蒜5颗。将老鸭宰杀后除毛去内脏，大蒜去皮填入鸭腹内，放入锅中，加水适量。置大火上烧沸，后用小火炖至鸭烂熟（不加盐或加少许糖）即成。分3～5次吃完，7～10天为一疗程。

（5）花生、大枣煮大蒜 花生125g，大枣10个，大蒜30g。将花生洗净润湿去衣，大枣洗净去核，大蒜洗净切片。把生油倒入锅内用旺火熬熟，再将大蒜下锅煎炒几下，取出转至煲锅中，然后倒入花生、大枣，并加水1000mL，煮至花生烂熟即可。分2～3次服用，7～10天为一疗程。

四、回乳

母乳不仅具有丰富的营养成分，还具有丰富的免疫物质，是刚出生宝宝最初抗病物质的重要来源，是宝宝的最佳食品。但随着宝宝的长大，各种辅食开始循序渐进逐步添加，宝宝长到10～12个月时，基本可以普通饮食了，不再需要妈妈的母乳。回乳便成了妈妈的头等大事。一般来讲，因哺乳时间已达 10 个月至 1 年大多数妈妈都可以正常回乳，但有些却不能正常回乳或回乳效果不佳，妈妈双乳肿胀，又不可再次吮吸，通常疼痛难忍。

1. 治疗原则

（1）自然回乳　逐渐减少喂奶次数，缩短喂奶时间，同时应注意少进汤汁及下奶的食物，使乳汁分泌逐渐减少以致全无。

（2）药物回乳　用各种回乳药物使乳汁分泌减少，西药一般是口服或肌内注射雌激素类药物，如口服己烯雌酚（乙烯雌酚），或肌内注射苯甲雌二醇（苯甲酸雌二醇）。如果顾虑西药的副作用，可以选择服用中药汤剂、食疗或外敷。

2. 营养治疗

回乳妇女可正常饮食，但在食物的选择上要注意应忌食那些可促进乳汁分泌的食物，如花生、猪蹄、鲫鱼、汤类等，否则将会事倍功半，甚至适得其反。

3. 食疗方剂

（1）回乳粥　粳米 100g，炒麦芽 30g，枳壳 6g，红糖适量。粳米淘洗干净，锅置火上，放适量清水，加入炒麦芽、枳壳煎煮、去渣，放入粳米煮粥，等粥熟后，加入红糖搅拌溶化即可。

（2）豆浆 300mL，砂糖 10g，加热炖服。每天 1 次，连续服用 3 天。

（3）淡豆豉 60g，食油、熟米饭适量，三者共同炒熟，调味服食，每天 1 份，连续服用 2～3 天。既可回乳，又可治疗断乳后乳胀。

五、乳汁分泌障碍与催乳

从营养学角度来讲，应该在全社会提倡母乳喂养。但由于生理的或病理的原因，很多哺乳期妇女乳汁都不能正常分泌，不能满足婴儿的需要。为了使更多的孩子能够得到母乳喂养，催乳就显得尤为重要。催乳是促进乳汁分泌的技术，通过科学有效的催乳方法能够很好地改善母亲因乳汁分泌障碍而导致的乳汁分泌不足的问题。

1. 营养治疗

哺乳期的妈妈每天饮食一般应包括：粮食 500～700g，蛋类 200g（4 个），肉类 200～250g，豆制品 50～100g，牛奶 250g，汤水 1000～1500mL，蔬菜 500g（其中绿叶菜不少于 250g）。产妇分娩后的食疗，也应根据生理变化特点循序渐进，不宜操之过急。尤其在刚分娩后，脾胃功能尚未恢复，乳腺开始分泌乳汁，乳腺管还不够通畅，不宜食用大量油腻催乳食品；在烹调中少用煎炸，多摄取易消化的带汤的炖菜；食物以偏淡为宜；回避会影响乳汁分泌的麦芽、麦乳精、啤酒等。

2. 食疗方剂

（1）鲤鱼粥　鲜鲤鱼（活的尤佳）500g，去鳞和内脏，切成小块与白大米或小米一起煮粥。粥内不放盐，淡食。由于鲤鱼富含蛋白质，有开胃健脾、消除寒气、催生乳汁之功效。如果用鲤鱼 1 条（500～700g）煮汤（少许佐餐酱油，不宜放盐），吃肉喝汤，催乳效果也不错。

（2）鲫鱼汤　鲜鲫鱼一条约 500g，去鳞、内脏，加黄豆芽 60g 煮汤喝。每天两次，吃鱼喝汤，连服 3～5 天。或将鲫鱼一尾去鳞、内脏，猪蹄一只切成 6～8 块，一起放入锅中，加水炖至熟透，肉汤同吃。

（3）猪骨通草汤　猪排骨 500g，通草（药店有售）6g，加水 1000mL，熬 1～2h，熬成猪骨汤约 1 小碗，加入少许酱油，一次喝完，每日喝一次，连服 3～5 天。

（4）猪蹄通草汤　猪蹄 1 只，通草 3g，加水 1500mL，放入锅（砂锅为佳）内共煮，先用大火，水开后改小火，煮 1 个小时，连续服 3～5 天。因猪蹄含丰富的蛋白质和脂肪，有较强的补血、活血作用；通草可利水，通乳汁。二者配伍，对产妇有康复身体、通乳之功效。

（5）黄花菜炖瘦肉　干黄花菜 25g，猪瘦肉 250g，煮或炖至熟烂食用。亦可用同量黄花菜与猪蹄 1 只共煮或炖至熟烂食用。

（6）花生大米粥　生花生米（带粉衣）100g，大米 200g，将花生米捣烂后放入淘净的大米里煮粥。粥分两次（早午或早晚各一次）喝完，连服 3 天。花生米富含蛋白质和不饱和脂肪酸，有醒脾开胃、理气通乳的功效。粉衣有活血、养血功能。此粥对产妇产后血虚有一定疗效。

六、痛经

痛经是指女性在月经期前后或月经期间，出现下腹部痉挛性疼痛为主要特征，并有全身不适感，严重影响日常生活的一种症状。有关调查资料显示，痛经者占全国妇女人数的 33.19%，其中轻度占 45.73%，中度占 81%，重度占 13.55%。少女的原发性痛经占 75%。国内外痛经发病率每年呈上升趋势，国外痛经发生率大大高于国内。

1. 临床特点

临床上将痛经分为原发性痛经和继发性痛经两种。经过详细妇科临床检查未能发现盆腔器官有明显异常者称原发性痛经，也称功能性痛经。继发性痛经则是指生殖器官有明显病变，如子宫内膜异位症、盆腔炎、肿瘤等。

2. 营养治疗

（1）适当多食含钾和镁的食物 如蜂蜜、牛奶等。研究表明，钾对于神经冲动的传导、血液的凝固过程以及人体所有细胞的功能都极为重要，它能缓和情绪、抑制疼痛、防止感染，并减少经期失血量；镁能帮助大脑中枢神经冲动传导、可使神经激素作用的活性物质维持在正常水平。在月经后期，镁元素还能起到心理调节作用，有助于精神放松，消除紧张心理，减轻压力。

（2）适当多食含 B 族维生素较丰富的食物 如香蕉等。B 族维生素能够稳定情绪，帮助睡眠，使人精力充沛，并能减轻腹部疼痛。

（3）多吃富含 ω-3 系列多不饱和脂肪酸的食物 如鱼、鱼油等。实验证明，ω-3 多不饱和脂肪酸可改变体内调节性激素的结合球蛋白，进而减少引发痛经的物质合成，达到消炎、止痛和减缓痛经的效果。

（4）一些会产生胀气的食物月经期间应尽量少食 如胡萝卜、西瓜、洋葱等。这些食物会使肠胃蠕动加快，带动子宫收缩；含盐量过多的食物会导致细胞水肿，也会使痛经加剧；而酒精会加速 B 族维生素的破坏及矿物质的流失，引起疲倦、抵抗力下降，易诱发经前症候群，这类食物在月经来前一周都应尽量避免食用。

3. 食疗方剂

（1）韭菜粥 用新鲜韭菜 50g 左右，洗净切细备用。先煮粳米 100g 成粥，待煮沸后加入准备好的韭菜及少许油盐，同煮成粥即可食用。中医认为，韭菜具有温补肾阳的作用，因此它可以治疗肾阳不足所引起的痛经，可在月经前期尚未痛经时随意服用。但阳虚内热或身患疖肿及眼疾者不宜食用。

（2）黑豆蛋酒汤 黑豆 60g，鸡蛋 2 个，黄酒或米酒 100mL。将黑豆与鸡蛋加水同煮即可。

（3）姜艾薏苡仁粥 干姜、艾叶各 10g，薏苡仁 30g。将前两味水煎取汁，将薏苡仁煮粥至八成熟，入药汁同煮至熟。具有温经、化瘀、散寒、除湿及润肤功效。

（4）山楂桂枝红糖汤 山楂肉 15g，桂枝 5g，红糖 30～50g。将山楂肉、桂枝装入瓦煲内，加清水 2 碗，用文火煎剩 1 碗时，加入红糖，调匀，煮沸即可。具有温经通脉、化瘀止痛功效。

（5）姜枣红糖水 干姜、大枣、红糖各 30g。将前两味洗净，干姜切片，大枣去核，加红糖煎。喝汤，吃大枣。具有温经散寒功效。

（6）姜枣花椒汤 生姜 25g，大枣 30g，花椒 100g。将生姜去皮洗净切片，大枣洗净去核，与花椒一起装入瓦煲中，加水 1 碗半，用文火煎剩大半碗，去渣留汤。饮用，每日一剂。具有温经止痛功效。

（7）韭汁红糖饮 鲜韭菜 300g，红糖 100g。将鲜韭菜洗净，沥干水分，切碎后捣烂取汁备用。红糖放锅内，加清水少许煮沸，至糖溶后兑入韭菜汁即可饮用。具有温经、补气功效。

（8）山楂葵花子红糖汤　山楂、葵花子仁各 50g，红糖100g。以上用料一齐放入锅中加水适量同煎或炖，去渣取汤。具有补中益气、健脾益胃、和血悦色功效。此汤宜在月经来潮前3～5 日饮用，止痛、美容效果更佳。

（9）月季花茶　夏秋季节摘月季花花朵，以紫红色半开放花蕾、不散瓣、气味清香者为佳品。将其泡水代茶，每日饮用。具有行气、活血、润肤功效。

七、功能失调性子宫出血

功能失调性子宫出血是一种妇科常见病。凡月经不正常，经检查内外生殖器官无器质性病变，如炎症、肿瘤、外伤及全身出血性疾病等，而是由神经内分泌失调所引起的异常子宫出血，称为功能失调性子宫出血（简称功血）。

1. 临床特点

正常月经周期有赖于中枢神经系统中的下丘脑-垂体-卵巢性腺轴系统的相互调节及制约。任何内外因素干扰了性腺轴的正常调节，均可导致子宫出血。表现为月经周期不规律、经量过多、经期延长或不规则出血。根据排卵与否，分无排卵型功能失调性子宫出血和有排卵型功能失调性子宫出血两种，前者最为多见，占 80%～90%，主要发生在青春期及更年期，后者多见于生育期妇女。无排卵型功能失调性子宫出血临床表现可能闭经一段时间后发生出血，出血也可为无规律性，量的多少与持续及间隔时间均不定，有的仅表现经量增多、经期延长。大量出血时，可造成严重贫血。排卵型功能失调性子宫出血临床表现为有规律的月经周期，但周期缩短，或经前数日即有少量出血，经血量可无变化。

2. 治疗原则

主要以止血、促排卵、调整周期为主。对大量出血者，要求在 24～48h 内止血。

（1）一般治疗　解除患者思想顾虑，注意营养，纠正贫血。出血期间应避免精神紧张、过度劳累，防止感染。

（2）止血

① 刮宫术：刮宫术为已婚妇女最好的止血方法，刮宫后可使流血减少或停止，刮宫力求彻底干净。刮宫后第一次月经可能增加，应予以注意。

② 性激素止血：青春期功能失调性子宫出血多为无排卵型，以雌激素止血为主，如应用己烯雌酚治疗；育龄妇女功能失调性子宫出血常为黄体功能不全导致持续少量出血；更年期功能失调性子宫出血在刮宫排除子宫内膜恶变后，选用妇康片合并己烯雌酚，或三合激素1支肌内注射，24h血量仍未控制者应考虑有器质性病变。

③ 抗纤溶治疗。

（3）调整月经周期　常用的控制周期的方法有雌激素、孕激素序贯法，适用于青春期功能失调性子宫出血患者。

（4）促排卵治疗。

（5）中医针灸治疗。

（6）手术治疗　对年龄较大、贫血严重、药物或刮宫治疗无效，或经病理证明子宫内膜呈非典型增生者，可行子宫切除术。

3. 营养治疗

青春期功能失调性子宫出血属实热者，饮食宜以清淡易消化为好。

（1）补充足量蛋白质　因出血量过多，会引起贫血，故应补充优质动物性蛋白，如牛奶、鸡蛋、瘦肉、猪肝等。这些食物不仅含有人体所需的必需氨基酸，还含有丰富的维生素 A、维生素 B_1、维生素 B_2、维生素 B_{12} 等，是治疗贫血的重要食物。

（2）多吃新鲜蔬菜和水果　如菠菜、番茄、胡萝卜、苹果、梨、香蕉、橘子、鲜枣等。这些食物不仅含有丰富的铁和铜，还含有叶酸、维生素 C 及 β-胡萝卜素等，对治疗贫血有较好的作用。

（3）青春期少女应多补充维生素和微量元素　对于青春期少女因其随着身体发育，能量消耗很大，需要增加营养以满足身体发育的需要，除补充蛋白质外还应补充微量元素铁、铜、锌及维生素 A、B 族维生素、维生素 C、维生素 E 等。这些营养素不仅是身体发育所需，而且是卵巢及性腺发育所需。供给充足的营养素，对促进卵巢发育，预防青春期功能失调性子宫出血的发生有重要作用。

（4）忌食刺激性食品及调味品　如辣椒、胡椒、葱、蒜、姜、酒等。刺激性强的食品会增加月经量。

4. 食疗方剂

（1）红糖木耳　木耳 120g（水发），红糖 60g。先将木耳煮熟，加入红糖拌匀，1 次服完。连服 7 天为 1 疗程。

（2）猪皮胶冻　猪皮 1000g，黄酒 250g，红糖 250g，将猪皮切成小块，放入锅内，加水适量，以小火煨炖至肉皮烂透、汁液稠黏时，加黄酒、红糖，调匀即可停火，倒入瓷盆内，冷却备用，随量佐餐食。具有滋阴养血、止血作用。

（3）玉米须猪肉汤　玉米须 15～30g，猪肉 250g。将以上两味同煮，待肉熟后食肉喝汤。每日 1 剂。

（4）乌梅红糖汤　乌梅 15g，红糖 30～50g。将乌梅、红糖一起入煲，加水 1 碗半，煎剩至大半碗，去渣温服。具有补血止血、美肤悦颜功效。

（5）大枣炖猪皮　大枣 15～20 枚（去核），猪皮 100g。将猪皮刮净切成小块，大枣洗净去核，一起装入瓦钵内，加清水少量，隔水炖至猪皮熟烂即可。具有补脾和血、增加皮肤光泽及弹性功效。适用于治疗脾虚型崩漏及身体虚弱等症。

八、白带异常

白带是由子宫颈、子宫内膜及阴道黏膜分泌的正常分泌物，为来源于女性生殖道不同部位的各种不同物质成分所组成的混合物，由液体成分和细胞成分两部分组成。主要的液体成分是阴道壁的渗出物、宫颈管分泌的黏液以及由外阴的前庭大腺、汗腺和皮脂腺分泌的少量黏液；主要的细胞成分有阴道鳞状上皮细胞、少量宫颈管柱状上皮细胞，以及阴道内寄生的各种细菌。

1. 临床特点

正常白带呈白色、絮状，高度黏稠，不黏附于阴道壁，多沉积于后穹窿部，无腥臭味。白带异常又叫带下病，主要表现为白带量增多、感官性状和黏稠度改变、有腥臭味等，多为如滴虫阴道炎、真菌性阴道炎、非特异性阴道炎、老年性阴道炎等常见的阴道炎症引起。

2. 治疗原则

（1）白带异常的预防，首先应节制房事，注意月经期、妊娠期和产褥期的卫生。平时应保持阴部的清洁，不洗公共盆浴，患有足癣的妇女，洗脚与洗外阴的毛巾、盆要分开使用。

（2）治疗引起白带异常的阴道炎等其他病因。

3. 营养治疗

对白带异常患者的饮食应以清淡而富有营养的食物为宜，如小米、山药、豆制品、莲子、核桃、螃蟹、韭菜、芹菜等。

4. 食疗方剂

（1）黑木耳红糖方　将黑木耳焙干，研末，用糖水送服。每日2次，每次2g。

（2）冬瓜子冰糖方　冬瓜子90g，冰糖90g。将冬瓜子捣烂，加入冰糖，开水炖服，早晚各1次。

（3）韭菜根鸡蛋　韭菜根适量，鸡蛋1个，红糖10g。将韭菜根洗净，水煎，加鸡蛋，调红糖煮熟后共食用。每日1剂，连服7天。

（4）白扁豆方　取白扁豆250g，将其炒黄，研末，每日2次，每次6g，米汤送服。

（5）山药莲子汤　将山药、去皮和心的莲子、薏苡仁各30g，洗净后下锅，加水500mL，用小火煮熟，即可食用。每天1剂，分2次服，5～7天为1个疗程。

（6）芹菜汤　将芹菜250g洗净切断，放锅中加水700mL烧煮，不宜久煎，沸后即可，酌情加少量调味品。每天1剂，分2～3次服食，10天为1个疗程。

九、更年期综合征

更年期综合征是指妇女在围绝经期或其后，因卵巢功能逐渐衰退或丧失，以致雌激素水平下降所引起的以自主神经功能紊乱、代谢障碍为主的一系列症候群。

1. 临床特点

更年期综合征多发生于 45～55 岁，一般在绝经过渡期月经紊乱时，这些症状已经开始出现，可持续至绝经后 2～3 年，仅少数人到绝经 5～10 年后症状才能减轻或消失。更年期妇女约有 1/3 能通过神经内分泌的自我调节达到一个新的平衡状态而无症状，而 2/3 的妇女出现因性激素减少而导致的神经内分泌、心理和代谢变化，出现各器官的症状和体征的症候群。

2. 治疗原则

（1）精神心理保健和全身疾病的防治　更年期妇女身心保健是全社会的任务。应加强社会卫生宣教和保健措施，开设保健咨询门诊，定期检查身体，积极防治更年期易患的身心疾病，早期诊治心血管疾病、骨质疏松症、内分泌代谢疾病和肿瘤。组织更年期妇女自我保健，以降低更年期综合征发生率。

（2）用雌激素/孕激素替代治疗。

（3）选用 α_2-受体激动药、β-肾上腺素能阻断药、镇静-抗焦虑药和抗抑郁药等药物进行治疗。

3. 营养治疗

（1）能量　人到中年以后，基础代谢率逐渐下降，活动量逐渐减少，因而能量供应可适当降低，一般 40～49 岁可减少 5%，50～59 岁可减少 10%，60～90 岁可减少 20%。碳水化合物是人体最重要的能量来源，不能缺少，但也不能过多，以免增加体重。一般以五谷为主。

（2）蛋白质　一般每日供给 0.7～1.0g/kg 体重，特别是要注意补充高质量蛋白质，包括瘦肉、乳类、禽类、蛋类、豆类等。

（3）脂肪　一般每天 65g 左右，少吃动物性脂肪，适当食用植物油。脂肪摄入过少时，会影响脂溶性维生素的吸收。

（4）维生素　维生素具有广泛的生理功能，任何一种维生素都不可缺乏，应多吃新鲜水果、蔬菜等。

（5）矿物质　对更年期女性来说，钙的摄入量应予足够重视，以减缓老年人常见的骨质疏松。铁对于造血有重要作用，不可缺少。近年来发现锌对性功能有补益兴奋作用，应注意摄取。

（6）其他　胆固醇、盐和酒等应尽量减少，同时忌食辛辣和过于刺激的食物。

4. 食疗方剂

如头晕目眩，甚至耳鸣、烘热、出汗、口干心悸、血压升高等可用以下饮食调治。

（1）枸杞子百合粥　百合40～50g，枸杞子50～60g，粳米适量。三者均淘洗干净，放入炖锅，加适量水，熬煮成粥食用。有滋阴、养血、生津之功效。

（2）何首乌粥　何首乌20g（用布包好），大米适量。何首乌加适量水，下入炖锅熬成何首乌汁，去药包以何首乌汁与大米同熬制粥，服食。

（3）黄芪炖母鸡　黄芪50g，母鸡1只（约1250g）。炖熟分次服用。

（4）当归炖羊肉　当归30g，羊肉500g。两者洗净，当归切段，羊肉切块，加适量水用炖锅以小火煨炖至熟。加适量调味品，分次吃完。

（5）淡菜皮蛋粥　淡菜20g，松花蛋1个，大米适量。文火煮粥服用。

（6）核桃仁芡莲子粥　核桃仁20g，芡实15g，莲子15g，大米适量。以上几味洗净，加水900mL煮粥，每晚1次，经常服食。

（7）药膳鸡　仔鸡1只，黄精30g，山药60g，沙参20g。加水适量，炖服。

附录

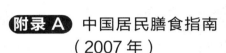 中国居民膳食指南
（2007年）

我国的饮食文化源远流长，千百年来凝集了诸多宝贵的膳食营养观念。1989年我国修订了第一个膳食指南，1997年中国营养学会及中国预防医学科学院营养与食品卫生研究所共同组织了中国膳食指南专家委员会，该委员会开展了深入细致的调查和资料论证工作，对原有的膳食指南进行了修改，同时对指南进行了量化，并设计了"平衡膳食宝塔"。2007年新的《中国居民膳食指南》由营养学会常务理事会发布。

《中国居民膳食指南》（2007年）的核心是平衡膳食与合理营养达到促进健康的目的，也就是在现代生活中提倡均衡营养的概念。它包括以下十条：

（1）食物多样，谷类为主，粗细搭配

各种食物所含的营养成分不尽相同，每日膳食必须由多种食物适当搭配，才能满足人体对各种营养素的需要。多种食物应包括谷类及薯类、动物性食物、豆类及

制品、蔬菜水果类、纯能量食物五大类。

谷类食物是我国传统膳食的主体，是最好的基础食物，也是最经济的能量来源。但根据1992年全国营养调查的结果显示，在一些比较富裕的家庭中，动物性食物的消费量甚至超过了谷类的消费量。这种"西方化"的膳食对一些慢性病的预防不利，应当保持我国膳食的良好传统，在各类食物中以谷类为主，并需注意粗细搭配，经常吃一些粗粮、杂粮等。

（2）多吃蔬菜、水果和薯类

蔬菜、水果和薯类含有较丰富的维生素、矿物质和膳食纤维。红、黄、绿等深色蔬菜中维生素含量超过浅色蔬菜和水果。而水果中的糖、有机酸及果胶等又比蔬菜丰富。薯类含有丰富的淀粉、膳食纤维，以及多种维生素和矿物质。

多吃蔬菜、水果和薯类的膳食，对保护心血管健康、增强抗病能力、减少儿童眼干燥症及预防某些癌症等有重要作用。

（3）每天吃奶类、豆类或其制品

奶类含钙量高，是天然钙质最好的来源，也是优质蛋白质的重要来源。豆类含丰富的优质蛋白质、不饱和脂肪酸、钙及B族维生素。

我国居民膳食中普遍缺钙，平均只达到推荐供给量的一半左右，这可能与膳食中奶及奶制品少有关。每天吃适量奶类可提高儿童、青少年的骨密度，减缓老年人骨质丢失的速度。而多吃豆类食物，既可改善提高蛋白质摄入量，又有利于防止消费过多肉类带来的不利影响。

（4）常吃适量的鱼、禽、蛋和瘦肉

鱼、禽、蛋和瘦肉是优质蛋白质、脂溶性维生素和某些矿物质的重要来源。我国相当一部分城镇居民和绝大多数农村居民吃动物性食物的量还不够，应适当增加摄入量。但部分大城市居民吃肉食太多，对健康不利，应当少吃猪肉，特别是肥肉、荤油，减少膳食脂肪的摄入量。

（5）减少烹调油用量，吃清淡少盐膳食

膳食不应太油腻、太咸或含过多的动物性食物及油炸、烟熏食物。大量研究表明，钠的摄入量与高血压病发病呈正相关。世界卫生组织建议每人每日食盐用量不超过 6g 为宜。除食盐外，还应少吃酱油、咸菜、味精等高钠食品及含钠的加工食品等。吃盐过多会增加患高血压病的危险。

（6）食不过量，天天运动，保持健康体重

保持正常体重是一个人健康的前提。进食量与体力活动是控制体重的两个主要因素。食量过大而活动量不足会导致肥胖，反之会造成消瘦。体重过高易得慢性病，体重过低可使劳动能力和疾病的抵抗能力下降，都是不健康的表现。应保持进食量与能量消耗之间的平衡，体力活动较少的人应进行适度运动，使体重维持在适宜的范围内。

（7）三餐分配要合理，零售要适当

合理安排一日三餐的时间及食量，进餐定时定量。早餐提供的能量应占全天总能量的 25%～30%，午餐应占 30%～40%，晚餐应占 30%～40%，可根据职业、劳动强度进行适当调整。要天天吃早餐并保证其营养充足，晚餐要适量。不暴饮暴食，不经常在外就餐。零食作为一日三餐之外的营养补充，可以选用些营养价值较高的，如坚果类。零食的添加一般选在两餐中间，睡前半小时不宜进食。

（8）每天足量饮水，合理选择饮料

一般情况下，健康成年人每天的饮水量大约在 1200mL，在高温、高温环境下应适当增加。每天应分少量多次饮用，不要待有口渴的感觉后才饮水。饮水以白开水为最好。富含益生菌、乳类、维生素、矿物质的饮料可适量选用，只含糖和香精的饮料避免选用。

（9）如饮酒应限量

白酒除能量外，不含其他营养素。无节制地饮酒，会使食欲下降，食物摄入减少，以致发生多种营养素摄入缺乏，严重时还会造成酒精性肝硬化。过量饮酒会增加患高血压病、卒中等危险。成人若饮酒可少量饮用低度酒，青少年不应允许饮酒。

（10）吃新鲜卫生的食物

从食物的选择、烹调到就餐等各个过程都要注意卫生，集体用餐要提倡分餐制，以减少疾病传染的机会。

附录B 中国居民平衡膳食宝塔

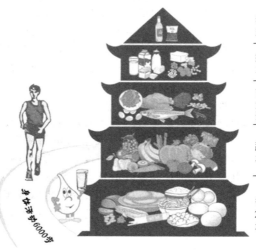

油25～30克
盐6克

奶类及奶制品300克
大豆类及坚果30～50克

畜禽肉类50～75克
鱼虾类50～100克
蛋类25～50克

蔬菜类300～500克
水果类200～400克

谷类薯类及杂豆
250～400克
水1200毫升

身体活动6000步

宝塔的运用如下。

（1）确定适合自己的能量水平

膳食宝塔中建议的每人每日各类食物适宜摄入量范围适用于一般健康成人，在实际应用时要根据个人年龄、性别、身高、体重、劳动强度、季节等情况适当调整。能量是决定食物摄入量的首要因素。但由于人们膳食中脂肪摄入的增加和日常身体活动减少，许多人的能量摄入超过了自身的实际需要。对于正常成人，体重是判定能量平衡的最好指标。

（2）根据自己的能量水平确定食物需要

一般健康成年人要根据自身的能量需要进行食物选择，对图中建议的 10 类食物总量作相应的增减。如年轻人、身体活动强度大的人需要的能量高，应适当多吃些主食；年老、活动少的人需要的能量少，可少吃些主食。

（3）食物同类互换，调配丰富多彩的膳食

应用膳食宝塔可把营养与美味结合起来，按照同类互换、多种多样的原则调配一日三餐。

（4）要因地制宜充分利用当地资源

我国幅员辽阔，各地的饮食习惯及物产不尽相同，只有因地制宜充分利用当地资源才能有效地应用膳食宝塔。

例如，牧区奶类资源丰富，可适当提高奶类摄入量；渔区可适当提高鱼及其他水产品摄入量；农村山区则可利用山羊奶以及花生、瓜子、核桃、棒子等资源。在某些情况下，由于地域、经济或物产所限无法采用同类互换时，也可以暂用豆类代替乳类、肉类；或用蛋类代替鱼、肉；不得已时也可用花生、瓜子、棒子、核桃等坚果代替大豆或肉、鱼、奶等动物性食物。

（5）要养成习惯，长期坚持，膳食对健康的影响是长期的结果

膳食对健康的影响是长期的结果。应用平衡膳食宝塔需要自幼养成习惯，并坚持不懈，才能充分体现其对健康的重大促进作用。

（6）各食物所需所占百分比

谷类在每日食物摄入量中占 33％ 左右，蔬菜水果类在每日食物摄入量中占 31％ 左右，蛋、肉、鱼类在每日食物摄入量中占 20％ 左右，奶豆类在每日食物摄入量中占 12％ 左右，油脂类在每日食物摄入量中占 4％ 左右。

附录C 各类简编食物成分表

1. 谷类及谷类制品

表C1 谷类及谷类制品食物成分表

食物名称	食部/g	能量/kJ	能量/kcal	水分/g	蛋白质/g	脂肪/g	膳食纤维/g	碳水化合物/g	视黄醇当量/μg	维生素B$_1$/mg	维生素B$_2$/mg	维生素C/mg	钙/mg	铁/mg	锌/mg
粳米（标一）	100	1435	384	13.7	7.7	0.6	0.6	76.8	—	0.16	0.08	—	11	1.1	1.45
粳米（特级）	100	1397	334	16.2	7.3	0.4	0.4	75.3	—	0.08	0.04	—	24	0.9	1.07
米饭（蒸）	100	477	114	71.1	2.5	0.2	0.4	25.6	—	0.02	0.03	—	6	0.2	0.47
米饭（蒸）	100	490	117	70.6	2.6	0.3	0.2	26.0	—	…	0.03	—	7	2.2	1.36
米粉（干,细）	100	1448	346	12.3	8.0	0.1	0.1	78.2	—	0.03	—	—	—	1.4	2.27
米粥	100	370	88.6	1.1	0.3	0.1	9.8	—	…	0.03	—	—	7	0.1	0.20
晚籼（特）	100	1431	342	14.0	8.1	0.3	0.2	76.7	—	0.09	0.10	—	6	0.7	1.50
籼米（标准）	100	1452	347	12.6	7.9	0.6	0.8	77.5	—	0.09	0.04	—	12	1.6	1.47
苦荞麦粉	100	1272	304	19.3	9.7	2.7	5.8	60.2	—	0.32	0.21	—	39	4.4	2.02
糯米（粳）	100	1435	343	13.8	7.9	0.8	0.7	76.0	—	0.20	0.05	—	21	1.9	1.77
糯米（紫红）	100	1435	343	13.8	8.3	1.7	1.4	73.7	—	0.31	0.12	—	13	3.9	2.16
荞麦	100	1356	324	13.0	9.3	2.3	6.5	66.5	3	0.28	0.16	—	47	6.2	3.62
青稞	100	1417	338	12.4	8.1	1.5	1.8	73.2	0	0.34	0.11	0	113	40.7	2.38
糌粑	100	1075	257	49.3	4.1	13.1	1.8	30.7	—	0.05	0.15	—	71	13.9	9.55

食物名称	食部/g	能量/kJ	能量/kcal	水分/g	蛋白质/g	脂肪/g	膳食纤维/g	碳水化合物/g	视黄醇当量/μg	维生素B₁/mg	维生素B₂/mg	维生素C/mg	钙/mg	铁/mg	锌/mg
方便面	100	1975	472	3.6	9.5	21.1	0.7	60.9	—	0.12	0.06	—	25	4.1	1.06
麸皮	100	920	220	14.5	15.8	4.0	31.3	30.1	20	0.30	0.30	—	206	9.9	5.98
富强粉	100	1488	355	11.6	10.3	1.2	0.3	75.9	0	0.39	0.08	0	5	2.8	1.58
小麦粉（标准粉）	100	1439	344	12.7	11.2	1.5	2.1	71.5	—	0.28	0.08	—	31	3.5	1.64
挂面（标准粉）	100	1439	334	12.4	10.1	0.7	1.6	74.4	—	0.19	0.04	—	14	3.5	1.22
挂面（精白粉）	100	1452	347	12.7	9.6	0.6	0.3	75.7	—	0.20	0.04	—	21	3.2	0.74
烙饼（标准粉）	100	1067	225	36.4	7.5	2.3	1.9	51.0	—	0.02	0.04	—	20	2.4	0.94
馒头（蒸，标准粉）	100	975	233	40.5	7.8	1.0	1.5	48.3	—	0.05	0.07	—	18	1.9	1.01
馒头（蒸，富强粉）	100	870	208	47.3	6.2	1.2	1.0	43.2	—	0.02	0.02	—	58	1.7	0.40
油条	100	1615	386	21.8	6.9	17.6	0.9	50.1	—	0.01	0.07	—	6	1.0	0.75
小米	100	1498	358	11.6	9.0	3.1	1.6	73.5	17	0.33	0.10	—	41	5.1	1.87
小米粥	100	192	46	89.3	1.4	0.7	…	8.4	—	0.02	0.07	—	10	1.0	0.41
燕麦片	100	1536	367	9.2	15.0	6.7	5.3	61.6	—	0.30	0.13	—	186	7.0	2.59
荞麦面	100	1354	324	11.0	12.2	7.2	15.3	52.5	3	0.39	0.04	—	27	13.6	2.21
玉米（黄）	100	1402	335	13.2	8.7	3.8	6.4	66.6	17	0.21	0.13	—	14	2.4	1.70
玉米（鲜）	46	444	106	71.3	4.0	1.2	2.9	19.9	—	0.16	0.11	16	—	1.1	0.90
玉米罐头	100	26	6	93.0	1.1	0.2	4.9	0.8	7	—	—	—	6	0.1	0.33
玉米糁（黄）	100	1452	347	12.8	7.9	3.0	3.6	72.0	—	0.10	0.08	—	49	2.4	1.16

注：营养成分以每100g食部计。

2. 干豆类及豆制品

表C2 干豆类及豆制品食物成分表

食物名称	食部/g	能量/kJ	能量/kcal	水分/g	蛋白质/g	脂肪/g	膳食纤维/g	碳水化合物/g	视黄醇当量/µg	维生素B_1/mg	维生素B_2/mg	维生素C/mg	钙/mg	铁/mg	锌/mg
蚕豆(去皮)	100	1431	342	13.2	25.4	1.6	2.5	56.4	50	0.20	0.20	—	54	2.5	3.32
赤小豆	100	1293	309	12.6	20.2	0.6	7.7	55.7	13	0.16	0.11	—	74	7.4	2.20
豆腐	100	339	81	82.8	8.1	3.7	0.4	3.8	—	0.04	0.03	—	164	1.9	1.11
豆腐(南)	100	238	57	87.9	6.2	2.5	0.2	2.4	—	0.02	0.04	—	116	1.5	0.59
腐竹	100	1929	459	7.9	44.6	21.7	1.0	21.3	22	0.13	0.07	—	77	16.5	3.69
腐乳(白)	100	556	133	68.3	10.9	8.2	0.9	3.9	15	0.03	0.04	—	61	3.8	0.69
腐乳(红)	100	632	151	61.2	12.0	8.1	0.6	7.6	5	0.02	0.21	—	87	11.5	1.67
千张	100	1088	260	52.0	24.5	16.0	1.0	4.5	7	0.04	0.05	—	313	6.4	2.52
香干	100	615	147	69.2	15.8	7.8	0.8	3.3	15	0.04	0.03	—	299	5.7	1.59
豆浆	100	54	13	96.4	1.8	0.7	1.1	0.0	—	0.02	0.02	—	10	0.5	0.24
豆浆粉	100	1766	422	1.5	19.7	9.4	2.2	64.6	—	0.07	0.05	—	101	3.7	1.77
豆粕	100	1297	310	11.5	42.6	2.1	7.6	30.2	37	0.49	0.20	—	154	14.9	0.50
黄豆	100	1502	359	10.2	35.1	16.0	15.5	18.6	63	0.41	0.20	—	191	8.2	3.34
黄豆粉	100	1749	418	6.7	32.8	18.3	7.0	30.5	22	0.31	0.22	—	207	8.1	3.89
绿豆	100	1322	316	12.3	21.6	0.8	6.4	55.6	42	0.25	0.11	—	81	6.5	2.18
豌豆	100	1310	313	10.4	20.3	1.1	10.4	55.4	—	0.49	0.14	—	97	4.9	2.35
芸豆(杂)	100	1280	306	9.8	22.4	0.6	10.5	52.8	—	—	—	—	349	8.7	2.22

注：营养成分以每100g食部计。

3. 鲜豆类

表 C3　鲜豆类食物成分表

食物名称	食部/g	能量/kJ	能量/kcal	水分/g	蛋白质/g	脂肪/g	膳食纤维/g	碳水化合物/g	视黄醇当量/μg	维生素 B_1/mg	维生素 B_2/mg	维生素 C/mg	钙/mg	铁/mg	锌/mg
扁豆	91	155	37	88.3	2.7	0.2	2.1	6.1	25	0.04	0.07	13	38	1.9	0.72
蚕豆	31	435	104	70.2	8.8	0.4	3.1	16.4	52	0.37	0.10	16	16	3.5	1.37
黄豆芽	100	184	44	88.8	4.5	1.6	1.5	3.0	5	0.04	0.07	8	21	0.9	0.54
毛豆	53	515	123	69.6	13.1	5.0	4.0	6.5	22	0.15	0.07	27	135	3.5	1.73
豇豆	97	121	29	90.3	2.9	0.3	2.3	3.6	42	0.07	0.09	19	27	0.5	0.54
绿豆芽	100	75	18	94.6	2.1	0.1	0.8	2.1	3	0.05	0.06	6	9	0.6	0.35
豆角	96	126	30	90.0	2.5	0.2	2.1	4.6	33	0.05	0.07	18	29	1.5	0.54
豌豆（带荚）	42	439	105	70.2	7.4	0.3	3.0	18.2	37	0.43	0.09	14	21	1.7	1.29
豌豆苗	86	141	34	89.6	4.0	0.8	1.9	2.6	344	0.05	0.11	67	40	4.2	0.77

注：营养成分以每 100g 食部计。

4. 根茎类

表 C4　根茎类食物成分表

食物名称	食部/g	能量/kJ	能量/kcal	水分/g	蛋白质/g	脂肪/g	膳食纤维/g	碳水化合物/g	视黄醇当量/µg	维生素B1/mg	维生素B2/mg	维生素C/mg	钙/mg	铁/mg	锌/mg
百合(干)	100	1431	342	10.3	6.7	0.5	1.7	77.8	—	0.05	0.09	—	32	5.9	1.31
荸荠	78	247	59	83.6	1.2	0.2	1.1	13.1	3	0.02	0.02	7	4	0.6	0.34
茎蓝	78	126	30	90.8	1.3	0.2	1.3	5.7	3	0.04	0.02	41	25	0.3	0.17
甘薯(白心)	86	435	104	72.6	1.4	0.2	1.0	24.2	37	0.07	0.04	24	24	0.8	0.22
甘薯(红心)	90	414	99	73.4	1.1	0.2	1.6	23.1	125	0.04	0.04	26	23	0.5	0.15
胡萝卜(橙)	96	155	37	89.2	1.0	0.2	1.1	7.7	688	0.04	0.03	13	32	1.0	0.23
茭笋	77	106	25	91.1	1.7	0.2	2.0	4.2	—	0.05	004	12	2	0.5	0.29
芥菜头	83	138	33	89.6	1.9	0.2	1.4	6.0	—	0.06	0.02	34	65	0.8	0.39
凉薯	91	230	55	85.2	0.9	0.1	0.8	12.6	—	0.03	0.03	13	21	0.6	0.23
白萝卜	95	84	20	93.4	0.9	0.1	1.0	4.0	3	0.02	0.03	21	36	0.5	0.30
青萝卜	95	130	31	91.0	1.3	0.2	0.8	6.0	10	0.04	0.06	14	40	0.8	0.34
马铃薯	94	318	76	79.8	2.0	0.2	0.7	16.5	5	0.08	0.04	27	8	0.8	0.37
魔芋精粉	100	155	37	12.2	4.6	0.1	74.4	4.4	—	微量	0.10	—	45	1.6	2.05
藕	88	293	70	80.5	1.9	0.2	1.2	15.2	3	0.09	0.03	44	39	1.4	0.23
山药	83	234	56	84.8	1.9	0.2	0.8	11.6	7	0.05	0.02	5	16	0.3	0.27
芋头	84	331	79	78.6	2.2	0.2	1.0	17.1	27	0.06	0.05	6	36	1.0	0.49
春笋	66	84	20	91.4	2.4	0.1	2.8	2.3	5	0.05	0.04	5	8	2.4	0.43

注：营养成分以每100g食部计。

5. 茎、叶、苔、花类蔬菜

表C5 茎、叶、苔、花类蔬菜食物成分表

食物名称	食部/g	能量/kJ	能量/kcal	水分/g	蛋白质/g	脂肪/g	膳食纤维/g	碳水化合物/g	视黄醇当量/μg	维生素B$_1$/mg	维生素B$_2$/mg	维生素C/mg	钙/mg	铁/mg	锌/mg
菠菜(赤根菜)	89	100	24	91.2	2.6	0.3	1.7	2.8	487	0.20	0.18	82	411	25.9	3.91
菜花	82	100	24	92.4	2.1	0.2	1.2	3.4	5	0.03	0.08	61	23	1.1	0.38
大白菜(青白口)	83	63	15	95.1	1.4	0.1	0.9	2.1	13	0.03	0.04	28	35	0.6	0.61
大白菜(酸)	100	59	14	95.2	1.1	0.2	0.5	1.9	5	0.02	0.02	2	48	1.6	0.36
小白菜	81	63	15	94.5	1.5	0.3	1.1	1.6	280	0.02	0.09	28	90	1.9	0.51
大葱	82	126	30	91.0	1.7	0.3	1.3	5.2	10	0.01	0.12	8	24	...	0.13
大蒜	85	527	126	66.6	4.5	0.2	1.1	26.5	5	0.04	0.06	7	39	1.2	0.88
青蒜	84	126	30	90.4	2.4	0.3	1.7	4.5	98	0.06	0.04	16	24	0.8	0.23
蒜苗	82	155	37	88.9	2.1	0.4	1.8	6.2	47	0.11	0.08	35	29	1.4	0.46
茴香菜	86	100	24	91.2	2.5	0.4	1.6	2.6	402	0.06	0.09	26	154	1.2	0.73
茭白	74	96	23	92.2	1.2	0.2	1.9	4.0	5						
金针菜	98	833	199	40.3	19.4	1.4	7.7	27.2	307	0.05	0.21	10	301	8.1	3.99
韭菜	90	109	26	91.8	2.4	0.4	1.4	3.2	235	0.02		24	42	1.6	0.43
芦笋	90	75	18	93.0	1.4	0.1	1.9	3.0	17	0.04	0.05	45	10	1.4	0.41
萝卜缨(小红)	93	84	20	92.8	1.6	0.3	1.4	2.7	118	0.02	—	77	—	—	—

续表

食物名称	食部/g	能量/kJ	能量/kcal	水分/g	蛋白质/g	脂肪/g	膳食纤维/g	碳水化合物/g	视黄醇当量/μg	维生素B_1/mg	维生素B_2/mg	维生素C/mg	钙/mg	铁/mg	锌/mg
芹菜茎	67	84	20	93.1	1.2	0.2	1.2	3.3	57	0.02	0.06	8	80	1.2	0.24
花叶生菜	94	54	13	95.8	1.3	0.3	0.7	1.3	298	0.03	0.06	13	34	0.9	0.27
茼蒿	82	88	21	93.0	1.9	0.3	1.2	2.7	252	0.04	0.09	18	73	2.5	0.35
蕹菜	76	84	20	92.9	2.2	0.3	1.4	2.2	253						
莴苣笋	62	59	14	95.5	1.0	0.1	0.6	2.2	25	0.02	0.02	4	23	0.9	0.33
西蓝花	83	138	33	90.3	4.1	0.6	1.6	2.7	1202	0.09	0.13	51	67	1.0	0.78
苋菜(青)	74	105	25	90.2	2.8	0.3	2.2	2.8	352	0.03	0.12	47	187	5.4	0.80
香椿	76	197	47	85.2	1.7	0.4	1.8	9.1	117	—	—	—	—	—	—
小葱	73	100	24	92.7	1.6	0.4	1.4	3.5	140	—	—	—	—	—	—
雪里红(叶用芥菜)	94	100	24	91.5	2.0	0.4	1.6	3.1	52	—	—	—	—	—	—
葱头	90	163	39	89.2	1.1	0.2	0.9	8.1	3	0.20	0.14	5	351	6.2	1.13
茅菜(蓟菜)	88	113	27	90.6	2.9	0.4	1.7	3.0	432	—	—	—	—	—	—
油菜	87	96	23	92.9	1.8	0.5	1.1	2.7	103	0.08	0.07	65	156	2.8	0.72
圆白菜	86	92	22	93.2	1.5	0.2	1.0	3.6	12	0.03	0.03	40	49	0.6	0.25
芫荽	81	130	31	90.5	1.8	0.4	1.2	5.0	193	0.04	0.14	48	101	2.9	0.45

注：营养成分以每100g食部计。

6. 瓜菜类

表 C6　瓜菜类食物成分表

食物名称	食部/g	能量/kJ	能量/kcal	水分/g	蛋白质/g	脂肪/g	膳食纤维/g	碳水化合物/g	视黄醇当量/μg	维生素B₁/mg	维生素B₂/mg	维生素C/mg	钙/mg	铁/mg	锌/mg
菜瓜	88	75	18	95.0	0.6	0.2	0.4	3.5	3	0.02	0.01	12	20	0.5	0.10
冬瓜	80	46	11	96.6	0.4	0.2	0.7	1.9	13	0.01	0.01	18	19	0.2	0.07
哈密瓜	71	142	34	91.0	0.5	0.1	0.2	7.7	153	…	0.01	12	4	…	0.13
黄瓜	92	63	15	95.8	0.8	0.2	0.5	2.4	15	0.02	0.03	9	24	0.5	0.18
苦瓜	81	79	19	93.4	1.0	0.1	1.4	3.5	17	0.03	0.03	56	14	0.7	0.36
木瓜	86	113	27	92.2	0.4	0.1	0.8	6.2	145	0.01	0.02	43	17	0.2	0.25
南瓜	85	92	22	93.5	0.7	0.1	0.8	4.5	148	0.03	0.04	8	16	0.4	0.14
丝瓜	83	84	20	94.3	1.0	0.2	0.6	3.6	15	0.02	0.04	5	14	0.4	0.21
笋瓜(生瓜)	91	50	12	96.1	0.5	—	0.7	2.4	17	0.04	0.02	5	14	0.6	0.09
白兰瓜	55	88	21	93.2	0.6	0.1	0.8	4.5	7	0.02	0.03	14	—	—	—
西瓜	56	105	25	93.3	0.6	0.1	0.3	5.5	75	0.02	0.03	6	8	0.3	0.10
西葫芦	73	75	18	94.9	0.8	0.2	0.6	3.2	5	0.01	0.03	6	15	0.3	0.12
葫子(茄科)	85	113	27	92.2	0.7	0.1	0.9	5.9	163	0.01	0.06	29	49	…	0.56
辣椒(尖·青)	84	96	23	91.9	1.4	0.3	2.1	3.7	57	0.03	0.04	62	15	0.7	0.22
茄子	93	88	21	93.4	1.1	0.2	1.3	3.6	8	0.02	0.04	5	24	0.5	0.23
灯笼椒	82	92	22	93.0	1.0	0.2	1.4	4.0	57	0.03	0.03	72	14	0.8	0.19
番茄	97	79	19	94.4	0.9	0.2	0.5	3.5	92	0.03	0.03	19	10	0.4	0.13

注：营养成分以以每100g食部计。

7. 菌藻类

表 C7 菌藻类食物成分表

食物名称	食部/g	能量/kJ	能量/kcal	水分/g	蛋白质/g	脂肪/g	膳食纤维/g	碳水化合物/g	视黄醇当量/μg	维生素 B_1/mg	维生素 B_2/mg	维生素 C/mg	钙/mg	铁/mg	锌/mg
海带	100	50	12	94.4	1.2	0.1	0.5	1.6	—	0.02	0.15	...	46	0.9	0.16
金针菇	100	109	26	90.2	2.4	0.4	2.7	3.3	5	0.15	0.19	2	—	1.4	0.39
口蘑	100	1013	242	9.2	38.7	3.3	17.2	14.4	—	0.07	0.08	...	169	19.4	9.04
木耳	100	858	205	15.5	12.1	1.5	29.2	35.7	17	0.17	0.44	—	247	97.4	3.18
平菇	93	84	20	92.5	1.9	0.3	2.3	2.3	2	0.06	0.16	4	5	1.0	0.61
香菇(干)	95	883	211	12.3	20.0	1.2	31.6	30.1	3	0.19	1.26	5	83	10.5	8.57
银耳	96	837	200	14.6	10.0	1.4	30.4	36.9	8	0.05	0.25	—	36	4.1	3.03
紫菜	100	866	207	12.7	26.7	1.1	21.6	22.5	228	0.27	1.02	2	264	54.9	2.47

注：营养成分以每 100g 食部计。

8. 水果类

表C8 水果类食物成分表

食物名称	食部/g	能量/kJ	能量/kcal	水分/g	蛋白质/g	脂肪/g	膳食纤维/g	碳水化合物/g	视黄醇当量/μg	维生素B$_1$/mg	维生素B$_2$/mg	维生素C/mg	钙/mg	铁/mg	锌/mg
菠萝	68	172	41	88.4	0.5	0.1	1.3	9.5	33	0.04	0.02	18	12	0.6	0.14
草莓	97	126	30	91.3	1.0	0.2	1.1	6.0	5	0.02	0.03	47	18	1.8	0.14
橙	74	197	47	87.4	0.8	0.2	0.6	10.5	27	0.05	0.04	33	20	0.4	0.14
柑橘	77	213	51	86.9	0.7	0.2	0.4	11.5	148	0.08	0.04	28	35	0.2	0.08
甘蔗汁	100	268	64	83.1	0.4	0.1	0.6	15.4	2	0.01	0.02	2	14	0.4	1.00
海棠果	86	305	73	79.9	0.3	0.2	1.8	17.4	118	0.05	0.03	20	15	0.4	0.04
金橘	89	230	55	84.7	1.0	0.2	1.4	12.3	62	0.04	0.03	35	56	1.0	0.21
梨	75	134	32	90.0	0.4	0.1	2.0	7.3	—	0.01	0.04	1	11	—	…
玉皇李	91	151	36	90.0	0.7	0.2	0.9	7.8	25	0.03	0.02	5	8	0.6	0.14
荔枝	73	293	70	81.9	0.9	0.2	0.5	16.1	2	0.10	0.04	41	2	0.4	0.17
桂圆	50	293	70	81.4	1.2	0.1	0.4	16.2	3	0.01	0.14	43	6	0.2	0.40
芒果	60	134	32	90.6	0.6	0.2	1.3	7.0	1342	0.01	0.04	23	微量	0.2	0.09
中华猕猴桃	83	234	56	83.4	0.8	0.6	2.6	11.9	22	0.05	0.02	62	27	1.2	0.57
蜜橘	76	176	42	88.2	0.8	0.4	1.4	8.9	277	0.05	0.04	19	19	0.2	0.10
柠檬汁	100	109	26	93.1	0.9	0.2	0.3	5.2	—	0.01	0.02	11	24	0.1	0.09

食物名称	食部/g	能量/kJ	能量/kcal	水分/g	蛋白质/g	脂肪/g	膳食纤维/g	碳水化合物/g	视黄醇当量/μg	维生素B₁/mg	维生素B₂/mg	维生素C/mg	钙/mg	铁/mg	锌/mg
苹果	76	218	52	85.9	0.2	0.2	1.2	12.3	3	0.06	0.02	4	4	0.6	0.19
葡萄	86	180	43	88.7	0.5	0.2	0.4	9.9	8	0.04	0.02	25	5	0.4	0.18
山楂	76	397	95	73.0	0.5	0.6	3.1	22.0	17	0.02	0.02	53	52	0.9	0.28
柿子	87	297	71	80.6	0.4	0.1	1.4	17.1	20	0.02	0.02	30	9	0.2	0.08
酸枣	52	1163	278	18.3	3.5	1.5	10.6	62.7	—	0.01	0.02	900	435	6.6	0.68
桃	86	201	48	86.4	0.9	0.1	1.3	10.9	3	0.01	0.03	7	6	0.8	0.34
无花果	100	247	59	81.3	1.5	0.1	3.0	13.0	5	0.03	0.02	2	67	0.1	1.42
香蕉	59	381	91	75.8	1.4	0.2	1.2	20.8	10	0.02	0.04	8	7	0.4	0.18
杏	91	151	36	89.4	0.9	0.1	1.3	7.8	75	0.02	0.03	4	14	0.6	0.20
杏脯	100	1377	329	15.3	0.8	0.6	1.8	80.2	157	0.02	0.09	6	68	4.8	0.56
鸭梨	82	180	43	88.3	0.2	0.2	1.1	10.0	2	0.03	0.03	4	4	0.9	0.10
椰子	33	967	231	51.8	4.0	12.1	4.7	26.6	—	0.01	0.01	6	2	1.8	0.92
樱桃	80	192	46	88.0	1.1	0.2	0.3	9.9	35	0.02	0.02	10	11	0.4	0.23
柚	69	172	41	89.0	0.8	0.2	0.4	9.1	2	—	0.03	23	4	0.3	0.40
枣	87	510	122	67.2	1.1	0.3	1.9	28.6	40	0.06	0.09	243	22	1.2	1.52
枣(干)	80	1105	264	26.9	3.2	0.5	6.2	61.6	2	0.04	0.16	14	64	2.3	0.65

注：营养成分以每100g食部计。

9. 坚果类

表C9 坚果类食物成分表

食物名称	食部/g	能量/kJ	能量/kcal	水分/g	蛋白质/g	脂肪/g	膳食纤维/g	碳水化合物/g	视黄醇当量/μg	维生素 B_1/mg	维生素 B_2/mg	维生素 C/mg	钙/mg	铁/mg	锌/mg
核桃	43	1368	327	49.8	12.8	29.9	4.3	1.8	—	0.07	0.14	10	—	—	—
花生（炒）	71	2464	589	4.1	21.9	48.0	6.3	17.3	10	0.13	0.12	…	47	1.5	2.03
栗子	80	774	185	52.0	4.2	0.7	1.7	40.5	32	0.14	0.17	24	17	1.1	0.57
莲子（干）	100	1439	344	9.5	17.2	2.0	3.0	64.2	—	0.16	0.08	5	97	3.6	2.78
南瓜子（炒）	68	2402	574	4.1	36.0	46.1	4.1	3.8	—	0.08	0.16	—	37	6.5	7.12
松子仁	100	2920	698	0.8	13.4	70.6	10.0	2.2	2	0.19	0.25	—	78	4.3	4.61
西瓜子（炒）	43	2397	573	4.3	32.7	44.8	4.5	9.7	—	0.04	0.08	…	28	8.2	6.76
葵花子（炒）	52	2577	616	2.0	22.6	52.8	4.8	12.5	5	0.43	0.26	…	72	6.1	5.91
杏仁	100	2149	514	5.6	24.7	44.8	19.2	2.9	—	0.08	1.25	26	71	1.3	3.64
榛子（干）	27	2268	542	7.4	20.0	44.8	9.6	14.7	8	0.62	0.14	—	104	6.4	5.83

注：营养成分以每100g食部计。

10. 畜肉及其肉制品

表 C10　畜肉及其肉制品食物成分表

食物名称	食部 /g	能量 /kJ	能量 /kcal	水分 /g	蛋白质 /g	脂肪 /g	膳食纤维 /g	碳水化合物 /g	视黄醇当量 /µg	维生素 B₁ /mg	维生素 B₂ /mg	维生素 C /mg	钙 /mg	铁 /mg	锌 /mg
狗肉	80	485	116	76.0	16.8	4.6	—	1.8	157	0.34	0.20	—	52	2.9	3.18
驴肉（瘦）	100	485	116	73.8	21.5	3.2	—	0.4	72	0.03	0.16	—	2	4.3	4.26
马肉	100	510	122	74.1	20.1	4.6	—	0.1	28	0.06	0.25	—	5	5.1	12.26
羊肚	100	364	87	81.7	12.2	3.4	—	1.8	23	0.03	0.17	—	38	1.4	2.61
羊肝	100	561	134	69.7	17.9	3.6	—	7.4	20972	0.21	1.75	—	8	7.5	3.45
羊肉（肥瘦）	90	848	203	65.7	19.0	14.1	—	0.0	22	0.05	0.14	—	6	2.3	3.22
羊肉（瘦）	90	494	118	74.2	20.5	3.9	—	0.2	11	0.15	0.16	—	9	3.9	6.06
羊肉串（烤）	100	863	206	58.7	26.0	10.3	—	2.4	52	0.04	0.15	—	4	8.5	2.28
羊肉串（炸）	100	908	217	57.4	18.3	11.5	—	10.0	40	0.04	0.41	—	38	4.2	3.84
羊肾	90	429	102	77.2	17.2	3.3	…	1.0	99	0.44	1.26	—	2	7.2	1.86
羊心	100	473	113	77.7	13.8	5.5	—	2.0	16	0.28	0.40	—	10	4.0	2.09
咖喱牛肉干	100	1364	325	13.3	45.9	2.7	—	29.5	86	0.01	0.27	0	65	18.3	7.60
牛肚	100	301	72	83.4	14.5	1.6	—	0.0	2	0.03	0.13	—	40	1.8	2.31
牛肝	100	582	139	68.7	19.8	3.9	—	6.2	20220	0.16	130	9	4	6.6	5.01
牛肉（肥瘦）	100	807	193	67.4	18.1	13.4	—	0.0	9	0.03	0.11	—	8	3.2	3.67
牛肉（瘦）	100	444	106	75.2	20.2	2.3	—	1.2	6	0.07	0.13	—	9	2.8	3.71

食物名称	食部/g	能量/kJ	能量/kcal	水分/g	蛋白质/g	脂肪/g	膳食纤维/g	碳水化合物/g	视黄醇当量/µg	维生素B$_1$/mg	维生素B$_2$/mg	维生素C/mg	钙/mg	铁/mg	锌/mg
兔肉	100	427	102	76.2	19.7	2.2	—	0.9	212	0.11	0.10	—	12	2.0	1.30
叉烧肉	100	1167	279	49.2	23.8	16.9	—	7.9	16	0.66	0.23	—	8	2.6	2.42
腊肉（培根）	100	757	181	63.1	22.3	9.0	—	2.6	…	0.90	0.11	—	2	2.4	2.26
香肠	100	2125	508	19.2	24.1	40.7	—	11.2	…	0.48	0.11	—	14	5.8	7.61
猪大肠	100	819	196	73.6	6.9	18.7	—	0.0	7	0.06	0.11	—	10	1.0	0.98
猪肚	96	460	110	78.2	15.2	5.1	—	0.7	3	0.07	0.16	—	11	2.4	1.92
猪肝	99	540	129	70.7	19.3	3.5	—	5.0	4972	0.21	2.08	20	6	22.6	5.78
猪肉（肥瘦）	100	1654	395	46.8	13.2	37.0	—	6.8	114	0.22	0.16	—	6	1.6	2.06
猪肉（瘦）	100	598	143	71.0	20.3	6.2	—	1.5	44	0.54	0.10	—	6	3.0	2.99
猪肉松	100	1657	396	9.4	23.4	11.5	—	49.7	44	0.04	0.13	—	41	6.4	4.28
猪舌	94	975	233	63.7	15.7	18.1	—	1.7	15	0.13	0.30	—	13	2.8	2.12
猪肾	93	402	96	78.8	15.4	3.2	—	1.4	41	0.31	1.14	13	12	6.1	2.56
猪蹄	60	1087	260	58.2	22.6	18.8	—	0.0	3	0.05	0.10	—	33	1.1	1.14
猪小排	72	1163	278	58.1	16.7	23.1	—	0.7	5	0.30	0.16	—	14	1.4	3.36
猪血	100	230	55	85.8	12.2	0.3	—	0.9	—	0.03	0.04	—	4	8.7	0.28
猪心	97	498	119	76.0	16.6	5.3	—	1.1	13	0.19	0.48	4	12	4.3	1.90

注：营养成分以每100g食部计。

11. 禽肉及其肉制品

表 C11　禽肉及其肉制品食物成分表

食物名称	食部/g	能量/kJ	能量/kcal	水分/g	蛋白质/g	脂肪/g	膳食纤维/g	碳水化合物/g	视黄醇当量/μg	维生素B₁/mg	维生素B₂/mg	维生素C/mg	钙/mg	铁/mg	锌/mg
鹌鹑	58	460	110	75.1	20.2	3.1	—	0.2	40	0.04	0.32	—	48	2.3	1.19
鹅	63	1049	251	61.4	17.9	19.9	—	0.0	42	0.07	0.23	—	4	3.8	1.36
鸽	42	841	201	66.6	16.5	14.2	—	1.7	53	0.06	0.20	—	30	3.8	0.82
火鸡胸脯肉	100	431	103	73.6	22.4	0.2	—	2.8	…	0.04	0.03	—	39	1.1	0.52
鸡肝	100	506	121	74.4	16.6	4.8	—	2.8	10414	0.33	1.10	—	7	12.0	2.40
鸡腿	69	757	181	70.2	16.0	13.0	—	0.0	44	0.02	0.14	—	6	1.5	1.12
鸡血	100	205	49	87.0	7.8	0.2	—	4.1	56	0.05	0.04	—	10	25.0	0.45
鸡胸脯肉	100	556	133	72.0	19.4	5.0	—	2.5	16	0.07	0.13	—	3	0.6	0.51
鸡胗	100	494	118	73.1	19.2	2.8	—	4.0	36	0.04	0.09	—	7	4.4	2.76
肯德基（炸鸡）	70	1167	279	49.4	20.3	17.3	—	10.5	23	0.03	0.17	—	109	2.2	1.66
肉鸡（肥）	74	1628	389	46.1	16.7	35.4	—	0.9	226	0.07	0.07	—	37	1.7	1.10
土鸡	58	519	124	73.5	20.8	4.5	—	0.0	64	0.09	0.08	—	9	2.1	1.06
乌骨鸡	48	464	111	73.9	22.3	2.3	—	0.3	微量	0.02	0.29	—	17	2.3	1.60
鸭肝	100	536	128	76.3	14.5	7.5	—	0.5	1040	0.26	1.05	18	18	23.1	3.08
盐水鸭（熟）	81	1305	312	51.7	16.6	26.1	—	2.8	35	0.07	0.21	—	10	0.7	2.04
鸭肉（胸脯）	100	377	90	78.6	15.0	1.5	—	4.0	—	0.01	0.07	—	6	4.1	1.17
鸭掌	59	628	150	64.7	13.4	1.9	—	19.7	11	微量	0.17	—	24	1.3	0.54
鸭肫	93	385	92	77.8	17.9	1.3	—	2.1	6	0.04	0.15	—	12	4.3	2.77
北京烤鸭	80	1824	436	38.2	16.6	38.4	—	6.0	36	0.04	0.32	—	35	2.4	1.25
北京填鸭	75	1774	424	45.0	9.3	41.3	—	3.9	30	…	…	—	15	1.6	1.31

注：营养成分以每100g食部计。

12. 乳及乳制品

表C12　乳及乳制品食物成分表

食物名称	食部/g	能量/kJ	能量/kcal	水分/g	蛋白质/g	脂肪/g	膳食纤维/g	碳水化合物/g	视黄醇当量/μg	维生素B_1/mg	维生素B_2/mg	维生素C/mg	钙/mg	铁/mg	锌/mg
黄油	100	3712	888	0.5	1.4	98.0	—	0.0	—	—	0.02	—	35	0.8	0.11
牦牛乳	100	469	112	75.3	2.7	3.3	—	17.9	—	0.03	—	—	—	—	—
奶酪	100	1372	328	43.5	25.7	23.5	—	3.5	152	0.06	0.91	—	799	2.4	6.97
奶油	100	3012	720	18.0	2.5	78.6	—	0.7	1042	…	0.05	—	1	0.7	0.12
全脂牛乳粉	100	2000	478	2.3	20.1	21.2	—	51.7	141	0.11	0.73	4	676	1.2	3.14
甜炼乳	100	1389	332	26.2	8.0	8.7	—	55.4	41	0.03	0.16	2	242	0.4	1.53
牛乳	100	226	54	89.8	3.0	3.2	—	3.4	24	0.03	0.14	1	104	0.3	0.42
酸奶	100	301	72	84.7	2.5	2.7	—	9.3	26	0.03	0.15	1	118	0.4	0.53
全脂羊乳粉	100	2084	498	1.4	18.8	25.2	—	49.0	—	0.06	1.60	—	—	—	—

注：营养成分以每100g食部计。

13. 禽蛋类

表 C13　禽蛋类食物成分表

食物名称	食部/g	能量/kJ	能量/kcal	水分/g	蛋白质/g	脂肪/g	膳食纤维/g	碳水化合物/g	视黄醇当量/μg	维生素B$_1$/mg	维生素B$_2$/mg	维生素C/mg	钙/mg	铁/mg	锌/mg
鹅蛋	87	820	196	69.3	11.1	15.6	—	2.8	192	0.08	0.30	—	34	4.1	1.43
白皮鸡蛋	87	577	138	75.8	12.7	9.0	—	1.5	310	0.09	0.31	—	48	2.0	1.00
红皮鸡蛋	88	653	156	73.8	12.8	11.1	—	1.3	194	0.13	0.32	—	444	2.3	1.01
鸡蛋白	100	251	60	84.4	11.6	0.1	—	3.1	微量	0.04	0.31	—	9	1.6	0.02
鸡蛋黄	100	1372	328	51.5	15.2	28.2	—	3.4	438	0.33	0.29	—	112	6.5	3.79
松花蛋（鸭蛋）	90	715	171	68.4	14.2	10.7	—	4.5	215	0.06	0.18	—	63	3.3	1.48
鸭蛋	87	753	180	70.3	12.6	13.0	—	3.1	261	0.17	0.35	—	62	2.9	1.67
鸭蛋（咸）	88	795	190	61.3	12.7	12.7	—	6.3	134	0.16	0.33	—	118	3.6	1.74
鸭蛋白	100	197	47	87.7	9.9	微量	—	1.8	23	0.01	0.07	—	18	0.1	—
鸭蛋黄	100	1582	378	44.9	14.5	33.8	—	4.0	1980	0.28	0.62	—	123	4.9	3.09
鹌鹑蛋	86	669	160	73.0	12.8	11.1	—	2.1	337	0.11	0.49	—	47	3.2	1.61

注：营养成分以每100g食部计。

14. 鱼类

表C14 鱼类食物成分表

食物名称	食部 /g	能量 /kJ	能量 /kcal	水分 /g	蛋白质/g	脂肪 /g	膳食纤维 /g	碳水化合物/g	视黄醇当量/μg	维生素 B₁ /mg	维生素 B₂ /mg	维生素 C /mg	钙 /mg	铁 /mg	锌 /mg
鲅鱼	80	509	122	72.5	21.2	3.1	—	2.2	9	0.03	0.04	—	35	0.8	1.39
鳊鱼	59	565	135	73.1	18.3	6.3	—	1.2	28	0.02	0.07	—	89	0.7	0.89
草鱼	58	472	113	77.3	16.6	5.2	—	0.0	11	0.04	0.11	—	38	0.8	0.87
大黄鱼	66	402	96	77.7	17.7	2.5	—	0.8	10	0.03	0.10	—	53	0.7	0.58
带鱼	76	531	127	73.3	17.7	4.9	—	3.1	29	0.02	0.06	—	28	1.2	0.70
鲑鱼（大麻哈鱼）	72	581	149	74.1	17.2	7.8	—	0.0	45	0.07	0.18	—	13	0.3	1.11
鳜鱼	61	490	117	74.5	19.9	4.2	—	0.0	12	0.02	0.07	—	63	1.0	1.07
鲫鱼	54	452	108	75.4	17.1	2.7	—	3.8	17	0.04	0.09	—	79	1.3	1.94
鲢鱼	61	433	104	77.4	17.8	3.6	—	0.0	20	0.03	0.07	—	53	1.4	1.17
鲮鱼	57	397	95	77.7	18.4	2.1	—	0.7	125	0.01	0.04	—	31	0.9	0.83
鲭鱼	54	456	109	76.6	17.6	4.1	—	0.5	25	0.03	0.09	—	50	1.0	2.08
绿鳍马面鲀（橡皮鱼）	52	347	83	78.9	18.1	0.6	—	1.2	15	0.02	0.05	—	54	0.9	1.44
鲈鱼	58	439	105	76.5	18.6	3.4	—	0.0	19	0.03	0.17	—	138	2.0	2.83
鲭鳙	84	757	181	67.1	18.6	10.8	—	2.3	—	0.02	0.02	—	42	1.5	1.15

食物名称	食部 /g	能量 /kJ	能量 /kcal	水分 /g	蛋白质/g	脂肪 /g	膳食纤维/g	碳水化合物/g	视黄醇当量/μg	维生素 B₁/mg	维生素 B₂/mg	维生素 C/mg	钙/mg	铁/mg	锌/mg
鲇鱼	65	427	102	78.0	17.3	3.7	—	0.0	—	0.03	0.10	—	42	2.1	0.53
泥鳅	60	402	96	76.6	17.9	2.0	—	1.7	14	0.10	0.33	—	299	2.9	2.76
鲆鱼	68	439	113	75.9	20.8	3.2	—	0.0	…	0.11	微量	—	55	1.0	0.53
青鱼	63	485	120	73.9	20.1	4.2	—	0.2	42	0.03	0.07	—	31	0.9	0.96
沙丁鱼（蛇鲻）	67	376	99	78.0	19.8	1.1	—	0.0	—	0.01	0.03	—	184	1.4	0.16
黄鳝	67	372	89	78.0	18.0	1.4	—	1.2	50	0.06	0.98	—	42	2.5	1.97
鲨鱼	56	492	118	73.3	22.2	3.2	—	0.0	21	0.01	0.05	—	41	0.9	0.73
鲇鱼	66	649	155	69.1	19.9	7.4	—	2.2	38	0.08	0.12	—	50	1.5	1.02
乌鳢	57	356	85	78.7	18.5	1.2	—	0.0	26	0.02	0.14	—	152	0.7	0.80
小凤尾鱼（鲚鱼）	90	519	124	72.7	15.5	5.1	—	4.0	14	0.06	0.06	—	78	1.6	1.30
小黄鱼	63	414	99	77.9	17.9	3.0	—	0.1	…	0.04	0.04	—	78	0.9	0.94
银鱼	100	497	119	76.2	17.2	4.0	—	0.0	—	0.03	0.05	—	46	0.9	0.16
鳙鱼	61	418	100	76.5	15.3	2.2	—	4.7	34	0.04	0.11	—	82	0.8	0.76
鱼子酱（大麻哈鱼）	100	1054	252	49.4	10.9	16.8	—	14.4	111	0.33	0.19	—	23	2.8	2.69
鳟鱼	57	414	99	77.0	18.6	2.6	—	0.2	206	0.08	—	—	34	—	4.30

注：营养成分以每每100g食部计。

15. 虾、蟹及软体动物类

表 C15 虾、蟹及软体动物类食物成分表

食物名称	食部/g	能量/kJ	能量/kcal	水分/g	蛋白质/g	脂肪/g	膳食纤维/g	碳水化合物/g	视黄醇当量/μg	维生素 B₁/mg	维生素 B₂/mg	维生素 C/mg	钙/mg	铁/mg	锌/mg
鲍鱼	65	351	84	77.5	12.6	0.8	—	6.6	24	0.01	0.16	—	266	22.6	1.75
蛏子	57	167	40	88.4	7.3	0.3	—	2.1	59	0.02	0.12	—	134	33.6	2.01
赤贝（泥蚶）	30	297	71	81.8	10.0	0.8	—	6.0	6	0.01	0.07	—	59	11.4	0.33
毛蛤蜊	25	406	97	75.6	15.0	1.0	—	7.1	微量	0.01	0.14	—	137	15.3	2.29
海参	93	1096	262	18.9	50.2	4.8	—	4.5	39	0.04	0.10	—	—	9.0	2.24
香海螺	59	682	163	61.6	22.7	3.5	—	10.1	微量	—	0.24	—	91	3.2	2.89
海蜇皮	100	137	33	76.5	3.7	0.3	—	3.8	—	0.03	0.05	—	150	4.8	0.55
螺蛳	37	248	59	83.3	7.5	0.6	—	6.0	—	微量	0.28	—	156	1.4	10.27
牡蛎	100	305	73	82.0	5.3	2.1	—	8.2	27	0.01	0.13	—	131	7.1	9.39
鲜贝	100	322	77	80.3	15.7	0.5	—	2.5	—	微量	0.21	—	28	0.7	2.08
乌贼（鲜）	97	351	84	80.4	17.4	1.6	—	0.0	35	0.02	0.06	—	44	0.9	2.38

食物名称	食部 /g	能量 /kJ	能量 /kcal	水分 /g	蛋白质/g	脂肪 /g	膳食纤维/g	碳水化合物/g	视黄醇当量/μg	维生素 B₁ /mg	维生素 B₂ /mg	维生素素 C /mg	钙 /mg	铁 /mg	锌 /mg
浒菜（干）	100	1485	355	15.6	47.8	9.3	—	20.1	6	0.04	0.32	—	157	12.5	6.71
贻贝（鲜）	49	335	80	79.9	11.4	1.7	—	4.7	73	0.12	0.22	—	63	6.7	2.47
鱿鱼（水浸）	98	314	81	75.0	17.0	0.0	—	0.0	16	…	0.03	—	43	0.5	1.36
章鱼（八爪鱼）	78	565	135	65.4	18.9	0.4	—	14.0	…	0.04	0.06	—	21	0.6	0.68
基围虾	60	423	101	75.2	18.2	1.4	—	3.9	微量	0.03	0.06	—	36	2.9	1.55
梭子蟹	49	397	95	77.5	15.9	3.1	—	0.9	121	0.03	0.30	—	280	2.5	5.50
河虾	86	368	88	78.1	16.4	2.4	—	0.0	48	0.04	0.03	—	325	4.0	2.24
河蟹	42	431	103	75.8	17.5	2.6	—	2.3	389	0.06	0.28	—	126	2.9	3.68
龙虾	46	377	90	77.6	18.9	1.1	—	1.0	—	微量	0.03	—	21	1.3	2.79
虾皮	100	640	153	42.4	30.7	2.2	—	2.5	19	0.02	0.14	—	991	6.7	1.93
鳘虾（虾虎）	32	339	81	80.6	11.6	1.7	—	4.8	微量	0.04	0.04	—	22	1.7	3.31

注：营养成分以每100g食部计。

参 考 文 献

[1] 孙长颢. 营养与食品卫生学. 第 7 版. 北京：人民卫生出版社，2012.

[2] Ekhard E，Ziegler L J，Filer J R. 现代营养学. 闻芝梅，陈君石译. 第 7 版. 北京：人民卫生出版社，1998.

[3] 张爱珍. 临床营养学. 第 2 版. 北京：人民卫生出版社，2005.

[4] 顾景范，杜寿玢等. 现代临床营养学. 北京：科学出版社，2003.

[5] 于康. 临床营养治疗学. 北京：中国协和医科大学出版社，2004.

[6] 葛可佑. 中国营养师培训教材. 北京：人民卫生出版社，2005.

[7] 黄承钰. 医学营养学. 北京：人民卫生出版社，2003.

[8] 杨月欣. 实用食物营养成分分析手册. 第 2 版. 北京：中国轻工业出版社，2007.

[9] 叶任高，陆再黄. 内科学. 第 6 版. 北京：人民卫生出版社，2006.

[10] 石美鑫等. 实用外科学. 北京：人民卫生出版社，2002.

[11] 陈仁惇. 营养保健食品. 北京：中国轻工业出版社，2006.

[12] 陈仁惇. 营养与食品卫生学. 第 5 版. 北京：人民军医出版社，1996.

[13] 蔡东联. 营养与食品卫生学. 第 5 版. 北京：第二军医大学出版社，1998.